儿童颈椎手术学

The Management of Disorders of the Child's Cervical Spine

主　编　（美）乔纳森 · H. 菲利普斯
Jonathan H. Phillips
（美）丹尼尔 · J. 海德奎斯特
Daniel J. Hedequist
（美）苏肯 · A. 沙阿
Suken A. Shah
（美）伯特 · 雅扎伊
Burt Yaszay

主　审　张英泽　郝定均
主　译　高延征　袁　文
副主译　冯世庆　刘晓光　高　坤　余正红

北方联合出版传媒（集团）股份有限公司
辽宁科学技术出版社
沈阳

First published in English under the title
The Management of Disorders of the Child's Cervical Spine
edited by Daniel Hedequist, Suken Shah and Burt Yaszay

著作权合同登记号：第 06-2019-30 号。

图书在版编目（CIP）数据

儿童颈椎手术学 /（美）乔纳森 · H. 菲利普斯（Jonathan H. Phillips）等主编；高延征，袁文主译．— 沈阳：辽宁科学技术出版社，2020.7

ISBN 978-7-5591-1304-7

Ⅰ．①儿… Ⅱ．①乔… ②高… ③袁… Ⅲ．①儿童疾病—颈椎—脊柱病—外科手术 Ⅳ．① R726.815

中国版本图书馆 CIP 数据核字（2020）第 206641 号

出版发行：辽宁科学技术出版社
（地址：沈阳市和平区十一纬路 25 号　邮编：110003）
印 刷 者：辽宁新华印务有限公司
经 销 者：各地新华书店
幅面尺寸：210mm × 285mm
印　　张：19
插　　页：4
字　　数：471 千字
出版时间：2020 年 7 月第 1 版
印刷时间：2020 年 7 月第 1 次印刷
责任编辑：吴兰兰　凌　敏
装帧设计：袁　舒
责任校对：黄跃成　王春茹

书　　号：ISBN 978-7-5591-1304-7
定　　价：258.00 元

联系电话：024-23284372
邮购热线：024-23284363
E-mail:lingmin19@163.com

院士寄语

儿童颈椎疾病具有一定的特殊性，虽发病率不高，但处理起来也比较棘手，临床经验相对有限，因此这个专业领域具有高风险性和很大的挑战性。

一本好书就是一盏灯！《儿童颈椎手术学》是目前国际上针对儿童颈椎疾病系统诊疗的专业著作，编译人员把这本宝贵的著作整理翻译出来并在中国出版，填补了国内该领域的空白，是对我国骨科和儿童外科领域的一大贡献，希望此书能在我国儿童颈椎疾病的临床诊疗方面发挥重要的指导作用。

中国工程院院士

译者名录

主　　审　张英泽　郝定均

主　　译　高延征　袁　文

副 主 译　冯世庆　刘晓光　高　坤　余正红

编译人员　（以姓氏拼音为序）

曹　臣　陈书连　丁　帅　杜　琳　胡巍然
李　昂　廖文胜　刘宏建　刘俭涛　罗建平
吕东波　毛克政　梅　伟　邵　佳　盛伟超
施新革　王红强　王怀玺　王圣杰　夏　磊
邢　帅　杨　光　张广泉　张敬乙　张　锴
朱卉敏　朱　宇

前 言

随着影像技术的快速发展，很多儿童期的颈椎疾病被早期发现和诊断，在临床上已不再是罕见病。目前，包括脊柱外科医生和小儿外科医生在内的许多临床医生，对儿童期颈椎疾病尚存在明显的认识不足，对其发病特点、诊断、治疗缺乏统一的认识和深刻理解，存在很多误区。

《儿童颈椎手术学》是国际上第一部聚焦儿童颈椎疾病的专著。原著主编乔纳森·H. 菲利普斯（Jonathan H. Phillips）组织了北美儿童骨科学会（POSNA，即儿童颈椎研究组PCSSG的前身）会员编写本书，作者都是国际上该领域杰出的专家。本书内容系统全面，切合临床实际，从解剖、病理、影像学和非手术、手术治疗等方面，共3个部分为读者系统地介绍了儿童颈椎疾病的临床知识。第一部分基础篇，简要介绍了儿童颈椎的解剖、生物力学、影像学及诊断技术；第二部分主要介绍儿童颈椎疾病的临床问题，包括创伤、炎症、感染、肿瘤、先天发育不良等疾病的特点和发病机制；第三部分主要介绍治疗问题，包括保守治疗和手术治疗的方法和关键技术，以及并发症的处理及康复。

为了本书在国内尽快发行，编译团队组织国内著名的颈椎外科领域专家认真讨论，在尊重原著的基础上，译文力求让读者便于阅读和理解。由于时间仓促，难免出现部分疏漏，希望各位同仁在阅读过程中多多指正。

《儿童颈椎手术学》中文版的发行，填补了我国该专业领域的空白，希望能够为从事小儿外科、脊柱外科、神经外科、神经内科的医生们在治疗儿童颈椎疾病时提供必要的参考和帮助。

本书翻译发行得到了中国工程院院士张英泽教授和西安交通大学红会医院郝定均教授的大力支持和指导，特致衷心感谢！

2020 年 4 月

原著前言

在20世纪70年代初，我开始对颈椎疾病，尤其是颈椎先天性畸形感兴趣。我当时还发表过一篇关于Klippel-Feil综合征的论文。幸运的是，那时我还看到了一本1972年出版的《上颈椎》，这本专著由德国汉堡大学医院骨科的特列夫・冯・托克勒斯（Detlef von Torklus）和沃尔特・盖尔（Walter Gehle）合著。书中广泛地回顾了颈椎相关的文献和颈椎病理解剖研究进展，更主要的是，该书的近半篇幅是关于儿童颈椎的。两位作者描述了许多具有相似病理特征的生理变异和解剖变异，还描述了儿童颈椎的正常变异与成人颈椎的差异。疾病发生在四肢，可以通过X线双侧对比来鉴别正常变异和病理变化，但是如果发生在脊柱，则无法这样做。所以，在遇到复杂的儿童颈椎问题时，这本书便是我的必看参考资料。

由乔纳森・H. 菲利普斯（Jonathan H. Phillips）、丹尼尔・J. 海德奎斯特（Daniel J. Hedequist）、苏肯・A. 沙阿（Suken A. Shah）和伯特・雅扎伊（Burt Yaszay） 四位教授主编的《儿童颈椎手术学》延续了《上颈椎》一书权威、全面的特点。这本新书深度回顾当前处理复杂儿童颈椎问题知名专家的最新研究成果，内容非常丰富。

第一部分是基础医学，包含了关于颈椎的胚胎学和解剖学、生物力学、病理学、影像学等章节。这部分内容对准确、有效地诊断和治疗儿童颈椎疾病非常重要。

第二部分是儿童颈椎疾病的临床表现。本部分讨论了未发育成熟颈椎的创伤和其他疾患的临床特点。对可能影响儿童颈椎的各种疾病，包括炎性病变、感染、肿瘤、先天畸形、代谢疾病、成骨不全和创伤，都做了详细阐述。

第三部分是儿童颈椎疾病的药物和外科治疗。这部分不仅介绍了儿童颈椎疾病的手术治疗策略，比如手术入路、内植物、手术器械、麻醉方法、神经功能监护等，还介绍了非手术治疗技术，比如制动和康复。其中关于手术并发症和翻修手术的章节，可以说是本书独特的内容。

本书作者均是本领域的国际权威专家，这也是本书能成为儿童颈椎领域的权威著作的主要原因。再加上乔纳森・H. 菲利普斯博士和另外三位主编卓越的组织和统筹，使本书内容更加完善。对于日常工作中需要处理儿童颈椎疾病的医生，本书内容将有极大帮助。我相信，在未来相当长的时间内，本书都将是一本重要的临床参考资料，并将成为和特列夫・冯・托克勒斯和沃尔特・盖尔的《上颈椎》一样的优秀专著。

美国密歇根州安娜堡

罗伯特・N. 汉辛格（Robert N. Hensinger，MD）

原著绪论

编写此书的原因可谓一言难尽。像很多事情一样，最早的想法萌芽于一次餐桌上的交流。有一次，我在奥兰多参加一个早发性脊柱侧弯的学术会议，晚餐上，我和苏肯·A. 沙阿博士（Suken Shah，MD）、伯特·雅扎伊博士（Burt Yaszay，MD）坐在一起。我们都是对儿童颈椎问题很感兴趣的儿童骨科专家，也都意识到该类疾病少见，并缺少相关的交流平台。

我很赞同伯特当时谈过的一句话：儿童颈椎是儿童脊柱研究领域的最后空白。这一预见性的观点为本书的诞生播下了希望的种子。

后来，苏肯召集发起北美儿童骨科学会（Pediatric Orthopedic Society of North America，POSNA），在很短的时间内，我们就形成了一个人数不多但是对儿童颈椎问题热情高涨的国际性学术小组，这个小组也就是今天的儿童颈椎研究组（Pediatric Cervical Spine Study Group，PCSSG）的前身。PCSSG的会员编写了本书的大部分章节。每年的北美儿童骨科学会（POSNA）年会、脊柱侧弯研究会（Scoliosis Research Society，SRS）会议和国际早发性脊柱侧弯研究会（International Congress on Early Onset Scoliosis，ICEOS）会议期间，我们几位对儿童颈椎问题感兴趣的同仁都要聚集、交流，并且得到了会议组织方的大力支持。在这里，我要对他们的支持致以衷心的感谢！

我们想要编写一本专著，来指导致力于儿童颈椎这一冷门但是高风险领域的年轻医生。这个计划的可行性在儿童颈椎研究组成立之初的会议上就被讨论过好多次。弗兰·法利（Fran Farley）博士和哈密斯·克劳福德（Haemish Crawford）院士都是这一计划的最早发起人，而且，他们也都为本书撰写了部分章节。在成书的最后阶段，丹尼尔·J. 海德奎斯特（Daniel J. Hedequist）博士当时正在为我们的出版商，施普林格公司，编写另一本书，所以他安排了我与施普林格公司纽约办事处的克瑞斯·斯普林（Kris Spring）见面。由于本书的定稿时间已经严重超期，克瑞斯对我们已经失去了耐心。丹尼尔、苏肯、伯特和我承担起责任，对书稿进行了最终编审，所以，我们四个人作为主编，对本书内容负责。

在本书的漫长编写过程中，我们得到了很多人的支持，当然，这其中也包括我们的家人。我还要特别感谢奥兰多市阿诺德·帕尔默儿童医院（Arnold Palmer Children's Hospital）的同事们，不仅仅是骨科，还要感谢神经外科、耳鼻喉科、普通外科、物理康复科的同事们，他们撰写的相关章节使本书内容更加完善。

最后，我要把最重要的感谢送给我的秘书，也是我20年的挚友玛丽·雷格林（Mary Regling）。她的辛勤工作促成了儿童颈椎研究组的成立和本书的出版。没有她的帮助，本书的出版是不可能实现的。

乔纳森·H. 菲利普斯（Jonathan H. Phillips，MD）

原著引言

本书受众广泛。有些读者可能对儿童颈部或颈椎疾病的诊治很熟悉，或者已经是本领域的专家。也有些读者可能是刚开始涉足这类疾病。本书阐述的重点是骨科和神经外科处理儿童颈椎问题的方法，同时，有些章节由其他相关专业专家撰写。因此，当一个耳鼻喉科的医生来帮助进行齿状突的经口显露时，如果这位医生能事先学习一下本书第19章的内容，那么他对手术将会更加自信和从容。第21章介绍表现为颈部症状的非颈椎疾病，学习过本章，您将了解这些症状的意义，这有助于合理地处理这些疾病，更重要的是您会知道要找哪个科室来会诊。

要求临床医生精通所有专业是不可能的，我们希望偶尔处理儿童颈椎问题的医生能在需要时随时查阅本书。我们也希望本书能为矢志于儿童颈椎的年轻医师提供系统的指导。

本书涵盖的疾病相对罕见，如果没有很好的准备，处理起来又相当危险。然而，随着社会的发展，人口统计学研究显示儿童颈椎创伤的发生率有所增加；伴随着医学的进步，以往表现为颈部症状的一些致死性综合征可以获得长期生存。因此，我们在临床上遇到复杂的儿童颈椎问题的概率大大增加了。

我们建议读者使用传统的学习方法，从前至后通读全书，而不是从疾病的药物和外科治疗部分开始学习。当我们在临床工作中遇到一些复杂的疾病时，都会很急切地想知道治疗方法，但是，这时必须冷静下来，认真思考疾病的病理机制，这才是治疗疾病的基础。因此，我们要从基础医学部分开始，首先学习儿童颈椎的正常和异常解剖、病理学、生物力学、影像学等知识。基础医学知识的掌握对治疗儿童颈椎疾病的重要意义不言而喻。随后的一些章节是关于儿童颈椎的各种疾病及其临床表现和评估方法。在学习完这些内容后，我们才开始学习这些疾病的手术或非手术治疗方法。

本书的每个章节分别由相关专家撰写，内容相对独立，可以单独成文，又共同构成一个完整总体。我们希望，本书作为一个整体，能发挥更大的作用。

乔纳森·H. 菲利普斯（Jonathan H. Phillips，MD）
丹尼尔·J. 海德奎斯特（Daniel J. Hedequist，MD）
苏肯·A. 沙阿（Suken A. Shah，MD）
伯特·雅扎伊（Burt Yaszay，MD）

编著者名录

Michael C. Ain, MD Pediatric Orthopedics, Department of Orthopedic Surgery, Johns Hopkins Bloomberg Children's Center, Baltimore, MD, USA

John T. Anderson, MD University of Kansas School of Medicine, Department of Orthopedic Surgery, Children's Mercy Hospital and Clinics – Kansas City, Kansas City, MO, USA

Jahangir K. Asghar, MD Department of Orthopedics, Division of Spinal Surgery, Nicklaus Children's Hospital, Miami, FL, USA

Jennifer M. Bauer, MD, MS Pediatric Orthopaedic Surgery, University of Washington, Department of Orthopaedics and Sports Medicine/Seattle Children's Hospital, Seattle, WA, USA

Gregory Cunn, MD Department of Internal Medicine, New York Presbyterian–Brooklyn Methodist Hospital, Brooklyn, NY, USA

Haemish A. Crawford, FRACS Starship Children's Hospital, Auckland, New Zealand

Alejandro Dabaghi-Richerand, MD Department of Orthopedic Surgery, C.S. Mott Children's Hospital, University of Michigan, Ann Arbor, MI, USA

John P. Dormans, MD Texas Children's Hospital, Houston, TX, USA

Craig Eberson, MD Division of Pediatric Orthopedic Surgery, Orthopedic Surgery Residency, Alpert Medical School of Brown University, Providence, RI, USA

Frances A. Farley, MD Department of Orthopedic Surgery, C.S. Mott Children's Hospital, University of Michigan, Ann Arbor, MI, USA

Kaela Frizzell, DO Department of Orthopedic Surgery, Philadelphia College of Osteopathic Medicine, Philadelphia, PA, USA

Christopher A. Gegg, MD, FAANS, FACS Pediatric Neurosurgery, Arnold Palmer Hospital, Orlando, FL, USA

Joshua Gottschall, MD Florida Pediatric Associates, LLC, Orlando, FL, USA

Nanjundappa S. Harshavardhana, MS Golden Jubilee National Hospital, Clydebank, Scotland, UK

Daniel Hedequist, MD Orthopedic Surgery, Children's Hospital Boston/Harvard Medical School, Boston, MA, USA

Ilkka Helenius, MD, PhD Department of Pediatric Orthopedic Surgery, Turku University Central Hospital, Turku, Finland

Robert N. Hensinger, MD Department of Orthopedic Surgery, C.S. Mott Children's Hospital, University of Michigan, Ann Arbor, MI, USA

Martin J. Herman, MD Drexel University College of Medicine, St. Christopher's Hospital for Children, Philadelphia, PA, USA

Michael Isley, PhD, DABNM, FASNM Intraoperative Neuromonitoring Department, Orlando Regional Medical Center and Arnold Palmer Hospital for Children, Orlando, FL, USA

Michael B. Johnson, FRACS Department of Orthopedics, Royal Children's Hospital, Parkville, VIC, Australia

John Kemppainen, MD Helen DeVos Children's Hospital, Grand Rapids, MI, USA

Paul D. Kiely, MCh, FRCS Centre for Spinal Disorders, Mater Private Cork, Cork, Ireland

James Kosko, MD Children's Ear Nose & Throat Associates, Orlando, FL, USA

Katrina M. Lesher, MD Children's Hospital of the Kings Daughters, Norfolk, VA, USA

William Mackenzie, MD Nemours/Alfred I. duPont Hospital for Children, Wilmington, DE, USA

Archana Malik, MD St. Christopher's Hospital for Children, Orthopedic Center for Children, Philadelphia, PA, USA

Leah McLachlan, BPO Department of Orthotics and Prosthetics, Royal Children's Hospital, Parkville, VIC, Australia

Emmanuel N. Menga, MD Department of Orthopedic Surgery, The Johns Hopkins University, Baltimore, MD, USA

David Miller, MD Children's Surgical Associates, Orlando, FL, USA

Firoz Miyanji, MD, FRCSC British Columbia Children's Hospital, Vancouver, BC, Canada

Urvij M. Modhia, MD Department of Orthopedic Surgery, The Johns Hopkins University, Baltimore, MD, USA

Greg Olavarria, MD Neurosurgery, Arnold Palmer Hospital for Children, Orlando, FL, USA

Jonathan H. Phillips, MD APH Center for Orthopaedics, Orlando Health, Arnold Palmer Hospital, Orlando, FL, USA

Peter Pizzutillo, MD St. Christopher's Hospital for Children, Philadelphia, PA, USA

Ehsan Saadat, MD Emory Orthopedics and Spine Center, Atlanta, GA, USA

Mitesh Shah, MD Orthopedic Surgery and Pediatrics, Drexel University College of Medicine, St. Christopher's Hospital for Children, Philadelphia, PA, USA

Suken A. Shah, MD Nemours/Alfred I. DuPont Hospital for Children, Wilmington, DE, USA

Paul D. Sponseller, MD, MBA Division of Pediatric Orthopedics, Johns Hopkins Medical Institute, Bloomburg Children's Center, Baltimore, MD, USA

Anthony Stans, MD Division of Pediatric Orthopedics, Mayo Clinic, Rochester, MN, USA

William C. Warner Jr, MD LeBonheur Children's Hospital, University of Tennessee/Campbell Clinic, Germantown, TN, USA

Patrick Wright, MD Department of Pediatric Orthopedic Surgery, University of Mississippi Medical Center, Jackson, MS, USA

Burt Yaszay, MD Children's Specialty, San Diego, CA, USA

目 录

第一部分：基础医学

第二部分：儿童颈椎疾病的临床表现

第三部分：儿童颈椎疾病的药物和外科治疗

第一部分：
基础医学

儿童颈椎的胚胎学和解剖学

1

Jonathan H. Phillips

胚胎学和定义

胚胎发育和胎儿成熟的过程可以分为不同的阶段，即卡内基（Carnegie）阶段。这些阶段指的是发育水平，而不是胎龄或胚胎大小。虽然胎龄、胚胎大小、卡内基阶段都可以用来描述胚胎发育过程，但我们在文中将尽可能更多地使用卡内基（Carnegie）阶段。

术语喙侧、尾侧、腹侧和背侧——虽然在胚胎学中是直观的，但在描述外科解剖中很少使用，所以我们在本章中有时会用上方、下方、前部、后部这些方位术语。此外，枕骨基底、寰椎、枢椎等术语有时会用颅骨、C1、C2进行替代，这样可以更好地描述医生的手术方法，确保将内植物安放在正确的节段。

体节形成是胚胎发育过程中的一个重要概念，指的是胚胎的相似结构形成重复节段的普遍模式。左右对称的体节，构成了机体发育的基本结构，在局部的基因表达调控下，形成区域特异的结构，在脊柱区，最终发育成颈椎、胸椎、腰椎等高度分化的解剖区域。这种区域特化作用在人类的上颈椎表现得最为明显。颅底和寰、枢的发生过程在中轴骨骼中是最独特的，结构形态也和下颈椎、胸椎、腰椎、骶椎表现出明显的不同，而除上颈椎外，脊柱其余节段形态和功能差异相对较小。可以明确，枕颈交界区域有着复杂的来源和特殊的发育过程。

分节指原始组织分割成重复结构的现象，概念上类似“体节形成”。但是，对于人类脊柱的发生，分节是“体节形成”概念的进一步细化。因为在体节形成之后，又发生再分节，相邻体节的头端和尾端融合发育成一节完整椎骨。当这一过程受阻时，即发生脊柱畸形。例如，在所谓的半侧分节偏移（Hemimetameric Shift）中，单侧再分节障碍，引起先天性脊柱侧凸中的半椎体畸形。这种现象最常见于胸椎，一个存在于冠状面上完全分节的半椎体，冠状面失代偿几乎无法避免。分节障碍也可以发生在颈椎，此时，半椎体不仅可以存在于冠状位，也可以存在于矢状位，但以矢状位者最常见。一个典型的例子是临床表

J.H. Phillips (*)
APH Center for Orthopedics, Orlando Health, Arnold Palmer Hospital, Orlando, FL, USA
e-mail: jonathan.phillips@orlandohealth.com

J.H. Phillips et al. (eds.), The Management of Disorders of the Child's Cervical Spine,
https://doi.org/10.1007/978-1-4939-7491-7_1

现为先天性侧凸畸形的Klippel-Feil综合征，其发生原因是分节障碍，而不是半侧分节偏移。虽然后者可以发生在颈椎，但却不是Klippel-Feil综合征发生的原因。

体节，或者，更具体地说，体节进一步分化的产物——生骨节，是脊柱发生的来源。在胚胎发生的过程中，体节的数目与胚胎分期相关，呈现从头侧到尾侧逐渐增加的现象。受精后第2周胚盘开始形成，至第3周形成层次清楚的三层胚盘结构：外侧为外胚层，靠近羊膜腔；中间层为中胚层；内层为内胚层，靠近卵黄囊。体节只是中胚层的一部分。中胚层又可以进一步从内向外分成三层，分别为内侧、中间部和外侧。中胚层内侧又称轴旁中胚层，从背侧至腹侧又可以分成3个部分，最靠近背侧的是生皮节，再向内是生肌节，最靠近腹侧、位于胚胎中央的是生骨节。所有这些结构围绕着脊索和神经管排列。脊索位于胚胎的最中央，神经管位于靠近脊索的背侧，在第4周（或卡内基第10阶段）已由原始神经板形成。脊索将在发育过程中很快退化，但是脊索的退化发生在体壁中胚层将其包绕并形成生骨节之后。生骨节呈节段状排列，是椎骨形成的基础。脊索则在神经管的抑制下，逐渐退化，仅发育成成人脊柱中椎间盘和枕颈交界区域的齿状突尖韧带和翼状韧带。脊柱在胚胎的发育是在生骨节的基础上，从头侧至尾侧逐渐进行的（图1.1）。

在第20天，体节的数目有大概1～4对，最初出现在胚胎的头侧，体节的数目向尾侧依次增加，到第30天时，数目为34～35对。最终，会形成44个体节，并分别形成左、右各一半分布的生骨节。体节还有两个部分，分别发育为肌和皮肤。除体节外的中胚层发育为内脏，包括：肠管，血管和泌尿器官。此期胚胎发育受损可影响以上系统，这也可以解释临床可以见到的累及多系统的先天性畸形。最典型的例子是VACTERL综合征（V=Vertebral，脊柱；A=Anal，肛门；C=Cardiac，心脏；TE=Tracheoesophaqeal，气管和食管；R=Renal，肾脏；L=Limb，肢体)，患者可发生累及多个系统的联合畸形。

在第5～8周，或者卡内基分期的第15～22阶段，脊柱发生的模式开始能清楚地观察到。在颅颈交界区域，体节对颈椎各个节段成骨结构（生长中心）发育的贡献相当复杂。总体来讲，生骨节和发育成熟的脊柱具有相对固定的对应关系，即：最上方4对生骨节形成枕骨基底；接下来8对生骨节形成颈椎（包括7个颈椎，但是有8对脊神经）；再靠尾侧，生骨节和成熟脊柱关系为一一

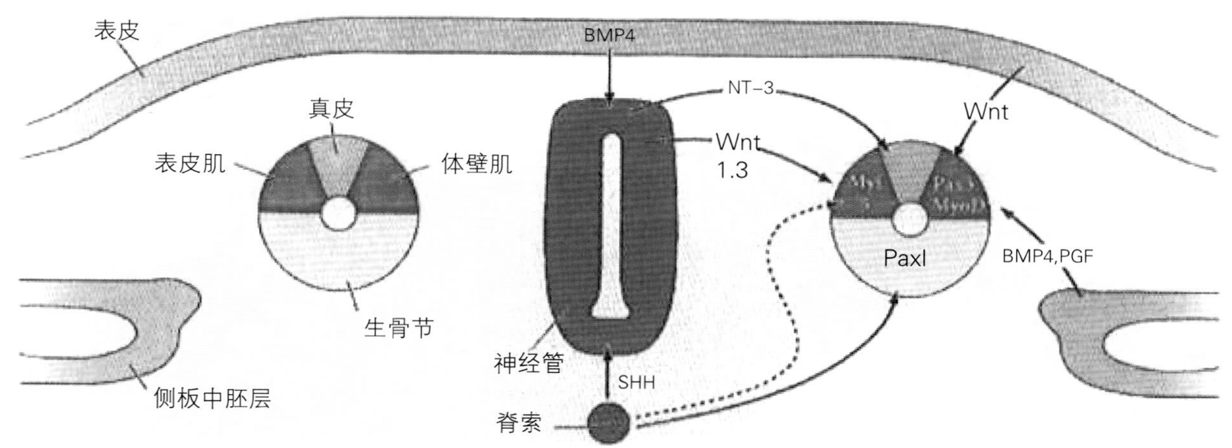

图1.1 体壁中胚层与脊索和神经管的关系及其影响（经由Gilbert许可转载[7]；©Sinauer Associates，桑德兰，马萨诸塞州）

对应（包括12个胸椎，5个腰椎，5个骶椎，数目可变的尾椎）。C1、C2发育模式和其他椎体节段明显不同，这导致C1、C2形态和功能与其他节段有明显的差异。这两节椎骨和枕骨基底具有共同的胚胎来源，因此，从胚胎发育、解剖和功能的角度来讲，都和下颈椎明显不同。这一独特的解剖结构为脑干和脊髓的连接部提供了骨性的保护，同时允许头部大范围的活动。颅底-寰-枢关节负责头部全部活动范围的50%，其余的活动度由下颈椎5个节段分别承担。颈椎均具有椎动脉孔，除C7以外其内有椎动脉通过，这是颈椎结构上相对于胸、腰椎的独特之处。然而，椎动脉在寰枢椎的走行和下颈椎具有明显的差异，对这一差异的了解是安全地进行上颈椎后路显露的基础。

体节和脊柱节段的对应关系见图1.2。最上方4个生骨节形成枕骨基底部，但是第5体节也参与枕骨基底的形成。由于第5体节还参与寰椎的形成，所以说，枕骨基底部和寰椎在胚胎发生上关系密切。第5生骨节形成寰椎后弓和枕骨髁。寰椎前弓来源于脊索下弓，脊索下弓出现在脊索的腹侧，软骨化后与寰椎的后弓融合。发育过程中曾一过性出现具有椎体的原寰椎，但是原寰椎椎体逐渐退化消失，所以正常发育的寰椎并不存在椎体。在小鼠试验中证实，一些致畸因素可作用于本阶段。使用维A酸（常用来治疗痤疮）干扰Hox基因，可以引起体节的头端或尾端同源转化[1]（译者注：同源转化是指某一体节的附属构造表现出其他体节的附属构造的现象）。Hox-4.2基因的表达异常可使本来应发育成枕骨的生骨节发育成椎弓[2]。最后，试验证实，通过转基因技术改变Hox基因的表达可以使小鼠出现与齿状突融合的第3枕骨髁，在热处理后[3]，脊椎发育出现向头侧同源转化的现象。

尽管鼠类和禽类遗传模型应该谨慎地推广至人类。但是很容易理解这些同源基因的表达改变

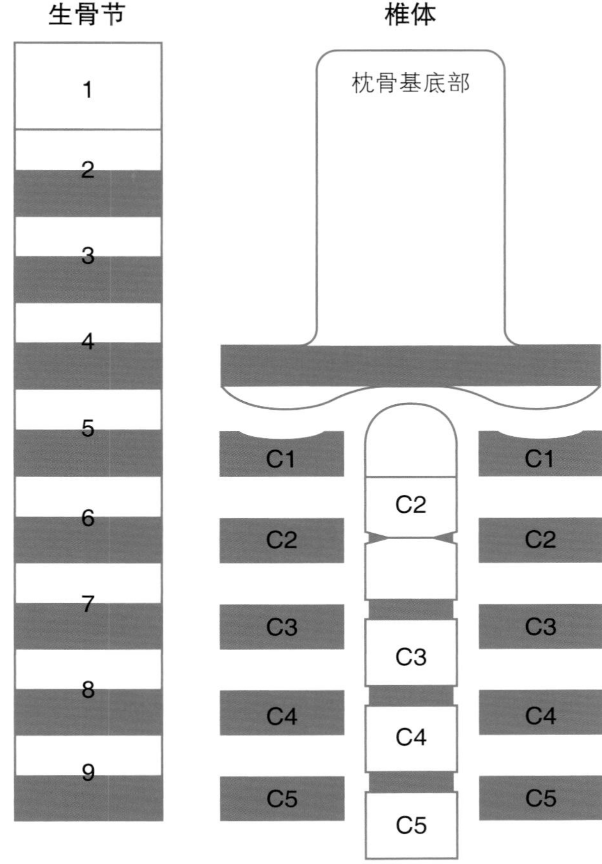

图1.2 脊柱节段对应的体节来源（重绘图获得Muller 和O' Rahilly摄影许可，©1994 Wiley出版）

可能是上颈椎常见畸形的基础，例如寰椎的前弓和后弓的缺如。

从很多方面来讲，枢椎的形成过程都是人类中轴骨骼中最奇特的。Muller和O'Rahilly在2003年的一篇综述中很好地解释了这个过程[4]。枢椎椎弓由两个生骨节发育而来，而不是一个，这是其较肥厚的原因（因此非常适合在颈椎手术中放置经椎板螺钉）。这也有助于我们理解儿童枢椎的一些令人困惑的影像表现，这些影像异常容易被误诊为骨折（图1.3）。这一区域基因表达的突变可能也是Chiari畸形和先天性颅底凹陷中齿状突后倾的原因。

C3及其下位椎体表现为典型的颈椎形态。如上所述，这仍然与胸椎和腰椎区别明显，但更接近于椎骨发育的一般模式。

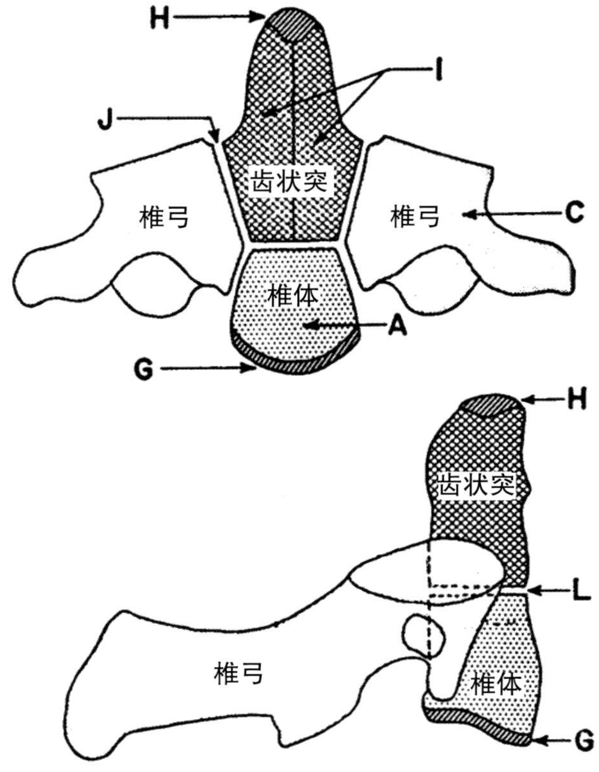

图1.3 C2的骨化中心。L为齿状突中央软骨连接，又称齿状突下方软骨连接；J是中央-椎弓软骨连接；齿状突有左、右两个骨化中心（I）融合而来；C为椎弓骨化中心，左、右各一；A是椎体骨化中心；H（齿状突尖）和G（骺环）是次级骨化中心。

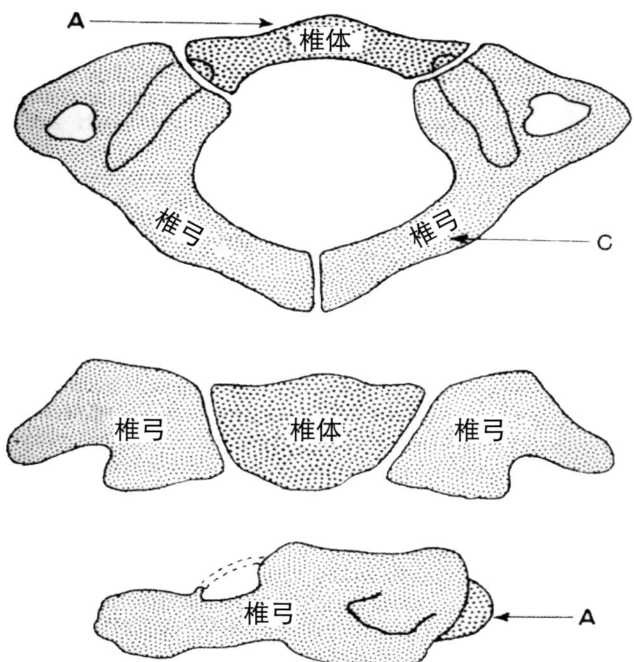

图1.4 C1的骨化中心。有些情况下，椎体骨化中心可以为2个，或3个，甚至更多（图中未显示）。

C1有3个初级骨化中心。位于前方的骨化中心来源于脊索下弓，并通过软骨连接位于后外侧的两个椎板骨化中心。软骨连接部位至7岁左右完全骨化。棘突在3岁时将左、右侧椎板骨化中心连接起来。因此，此期的儿童的寰椎X线片上显示有类似隐性脊柱裂的表现。其实两侧椎板是通过软骨桥相互连接在一起的。这一特点也可见于C1尾侧邻近几个节段。

由于C2来源于3个生骨节，可以预见，其发育过程将更加复杂。事实上，C2的成熟过程中，先后出现5个初次骨化中心和2个次级骨化中心（其中一个次级骨化中心位于齿状突的尖部，另一个为C2椎体下面的环形骨骺）。在这些骨化中心之间形成了2个在X线片上显示清晰的软骨连接（见第4章）。齿状突中央软骨连接（又称齿状突下软骨连接）是来源于两个生骨节的骨化中心在未来齿状突体部融合的标志。在成熟枢椎中，这一融合的痕迹不明显，但是在儿童中可能非常明显，特别是在矢状位的CT和MRI图像上。如前所述，此连接软骨是力学上的薄弱点，在儿童创伤时，常成为潜在的易骨折部位[5]。枢椎骨化中心之间的软骨结合与游离齿状突形成的可能关系将在别处阐述（见第4章）。中央-侧块软骨连接的内侧是来源于2个生骨节的齿状突骨化中心和椎体骨化中心，外侧是两侧来源于同一生骨节的椎弓骨化中心。因此，中央-侧块软骨连接左、右各一，在冠状面图像上显示得最为清楚。C1和C2的生长中心见图1.3～图1.5。这些图中显示的是最典型的骨化中心模式，必须强调，发育过程中存在很多变异，可能会对儿童影像的解读产生困扰。2012年，Karwacki和Schneider分析了0～17岁少年儿童的550个CT影像，其结果充分验证了寰枢椎骨化中心分布模式的多样性[6]。

人类胚胎的多个阶段均存在生长中心，起初，这些生长中心为软骨形成中心，随着生长发

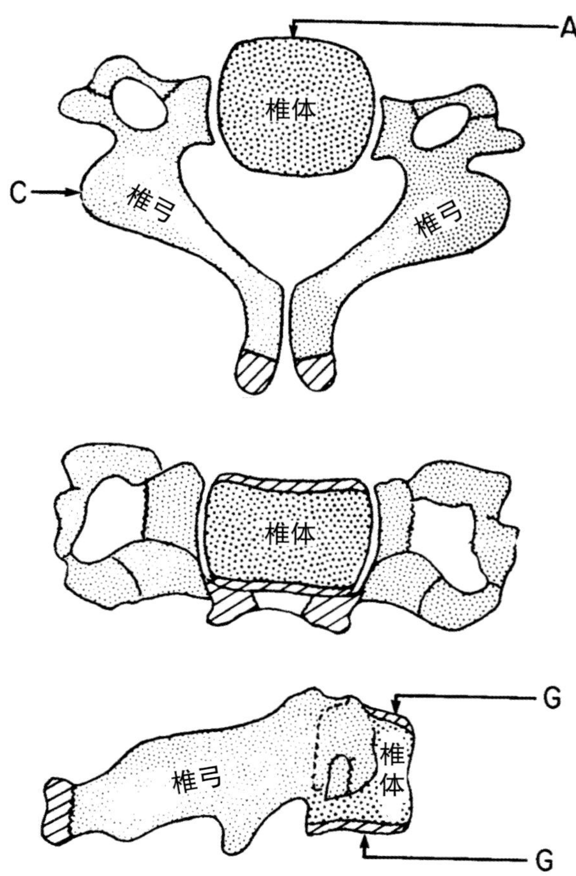

图1.5 典型颈椎的初级（点状）和次级（条状）骨化中心有3个。注意在椎体的上部和下部的环状突起（G）。这些骨化中心随生长发育进展逐渐发生融合，有时一直持续到20多岁才融合（经过Bailey[8]的允许复制；©北美放射学会）

育，在出生时或者婴儿期，生长中心开始出现骨化，并在X线片中可见。一直到20多岁脊柱骨骺完全闭合，才达到成人的骨骼发育成熟状态。

颈部肌肉

颈部的肌肉组织排列复杂，这提示颅骨在脊柱上具有很高的活动性。背部最浅表的肌肉是斜方肌。这个巨大的三角形肌肉上至颅骨的上项线，下到T12棘突之间的所有颈胸椎棘突。它的侧方附着在肩胛冈。因此，严格地说，它是上肢的肌肉。颈部真正的深层肌肉位于斜方肌深处，由5个肌组组成：夹肌组、竖脊肌组、横突棘肌

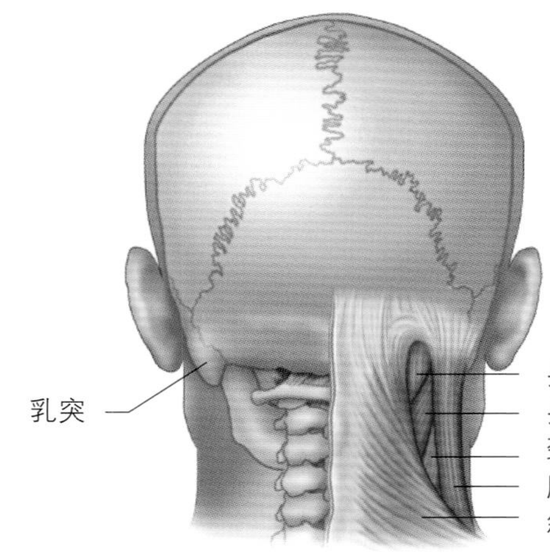

图1.6 颈背肌浅层

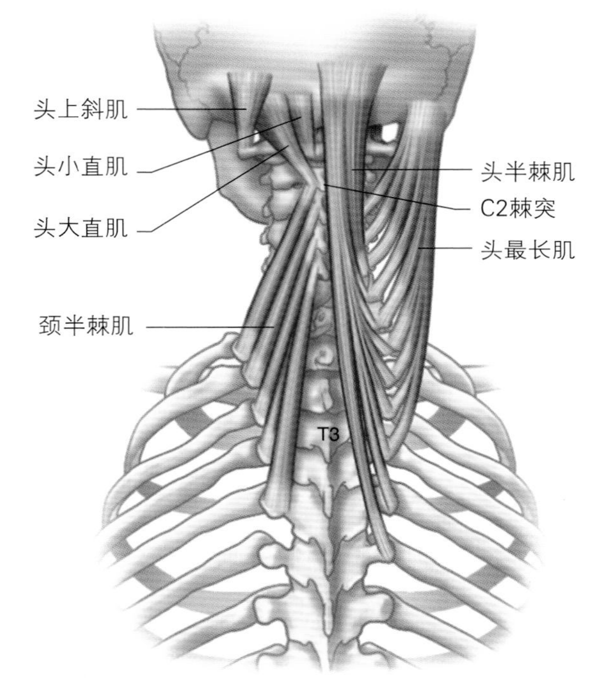

图1.7 颈背肌深层

组、棘突间肌组和横突间肌组。

夹肌覆盖颈部后侧较深的肌肉，分为头夹肌和颈夹肌（图1.6）。头夹肌和颈夹肌起源于项韧带和C7～T6的棘突后结节。颈夹肌分支止于C1–C2或C1～C3的横突后结节，而头夹肌的止点更靠近端，位于乳突和上项线外侧。夹肌的收缩会使头部向肌肉收缩的一侧旋转，双侧收缩会使头部和颈部伸展。夹肌的神经支配来源

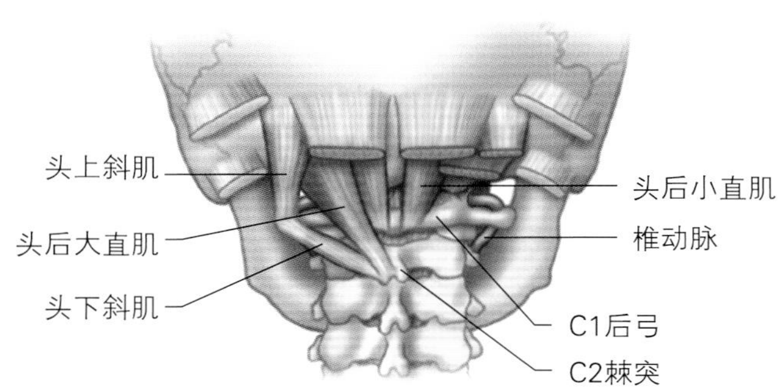

图1.8 枕下肌系统

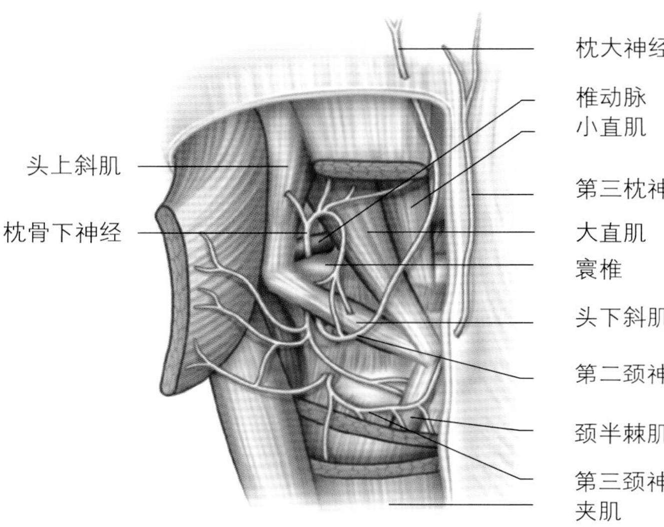

图1.9 颈椎神经：第一至第三

于C2～C6的背支。在它的深处是竖脊肌和半棘肌。在前面，胸锁乳突肌止于颞骨乳突头夹肌止点的浅面。胸锁乳突肌起于胸骨柄和锁骨内侧端，收缩时拮抗夹肌，使头部转向对侧，同时使颈部屈曲并向同侧侧屈。

竖脊肌群在颈部可以分为髂肋肌群、最长肌群、颈棘肌和头棘肌群3个亚群（图1.7）。髂肋肌群在外侧，棘肌靠内侧，最长肌位于二者之间。这些肌群位于肋椎沟内。项髂肋肌起于上部肋骨，止于下颈椎横突。颈最长肌起于最上边若干肋，止于C2～C6的横突。颈棘肌变异较大，通常难以准确描述。一侧竖脊肌收缩，颈部向同侧屈曲；两侧同时收缩，颈部后伸。

在横突棘肌系统中，颈半棘肌是构成颈后部最大的一块肌肉。此肌作用重要，起于上胸椎和C7横突以及C6～C4的关节突（图1.7），止点在颅骨基底下面的后部，当收缩时，颈部发生强有力的后伸。颈半棘肌与胸半棘肌相连续，后者起于胸椎横突，向上跨越若干节段后止于棘突。全部半棘肌呈瓦状排列，最上方的止点位于寰椎后弓。

棘突间肌和横突间肌是小的节段性肌群，比如起始于相邻横突的多裂肌和回旋肌。它们都是

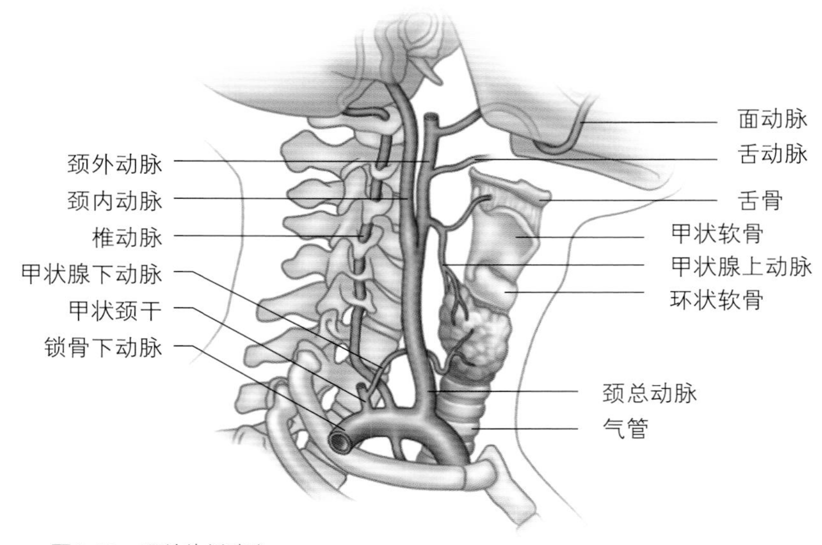

图1.10 颈前外侧动脉

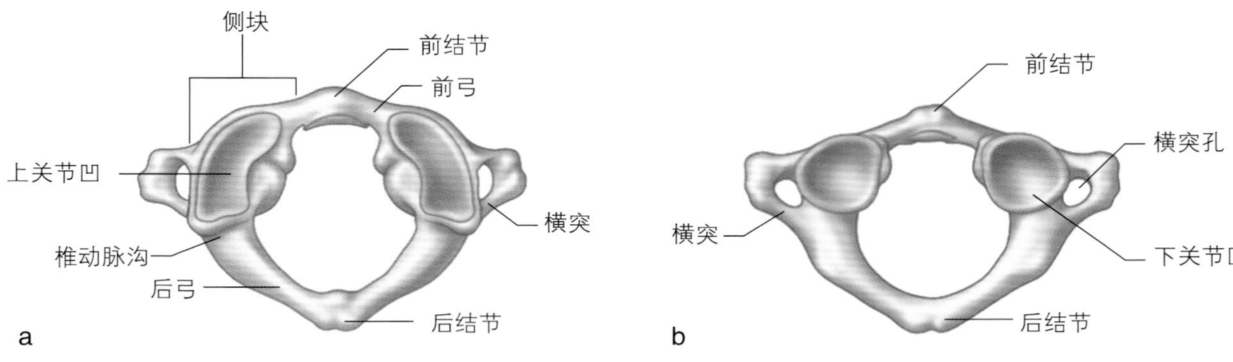

图1.11 第一颈椎（寰椎）。上面观（a）和下面观（b）

由相应节段神经支配的，在相应节段水平起着局部稳定和轻微旋转的功能。

在颅底部有一个独特的三角形排列的肌肉组成的枕下三角（图1.8）。这些肌肉是横突棘肌群的一部分。这4块肌肉分别为头后大直肌、头后小直肌、头上斜肌、头下斜肌。在这个三角形的底部，位于后寰枕膜的深处，椎动脉从寰枢后弓上面穿过，进入枕骨大孔。枕下神经（C1）和枕大神经（C2）分别自寰椎后弓上方和下方走行，而后上行。C2神经根走行于寰椎侧块后方，这可能会阻碍寰椎侧块螺钉的植入（图1.9）。由于这个原因，有时必须牺牲C2神经根才能完成植钉。此区域静脉丛丰富，当进行C1侧块植钉时，可能引起麻烦的出血。

椎动脉是锁骨下动脉的第一个分支。它在肺尖上方锥形空间的后部向上穿过，通过C6横突孔而不是C7横突孔进入颈椎。椎动脉出C2横突孔后向后、然后向内、再向前走行，形成一个宽大的环形，以便寰枢椎之间的移动（图1.10）。

椎动脉向前进入枕骨大孔之前，在寰椎后弓的上面留下一个凹槽。这一区域在手术暴露枕部和寰枢椎区域时极易受到损伤。其位于中线平面外侧的位置限制了该区域手术的侧向显露。

与椎动脉伴行的是椎静脉，或者更确切地说，是穿过横突孔的静脉丛。椎静脉丛在C6和C7层面分别接受一个分支后，最终回流入锁骨下静脉。

颈前部的血管解剖决定了颈椎前路手术入

路（见第18章）。颈动脉鞘包裹颈总动脉、颈内静脉和迷走神经。它从颅底延伸到主动脉弓，并在胸锁关节上方与胸锁乳突肌的后表面紧密相邻，在C3水平颈总动脉分叉。颈内动脉在颈部没有分支，通过颈动脉孔向上进入颅骨，颈动脉孔在颈静脉孔的前面，颈静脉孔位于外耳道的深处，其内有颈静脉走行穿过。颈动脉鞘及其内容物位于胸锁乳突肌前缘的深处，形成颈椎中段前路手术入路的后缘。把前方的食管和气管向外侧牵开可显露椎体和椎间盘的前面（见第14、第18章）。

颈椎骨学

寰椎是一个精巧的、接近圆形的骨环，上面是枕骨髁的关节面，下面是枢椎的关节面（图1.11a，b）。椎弓在侧前方扩大以形成侧块，这构成了唯一允许外科螺钉植钉的骨质基础，侧块的纵轴从后外侧到前内侧。上关节面深凹，呈肾形，与枕髁相关节，下关节面呈类圆形，与枢椎的上关节面相关节。在侧块的外侧是由椎弓和肋突残迹组成的横突孔。前结节位于前弓的前部，前纵韧带附着于此。寰椎没有椎体生长中心，发育过程中产生过的原始寰椎已经消失。此外，与直觉不同的是，寰椎前弓并不是和其他椎骨一样由椎体生长中心骨化形成，而是由脊索下弓发育而来。脊索下弓是颈椎胚胎发育过程中的重要结构，但是其他节段，仅作为走行在前纵韧带深面，连接两侧原始肋头的韧带纤维束。所以，寰椎前弓由连接两侧肋残迹的脊索下弓经韧带骨化形成。寰椎后弓的发育过程类似其他节段，由两侧的椎板生长中心形成，在发育不全的情况下可形成后弓部分缺如，同样，寰椎前弓也可能出现骨化不全的情况，表现为前弓部分缺如。椎动脉在寰椎上面的走行已经描述得非常清楚。还有一

a

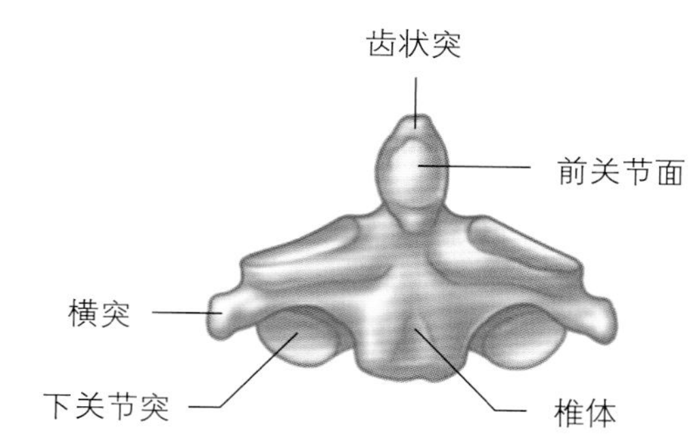

b

图1.12 第二颈椎（枢椎）。上面观（a）和前面观（b）

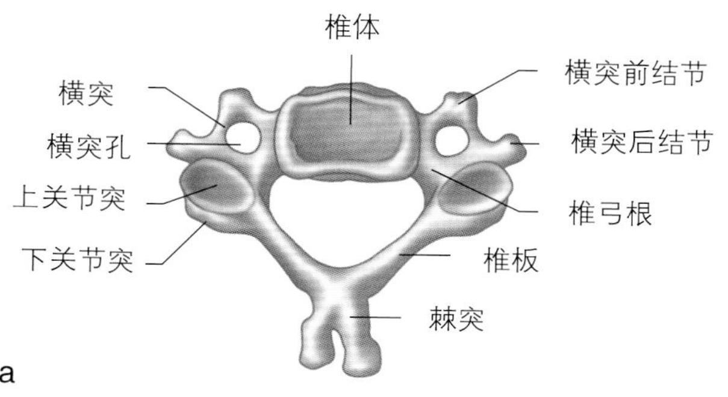

a

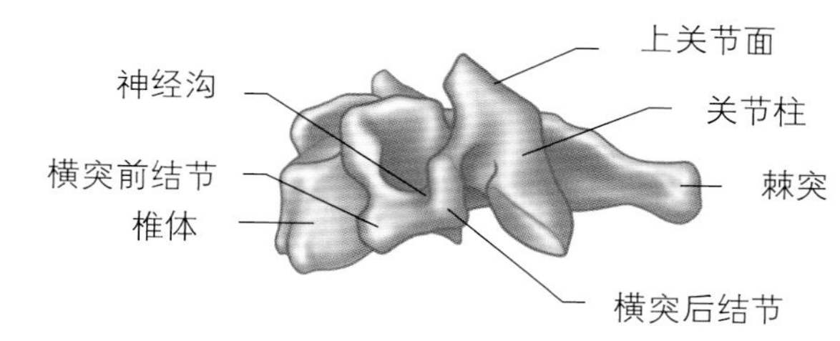

b

图1.13 （a，b）典型的颈椎包括椎体、椎弓、棘突和复杂的横突

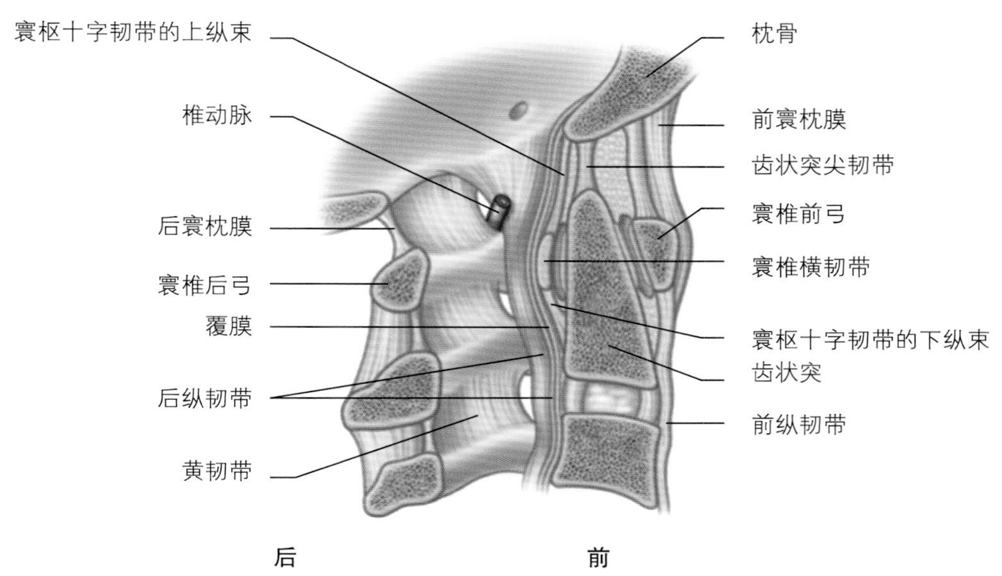

图1.14 枕颈水平显示韧带和筋膜的矢状面视图

个反常的解剖特点很有意思。上颈椎的侧方关节来源与下颈椎小小的滑膜钩椎关节是相同的，而不是与关节突关节来源相同，虽然其大小和功能上较近。因此C1和C2颈神经的前支由寰枕关节和寰枢关节的后方走出，而不像下颈椎一样，由关节突关节的前方走出。这一解剖特点对上颈椎后方的手术入路会造成一定的阻挡。

枢椎比它上方的寰椎体积更大（如图1.12a，b），前面我们已经讲到，枢椎来源的生骨节数目更多（3个），胚胎发育过程中，枢椎不仅保留了椎体骨化中心，还融合了齿突骨化中心。枢椎的特征包括一个向上突起与寰椎前弓后面相关节的齿状突、两边膨大的侧块和后方巨大的棘突。枢椎棘突大，椎板厚，即使在儿童中，也可以进行经椎板螺钉固定。与寰椎不同，枢椎有时存在椎弓根，但其解剖结构不连续，在儿童中，其大小也不一样，故多数情况下，不容许植入一枚真正的椎弓根螺钉。本文随后几章还将讨论C1–C2的融合固定的其他替代技术，如Magerl螺钉。此外，椎板下钢丝技术的使用在骨科具有较长的历史，可以通过C1、C2的椎板或棘突进行钢丝固定。同样，在后面的章节，我们会展开详细讨论。

枕部与寰椎和枢椎之间关节面的方向允许非常大的运动范围，前者参与屈伸运动，后者参与旋转运动。寰枢融合后旋转功能下降50%，但寰枕融合对屈曲伸展影响不太明显，因为下颈椎也有很大的屈曲伸展功能。

C3 ~ C7椎体形态更具有典型性和重复性。一般情况下，肋突不发育，仅辅助形成横突孔，但是，有时候，在C7可以出现颈肋，或者形成纤维组织索，造成胸廓出口综合征。如果颈肋形成得比较完全，臂丛神经可以由C4 ~ C8形成，而不是C5 ~ T1。

典型颈椎显示椎体、椎弓，棘突和复杂的含有椎动脉和静脉的横突（图1.13a b）。椎体的上面外侧部形成向上的钩突，而正是在这里存在小的钩椎滑膜关节。这些小的钩椎滑膜关节限制了侧屈，Lushka描述说，它们只存在于颈椎中。椎弓根在典型颈椎中形态完整，因而允许进行椎弓根螺钉内固定。此外，外侧拓宽，可形成夹持在上、下关节面之间的侧块，因而也允许坚强螺钉

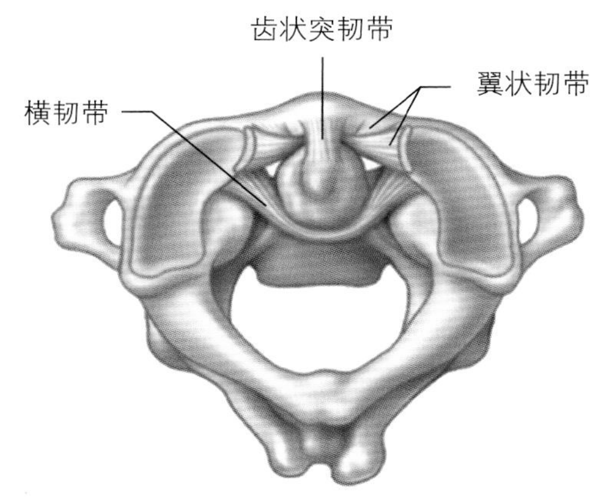

图1.15 显示横向、翼状、寰齿韧带的轴向视图

固定，后文中，我们会对侧块螺钉进一步解释。是选择侧块螺钉，还是椎弓根螺钉，取决于侧块前方椎动脉的走行。由于椎动脉位于侧块正前方，因此不能朝向正前方直接植钉。当然，也可以借助C3～C6坚固的椎板进行固定，虽然其稳定性相对侧块螺钉和椎弓根螺钉会低一些。C7椎弓根通常较宽大，在儿童颈椎中也是如此，所以一般都偏向于在C7节段植入椎弓根螺钉。在C3～C6节段，仔细评估相关解剖结构是安全植入螺钉的前提。事实上所有节段均需在术前通过CT进行影像评估。在第4章，我们将详细讨论术前影像评估的原因和方法。

儿童颈椎的韧带支撑

在下颈椎，有一个我们熟悉的韧带配置模式。前纵韧带附着于椎体和椎间盘的前部，后纵韧带附着于椎体和椎间盘的后部，这一点与胸腰椎相同。在C2及以上层面，为了适应枕颈交界区域大范围的活动，韧带结构与下颈椎迥然不同。十字韧带起于齿状突后部，穿过寰椎，连接到枕骨大孔前缘的枕骨基底部。十字韧带强大的横韧带部分将齿状突约束在寰椎前弓的后部，并在局部形成一个有明显滑囊存在的滑膜关节。齿状突尖韧带是十字韧带向颅骨的延续。十字韧带的下部附着于齿状突水平以下的枢椎椎体后方。另一个维持颅底-寰-枢复合体稳定的重要结构是覆膜。覆膜从枕大孔前唇的后缘向下延伸至枢椎椎体后面，并延续成后纵韧带。在覆膜的深面，或称后面，其纤维和硬膜交织相连。这种连接关系可通过MRI显示，如果覆膜和硬膜囊连接分离，提示存在枕颈不稳（图1.14和图1.15）。

总结

人类颈部的发育显示出独有的特征，以适应其高度的灵活性和大范围的运动，这在脊柱的其他部位是看不到的。最上面的两个椎骨显示出与下位椎体明显的形态差异。头骨枕部和寰椎、枢椎具有共同的胚胎起源，这是它们具有与其余椎骨不同的形态结构的原因，同时也有助于理解它们构成了一个功能整体的事实。

参考文献

[1] Gruss P, Kessel M. Axial specification in higher verte- brates. Curr Opin Genet Dev. 1991, 1(2):204–210.
[2] Lutkin T, Mark M, Hart CP, Dollé P, LeMeur M, Chambon P. Homeotic transformation of the occipital[8]bones of the skull by ectopic expression of a homeo-box gene. Nature. 1992, 359(6398): 835–841.
[3] Charite J, de Graaff W, Vogels R, Meijlink F, Deschamps J. Regulation of the Hoxb-8gene: syn- ergism between multimerized cis-acting elements increases responsiveness to positional information. Dev Biol. 1995, 171(2):294–305.
[4] Muller F, O'Rahilly R. Segmentation in staged human embryos: the occipitocervical region revisited. J Anat. 2003, 203(3):297–315.
[5] Piatt JH Jr, Grissom LE. Developmental anat- omy of the atlas and axis in childhood by com- puted tomography. J Neurosurg Pediatr. 2011, 8(3):235–243.
[6] Gm K, Schneider JF. Normal ossification patterns of atlas and axis: a CT study. Am J Neuroradiol. 2012, 33(10):1882.
[7] Gilbert SF. Developmental biology. 7th ed. (258–5), Sinauer, Fig 14.11, page 473. Sunderland: Sinauer Associates. 2003.
[8] Bailey DK. The normal cervical spine in infants and children. Radiology. 1952, 59:712–719.

颈椎生长期的生物力学

2

John Kemppainen，Burt Yaszay

正常颈椎生物力学

颈椎的功能是为头部在中轴骨骼顶端的运动提供支撑，同时保护在颈部通过的神经结构。颈椎可分为两个不同的节段：枕颈交界区从枕骨延伸到C2，下颈椎从C3延伸到C7。两个节段有着显著不同的解剖和生物力学特征。它们共同维持头部在中轴骨骼顶端的运动，包括屈曲、伸展、侧向旋转和左右弯曲；分离和压缩是理论上存在的，但在生理状态下并非必需。儿童颈椎正常的活动范围略大于成年人，平均屈曲60°，伸展90°，侧屈45°，左右轴向旋转70°[1，2]。原因在于儿童骨组织尚未成熟，韧带也比较松弛，这将在本章节进一步讨论。我们将分别讨论颈椎的枕颈交界和下颈椎两个区域。有关生长中的颈椎的解剖学和胚胎学的讨论可以在第1章中找到，但这里我们讨论的是颈椎的骨性和韧带结构，因为它们与运动学和稳定性有关。

功能解剖和正常生物力学

枕骨到 C2

骨性解剖结构

颅颈交界处由枕骨基部、C1（寰椎）和C2（枢椎）组成，它们作为一个整体来控制头部在脊柱上端的移动。寰枕关节的主要运动是屈曲和旋转，而寰枢关节对旋转起主要作用。枕骨下部包括枕骨大孔，脊髓通过枕骨大孔进入颈椎。枕骨大孔的前缘中点被称为颅底点，后缘中点被称为颅后点。枕骨大孔的横向直径略小于前后径。在两侧，位于中线的前方是枕骨髁，枕骨髁在矢状面呈凸状，但呈斜形，与C1侧块的凹陷的上关节面相吻合，允许枕骨-C1关节的屈曲和伸展。在冠状面，关节稍微向内倾斜，允许少量的侧屈，同时抗侧移。

寰椎是一个环状的结构，与其他脊椎相比，

J. Kemppainen
Helen DeVos Children's Hospital, Grand Rapids, MI, USA

B. Yaszay (*)
Children's Specialty, San Diego, CA, USA e-mail: byaszay@rchsd.org

J.H. Phillips et al. (eds.), *The Management of Disorders of the Child's Cervical Spine*,
https://doi.org/10.1007/978-1-4939-7491-7_2

缺少椎体和棘突，充当枕骨和C2之间的环形垫圈。两个较厚侧块的上面（下段颈椎横突的形态学对应结构）是C1的关节面。如前所述，寰椎的上表面与枕骨相连，下表面与C2相连。下关节面相对平坦，有轻微的凸起和外侧倾斜，利于C1和C2之间进行围绕齿状突的轴向旋转。齿状突是C2椎体的头侧延伸，是C1–C2关节的重要稳定结构，详述见后。枢椎的椎体比寰椎的大，两侧与椎弓连接，椎弓的近椎体部有上、下关节面。C2侧块的上关节面位于齿状突的外侧和后方，稍凹，并与C1的凸形的下关节面相吻合。外侧倾斜限制了横向平移，同时允许显著的旋转。C2侧块的下关节面位于椎弓下方，倾斜方向与下颈椎的关节面相似。

韧带的解剖

由于儿童颅颈交界区域诸关节的骨性稳定作用有限，韧带对颅颈交界部位保持良好的稳定性和较大的活动度非常重要。覆膜是后纵韧带向颅骨的延续，从后面覆盖C2椎体，然后附着在枕骨大孔的前缘（见第1章）。当头部后伸时，覆膜变得紧张，进而限制头部的过伸，同时当头部前倾时，覆膜也紧张，限制C1/C2的过度屈曲[3]。然而，一项最近的研究却认为，覆膜最重要的功能不是作为真正的稳定结构，而是作为增强结构，防止齿状突过度后倾压迫脊髓，稳定作用只是其次要作用[4]。翼状韧带从齿状突的背外侧表面延伸到枕髁内侧，功能是限制向对侧的侧向旋转。它们还充当制约韧带，以限制C1和C2之间的过度轴向旋转量，后面会进一步讨论。十字韧带由横向和上行/下行部分组成。横韧带是C1的两个髁间最厚、最重要的部分，连接着C1的两个侧块，稳定着它们之间的齿窝。上行/下行部分从大孔的前缘延伸到C2的椎体。齿状突尖韧带、寰齿韧带和寰枕前后膜在生物力学上作用不重要[5，6]。

运动学

枕颈复合体提供了颈椎40%~50%的屈伸和60%的轴向旋转。在这两个关节处允许较少的侧向弯曲，侧向弯曲功能大部分来自下颈椎。枕骨和C1的主要运动功能是屈曲和伸展，大约产生25° 屈伸范围[7]。寰枕关节杯状的关节面将轴向旋转限制在0° ~8° [7–9]，将侧屈限制在2° ~8° [7，10，11]。

轴向旋转是C1–C2关节的主要功能，成人在一个方向上可以旋转65° [5]。这个关节也大约贡献了20° 的屈伸，类似于寰枕关节，只贡献了大约5° 的侧方弯曲[7，10]。为了进一步了解儿童侧方旋转半脱位，Pang和Li对正常儿童C1–C2关节的运动学进行了深入的CT评估。在横向旋转的早期，C1随头部运动，而C2则保持静止，这一阶段被称为单运动阶段。超过约23° 的旋转时，翼状韧带开始收紧，C2开始伴随C1旋转，但以不同的速度，称为双运动阶段。换句话说，C1继续以比C2快的速度旋转，由此产生的C1和C2之间的夹角继续增加。65° 以上的旋转时C1和C2运动完全一致，称为同步运动阶段。头部旋转的其余部分来自下位脊柱。有趣的是，他们指出，C1和C2回到原位的过程几乎遵循一个一致的路线轨迹，韧带的张力并不是C1和C2耦合运动的唯一机制（如果是这种情况，C1必须通过C2中点并在对侧翼韧带上施加张力，以将C2拉回到中立位置）。笔者推测相同的反向旋转很可能是由于在C1–C2关节处不规则的骨表面之间的滑移造成的。

稳定性的决定因素

如上所述，寰枕关节由纵轴稍向内倾的一对球窝关节组成，其结构具有阻止侧向平移的特点，但是，在前后方向上稳定作用较小。总的来说，寰枕关节依赖于附着韧带和肌肉保持稳定，仅有很小的内在稳定性。有限的内在稳定性主要

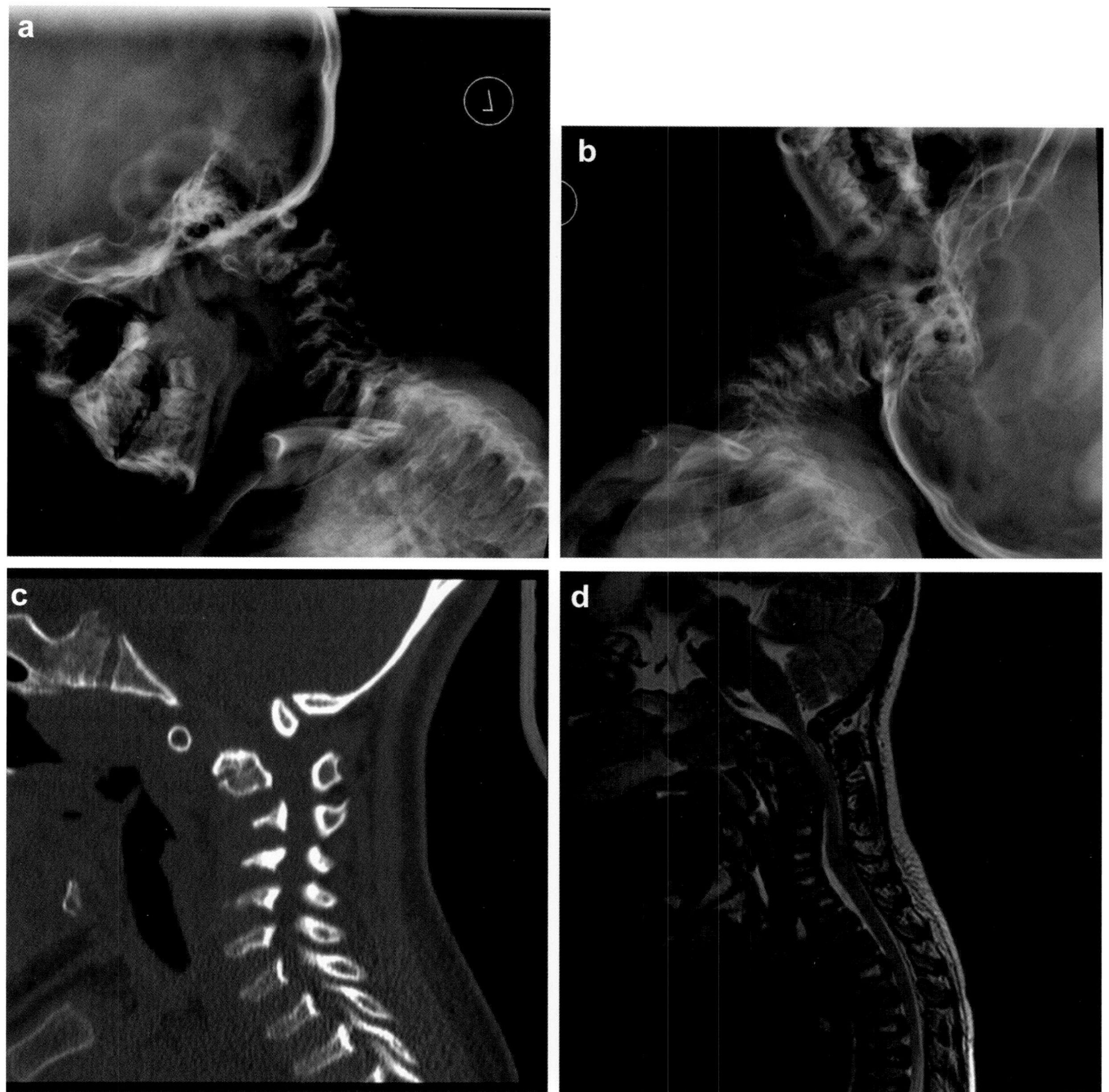

图2.1 （a~d）Morquio齿状突发育不全，导致寰枢椎不稳定。动力位MRI显示颈髓受压迫

来源于薄弱的韧带结构，包括寰枕关节囊和前后寰枕膜。

在C1–C2，关节被松散的关节囊所覆盖，这使得一方面，关节具有如前所述较大的活动度，另一方面，关节突关节的稳定性降低。因此，齿状突与寰椎前弓和寰椎横韧带形成的寰齿关节构成了C1–C2之间的主要稳定结构（见第10章）。

因此，齿状突发育不全、损伤或畸形可导致寰枢椎不稳定。例如，Morquio综合征导致齿状突发育不全（图2.1a~d）。由此导致的寰枢关节不稳定可引起脊髓压迫症状，有时进展迅速出现四肢瘫痪，并有呼吸衰竭[2]和猝死的风险。这些患者的脊髓压迫症状治疗包括枕–颈交界处的融合，一些专家提倡出现不稳征象就提前采取预防措施，这是由于这些患者一旦出现脊髓压迫症状则预后明显变差，且进展迅速[12, 13]。然而，对于

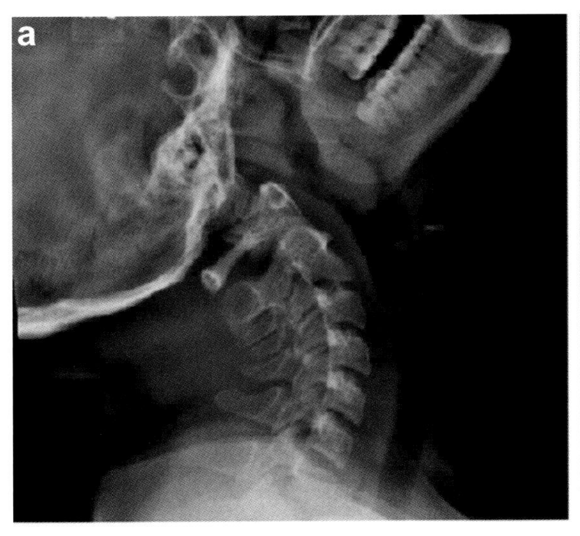

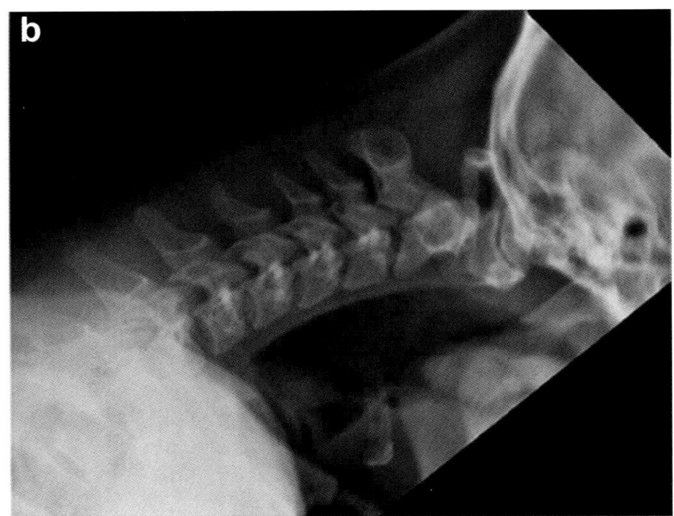

图2.2 （a，b）一名9岁儿童唐氏综合征继发寰枢椎不稳

由于齿状突发育不全导致的无症状不稳定的儿童的最佳手术时机仍存在争议。

同样，创伤或其他病变引起的寰椎横韧带或其他韧带强度不足也可以导致颅颈交界区不稳。在儿科人群中，这通常发生在伴有结缔组织异常的情况下。例如唐氏综合征，累及整个骨关节系统的广泛韧带松弛，在颅颈交界区表现为过大的关节活动度。这种情况下，一般骨性结构是正常的（图2.2a，b）。由于这个原因，对于唐氏综合征患者，应观察其是否存在颅颈交接处的不稳定，如果存在，必须仔细评估是否存在脊髓压迫。

除了可能导致上颈椎不稳定的病变外，正常儿童的颅颈交界区较成人脆弱。造成这种情况的原因包括较小且扁平的枕髁、较浅的关节窝、较大的头部以及容易骨折的齿状突下软骨连接。这些差异在本章后面将进一步讨论。

下颈椎 C3~C7

骨性解剖结构

在C2以下，每节椎骨形态学与脊柱其余部分相似，均是由位于前方的椎体和由一对椎弓根和椎板组成的椎弓构成。在前部，椎体通过椎间盘相互关节，在后部通过关节突关节连接。椎体的形状与下颈椎的可观察到的运动方式相适应。下终板在冠状面上是凸的，与呈凹陷的下一个椎体上终板相吻合，这种几何形状便于侧向屈曲运动。在矢状面上，下终板稍凹，允许屈曲和伸展。在后外侧，钩状突从上终板延伸并与上一个椎体下终板形成钩椎关节，此关节是下颈椎耦合运动的一个重要特征[14]。在10岁以下的儿童中，钩状突发育尚未完全[15，16]，这使儿童颈椎的灵活性较高。在后方，小关节面与水平面成一定角度，以适应前屈和后伸运动，随着年龄增长，此角度逐渐增加，至骨骼发育成熟时，关节面倾斜角度约为45°。在儿童中，上颈椎小关节面比下颈椎的小关节面更加趋于水平，这导致在一些正常儿童中可见到假性半脱位，尤其在C2/C3间隙最常见。在本章的稍后部分和第4章，我们将详细阐述这一现象[15]。

韧带的解剖

与上颈椎一样，下颈椎的稳定性同样高度依赖于韧带结构的完整性，尤其是在牵张状态下。前纵韧带牢固地附着在椎体的前部，松弛地附着在椎间盘上。在椎体后部，后纵韧带（PLL）牢固地固定在椎间盘上，松散地固定在椎体上。两者都有相似材料学特征。在后方，黄韧带连接相邻节段的椎板。由于韧带在体内存在预张力，当脊柱伸展时，韧带并不会形成明显的褶皱[17]。棘间韧带和小关节囊也有助于脊柱屈曲时后柱的稳定。前纵韧带和后纵韧带被证明具有比后方韧带结构更高的极限强度，但后方韧带的延伸性更佳，使得在断裂之前，后侧可发生更大的分离和移位[18]。和上颈椎一样，未成熟组织相对柔软也导致下颈椎具有更大的活动度[19]。椎间盘也是维持脊柱稳定性的重要结构，在出生时椎间盘的水分很多，随着年龄的增长逐渐减少，这也是儿童脊柱表现出较高活动度的原因之一。

运动学

下颈椎最显著的运动是屈曲和伸展，颈椎中段起主要作用[20]。在任何运动节段，下颈椎的轴向旋转比上颈椎的轴向旋转度数要小得多，但多个节段累加起来，下颈椎总计贡献大约30° 的头部轴向旋转角度[9，21，22]。耦合是一个运动与另一个运动在不同平面内的持续关联，这样其中一个运动在没有另一个运动的情况下就不容易发生。在颈椎下段，轴向旋转与侧屈有关，在较小程度上也与屈曲和伸展有关。

稳定性的决定因素

同颅颈交界区一样，下颈椎的稳定性也同时依赖于骨和韧带的因素。在受到压缩外力时，椎体、椎间盘和关节突关节共同维系着脊柱稳定。在受到牵张外力时，稳定性依赖于韧带结构，包括纤维环、前纵韧带、后纵韧带、关节囊和棘间韧带。最近，有学者研究了间盘韧带结构对脊柱各平面运动的稳定作用。Richter等依次离断前纵韧带、椎间盘的前部、棘间韧带、黄韧带和小关节囊[23]。随着离断结构的增加，屈曲/伸展显示出颈部屈伸运动范围（Range of Motion，ROM）的显著增加。在轴向旋转中，直到小关节囊切开后才能发现显著差异，而在侧向弯曲中，软组织切除没有导致颈部运动范围的显著增加。

当然，生理负荷很少会对前柱和后柱同时产生压缩或牵张作用；例如，对屈曲颈椎施加轴向压缩负荷，会造成前柱的压缩和后柱的牵张。因此，维持颈椎的稳定需要骨性结构和韧带的复杂相互作用。所以，必须认识到，无论是骨性结构，还是韧带的创伤或畸形均会导致病理性不稳的发生。

未成熟颈椎独特的生物力学特征

正如前面提到的，不成熟的颈椎和成熟的颈椎之间存在着实质性的差异，这对颈椎的生物力学特性以及颈椎对负荷的响应有着明显的影响。在这里，我们将讨论一些生长期脊柱的独特特征，重点是那些与临床实践相关的内容。

生长

成人脊柱与儿童脊柱的一个明显区别是儿童脊柱仍在生长，这一特点的生物力学意义有以下两个方面：①生长中心的力学环境影响骨性结构的形态。②生长中心作为脆弱点，容易发生断裂。

在生长中心长大的过程中，外力的作用对于正常的发育是必需的。这些力量虽小，但长期作用不平衡会导致结构改变，对儿童脊柱产生显著的临床影响。一个典型的例子是年幼的儿童行后方融合后的曲轴现象[24，25]，虽然发生在胸腰椎，但是其道理也适用于颈椎。由于后方结构已经融合，其纵向生长也已经停止，导致前、后柱生长的失衡。随着前柱的持续生长，最终突破后

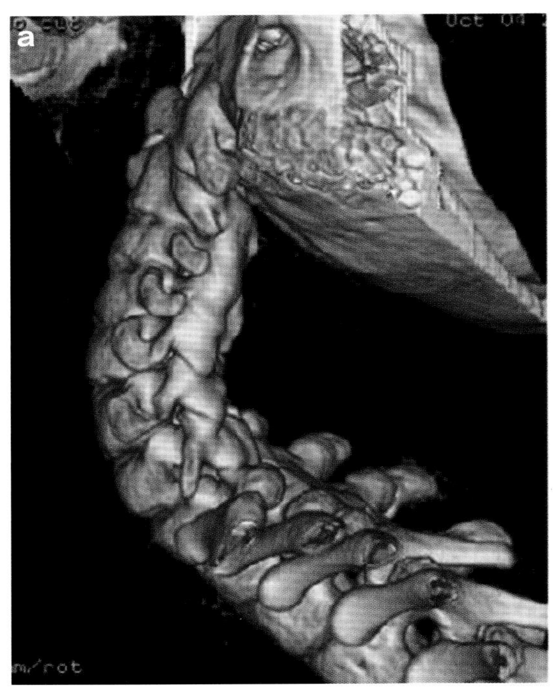

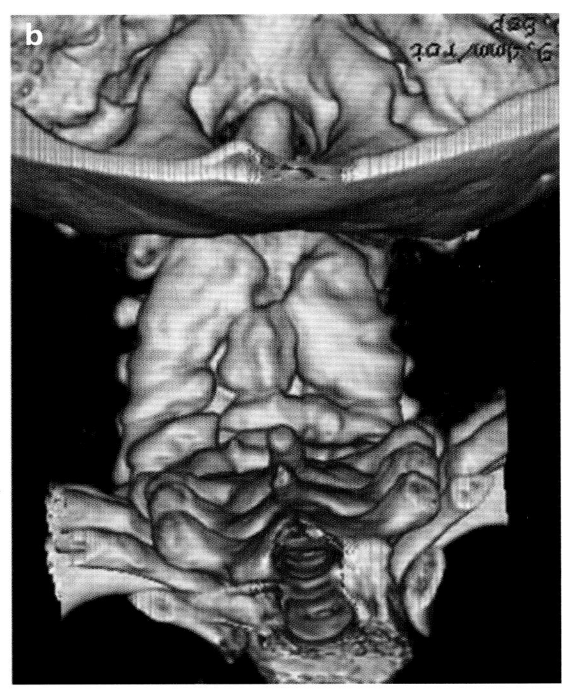

图2.3 颈椎后方结构融合后，前柱仍持续生长，导致前凸增大。本例后方结构的融合是由于患者在2岁时行颈椎后路手术以后产生的自发融合

柱的限制，产生围绕后柱融合部位的旋转，导致特征性的畸形。正如预期一样，年龄越小的患儿，其脊柱生长潜力越大，后方融合后，发生曲轴失衡现象的可能性也越大。因此，早期融合应该谨慎进行。

在颈椎中，不对称生长的结果可见于椎板切除术后的后凸畸形。因一些与脊柱畸形无关的疾病而行椎板切除术后的畸形发生率有充分的文献记载，而骨骼不成熟似乎是其发展的最大危险因素之一[26-28]。Yasuoka等研究表明，在生长期的患者行椎板切除术后脊柱后凸的可能性更大，15岁以下儿童的发生率为46%，15～24岁患者的发生率为6%，24岁以上的患者发生率为0。在较年轻的年龄组中，所有接受颈椎椎板切除术的患者均发生了颈椎后凸[26]。在正常前凸的颈椎中，承重轴位于椎体[29]后方。椎板切除破坏了后柱的栓系作用，颈椎发生后凸将负重轴转移至前柱。此外，儿童颈椎生理前凸减少是一个常见的现象[16, 30]，这更增加了患者发生颈椎后凸的风险。当脊柱后凸开始时，前方受压增加，导致前方生长减少，生长中心的压力增加导致生长减慢的现象可以通过Heuter-Volkman原则解释。此外，后柱压力的减少可以减少对生长的抑制，导致永久畸形，如果延迟诊治，可能导致神经系统的异常。

脊柱生长的力量也可以作为治疗脊柱疾病和损伤的临床有利因素。长期用于下肢成角畸形的矫正的引导生长技术正在脊柱手术中探索应用[31]。通过阻止侧弯患者脊柱凸侧的生长，使畸形的凹陷一侧的纵向相对增长，可以使脊柱侧凸逐渐矫正[32-34]。在颈椎中，利用不对称生长的特点可以治疗脊柱后柱结构的创伤。颈椎损伤后的充血导致整个脊柱生长中心骨化加速。由此导致的前结构的过度生长可能抵消了后凸畸形的潜在风险，减小前柱手术稳定的需要。在极端的情况下，后柱融合时，前柱生长可能导致颈椎过度前凸（图2.3a，b）。

另外，像其他部位的骨骺一样，脊柱的软

骨和终板是骨折的潜在薄弱点（图2.4）。最常见的例子是齿状突骨折，其最常见的发生部位是齿状突下软骨连接处[35]。第6章将进一步讨论创伤。

结构上的差异

即使是正常儿童颈椎，由于其与成人颈椎之间的某些解剖学和生理学差异也会导致颈椎过度活动。Brockmeyer[36]所阐述的儿童颈椎的生理解剖特点有以下几个方面：

（1）韧带松弛[37]。

（2）椎间盘和纤维环是有弹性的，允许更多的牵张。

（3）关节突关节关节面浅且水平，在越高的节段，这一特征越明显[15]。

（4）骨性椎体呈楔形，可增加屈曲。

（5）在10岁以下的儿童中不存在成熟的钩椎关节，导致椎体之间的横向和旋转运动增加。

（6）生长中心是容易骨折的薄弱部位。

（7）头部相对于胸部较大。

（8）较差的神经肌肉控制。

这些解剖学和生理学上的差异结合在一起，使未成熟的颈椎在正常的生理负荷下具有更大的活动度。这种超范围的活动称为假性半脱位（参见第4章）。假性半脱位最常发生在C2和C3之间，可能是由于儿童颈椎越接近颅底的节段，小关节面越趋于水平方向。1965年，Cattell和Filtzer对160名正常儿童进行了屈伸侧位X线检查，结果发现，在8岁以下儿童中，46%的儿童在C2/C3发生≥3mm的假性半脱位。对医生来说，认识到这是一个正常的现象，并能够区分它与病理性的半脱位[30]，对评估儿童脊柱是很重要的。

Swischuk提出了用颈椎后线来鉴别假性脱位的方法[38]。在侧位X线片上画出一条连接C1和

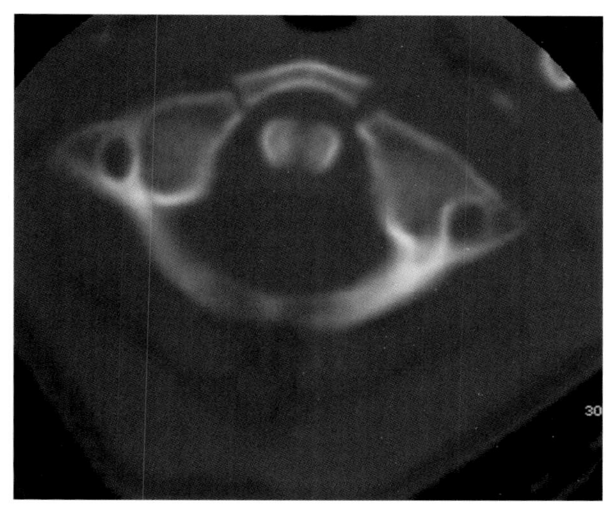

图2.4 一名6岁男童C1骨折线经过椎弓软骨连接处的CT图像，说明脊柱生长中心可能发生损伤

C3棘突前部的线。如果C2在C3上存在假性半脱位，这条线将位于C2棘突的前部。值得注意的是，这条线只适用于C2/C3半脱位的评估，如果不存在半脱位，棘突通常会在该线后方。如果存在半脱位，且颈椎后线在C2棘突之前2mm或更大的范围，则应怀疑是真性脱位。记住，如果颈后椎线在C2椎板前，且C2相对于C3椎体有前移位，则应怀疑C2椎弓骨折（见第4章）。

幸运的是，颈椎骨折和脱位在儿童中并不常见，仅有大约2%的颈椎骨折脱位发生于15岁以下的[39]少年儿童。当儿童发生颈椎骨折时，根据患者的年龄可以预测损伤类型。8岁以下的儿童有颅颈交界处损伤的倾向，这很可能是由年幼的儿童和较大的青少年或成年人的生物力学差异所导致的[40, 41]。如前所述，这些差异包括颈椎小关节面的水平方向和颈部韧带的相对松弛。此外，相对于胸部，幼儿的头部更大、更重，神经肌肉控制发育尚不完全，几个方面共同作用导致头部在柔软颈椎上的活动呈现“保龄球”样效应。头部运动的支点，随着年龄的增长逐渐向尾端移动，从婴儿的C2–C3移动到5岁幼儿的C3–C4，再到10岁的C4–C5，最后到15岁的C5–C6。这导致越年幼的儿童，发生上颈椎损伤的概率越大。8

岁以后，儿童颈椎形态已接近成人，到12岁时，儿童颈椎损伤的模式已与成人类似，即多发生下颈椎的骨性损伤[37, 39, 42, 43]。

儿童头部较大，这一点相关医务人员大多都已经了解。在将患儿固定的担架板上时，较大的头部会使颈部屈曲。虽然这种屈曲对损伤的影响尚不明确，一般情况下，仍建议垫高患者躯干部，或者把枕部挖空[44]，以使颈椎位于中立位。对于8岁以下的儿童，这一点尤其重要，因为，这一阶段头部相对于躯干的比例最高。但是，也有一些学者认为，各个年龄段的儿童，普遍存在生理曲度较直，因此，在固定儿童颈椎时，不仅要防止过屈，也要防止过伸。

也许，儿童颈椎和成人颈椎最有临床意义的生物力学差异在于未成熟脊柱韧带弹性更大。如前所述，解剖学上的差异，比如趋于水平位的小关节方向、较大的头部、未发育成熟的神经肌肉控制均是儿童颈椎易损伤的因素。但是，由于韧带弹性较大，儿童颈椎可以承受较大范围的活动，而不发生骨和韧带结构的损伤。尸体研究显示，儿童的颈椎可承受使神经结构已经损伤的变形，而本身仍未发生任何结构损伤[19]。Pang和Willberger研究了未成熟颈椎的弹性特征。他们发现，儿童颈椎的抗拉强度和极限负荷相对于年龄增长速度较快，而极限移位相对于年龄下降更快。这表明，儿童颈椎可以发生较大程度的移位，而不发生结构损伤，而这时，移位程度可能已经超过脊髓和神经根能承受的范围。在受到创伤的情况下，在这些因素的共同作用下，可能导致颈椎未受任何损伤，而神经结构已经严重受损，这种情况又称为无放射学异常的脊髓损伤（Spinal Cord Injury Without Radiographic Abnormality，SCIWORA）。在年幼的儿童中，SCIWORA更易发生在颈椎，神经损伤程度也较年龄较大的儿童更重，另外，年龄越大的儿童，SCIWORA越容易发生在颈椎较低的节段[47, 48]。在第6章中，我们将详细讨论SCIWORA。

颈椎器械的生物力学

近年来，颈椎的手术技术和植入物设计有了很大的进步，但仍然是一项技术要求很高的手术，对儿童来说尤为如此，因为他们的骨骼尚不成熟，形态与成人也有一定差别。对于治疗颈椎疾患的外科医生来说，充分了解现有器械的生物力学特性是非常重要的。以下讨论的是在选择固定器械时，临床上需要考虑的生物力学因素。正如本章所讨论的其他内容一样，大多数的数据来自成人标本或患者。所讨论手术器械的临床适应证和手术技巧，将在其他章节中被阐述。

枕颈内植物

颈枕区独特的解剖学和生物力学结构决定了本区域不容易实现牢固的固定，对儿童或畸形脊柱尤是如此。内植物必须能抵抗矢状面和水平面的大范围活动，还应能承受巨大的头部重量，更重要的是，枕颈部处于颅骨和颈椎的交界部位，运动产生的杠杆作用在此区域最为明显，也不利于牢固固定。

Foerster[49]第一次描述了枕颈交界处的融合手术，他使用的是腓骨支撑植骨。更早期的学者使用Halo-Vest架和非结构性植骨进行枕颈融合。从Foerster以后，固定技术经历了从钢丝固定到椎板夹，再到钉板和钉棒固定的过程。随着内植物的进步，固定效果显著提高，术后Halo-Vest架外固定的需要也降低了。

总结

对于那些治疗儿童脊柱的人来说，了解颈椎的生物力学特点是很重要的。这影响儿科患者可能出现的病变和损伤，以及治疗方法的选择。遗憾的是，与成人颈椎相比，儿童颈椎的生物力学评价文献较少。即使在儿科人群中，与年龄相关的解剖和组织强度的变化也会影响生物力学性能。这些最终阻碍了我们找到一个适用于所有患儿的通用的原则来治疗儿童颈椎疾患。

参考文献

[1] Arbogast KB, Gholve PA, Friedman JE, et al. Normal cervical spine range of motion in children 3-12 years old. Spine. 2007, 32(10): E309–315.

[2] Chen J, Solinger AB, Poncet JF, et al. Met- analysis of normative cervical motion. Spine. 1999, 24(15): 1571–1578.

[3] Ghanayem G, Paxionos O. Cervical spine biomechan- ics. In: Emery SE, Boden SD, editors. Surgery of the cervical spine. Philadelphia: Saunders; 2002.

[4] Tubbs SR, Kelly DR, Spooner A, et al. The tectorial membrane anatomical, biomechanical and histologi- cal analysis. Clin Anat. 2007, 20(4): 382–386.

[5] Pang D, Li V. Atlantoaxial rotatory fixation: part I – biomechanics of normal rotation at the atlantoaxial joint in children. Neurosurgery. 2004, 55(3): 614–625; Discussion 625–626.

[6] Tubbs R, Grabb P, Spooner A, et al. The apical ligament: anatomy and functional significance. J Neurosurg. 2000, 92(2 Suppl): 197–200.

[7] Panjabi M, Dvorak J, Duranceau J, et al. Three dimen- sional movements of the upper cervical spine. Spine. 1988, 13(7): 726–730.

[8] Werne S. The possibilities of movement in the craniovertebral joints. Acta Orthop Scand. 1959, 28(3): 165–173.

[9] Ishii T, Mukai Y, Hosono N, et al. Kinematics of the subaxial cervical spine in rotation in vivo three- dimensional analysis. Spine. 2004, 29(24): 2826–2831.

[10] Ishii T, Mukai Y, Hosono N, et al. Kinematics of the spine in lateral bending in vivo three-dimensional analysis. Spine. 2006, 31(2):155–160.

[11] White AA, Punjabi MM. The basic kinematics of the human spine: a review of past and current knowledge. Spine. 1978, 3(1):12–20.

[12] Lipson SJ. Dysplasia of the odontoid process in Morquio's syndrome cuasing quadriparesis. J Bone Joint Surg Am. 1977, 59(3):340–344.

[13] Northover H, Cowie RA, Je W. Mucopolysaccharidosis type IVA (Morquio syndrome): a clinical review. J Inherit Metab Dis. 1996, 19(3):357–365.

[14] Clause JD, et al. Uncinate processes and Luschka joints influence the biomechanics of the cervical spine. J Orthop Res. 1997, 15:342–347.

[15] Townsend EH Jr, Rowe ML. Mobility of the upper cervical spine in health and disease. Pediatrics. 1952, 10(5):567–574.

[16] Bailey DK. The normal cervical spine in infants and children. Radiology. 1952, 59(5):712–719.

[17] Nachemson AL, Evans JH. Some mechanical proper- ties of the third human lumbar interlaminar ligament (ligamentum flavum). J Biomech. 1968, 1(3):211–220.

[18] Yoganandan N, Kumaresan S, Pintar FA, et al. Geometric and mechanical properties of human cervical spine ligaments. J Biomech Eng. 2000, 122(6):623–629.

[19] Luck JF, Nightingale RW, Song Y, et al. Tensile fail- ure properties of the perinatal, neonatal and pediatric cadaveric spine. Spine. 2013, 38(1):E1–E12.

[20] Lysell E. Motion in the cervical spine. An experimen-tal study on autopsy specimens. Acta Orthop Scand. 1969, 40(Suppl 123):1–61.

[21] Penning L, Wilmink JT. Rotation of the cervical spine. Spine. 1987, 12(8):732–738.

[22] Dvorack J, Hayek J, Zehnder R. CT functional diag- nostics of the totatory instability of the upper cervi- cal spine part II: an evaluation on healthy adults and patients with suspected instability. Spine. 1987, 12(8):726–731.

[23] Richter M, Wilke HH, Kluger P, et al. Load- displacement properties of the normal and injured lower cervical spine in vitro. Eur Spine J. 2000, 9(2):104–108.

[24] Sanders JO, Herring JA, Browne RH. Posterior arthrodesis and instrumentation in the immature (Risser-grade-0) spine in idiopathic scoliosis. J Bone Joint Surg Am. 1995, 77(1):39–45.

[25] Doubouseet J, Herring JA, Shufflebarger H. The crankshaft phenomenon. J Pediatr Orthop. 1989, 9(5):541–550.

[26] Yasuoka S, Peterson HA, MacCarty CS. Incidence of spinal column deformity after multilevel laminectomy in children and adults. J Neurosurg. 1982, 57(4):441–445.

[27] Papagelopoulos PJ, Peterson HA, Ebersold MJ, et al. Spinal column deformity and instability after lumbar orthoracolumbar laminectomy for intraspinal tumors in children and young adults. Spine. 1997, 22(4):442–451.

[28] Bell DF, Walker JL, O'Connor G, et al. Spinal defor- mity after multiple-level cervical laminectomy in children. Spine. 1994, 19(4):406–411.

[29] Pal GP, Sherk HH. The vertical stability of the cervi- cal spine. Spine. 1988, 13(5):447–449.

[30] Cattell HS, Filtzer DL. Pseudosubluxation and other normal variations in the cervical spine in children. A study of one hundred and sixty children. J Bone Joint Surg Am. 1965, 47(7):1295–1309.

[31] Stevens PM. Guided growth for angular correction: a preliminary series using a tension band plate. J Pediatr Orthop. 2007, 27(3):253–259.

[32] Crawford CH, Lenke LG. Growth modulation by means of anterior tethering resulting in progressive correction of juvenile idiopathic scoliosis: a case report. J Bone Joint Surg Am. 2010, 92(1):202–209.

[33] Betz RR, Ranade A, Samdani AF, et al. Vertebral body stapling: a fusionless treatment option for a grow- ing child with moderate idiopathic scoliosis. Spine. 2010, 35(2):169–176.

[34] Newton PO, Fricka KB, Lee SS, et al. Asymmetrical flexible tethering of spine growth in an immature bovine model. Spine. 2002, 27(7):689–693.

[35] Seimon LP. Fracture of the odontoid process in young children. J Bone Joint Surg Am. 1977, 59(7):943–948.

[36] Brockmeyer DL. Advanced pediatric craniocervi- cal surgery. New York/Stuttgart: Thieme Medical Publishers, 2006.

[37] Fesmire FJ, Luten RC. The pediatric cervical spine: developmental anatomy and clinical aspects. J Emerg Med. 1989, 7(2):133–142.

[38] Swischuk LE. Anterior displacement of C2 in children: physiologic or pathologic. Radiology. 1977, 122(3):759–783.

[39] Henrys P, Lyne ED, Lifton C, et al. Clinical review of cervical spine injuries in children. Clin Orthop Relat Res. 1977, 129:172–176.

[40] Platzer P, Jaindi M, Thalnammer G, et al. Cervical spine injuries in pediatric patients. J Trauma Inj Infect Crit Care. 2007, 62(2):389–396.

[41] D'Amato C. Pediatric spinal trauma: injuries in very young children. Clin Orthop Relat Res. 2005, 432:34–40.

[42] Hill SA, Miller CA, Kosnik EJ, et al. Pediatric neck injuries: a

clinical study. J Neurosurg. 1984, 60(4):700–706.
[43] Rachesky I, Boyce WT, Duncan B, et al. Clinical pre- diction of cervical spine injuries in children. Am J Dis Child. 1987, 141(2):199–201.
[44] Treloar DJ, Nypaver M. Angulation of the pediat- ric cervical spine with and without cervical collar. Pediatr Emerg Care. 1997 Feb, 13(1):5–8.
[45] Herzenberg JE, Hensinger RN, Dedrick DK, et al. Emergency transport and positioning of young chil- dren who have an injury of the cervical spine. The standard backboard may be hazardous. J Bone Joint Surg Am. 1989, 71(1):15–22.
[46] Curran C, Dietrich AM, Bowman MJ, et al. Pediatric cervical-spine immobilization: achieving neutral position? J Trauma. 1995, 39(4):729–732.
[47] Pang D. Spinal cord injury without radiographic abnor- mality in children, two decades later. Neurosurgery. 2004, 55(6):1325–1342. discussion 1342–1343.
[48] Dickman CA, Zabramski JM, Hadley MN, et al. Pediatric spinal cord injury without radiographic abnormalities: report of 26 cases and review of the literature. J Spinal Disord. 1991, 4(3):296–305.
[49] Foerster O. Die leitungsbahnen des schmerzge- fuhls und die chirurgische behandlung der schmerz- zustande. Mit 104 abbildungen im text. Berlin/Wien: Urban and Schwarzenberg; 1927. p.266.

儿童颈椎病理学及其临床意义

3

Ehsan Saadat, Daniel J. Hedequist，Patrick Wright

结缔组织病

成人颈椎对头颈部起骨性支持作用，而未发育成熟的儿童颈椎强度较弱，不足以起类似作用。因此，儿童颈椎功能的完整性高度依赖其周围软组织。本章先讨论与结缔组织缺陷有关的颈椎疾病的病理，包括：马方综合征、洛伊迪茨综合征、埃当综合征和唐氏综合征。然后，我们讨论骨发育不全、炎性病变和感染。

马方综合征（Marfan 综合征）

概述

1896年，法国儿科医生安托万・马方描述了一名5岁女童，该患儿上、下肢发育细长，手指呈“蜘蛛样”[1]。在1900年前后，这名医生通过对这位患者及其他几位类似患者的连续观察，归纳出了典型的马方三联征表现：蜘蛛指、眼和心脏发育不全[2]。当前，马方综合征是最常见的结缔组织疾病，同时，也是几个表现为身材偏高的骨科疾病之一。

分类和病理

马方综合征的病因是原纤维蛋白基因（Fibrillin Gene）突变，该基因定位于15号染色体长臂（15q21.1）[3，4]。突变基因产物具有显性负效应，也就是说，突变产物可使正常的原纤维蛋白功能失活[5]。70%的患者为常染色体显性遗传，30%的患者为散发病例[6]。

原纤维蛋白存在于软骨细胞外基质、骨膜、韧带等部位。其主要功能是维持软组织对周期性机械应力的正常反应[7]。原纤维蛋白缺陷引起关节松弛，继而导致关节半脱位和脱位。此种缺陷也可导致其他组织的强度下降，比如动脉壁。原纤维蛋白的另一个功能是维持正常的细胞外基质构成和结合生长因子。此项功能缺失引起转化生长因子（Transforming Growth Factor，TGF）β过度释放，导致肢体过长和高身材[8]。

E. Saadat
Emory Orthopedic and Spine Center, Atlanta, GA, USA
D.J. Hedequist (*)
Orthopedic Surgery, Children's Hospital Boston/
Harvard Medical School, Boston, MA, USA
e-mail: Daniel.Hedequist@childrens.harvard.edu

P. Wright
Department of Pediatric Orthopedic Surgery,
University of Mississippi Medical Center,
Jackson, MS, USA

J.H. Phillips et al. (eds.), The Management of Disorders of the Child's Cervical Spine,
https://doi.org/10.1007/978-1-4939-7491-7_3

临床表现

患者通常在十几岁时因关节松弛或脊柱侧凸到骨科就诊。体格检查的显著特点包括高身材、蜘蛛指（手指细长）和细长四肢。胸部畸形常见，比如鸡胸、漏斗胸。高达70%的患者有脊柱侧凸的表现[9, 10]。眼部表现包括近视和晶状体上脱位。心血管系统表现为：主动脉反流、主动脉扩张、动脉瘤和二尖瓣脱垂。由于马方综合征的某些表现可能引起生命危险，在意识到患者有马方综合征的可能时，有必要通过全面的基因学诊查确诊[11]。

诊断和影像

通常，马方综合征的诊断依据临床表现和家族史。主要诊断标准包括有阳性家族史，心血管系统受累，眼部受累和硬膜囊扩张。其他一些表现提示患者有可能患有马方综合征，但不是本病的特异性表现。比如，臂展大于身高，上半身长度与下半身长度之比<0.85，Steinberg征阳性（指拇指内收可使指尖超过手掌的尺侧缘），抓对侧手腕时，食指和拇指可重合[12, 13]。

影像检查有助于对马方综合征的诊断[14]。硬膜囊扩张可通过X线检查诊断，是马方综合征的主要诊断标准。硬膜囊扩张表现为：在L3节段，横突/椎体的宽度比≥2.25；在L5节段，椎管矢状径≥13.5mm。确诊硬膜扩张更准确的方法是通过CT或MRI检查。L5下终板层面以硬膜容积>7cm^{3}定义为硬膜扩张。由于生长期的儿童标准尚未确定，须注意此标准仅适用于成人。

采用与特发性脊柱侧凸类似的方法评估侧凸情况，对表现为颈椎不稳症状者，需进行包括颈椎动力位片在内的系统影像学检查。对于无症状的患者，颈椎X线检查阳性率很低，故不应作为常规的筛查方法。

治疗

在对马方综合征的患者进行任何骨科手术之前，必须首先进行基因学的确诊。I型高胱氨酸尿症同马方综合征表型相似，但是常合并影响手术的凝血障碍。虽然危及患儿生命的心血管并发症发生率低，但仍有必要进行合理的术前评估与处置[15]。

马方综合征患者可伴发多种颈椎畸形，其发生率要高于正常人群。比如：局部后凸畸形、寰枢关节过度活动、下颈椎过度活动[16]、Chiari畸形[17]、颅底凹陷和脊髓空洞。然而，这些患者中神经功能损害却罕见[18]。一些病例报道了：马方氏综合征患者其他部位手术后出现寰枢关节旋转半脱位[19]，Halo架牵引术后出现后凸畸形[20]，还有一位年轻人伐木时，由于寰枢关节脱位导致猝死[21]。这些案例表明，虽然灾难性的神经损伤罕见，但是，在外力作用下，由于韧带松弛，马方综合征患者的脊髓仍比普通人更易于受伤。

马方综合征患者术后并发症发生率高于普通人群[22]。对于此类侧凸矫正手术，术后假关节形成和后凸畸形、感染的发生率均较高，术中失血多、硬膜撕裂、术后内固定失败、冠状面失衡的发生率也较高。降低患者期望值和进行周密的术前准备对降低手术并发症、提高手术满意度非常重要。

洛伊迪茨综合征（Loeys-Dietz综合征）

概述

洛伊迪茨综合征以Bart Loeys和Harry Dietz的名字命名。这种综合征是一个最近定义的遗传性症候群，其基因表型与马方综合征类似[23]。洛伊迪茨综合征影响心血管系统、颅面外观、神经认知功能和骨骼发育。本综合征与马方综合征的鉴别点在于：眼距宽、二分悬雍垂、皮肤改变和身高基本正常。

分类和病理

当前，定义了两种类型的洛伊迪茨综合征：Ⅰ型表现为眼距宽、二分悬雍垂和颅缝早闭；Ⅱ型主要表现为系统性病变，而没有明显的颅面部异常。与本综合征相关的基因有4个：TGFBR1（~20%），TGFBR2（~70%），SMAD3（~5%），TGFB2（~1%）[24]。洛伊迪茨综合征以常染色体显性的方式遗传。25%的患者病因为家族遗传，75%的患者病因为基因突变。

洛伊迪茨综合征和马方综合征均与转化生长因子β活性增加有关。在软组织中，这种活性增加损害组织对周期性机械应力的正常反应，进而引起动脉瘤、关节松弛和妊娠相关并发症。此综合征常见的骨骼畸形包括蜘蛛指、胸廓畸形、脊柱侧凸和颈椎不稳。自然史的特点是进展性的动脉瘤，患者平均预期寿命仅稍高于26岁[25]。

临床表现

洛伊迪茨综合征主要表现为4组症候群，分别为血管、骨骼、皮肤和颅面病变。血管症状表现为：主动脉扩张或夹层、颅内和胸、腹部动脉瘤。骨骼症状表现为：鸡胸或漏斗胸、脊柱侧弯（20%）、硬膜囊扩张、关节松弛、蜘蛛指、马蹄足和颈椎不稳（7%）。皮肤病变表现为：质地变软，半透明，受伤后形成营养不良性瘢痕。颅面部畸形不见于Ⅱ型洛伊迪茨综合征，只见于Ⅰ型，其表现包括：眼距宽、二分悬雍垂或腭裂和颅缝早闭（19%）。体检时也可发现视网膜剥离和蓝巩膜。家长常在患儿出现马蹄足时就医，此时体检可发现患者有类似马方综合征的表现，如：胸部畸形、脊柱侧凸、关节松弛和颈椎活动度过大。

诊断和影像

洛伊迪茨综合征的初步诊断基于家族史和临床表现。本病和马方综合征的鉴别诊断包括：典型的颅面部畸形，柔软、半透明样的皮肤，但身高基本正常。明确诊断须检测TGFBR1、TGFBR2、SMAD3 和TGFB2基因是否存在突变。

建议对患者进行全方位评估，以了解病变累及范围。有必要请遗传学专家会诊，了解是否存在危及生命的动脉瘤，以及进行必要的颅面畸形程度评估和眼部检查[26, 27]。对表现出脊柱相关症状的患者，须进行脊柱全长片检查了解侧弯程度，并进行颈椎动力位片评估是否存在颈椎不稳。

治疗

由于本病颈椎不稳发生率较高，术前应对患者进行颈椎动力位片检查。一旦发现有症状的颈椎不稳，应予颈椎融合手术，以防造成继发脊髓损害。进展性脊柱侧凸应予矫正融合，手术方法类似马方综合征。

唐氏综合征（Down 综合征）

概述

前述各种与结缔组织病变和关节松弛有关的疾病均是单基因疾病。21三体综合征，又称唐氏综合征是一种染色体疾病，也是迄今最常见的与骨科相关的结缔组织疾病。染色体疾病发生率高于单基因疾病。据估计，1/660的新生儿患有唐氏综合征。本病与胶原构造缺陷相关，可由此引起关节活动度增大，颈椎不稳。唐氏综合征的最常见遗传形式是标准型21三体综合征，即患者具有3条21号染色体。

临床表现

由于较高的发生率和典型的临床表现，唐氏综合征也许是最为医生熟知的遗传病[28]。可能合并的骨关节病变很多，其中以关节活动度增大和韧带松弛为常见。典型的骨盆畸形表现为髂翼外翻和扁平髋臼。唐氏综合征还和髋关节发育不全、股骨头骨骺滑脱（可能因为甲状腺功能减退）、外翻膝、扁平足及其他一些下肢畸形相关[29]。

唐氏综合征可伴发多种脊柱畸形，尤其是颈椎畸形[30]。颈椎活动度过大很常见，其部位可以发生在寰枕关节、寰枢关节或是下颈椎。唐氏综合征患者枕髁突起程度较同年龄段正常人群小，故其寰枕关节骨性结构内在稳定性差[31]。在骨性结构不能提供足够稳定性的情况下，寰枕关节需依靠齿状突尖韧带、翼状韧带、覆膜和关节囊来维持稳定，但是这些韧带又处于松弛状态，故寰枕关节稳定性差。这种韧带松弛同样可以发生在寰枢关节。在唐氏综合征患者中，寰齿间距（ADI）高达4~5mm时，仍可视为正常。除韧带病变外，骨性结构异常也可发生，比如：游离齿状突，齿状突中央软骨连接不骨化，寰椎后弓缺如和寰椎发育不全引起的椎管狭窄[32]。尽管可能合并的颈椎病变很多，神经功能损害却相当罕见。唐氏综合征可以表现的神经症状包括斜颈、步态不稳、运动耐受程度下降、尿失禁、腱反射亢进、痉挛、原始反射存在[33]。其他相对少见的情况，脊柱可表现为侧凸和滑脱。

诊断和影像

临床表现是唐氏综合征的主要诊断依据。细胞基因分析可用于确诊。骨盆正位片可显示典型的髂翼外翻征象。如果未曾进行过心血管和内分泌系统检查，有必要进行这两个系统的相关检查。

对于是否需要对所有唐氏综合征患者进行颈椎影像学筛查是一个有争议的问题[34]。在颈椎影像检查前，首先需要鉴别颈椎活动范围过大和颈椎不稳，前者无症状，而后者可以造成神经功能损害。高质量的病史问诊和体格检查是做出鉴别的最佳方法。与临床实践有差别的是，残疾人奥运会要求所有患唐氏综合征的参与者进行颈椎动力位片筛查。寰齿间距（ADI）<4.5mm者可以参与。当ADI在4.5~10mm，除非患者父母和2名医生（不能是患者本人的经治医生）均同意，患者方可参会。残奥会对寰枕关节和Powers比值没有要求。对于有影像学不稳的征象者，须进一步进行动力位CT和MRI全面评估椎管容积和脊髓压迫程度[30]。

治疗

所有表现出颈椎不稳和神经功能损害的唐氏综合征患者需进行颈椎的稳定[35]。融合的放射学指征包括：寰齿间距（ADI）>10mm，Powers比值>1，椎管矢径≤13mm。需要注意的是，多层面（比如寰枕、寰枢、下颈椎）的不稳对脊髓损伤具有累积效应，最终引起慢性脊髓损伤。可通过MRI诊断Chiari畸形、颅底凹陷、脊髓空洞，以及由颈椎不稳引起的脊髓信号改变。不稳程度低的无症状患者须严格禁止冲撞性的体育运动。术者必须意识到此类患者可能的合并症：心脏病、高感染率、可能导致愈合问题的内分泌异常。虽然存在挑战，但随着医疗技术的进步，唐氏综合征患者的预期寿命正在增加，这要求我们在治疗此类患者时，须注意保持或提高患者的生存质量。

代谢异常综合征

儿童的许多骨骼畸形可以归因于特定的基因突变。每个突变改变了产生的蛋白质，从而改变了体内细胞的新陈代谢。这可能导致代谢废物的积累，不受控制的细胞生长，或生长抑制。本节讨论身体内代谢异常可能导致的颈椎病变。

黏多糖贮积症

概述

黏多糖贮积症（Mucopolysaccharidoses, MPS）是一组具有共同表型的遗传性疾病，其表型包括：短身材、面貌粗犷和关节僵硬[36]。目前已发现10多种类型，每种类型都有一种特定酶缺陷导致尿中有黏多糖代谢产物排泄。对于大多数已知类型，缺乏的酶和积聚的糖胺聚糖类型已明确。随着这些糖胺聚糖的数量增加，它们积聚在体内，导致大脑、内脏和关节的病变。因此，智力低下、骨骼畸形和软组织病变在MPS患者中常见。

分类和病理

黏多糖贮积症的分类依据是临床表现和相关特异性的酶缺陷。其最常见的类型是贺勒氏综合征（MPS Ⅰ）和马奎奥综合征（MPS Ⅳ）。MPS I的特点是进行性的智力障碍、肝脾肿大和侏儒症。酶缺陷是α-L-艾杜糖醛酸酶的缺陷，所致异常积累的黏多糖是硫酸肝素（HS）和硫酸皮肤素（DS）[37]。MPS Ⅳ的特点是智力正常，关节过度活动，以及显著的骨骼畸形。症状产生的原因是硫酸角蛋白（KS）的积累，本病的另一个亚型的病因是硫酸软骨素（CS）在体内的累积。已经鉴定出了与Morquio综合征关联的两种酶，即N-乙酰半乳糖胺-6-硫酸酯酶和β-D-半乳糖苷酶[38]。

这些疾病属于溶酶体异常贮积症。具体到黏多糖贮积症，其病因是编码降解硫化黏多糖的溶酶体酶基因缺陷，导致肝素、皮肤素、角蛋白和软骨素等黏多糖在溶酶体内的异常贮积。溶酶体无法排除积累的黏多糖，结果富余的黏多糖在体内不断沉积，导致渐进性、不可逆性的病变。

人口统计学和临床表现

活产儿MPS的总发生率约为1/25 000[39]。除了X连锁隐性遗传的MPS Ⅱ（Hunter综合征）外，其余MPS均以常染色体隐性方式进行遗传。虽然婴儿出生时就有酶缺陷，但临床症状在出生时并不明显，因为糖胺聚糖的累积需要时间。某些严重病例，可在婴儿期做出诊断，然而，如果有缺陷的酶保留一些处理硫化多糖的能力，临床症状可能直到患者十几岁时才出现。

如果身材矮小的患者，同时伴有智力低下、牙齿改变和肝脾肿大，应考虑MPS的可能。在骨科就诊原因可为腕管综合征、小关节僵硬、大关节松弛、关节疼痛、肢体畸形或脊柱畸形[40，41]。在疾病晚期，髋关节发育不良和早期关节炎症状也常见[42，43]。脊髓症状的可能原因是压迫或颈椎不稳。糖胺聚糖沉积可发生在硬脊膜、黄韧带和周围韧带。患者也可见先天性脊柱发育异常，包括：小而厚的椎体后部结构，齿状突发育不良，以及导致驼背的后凸畸形[44]。脑积水、大脑假瘤和空蝶鞍综合征也可见，症状表现为上运动神经元功能障碍。

诊断和影像

如果做出了MPS初步诊断，则应对患者进行遗传学基因检测和分型。骨科医生对其进行全身性的骨骼查体以更好地发现患者全部的骨骼畸形。多发性骨发育不全是MPS患者的一组影像学表现，其病因是软骨内和膜内成骨缺陷[45]。这组影像特征包括：导致后凸畸形的小而呈卵圆形椎体、大而浅的髋臼、髋外翻、膝外翻、变宽的锁骨和肋骨、髂翼变圆、尺骨远端发育不全并呈向桡骨远端的弯曲和短而细呈子弹样的掌骨。

由于齿状突发育不全和颈椎不稳发生率高，有必要对患者进行颈椎正侧位片和动力位片检查[46]。患者可表现出明显的脊髓压迫症状，但其X线检查仍正常。因为压迫产生的原因是黏多糖沉积导致的后纵韧带、黄韧带和硬膜本身增厚。临床医生必须进行仔细的病史询问和体格检查，因为身体耐力下降的症状可能是脊髓病的第一征象[47]。脊髓压迫可通过静态MRI证实，但是动力位MRI可以最好地明确脊髓压迫的程度[48]。颈髓压迫引起的四肢瘫痪可能是MPS患者成年前死亡的最常见原因；因此，建议患者每6个月进行一次全面的运动神经系统检查[49, 50]。

治疗

MPS的最终治疗是早期的全身酶置换。骨髓移植已经取得了一些成功[51]。在症状最严重的MPS中，骨髓移植可以短期改善除骨骼症状以外的临床症状。然而，长期的疗效并不理想。尽管移植成功，肌肉骨骼畸形仍然存在，并且随着患者年龄的增长，仍需要进一步治疗。静脉注射靶向酶进行替代治疗具有良好前景，尽管这些酶不能跨越血脑屏障，也不能减缓神经认知能力的下降[52, 53]，并且静脉靶向酶替代治疗费用昂贵。

MPS患者进行骨科治疗的目的是矫正畸形，以改善功能，减少或消除疼痛。由于颅面畸形，手术治疗前应考虑插管困难的问题[54]。应早期纠正脊柱畸形，以防止继发脊髓病变[55, 56]。MPS患者可发生突然死亡，寰枢椎不稳引起的延髓压迫可能是最常见死因。不幸的是，实现稳定的寰枢融合和理想的长期疗效相当困难[57, 58]。在进行颈椎融合时应考虑肋骨移植。由于融合邻近节段病变发生率高，术后需长期密切随访[59]。

神经纤维瘤病

概述

神经纤维瘤病（Neurofibromatosis，NF）是人类最常见的单基因疾病，其典型特征包括边缘光滑的咖啡斑、神经纤维瘤、骨骼异常和常染色体显性遗传。全世界有超过200万人患有不同类型的NF。根据临床表现和致病基因的不同，NF可分为多种类型。尽管临床表现各异，但它们共同的分子病理基础都是由于肿瘤抑制基因表达抑制，肿瘤基因的信号通路不受抑制地被激活。

分类和病理

有4种类型的神经纤维瘤病，各有其自身的诊断标准。最常见的类型是NF1，为了纪念1882年最先描述本病的Friedrich Daniel von Recklinghausen，NF1早期曾被称为Von Recklinghausen病。NF1基因缺陷位于17号染色体上，该缺陷导致纤维蛋白生成量减少，神经纤维蛋白是Ras癌基因信号转导途径的负向调控因子。因此，在NF1患者中，这条通路并没有被关闭，这导致了神经纤维瘤产生[60]。

NF2也被称为中枢性神经纤维瘤病，与双侧前庭神经鞘瘤相关。NF2的基因缺陷位于22号染色体上，此缺陷导致神经膜蛋白（也称Merlin蛋白）生成量减少[61]。神经膜蛋白也是一种肿瘤抑制蛋白，表达缺失可引起神经鞘瘤、脑膜瘤、胶质瘤和神经纤维瘤。

NF最不常见的类型是NF3和NF4。NF3患者的表现与NF1一致，但也表现出听神经瘤（与NF2类似）。这种类型的颈椎畸形发生率最高，由于合并中枢神经系统肿瘤，此型病程相对较短且凶险。NF4患者在临床表现上也与NF1非常相似，但是每个成年NF1患者中都能见到的Lisch结节（虹膜错构瘤）在NF4患者中不存在[62]。

人口统计学和临床表现

新生儿神经纤维瘤病发病率为1/3000，常染色体显性遗传，外显率为100%。然而，关于散发性病例也有报道，其发生可能与患儿父亲高龄有关。运动系统畸形最常见于NF1型，颈椎异常更常见于NF3型患者。

脊柱畸形在NF中常见，通常见于较高年龄的患者。虽然可以见到符合特发性脊柱侧凸的弯型，但是NF特征性的脊柱畸形是：营养不良性的短节段单弯，伴铅笔样肋骨[63]。此类畸形，尤其是短节段脊柱后凸畸形，瘫痪风险高[64]。

诊断和影像

虽然已经确定了NF1和NF2的基因突变位点，但诊断仍基于临床表现。NF1的特征性皮肤表现是多发平滑的咖啡斑点，或连接成片，呈海岸样外观。腋窝和腹股沟雀斑也可存在。50%患有NF1的儿童和100%的成年人将出现Lisch结节；因此，有必要进行全面的眼科检查。

在NF患者中，有脊柱侧凸表现者，应进行全脊柱X线检查。如果有颈椎异常表现，应进行动力位X线检查，判断稳定性。术前应进行MRI和CT检查，评估神经纤维瘤、硬脊膜异常和椎体畸形[65]。

治疗

颈髓压迫可由神经纤维瘤、星形胶质细胞瘤或室管膜瘤引起，有必要进行减压和融合手术[66-69]。治疗伴有营养不良性颈椎后凸的此类患者风险较大，应引起注意[70-73]。由于晚期并发症常见，对NF患者脊柱手术后需要紧密随访。在一组手术治疗的22例颈髓压迫和颈椎不稳的手术随访中，14例患者需要二次手术，其中3例甚至需要更多次手术以达到颈椎稳定[67]。患者应知晓随访的重要性和再手术的可能性。融合的邻近节段几乎都会发生病变，对NF术后的患者来讲，与其说邻椎病变是手术并发症，不如说是疾病自然进展的结果。

骨骼发育异常

概述

由于种类繁多，遗传性疾病引起骨骼畸形对骨科医生来说是一个挑战。2010年修订的遗传性骨骼疾病分类包含40个类别的456种疾病[74]。这些疾病中的316个已明确了基因突变位点，其中包括226个个体基因。然而，并不是所有的骨骼发育异常都与颈椎或枕大孔病变有关。与颈椎相关的疾病包括：软骨发育不全、先天性脊柱骨骺发育不良（SED）、脊柱干骺端发育不良（SEMD）、脊柱骨骺肥大性发育不良（SMED）、弯曲变形性发育不良（DD）、拉森综合征（LS）、假性软骨发育不良（PSACH）、短指发育不良（CD）、点状软骨发育异常（CDP）和成骨不全（OI）。

分类、病理和临床表现

上述几种骨骼发育异常是根据第九届国际骨骼发育不良学会会议确定的分类方法进行分类的，这几种骨骼发育异常是此类疾病中脊柱外科医生感兴趣的类型。

软骨发育不全是由编码成纤维细胞生长因子受体-3（FGFR3）[75]的基因突变引起的，该基因定位于第四染色体短臂。本病以常染色体显性方式遗传，但散发突变也常见。FGFR3限制骺板增殖区域的软骨内骨化，骨生长延长障碍，形成肢根型肢体长度不足，导致侏儒症[76]。本病可以说是最容易辨认的侏儒症，患者表现为额部突出、躯干长度相对正常、肱骨和股骨较短、肘部屈曲挛缩、弓形腿和三叉手。相关的脊柱病变包括：症状性脊柱后凸、枕骨大孔和椎管狭窄，以及游离齿状突[77]。然而，除了枕骨大孔狭窄外，软骨发育不全患者很少有颈椎问题，主要受累的是胸腰椎。

先天性脊柱骨骺发育不良（SED）是另一种类型的侏儒症，伴有严重的脊柱畸形和长骨骨骺畸形。它是由COL2A1基因突变引起的，因此，它是一种Ⅱ型结缔组织疾病[78]。它表现为躯干、颈部和四肢短缩，但手的大小一般正常。脊柱后凸和脊柱侧凸常见，且发病年龄小。颈椎可表现为游离齿状突、齿状突发育不良、寰椎发育不全和周围韧带不稳[79]。寰枢椎不稳常见，多需融合。SEMD和SED同属胶原病，二者非常相似。SEMD和SED均可见多关节脱位、脊柱畸形和身材矮小。有报道称细长齿状突和小寰椎畸形也是二者的共同特征[80]。SMED虽然也是胶原病，但为Ⅱ型胶原缺乏所致。临床表现为身材矮小、脊柱畸形，影像学表现为大的球状骨骺。严重的颈椎后凸畸形和不稳定导致颈脊髓损害在SMED中常见[81]。

弯曲变形性发育不良（DD）是硫酸化障碍疾病的一种，本病由定位于第五染色体上的硫酸盐转运体基因（DTDST基因）的缺陷引起[82]。该突变导致蛋白多糖缺少适当的硫酸盐成分，从而引起软骨细胞内蛋白多糖积聚[83]。本病特征性的表现包括双脚短粗，多关节挛缩，耳郭肿胀，以及拇指外展（即搭便车者拇指）。脊柱侧凸在DD中是常见的，可以表现为特发性侧凸或者具有尖锐凸（Sharp Curves）和后凸畸形的营养不良性侧凸。DD还与先天性颈椎后凸和颈胸椎后部结构发育不良有关[84]。本病的后凸畸形可以随着时间的推移而改善，观察是合理的。

拉森综合征（LS）属于骨骼发育不良的丝状蛋白类疾病。本病是由3号染色体上的细丝蛋白B基因突变引起的。细丝蛋白是一种细胞骨架蛋白，具有促进细胞壁和内部结构之间信号传导的作用。其表型通常在出生时即明显，临床表现为：髋关节、膝盖和肘关节脱位，并伴随着马蹄足。腭裂、心脏缺损和气管软化症也常见[85]。LS最常见的脊柱畸形是颈椎不稳和后凸畸形，二者进展性发展，最终可引起脊髓卡压[86]。有一个与LS相似的疾病，即Ⅲ型骨发育不全（Atelosteogenesis）。二者为相同的等位基因突变，在临床上很难区分。

假性软骨发育不良（PSACH）属于多发性骨骺发育不良类骨骼发育异常。此类骨骼发育异常都涉及软骨寡聚基质蛋白（Cartilage Oligomeric Matrix Protein，COMP）的突变[87]，包括多种疾病，而PSACH者是表现最严重者。这种形式的侏儒症在出生时不容易被识别，因为COMP需要时间在软骨细胞中积累，才能引起表型，最终发展成身体比例失调的侏儒症，同时伴有关节松弛和早期骨关节炎。智力不受COMP影响。颈椎病变包括游离齿状突和寰枢椎不稳[88]。

短指发育不良（CD）属于弯曲性骨发育不良，以弓形腿、髋关节脱位、马蹄内翻足和女性具有男性基因型（46，XY）为特征[89]。椎骨通常高度降低，形态变短。基因型和表型之间缺乏相关性，并且预期寿命差异大。颈椎不稳和后凸可导致四肢瘫痪和死亡[90]。

点状软骨发育异常（CDP）是一种异质性的疾病，以婴儿期骨骺呈点状为特征。本病有多重遗传原因，常见的表型是面中部发育不良，听力损失，远端指骨发育不全，放射学表现为点状骨骺[91]。CDP的寰枢椎不稳定呈进展性加重，建议进行长期监测。颈椎管狭窄也可见于CDP[92]。

成骨不全（OI）由编码Ⅰ型胶原的基因突变引起[93]。超过90%的病例与COL1A1 或COL1A2基因突变相关。患者常表现为儿童阶段的多发骨折。也可表现为：蓝巩膜、牙齿发育异常和脱发。由于缺少正常的Ⅰ型胶原，骨骼表现为骨密度降低和韧带松弛。这导致此类患者易发性脊柱压缩骨折、进展性的后凸和侧凸畸形[94]。

诊断和影像

骨发育异常的诊断基于特征性的体征和基因检测。应建议对首诊直接到骨科的潜在病因未明患儿进行遗传专家会诊。建议对新确诊患儿的父母以及达到生育年龄的患者进行基因检测。

X线检查有助于判断骨骼受累的程度。在某些情况下，如CDP，需要准确判断骨的受累范围。脊柱全长片和动力位片可用来筛查脊柱侧凸、后凸和颈椎不稳。如果存在任何神经症状，

MRI有助于确定脊髓受累的程度，并且可以与CT结合用于术前规划。在严重的骨发育异常中会出现颅底凹陷。

总结

骨发育异常是一组高度异质性的疾病。本章描述了其发生基因和生物化学基础，我们将在第10章进一步对其临床意义展开讨论。

感染和炎症（临床问题的讨论见第7章）

青少年型类风湿性关节炎

概述

青少年型类风湿关节炎（Juvenile Rheumatoid Arthritis，JRA）是指一组表现多样的特发性病变，其共同病理标志是主要累及外周关节的慢性滑膜炎。JRA一般累及16岁以下人群，但是，从某种意义上说，这个年龄的分界有一定随意性，因为成人类风湿性关节炎也可见于青少年，尤其是年龄稍大的女孩。

分类和病理

根据症状开始后前6个月的临床表现，JRA可分为3个主要亚型：系统性发作型、多关节（5个或更多关节）受累型和少关节（4个或更少关节）受累型。通常累及颈椎的亚型是多关节受累型和系统性发作型，只有很少的少关节受累型病例影响颈椎。一些儿童风湿病中心根据HLA-B27抗原的表达情况来划分亚型。

JRA的颈椎并发症包括骨折、骨侵蚀、下颈椎半脱位和寰枢关节半脱位（很少导致颅底凹陷），导致神经卡压。JRA的罕见脊柱并发症包括椎管内脂肪增多症，其发生原因可能为糖皮质激素的使用[95]引起体重增加；另一个罕见并发症是颈椎的旋转半脱位[96]。严重并发症在JRA的颈椎病变中是罕见的，但应密切关注，特别是在伴有严重和/或晚期周围关节疾病的多关节受累型和系统性发作型病例中。任何颈部疼痛、神经症状或颈部创伤（无论多微小）的病史在这类患者中都应该被认真对待，因为在这类患者中，由于类固醇的使用和长期的慢性炎症，导致的骨量减少伴韧带损伤，使颈椎具有更高的骨折或脱位风险。

人口统计学和临床表现

在美国和欧洲，每10万名儿童中有1~22名发生JRA，估计患病率为86.1/100 000，这其中，有一半为非活动病例[97]。典型的JRA患儿是学龄前女孩，表现为不对称性炎性关节炎、急性期炎症化验指标轻度升高、白细胞计数轻度升高和轻度贫血。系统性发作型JRA患儿表现为全身性体征和症状，如皮疹、发热、淋巴结病、浆膜炎、白细胞增多和急性期炎症化验指标明显增加，患者在就诊时可表现为重病的状态。

颈椎受累在JRA中很常见，在50%~60%的系统性发作型、多关节受累型的儿童中可见，但在少关节受累型的儿童中几乎不存在颈椎受累[98]。颈椎受累通常发生于发病后1~2年。儿童通常表现为颈部僵硬和运动范围下降。疼痛和斜颈是罕见的，当发生在JRA患者中时，应排除其他病因，如外伤、感染或肿瘤。神经症状也罕见。通常，周围性关节炎首先出现，颈椎病在临床过程中出现较晚；然而，有小部分患者，颈椎病变是JRA的唯一初始表现，随疾病进展，患儿逐渐出现周围性关节炎的症状[99]。JRA表现为孤立的颈椎受累者罕见，通过仔细评估，常可发现其他关节累及。胸腰椎或腰骶受累在JRA中极为罕见。

诊断和影像

在JRA关节病变起病时，普通X线检查一般显示正常，典型的破坏性改变可能需要几年的发展才能在X线片上看出来。JRA起病时即应进行普通X线检查，其一方面意义在于可用于和后续X线检查进行对比，另一方面的意义在于排除引起关节症状的其他原因。

JRA累及颈椎的X线片表现可分为7种类型：

（1）齿状突前部侵蚀（常见）。

（2）齿状突前、后部侵蚀（苹果核样齿状突）。

（3）寰枢关节半脱位。

（4）寰椎前方相邻的局灶性软组织钙化（常见）。

（5）关节突关节强直（常见）。

（6）生长异常。

（7）C2~C7的半脱位。

虽然C1-C2在屈伸时可能有过度活动，但真正的不稳和脊髓病是少见的。成人类风湿性关节炎常见的颅底凹陷，在JRA中则罕见。

在有颈部疼痛的JRA患者中，需要对其进行其他影像检查排除骨折、感染和肿瘤。骨扫描有助于确定活动病灶的确切的解剖位置，CT扫描有助于了解病变的解剖结构，MRI对神经卡压或颈椎骨折的评估特别有用（图3.1和图3.2）。

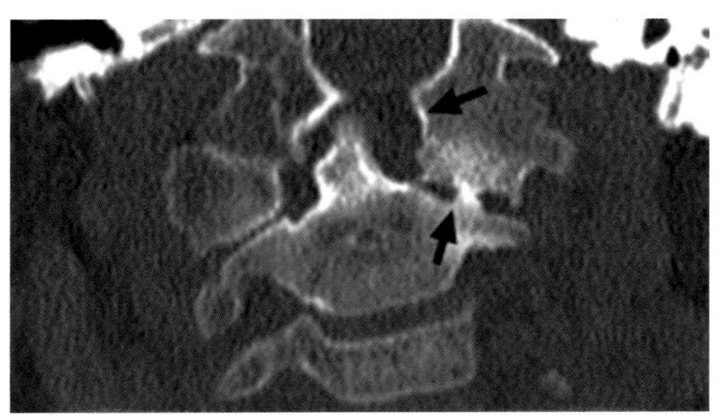

图3.1 青少年型类风湿性关节炎的CT图像。注意箭头所指齿状突部位，显示本病具有侵蚀性骨破坏的特征，箭头所指C1-C2骨桥提示骨性强直形成

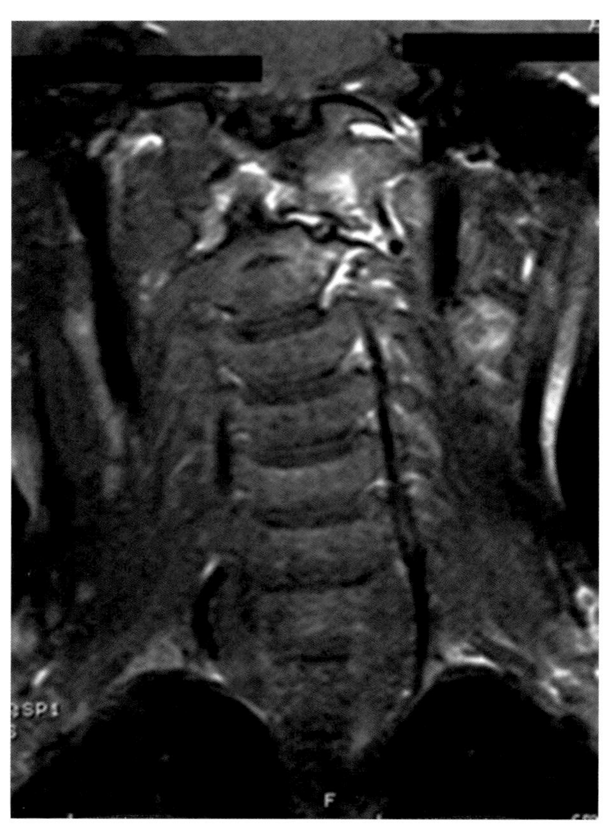

图3.2 图3.1所示同一患者的MRI图像，显示滑膜炎和侵蚀性病变特征

治疗

JRA的患者需要个性化的治疗方案，且应由熟悉此类疾病治疗的医生来处理。对于颈椎受累的儿童，可采用类似于缓解外周关节炎的对症治疗，包括止痛、固定（使用颈托，很少需要牵引）和各种物理治疗方法。短疗程的糖皮质激素可能有助于快速缓解新发颈椎受累患者的症状。患者很少发生屈曲畸形；在疾病的早期阶段，带颈托可以预防屈曲畸形。在乘车或其他交通工具时，对累及齿状突，或出现下颈椎半脱位的患者，推荐使用颈托。当患者已出现神经功能异常，顽固性疼痛，或即将出现神经损伤时，意味着有手术指征。一般来说，本病预后良好，早期识别神经卡压和及时的外科治疗是良好治疗效果的保证[98、100]。

慢性复发性多灶骨髓炎

概述

慢性复发性多灶骨髓炎（Chronic Recurrent Multifocal Osteomyelitis，CRMO）是一种罕见的炎性病变，其病理过程类似化脓性骨髓炎。CRMO通常是一个排除性诊断，当患者骨质表现为融骨性或硬化性病变，有骨膜反应，而血清和组织学检查又缺少感染或肿瘤的证据时，常考虑本病。本病虽罕见，却时常见于报道，早期可与化脓性脊柱炎相混淆。但是，与化脓性脊柱炎不同的是，CRMO不累及椎间盘，常累及多个节段，不同椎体病灶间可间隔1个或多个正常椎体。

分类和病理

CRMO 是一种见于儿童和青少年的罕见炎性病变。对于本病是否属于SAPHO（SAPHO指Synovitis滑膜炎，Acne痤疮，Pustulosis脓疱，Hyperostosis骨肥大，Osteitis骨炎）[101－103]综合征尚有争议。SAPHO发生于成年人，或者两者为同一疾病的两种情况。本病始发因素未明，因有研究发现，患者前期有咽喉部感染和抗“O”滴度升高，炎症后反应被认为是可能的发病机制[101，104]。本病无明确的自身免疫性疾病证据，血清类风湿因子、抗核抗体和HLA-B27通常为阴性。偶可见免疫球蛋白水平轻度升高，但是其临床意义尚不明确[101]。本病需与以下疾病鉴别：Langerhans组织细胞增多症X，淋巴瘤，恶性转移性疾病（如白血病、神经母细胞瘤、Ewing's肉瘤），细菌感染，良性骨肿瘤（骨样骨瘤、骨母细胞瘤），创伤，Gorham's融骨病和缺血性骨坏死[103－105]。

CRMO的病理表现取决于其发展阶段[103，106]。本病组织学表现很难和普通急性或慢性化脓性骨髓炎鉴别，仅是本病病灶内不能发现病原菌。早期，多数急性病灶中有多形核（中性粒）白细胞浸润。中性粒细胞可聚集成团，外周有淋巴细胞浸润包围，形成假性脓肿。破骨细胞伴特异性的骨溶解是常见特征。多数慢性病灶表现为纤维化和淋巴细胞浸润，晚期可见反应性新生骨。病灶内可见上皮样组织细胞包绕中性粒细胞形成肉芽肿[106]。细菌、病毒和真菌培养、染色均为阴性。特异性的免疫过氧化物酶（T6和S-100）试验可确定组织细胞（Histiocytes）的存在，但是，其诊断意义不如对Langerhans组织细胞增多症的诊断那样重要[103]。

人口统计学和临床表现

CRMO在世界范围均可见，占全部骨髓炎病例的2%~5%[107]。本病主要累及儿童，平均发病年龄在10岁左右（6个月至55岁）[108]。德国最近的一项研究显示，儿童CRMO发病率为每年0.4/100 000，每年新增患者大约有60名[109]。本病女性多见，男、女比例为1：2[110]。在典型的CRMO[101]患者中，只有约3%的患者初始表现为主要累及脊柱，但初始表现[109]为脊柱和其他部位骨同时受累者，高达24%。

CRMO患者表现为隐匿发病，伴有软组织和骨肿胀的局部疼痛。虽然大多数患者的疼痛部位单一，但是，其他病灶常在影像检查和随访中逐渐被发现[108]。病灶数可为1~18个，平均5个[111]。骨骼受累的常见部位包括长管状骨和锁骨，但病变可累及整个骨骼系统。据报道，下肢病灶是上肢病灶数目的3倍[108]。

脊柱受累的CRMO患者常主诉局限性背痛，但也可出现前胸的牵涉痛。高达40%的患者可能发生椎体压缩骨折[109]。本病具有波动的临床病程，病情加重和缓解可持续数年。

诊断和影像

CRMO通常是排除性诊断，在确立诊断前，须经过实验室检查，即微生物学检查和病理检查排除感染（骨髓炎或细菌性椎间盘炎）、肿瘤（组织细胞增多症X、神经母细胞瘤、横纹肌肉瘤）和系统性疾病。由于CRMO临床和放射学表现多变，通常建议对两个不同病灶分别进行两次活检[103]。

综合King，Jurik和Egund提出的诊断标准[112, 113]，确定CRMO诊断需满足以下标准：

（1）临床或放射确诊的多灶性（两个或更多病灶）骨质病变。

（2）超过6个月的长病程，症状波动反复。在疼痛、肿胀和压痛的发作间期，患者临床表现正常。

（3）至少1个月的抗菌治疗无效。

（4）典型的硬化骨包绕的融骨性病变，骨扫描摄取增加。

（5）无明确病原菌。

（6）没有脓肿、瘘管或死骨形成。

（7）发生于相对典型细菌性骨髓炎的不常见部位，如锁骨和多灶性。

（8）非特异性的组织病理表现和实验室检查结果符合骨髓炎。

（9）偶见痤疮、手掌或足底脓疱。

（10）有报道称本病为对称性病变，此特征有助于诊断[114]。

脊柱CRMO的放射学表现可见椎体侵蚀，呈四方形的溶骨性病变，也可见骨质硬化和椎间隙的轻度塌陷[115, 116]，椎体完全塌陷罕见[117]。从下颈椎至骶骨的所有椎体均可受累。MRI上的一个典型表现是：软骨下终板类似骨折线征象，合并椎体信号增高[118]。多灶性病变常见，数年的病程可伴自发性病灶愈合和新病灶产生。MRI尤其有助于确定病灶的活动性，因为愈合病灶具有异常的轮廓，但却有正常的骨髓信号，或者表现为正常的椎体红骨髓被脂肪替代。

脊柱CRMO早期症状易与化脓性脊柱炎混淆。但是，不同点在于，CRMO不累及椎间盘，且常跳跃累及多个节段的椎体。

治疗

诊断一旦确立，只要椎体塌陷程度较轻，应首先给予止痛和支持治疗。可以明确的是，CRMO治疗过程中，无须给予抗生素。严重的椎体压缩可形成明显后凸畸形，但很少需要融合[119]。需要前路或后路减压的脊髓压迫罕见，但已有文献报道[120]。药物治疗方案很多，但是，没有单一的一种药物具有很好的效果。

脊柱骨髓炎

概述

儿童化脓性脊柱骨髓炎和椎间盘炎是一组疾病，共同特征为：伴有发烧和感染样症状的症状性椎间隙狭窄。本病可以累及所有年龄段的患儿。骨扫描和MRI有助于诊断和指导治疗。短疗程的静脉应用，结合后续口服抗生素可治愈大多数感染。对非手术治疗无效者，有必要进行手术治疗。

分类和病理

目前对脊柱骨髓炎的病理生理学的理解是，细菌通过滋养动脉进入椎间盘水平的椎间孔，从而经血源性途径进入椎骨。这些动脉发出升支和降支，与“干骺端”区域的终末动脉形成丰富的动脉吻合[121]。一旦细菌定植在干骺端血流量较低的血管弓，感染即形成。终板内排列有序的“软骨管”是感染向患儿椎间盘扩散的原因，这些软骨管含有类似于肾小球的血管器[122, 123]。椎间盘也可能被细菌酶破坏，此病理过程类似于化脓性关节炎中的软骨破坏。椎间盘破坏在影像学上表现为椎间隙变窄，随病情进展，在后期最终破坏椎体。

上颈椎血供特殊。Parke及其同事[124]已经证实齿状突周围有静脉丛，称为“咽椎静脉”，富含淋巴静脉吻合支。此静脉丛的存在，可能是血行播散至上颈椎的原因[124，125]。脓肿可引流到脊柱周围的软组织或椎管内部。在颈椎，咽后脓肿可能侵犯纵隔[126]。

脊柱化脓性骨髓炎神经功能损害的发生与直接的病理性压迫有关，可能的致压因素包括：硬膜外脓肿、肉芽组织、脊柱畸形和不稳发展过程中形成的碎骨片或间盘碎片。此外，脊髓或神经根可能由于脓毒性栓子形成而引起缺血性损伤，或者由于硬脊膜的炎性浸润而损伤[127，128]。

人口统计学和临床表现

脊柱骨髓炎是儿科少见病，可发生于所有年龄段的儿童，男童发生率高于女童。由于儿童言语表达能力不足，病史陈述含糊，而缺乏特异性。儿童脊柱骨髓炎可能表现为不能或不愿行走，跛行，或背部、颈部或腹部疼痛，发烧，以及萎靡不适。患儿可表现为发热，看起来病得很重，也可表现为低烧，一般情况尚可。体格检查可以发现腘绳肌紧张度增高或直腿抬高试验阳性。儿童也可表现为拾物试验阳性——当从地板上拾起物体时，患儿背部或颈部姿势异常僵硬，而不是正常地屈曲和伸展。

诊断和影像

对每个疑似脊柱骨髓炎的患者均应进行血常规、红细胞沉降率（ESR）和C反应蛋白（CRP）等实验室检查，但应注意，实验室检查结果往往缺乏特异性。每个疑似病例都应进行血培养，强烈建议对疑似病例进行活检，因为病原菌的明确对选择合适的抗生素和确定疗程非常重要。有趣的是，Fernandez 等[129]报道了一组病例，14例脊柱骨髓炎患者中，有2例病原体为汉赛巴尔通体（B.henselae）。

脊柱骨髓炎具有特征性的X线片表现，但在患者就诊时，表现可能不明显。最早和最常见的影像学征象，即椎间盘间隙变窄，可见于74%的患者[128]。CT异常征象的出现早于X线片。颈椎的咽后间隙变宽、胸椎椎旁阴影变大或腰椎的腰大肌阴影改变，提示感染周围形成脓肿或肉芽组织。起病3~6周后，可以观察到椎体内的破坏性病变，早期病灶通常是位于椎体前部邻近间盘的溶骨性病变区域，病变的终板侧较宽泛。在儿童中，脊柱化脓性骨髓炎向椎体进展的范围很少会越过此初始病灶。

由于儿童脊柱骨髓炎临床表现缺少特异性，在X线检查阳性之前，核素检查有助于早期发现和定位感染灶。临床和实验研究表明镓显像较锝显像[130，131]更有助于早期诊断。锝显像显示放射元素在感染区域弥散地摄取增加，而镓扫描显示感染脊椎周围蝴蝶样区域摄取增加[132]。镓显像显示在诊断椎间盘间隙感染中的敏感性为89%，特异性为85%，准确率为86%。在另一项研究中，发现锝显像敏感性为90%，特异性为78%，准确率为86%。联合锝和镓显像的准确率为94%，因此在核医学检查中，应选用锝、镓联合显像[133]。

脊柱感染的影像学评估首选MRI。MRI有助于感染的早期诊断和发现椎旁或椎管内脓肿，而且没有脊髓造影的相关风险。MRI比放射性核素骨扫描解剖结构显示清楚，有助于与退变、肿瘤的鉴别诊断。MRI与镓扫描在发现早期病变的时间上大致相同[133]。

在T1加权序列上，椎体和相邻椎间盘在交界部位信号强度均降低，使得两个结构的边缘显示不清。在T2加权序列上，受累椎体和间盘信号强度较正常增高，正常成人MRI可见的髓核内“裂隙”在病变间盘内通常不可见[133，134]。然而，使用钆增强造影能最佳显示感染的范围：椎间盘和受累椎体信号强度显著增强，且病变边缘显示清晰（图3.3）。

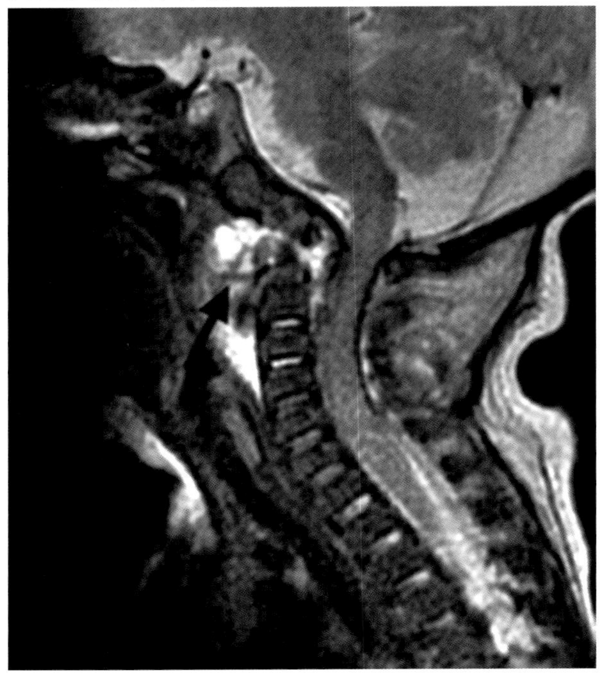

图3.3 一名患颅颈交界部位骨髓炎的新生儿的MRI图像，注意箭头所指为齿状突周围的脓肿

治疗

治疗的目标包括：明确组织学和细菌学诊断，预防或逆转神经功能损害，减轻疼痛，维持脊柱的稳定性，纠正引起症状的脊柱畸形，根除感染并防止复发。一旦通过实验室检查、影像、血培养或活检做出脊柱骨髓炎诊断，应立即开始针对金黄色葡萄球菌的经验性静脉抗生素治疗。等细菌学检查结果出来后，进一步调整抗生素的使用。持续静脉应用抗生素直到症状基本缓解，化验结果接近正常。红细胞沉降率（ESR）是治疗有效的合理指标[127, 128, 135, 136]，如果治疗有效[128]，可望把ESR降低到治疗前水平的1/2~2/3。如果ESR不随治疗而减少，则应考虑（再次）活检。CRP也是评估感染缓解程度的指标。然而，目前尚不能根据CRP水平判断是否可以停用抗生素。静脉抗生素治疗结束后通常再给予4~6周的口服抗生素治疗。

手术指征包括：临床表现明显的脓肿形成（体温升高和败血症）；延长非手术治疗仍无效，其ESR和/或CRP仍高或疼痛持续；脊髓压迫导致神经功能损害；严重的畸形或严重的椎体破坏，尤其是在颈椎[137–139]。

椎间盘钙化

概述

椎间盘钙化（Intervertebral Disc Calcification，IDC）是一种病因不明的良性病变，表现为由于椎间盘内出现钙质沉积而诱发的突发颈部疼痛，疼痛症状通常经过保守治疗在几周内缓解。本病神经症状不常见，长期后遗症尚不明确。

分类和病理

通过病理检查可发现，椎间盘钙化患儿的钙质沉积部位在髓核，这点与成人椎间盘钙化不同，成人的钙化部位在纤维环[140, 141]。儿童椎间盘钙化病因不明。可能的原因包括创伤（30%的患儿）和上呼吸道感染（15%的患儿）。病理检查没有发现钙化部位有炎症、肿瘤病变或神经血管组织。成人椎间盘钙化有多种病因，包括：甲状旁腺功能亢进、维生素D过多症、软骨钙质沉着症、血色素沉着症、皮肤褐黄病、假性痛风、痛风和退变。然而，在儿童椎间盘钙化中，都未发现这些病因[141–146]。

人口统计学和临床表现

儿童椎间盘钙化罕见。由于大部分椎间盘钙化都没有症状，所以评估本病的发生率非常困难。钙化可以发生在颈椎间盘或胸腰椎间盘，但是最常见于颈椎间盘，同时，发生在颈椎间盘者也最容易出现临床症状[140, 141, 143–145, 147]。

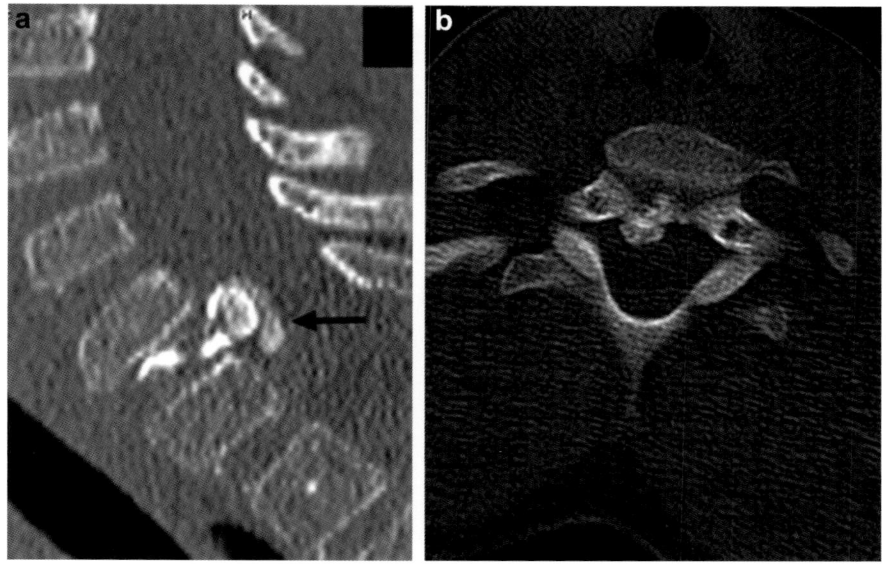

图3.4 （a）一名10岁椎间盘钙化患儿的CT矢状位重建图像，箭头指向突出至椎管内的钙化物。（b）横断面显示椎间盘钙化合并突出

30%~40%的患者为多间盘受累。男孩易感率高于女孩。平均发病年龄为7~8岁（7天到20岁）[141－144，146，148，149]。

最常见的临床症状是颈部疼痛和僵硬，症状可以在12~24h内反复突然发作。23%的患者伴有发热，1/4的患者伴有斜颈。钙化突破纤维环可引起根性症状。在无症状患者中，没有发现有钙化突出者；但是，在有症状的38%患者中，可发现钙化突出[150]。钙化突出引起髓性症状者罕见。钙化向前突出可引起吞咽困难[146，151，152]。

诊断和影像

放射学检查可以发现椎间盘中部的椭圆形或圆形钙化灶，偶尔可发现整个椎间盘全部钙化。邻近椎体终板偶可出现钙化物引起的压迹[141，143，144]。有两篇文献报道了椎间盘钙化合并邻近椎体高度降低[144，148]。

MRI可发现与钙化表现一致的T1、T2相信号降低区域。如果患者表现出神经症状，应立即进行MRI检查。CT扫描可确诊钙化（图3.4a，b），但是，考虑到放射剂量的问题，MRI是更适用于儿科的断面影像检查方法。

实验室检查（血常规、炎症标志物）通常正常，或表现为轻度炎症[141，144，146，153]。

治疗

儿童椎间盘钙化的自然史特征是，症状通常在几周到几个月内缓解。治疗方式主要为保守和对症治疗。依据症状严重程度选择治疗方法，包括：口服止痛药、非甾体抗炎药和肌松剂，佩戴软颈托，颈椎牵引。最好避免冲撞性体育运动。表现出进展性神经症状加重的患者，须进行手术治疗，手术方法通常为颈前路椎间盘切除融合术。

2/3的患者在3~4周内症状缓解，95%的患者都可在6个月内缓解症状。对90%的患儿通过放射学检查可发现钙质沉积物伴随症状的减轻出现减少或消失。但是，无症状患儿的钙质沉积物可持续存在较长时间。对于多个椎间盘受累的患儿，每个病灶消退的速度不一致。椎体变扁可能到成年还一直存在，但是，此椎体高度变化与成年后发生严重退变性疾病的关联尚不明确[141－143，149，154]。

寰枢关节旋转半脱位

概述

寰枢关节旋转半脱位（Atlantoaxial Rotatory Subluxation，AARS）是儿童获得性斜颈的常见原因。虽然先天性和医源性因素也可导致AARS，但是，其最常见的原因是创伤和感染。如果半脱位持续超过3个月，患者将会表现出伴有抵抗的不可复性斜颈，此时可诊断为所谓的“寰枢关节旋转半脱位”。患者表现为头痛，颈部疼痛，创伤后的“知更鸟”畸形（“Cock-robin”Position）和上呼吸道感染病状。可通过薄层动态CT扫描明确诊断。病程长短决定治疗效果的差异。

分类和病理

寰枢关节贡献了接近50%的颈椎旋转。儿童易发C1–C2过度活动和旋转半脱位有以下几个方面的特殊原因：儿童韧带和关节囊弹性较大，可以在未撕裂的情况下进行较大范围活动；儿童C1–C2之间的侧块关节面较浅，接近水平位，容许更大自由度的活动；儿童颈椎的钩突实际上是不存在的，故允许更大程度的侧屈和旋转活动；此外，儿童头部比例较大，颈部肌肉发育不充分，也使寰枢关节旋转和屈曲活动度过大。寰枢关节旋转半脱位也可伴发于其他疾病，如：唐氏综合征，莫基奥综合征，青少年型类风湿性关节炎及其他可能引起先天性寰枢关节畸形和不同程度的韧带松弛的疾病。

当前最常用寰枢关节半脱位分类方法是Fielding和Hawkins提出的4型分类法[155]。Ⅰ型是最常见类型，寰枢关节旋转固定在C1–C2正常活动范围之内。寰椎横韧带完整，齿状突是旋转支点。Ⅱ型发生率仅次于Ⅰ型，指旋转半脱位伴寰椎3~5mm的前脱位。发生机制是因为横韧带强度下降，一个侧块向前脱位，另一个侧块仍在原位并作为旋转的支点。Ⅲ型指伴寰椎>5mm向前滑移的寰枢关节半脱位，发生原因是横韧带和翼状韧带均损伤，双侧侧块向前移位，但是程度不同，导致旋转半脱位。Ⅳ型指旋转固定伴寰椎向后移位，原因是齿状突缺陷导致寰椎单个或两个侧块向后移位，由于两侧移位程度不同，故寰椎以齿状突为中心旋转。

人口统计学和临床表现

寰枢关节旋转半脱位是一个典型的儿科问题。通常，患者表现为颈部不适，颈部活动受限和斜颈，偶尔还可伴发头痛。开始时，AARS患者可仅表现为颈部僵直，同时，通过躯干的旋转代偿颈部活动度的丢失。不久后，患者表现出“知更鸟”畸形，即头部向一侧旋转，而颈部向对侧倾斜。患者通常有前期咽部或耳部炎症的病史，也可有颈部手术或上胸部手术史。

由感染引起的寰枢关节半脱位又叫格里塞尔综合征（Grisel Syndrome）。前期感染多为上呼吸道感染，但也可继发于扁桃体切除术、咽成形术或咽后脓肿[156]。由于咽部和齿状突周围的静脉丛与淋巴引流间存在交通，咽部感染可引起横韧带松弛和寰齿关节滑膜炎，继而引起寰枢关节半脱位。

颈部不适会渐趋缓解，但是斜颈却逐渐加重。如果斜颈持续超过3个月，此时寰枢关节半脱位将进展为僵硬半脱位。

诊断和影像

鉴别寰枢关节半脱位和其他引起儿童获得性斜颈的原因，须进行详尽的病史问诊、体格检查和影像检查。病史咨询有助于了解疾病诱因，如感染、创伤，还有助于了解前驱症状和持续时间。AARS的神经功能检查通常是阴性，如果有阳性神经体征，要考虑是否是其他原因导致斜颈。神经功能检查另一方面的意义在于为术后疗效提供参照。AARS和肌性斜颈的鉴别点有以下3个：①正常情况下，颈部旋转超过20° 即可通过体检查出C2棘突与旋转方向相反的偏移。在AARS，通常可以触及与头部旋转方向一致的C2棘突偏移。这种C2棘突的反常偏移可能是C2对恢复正常颈椎力线的一种补偿机制。②在AARS，头部旋转方向一侧的胸锁乳突肌表现为肌紧张，此肌紧张为试图复位颈部畸形引起的。③AARS患者的头部向脱位的对侧旋转时，不能超过中线[157]。

仅凭X线片很难对AARS做出诊断。前后位片和齿状突张口位片应尽可能地在颈椎中立位拍摄。由于寰椎存在旋转，侧块会看起来不一样大，两侧侧块到齿状突的位置看起来也会不对称。由于头颈位置旋转固定，非常难拍到高质量的X线片，即使进行X线检查，因为头颈位置不正，X线片结果也很难解读。因此，X线检查的意义更大程度上在于排除颈椎合并损伤。同样，静态颈椎CT扫描虽然清晰度更高（图3.5），仍不能鉴别普通斜颈和AARS。

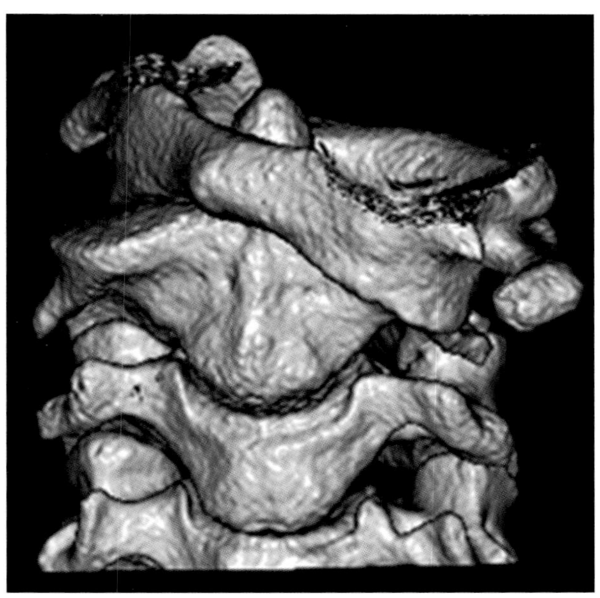

图3.5 一名C1－C2旋转半脱位患者的三维CT重建图像。注意，C1相对于C2的旋转伴随关节面失去对位关系

由于AARS患者C1–C2处于旋转固定状态，动态CT检查对本病的诊断更有意义。动态CT的检查方法由Rinaldi等在1979年引入临床，该方法包含3个不同体位下的薄层横断面CT扫描：中立位（患者自己感觉处于中立，非强行摆正），以及最大程度的分别向左和向右旋转位（以不引起不适感为限）[158]。Pang和Li在1995年发表的一系列论文中，介绍了一种评估C1–C2相对位置的方法：分别经过C1和C2作正中矢状线，两线夹角表示C1–C2的相对位置。正常情况下，C1可以在不影响C2位置的情况下左右旋转20° ，如果旋转角度>20° ，C2也将伴随C1向相同的方向旋转。在颈部从一侧向另一侧旋转的过程中，接近中线时C1–C2夹角接近0° ，转过中线后，由于C1转动大于C2，C1矢状线将越过C2矢状线。正常人群和肌性斜颈患者均有此影像表现[159]。在AARS患者颈部转动过程中，C1–C2夹角不会接近0° ，转过中线后，C1矢状线也不会越过C2矢状线[160]。

治疗

寰枢关节旋转半脱位一旦确诊，必须对患者立即开始治疗。脱位持续时间和闭合复位的成功率负相关。脱位持续3周以上，复位后畸形残留或纠正后复发的发生率明显增加。其原因可能是寰枢复合体韧带和关节在脱位时发生了慢性结构改变。

对于病程（1~2周）短者，可尝试颈部制动，进行抗炎和密切随访观察。如果1周内没有自发复位，须采用枕颌带牵引，同时给予肌松和止痛药物。对于病程小于1个月者，此方法通常可以缓解症状。如果寰枢关节半脱位病程超过1个月，枕颌带牵引复位几乎不可能成功[161]，但是可尝试Halo-vest架牵引复位。牵引后需通过CT评估复位成功与否。

Subach等在1998年的一项研究显示，病程

<21天者，没有出现脱位复发的情况[162]。复位成功后，应使用颈托或Guilford 支具对患儿颈部制动，制动方式的选择依据患儿年龄和依从性。对复发病例，有的专家推荐再次尝试闭合复位，复位后颈部制动时间延长至3个月[162]。对于不可复性半脱位者，或者复发性半脱位持续时间超过3个月者，或者表现出颈椎不稳、神经功能损害者，有必要行切开复位和C1–C2后方融合术[163]。

未经治疗的寰枢关节半脱位可导致疼痛和畸形进展。咽部压迫可能引起发声改变。患儿可出现张口困难，两肩不等高，也可出现下颈椎病理改变。

总结

多种病变均可影响儿童颈椎。基因因素、系统因素、炎症因素及其他的病理因素均可导致儿童颈椎不稳和脊髓受累。有时，某一临床病例可能有不止一种病理原因。比如，一个唐氏综合征的患儿可能同时合并咽部的急性感染，两者共同作用，更加导致韧带松弛和关节不稳。因此，在诊断此类患儿时医生有必要努力寻找出全部隐蔽病因。

参考文献

[1] Pyeritz RE, McKusick VA. The Marfan syn- drome: diagnosis and management. N Engl J Med. 1979, 300(14): 772–777.
[2] Parrish JG. Heritable disorders of connective tissue. Proc R Soc Med. 1960, 53: 515.
[3] Dietz HC, Cutting GR, Pyeritz RE, Maslen CL, Sakai LY, Corson GM, et al. Marfan syndrome caused by a recurrent de novo missense mutation in the fibrillin gene. Nature. 1991, 352(6333): 337–339.
[4] Dietz HC, Pyeritz RE. Mutations in the human gene for fibrillin-1 (FBN1) in the Marfan syndrome and related disorders. Hum Mol Genet. 1995, 4 Spec No: 1799–1809.
[5] Eldadah ZA, Grifo JA, Dietz HC. Marfan syndrome as a paradigm for transcript-targeted preimplanta- tion diagnosis of heterozygous mutations. Nat Med. 1995, 1(8): 798–803.
[6] McKusick VA. Heritable disorders of connective tis- sue. 4th ed. St. Louis: CV Mosby; 1972.
[7] Pereira L, Andrikopoulos K, Tian J, Lee SY, Keene DR, Ono R, et al. Targetting of the gene encoding fibrillin-1 recapitulates the vascular aspect of Marfan syndrome. Nat Genet. 1997, 17(2): 218–222.
[8] Neptune ER, Frischmeyer PA, Arking DE, Myers L, Bunton TE, Gayraud B, et al. Dysregulation of TGF- beta activation contributes to pathogenesis in Marfan syndrome. Nat Genet. 2003, 33(3): 407–411.
[9] Robins PR, Moe JH, Winter RB. Scoliosis in Marfan's syndrome. Its characteristics and results of treatment in thirty-five patients. J Bone Joint Surg Am. 1975, 57(3): 358–368.
[10] Sponseller PD, Hobbs W, Riley LH 3rd, Pyeritz RE. The thoracolumbar spine in Marfan syndrome. J Bone Joint Surg Am. 1995, 77(6):867–876.
[11] Yetman AT, Bornemeier RA, McCrindle BW. Long- term outcome in patients with Marfan syndrome: is aortic dissection the only cause of sudden death? J Am Coll Cardiol. 2003, 41(2):329–332.
[12] Keech MK, Wendt VE, Read RC, Bistue AR, Bianchi FA. Family studies of the Marfan syndrome. J Chronic Dis. 1966, 19(1):57–83.
[13] Steinberg I. A simple screening test for the Marfan syndrome. Am J Roentgenol Radium Therapy, Nucl Med. 1966, 97(1):118–124.
[14] Rose PS, Levy HP, Ahn NU, Sponseller PD, Magyari T, Davis J, et al. A comparison of the Berlin and Ghent nosologies and the influence of dural ectasia in the diagnosis of Marfan syndrome. Genet Med. 2000, 2(5):278–282.
[15] Jones KB, Erkula G, Sponseller PD, Dormans JP. Spine deformity correction in Marfan syndrome. Spine (Phila Pa 1976). 2002, 27(18):2003–2012.
[16] Place HM, Enzenauer RJ. Cervical spine sublux- ation in Marfan syndrome. A case report. J Bone Joint Surg Am. 2006, 88(11):2479–2482.
[17] Dickman CA, Kalani MY. Resolution of cervical syringomyelia after transoral odontoidectomy and occipitocervical fusion in a patient with basilar invagination and Type I Chiari malformation. J Clin Neurosci. 2012, 19(12):1726–1728.
[18] Hobbs WR, Sponseller PD, Weiss AP, Pyeritz RE. The cervical spine in Marfan syndrome. Spine (Phila Pa 1976). 1997, 22(9):983–989.
[19] Herzka A, Sponseller PD, Pyeritz RE. Atlantoaxial rotatory subluxation in patients with Marfan syn- drome. A report of three cases. Spine (Phila Pa 1976). 2000, 25(4):524–526.
[20] Yang JS, Sponseller PD. Severe cervical kyphosis complicating halo traction in a patient with Marfan syndrome. Spine (Phila Pa 1976). 2009, 34(1):E66–69.
[21] MacKenzie JM, Rankin R. Sudden death due to atlantoaxial subluxation in Marfan syndrome. Am J Forensic Med Pathol. 2003, 24(4):369–370.
[22] Campbell RM Jr. Spine deformities in rare congeni- tal syndromes: clinical issues. Spine (Phila Pa 1976). 2009, 34(17):1815–1827.
[23] Loeys BL, Chen J, Neptune ER, Judge DP, Podowski M, Holm T, et al. A syndrome of altered cardio- vascular, craniofacial, neurocognitive and skeletal development caused by mutations in TGFBR1 or TGFBR2. Nat Genet. 2005, 37(3):275–281.
[24] Arslan-Kirchner M, Epplen JT, Faivre L, Jondeau G, Schmidtke J, De Paepe A, et al. Clinical utility gene card for: Loeys-Dietz syndrome (TGFBR1/2) and related phenotypes. Eur J Hum Genet. 2011, 19(10).
[25] Loeys BL, Schwarze U, Holm T, Callewaert BL, Thomas GH, Pannu H, et al. Aneurysm syndromes caused by mutations in the TGF-beta receptor. N Engl J Med. 2006, 355(8):788–798.
[26] Attias D, Stheneur C, Roy C, Collod-Béroud G, Detaint D, Faivre L, et al. Comparison of clini- cal presentations and

outcomes between patients with TGFBR2 and FBN1 mutations in Marfan syndrome and related disorders. Circulation. 2009, 120(25):2541–2549.
[27] Hughes BD, Powers CJ, Zomorodi AR. Clipping of a cerebral aneurysm in a patient with Loeys-Dietz syn- drome: case report. Neurosurgery. 2011, 69(3):E746– 55; discussion E55.
[28] Gath A. Parental reactions to loss and disappoint- ment: the diagnosis of Down's syndrome. Dev Med Child Neurol. 1985, 27(3):392–400.
[29] Caird MS, Wills BP, Dormans JP. Down syndrome in children: the role of the orthopaedic surgeon. J Am Acad Orthop Surg. 2006, 14(11):610–619.
[30] Pizzutillo PD, Herman MJ. Cervical spine issues in Down syndrome. J Pediatr Orthop. 2005, 25(2):253–259.
[31] Browd SR, McIntyre JS, Brockmeyer D. Failed age-dependent maturation of the occipital condyle in patients with congenital occipitoatlantal insta- bility and Down syndrome: a preliminary analysis. J Neurosurg Pediatr. 2008, 2(5):359–364.
[32] Matsunaga S, Imakiire T, Koga H, Ishidou Y, Sasaki H, Taketomi E, et al. Occult spinal canal stenosis due to C-1 hypoplasia in children with Down syndrome. J Neurosurg. 2007, 107(6 Suppl):457–459.
[33] Al-Habib A, AlAqeel A. C2/3 instability: unusual cause of cervical myelopathy in a child with Down syndrome. Childs Nerv Syst. 2013, 29(1):163–165.
[34] Tassone JC, Duey-Holtz A. Spine concerns in the Special Olympian with Down syndrome. Sports Med Arthrosc Rev. 2008, 16(1):55–60.
[35] Hedequist D, Bekelis K, Emans J, Proctor MR. Single stage reduction and stabilization of basi- lar invagination after failed prior fusion surgery in children with Down's syndrome. Spine (Phila Pa 1976). 2010, 35(4):E128–133.
[36] Hopwood JJ, Morris CP. The mucopolysaccharido- ses. Diagnosis, molecular genetics and treatment. Mol Biol Med. 1990, 7(5):381–404.
[37] Leroux S, , Muller JB, Boutaric E, Busnel A, Lemouel F, Andro-Garçon M, et al. Hurler syn- drome: early diagnosis and treatment. Arch Pediatr. 2014, 21(5):501–506. French.
[38] Jin WD, Jackson CE, Desnick RJ, Schuchman EH. Mucopolysaccharidosis type VI: identification of three mutations in the arylsulfatase B gene of patients with the severe and mild phenotypes pro- vides molecular evidence for genetic heterogeneity. Am J Hum Genet. 1992, 50(4):795–800.
[39] Scriver CR, Sly WS. The metabolic and molecular basis of inherited disease. New York: McGraw-Hill; 2008.
[40] Haddad FS, Jones DH, Vellodi A, Kane N, Pitt MC. Carpal tunnel syndrome in the mucopolysac- charidoses and mucolipidoses. J Bone Joint Surg Br. 1997, 79(4):576–582.
[41] Odunusi E, Peters C, Krivit W, Ogilvie J. Genu val- gum deformity in Hurler syndrome after hematopoi- etic stem cell transplantation: correction by surgical intervention. J Pediatr Orthop. 1999, 19(2):270–274.
[42] Kopits SE. Orthopedic complications of dwarfism. Clin Orthop Relat Res. 1976, 114:153–179.
[43] White KK, Karol LA, White DR, Hale S. Musculoskeletal manifestations of Sanfilippo syn- drome (mucopolysaccharidosis type III). J Pediatr Orthop. 2011, 31(5):594–598.
[44] Thorne JA, Javadpour M, Hughes DG, Wraith E, Cowie RA. Craniovertebral abnormalities in Type VI mucopolysaccharidosis (Maroteaux-Lamy syn- drome). Neurosurgery. 2001, 48(4):849–52; discus- sion 852–853.
[45] Beck M, Arn P, Giugliani R, Muenzer J, Okuyama T, Taylor J, et al. The natural history of MPS I: global perspectives from the MPS I Registry. Genet Med. 2014, 16(10):759–765.
[46] White KK, Sousa T. Mucopolysaccharide disorders in orthopaedic surgery. J Am Acad Orthop Surg. 2013, 21(1):12–22.
[47] Houten JK, Kinon MG, Goodrich JT. Morquio's syndrome and craniocervical instability. Pediatr Neurosurg. 2011, 47(3):238–240.
[48] Solanki GA, et al. Spinal involvement in mucopoly- saccharidosis IVA (Morquio-Brailsford or Morquio A syndrome): presentation, diagnosis and manage- ment. J Inherit Metab Dis. 2013, 36(2):339–355.
[49] White KK, Steinman S, Mubarak SJ. Cervical ste- nosis and spastic quadriparesis in Morquio disease (MPS IV). A case report with twenty-six-year fol- low-up. J Bone Joint Surg Am. 2009, 91(2):438–442.
[50] Solanki GA, Alden TD, Burton BK, Giugliani R, Horovitz DD, Jones SA, et al. A multinational, mul- tidisciplinary consensus for the diagnosis and man- agement of spinal cord compression among patients with mucopolysaccharidosis VI. Mol Genet Metab. 2012, 107(1–2):15–24.
[51] Souillet G, Guffon N, Maire I, Pujol M, Taylor P, Sevin F, et al. Outcome of 27 patients with Hurler's syndrome transplanted from either related or unre- lated haematopoietic stem cell sources. Bone Marrow Transplant. 2003, 31(12):1105–1117.
[52] Noh H, Lee JI. Current and potential therapeutic strategies for mucopolysaccharidoses. J Clin Pharm Ther. 2014, 39(3):215–224.
[53] Illsinger S, et al. Scheie syndrome: enzyme replace- ment therapy does not prevent progression of cer- vical myelopathy due to spinal cord compression. J Inherit Metab Dis. 2009, 32(Suppl 1):S321–325.
[54] Kirkpatrick K, Ellwood J, Walker RW. Mucopolysaccharidosis type I (Hurler syn- drome) and anesthesia: the impact of bone mar- row transplantation, enzyme replacement therapy, and fiberoptic intubation on airway management. Paediatr Anaesth. 2012, 22(8):745–751.
[55] Vougioukas VI, Berlis A, Kopp MV, Korinthenberg R, Spreer J, van Velthoven V. Neurosurgical interventions in children with Maroteaux-Lamy syndrome. Case report and review of the literature. Pediatr Neurosurg. 2001, 35(1):35–38.
[56] Khan SA, Sehat K, Calthorpe D. Cervical cord compression in an elderly patient with Hurler's syndrome: a case report. Spine (Phila Pa 1976). 2003, 28(16):E313–315.
[57] Baratela WA, Bober MB, Thacker MM, Belthur MV, Oto M, Rogers KJ, et al. Cervicothoracic myelopa- thy in children with Morquio syndrome a: a report of 4 cases. J Pediatr Orthop. 2014, 34(2):223–228.
[58] Dede O, Thacker MM, Rogers KJ, Oto M, Belthur MV, Baratela W, et al. Upper cervical fusion in children with Morquio syndrome: intermedi- ate to long-term results. J Bone Joint Surg Am. 2013, 95(13):1228–1234.
[59] Dickerman RD, Colle KO, Bruno CA Jr, Schneider SJ. Craniovertebral instability with spinal cord compression in a 17-month-old boy with Sly syn- drome (mucopolysaccharidosis type VII): a surgical dilemma. Spine (Phila Pa 1976). 2004, 29(5):E92–94.
[60] Riccardi VM. Neurofibromatosis: past, present, and future. N Engl J Med. 1991, 324(18):1283–1285.
[61] Cooper J, Giancotti FG. Molecular insights into NF2/Merlin tumor suppressor function. FEBS Lett. 2014, 588(16):2743–2752.
[62] Alman AB, Goldberg MJ. Syndromes of orthopae- dic importance. In: Morrissy WS, editor. Lovell and Winter's pediatric orthopaedics. Philadelphia: Lippincott Williams & Wilkins; 2006. p. 261–267.
[63] Akbarnia BA, Gabriel KR, Beckman E, Chalk D. Prevalence of scoliosis in neurofibromatosis. Spine (Phila Pa 1976). 1992, 17(8 Suppl):S244–248.
[64] Wu F, Zhang L, Liu Z, Sun Y, Li F, Wang S, Wei F. Cervical neurofibromatosis with tetraplegia: management by cervical suspensory traction. Spine (Phila Pa 1976). 2012, 37(14):E858–862.
[65] Vitale MG, Guha A, Skaggs DL. Orthopaedic manifestations

of neurofibromatosis in children: an update. Clin Orthop Relat Res. 2002, 401:107–118.
[66] Plotkin SR, O'Donnell CC, Curry WT, Bove CM, MacCollin M, Nunes FP. Spinal ependymomas in neurofibromatosis Type 2: a retrospective analysis of 55 patients. J Neurosurg Spine. 2011, 14(4):543–547.
[67] Taleb FS, , Guha A, Arnold PM, Fehlings MG, Massicotte EM. Surgical management of cervical spine manifestations of neurofibromatosis Type 1: long-term clinical and radiological follow-up in 22 cases. J Neurosurg Spine 2011, 14(3):356–366.
[68] Miyakoshi N, Hongo M, Kasukawa Y, Misawa A, Shimada Y. Bilateral and symmetric C1-C2 dumb- bell ganglioneuromas associated with neurofibroma- tosis type 1 causing severe spinal cord compression. Spine J. 2010, 10(4):e11–15.
[69] Garg S, Hosalkar H, Dormans JP. Quadriplegia in a 10-year-old boy due to multiple cervical neurofibro- mas. Spine (Phila Pa 1976). 2003, 28(17):E339–343.
[70] Ma J, , Wu Z, Yang X, Xiao J. Surgical treatment of severe cervical dystrophic kyphosis due to neurofi- bromatosis Type 1: a review of 8 cases. J Neurosurg Spine 2011, 14(1):93–98.
[71] Yoshihara H, Abumi K, Ito M, Kotani Y, Sudo H, Takahata M. Severe fixed cervical kyphosis treated with circumferential osteotomy and pedicle screw fixation using an anterior-posterior-anterior surgical sequence. World Neurosurg. 2013, 80(5):654.e17–21.
[72] Kawabata S, Watanabe K, Hosogane N, Ishii K, Nakamura M, Toyama Y, et al. Surgical correc- tion of severe cervical kyphosis in patients with neurofibromatosis Type 1. J Neurosurg Spine. 2013, 18(3):274–279.
[73] Inoue M, Sairyo K, Sakai T, Yasui N. Significance of surgical treatment for severe dystrophic changes in the cervical spine associated with neurofibro- matosis type I: a case report. J Pediatr Orthop B. 2010, 19(3):270–275.
[74] Warman ML, Cormier-Daire V, Hall C, Krakow D, Lachman R, LeMerrer M, et al. Nosology and classi- fication of genetic skeletal disorders: 2010 revision. Am J Med Genet A. 2011, 155A(5):943–968.
[75] Shiang R, Thompson LM, Zhu YZ, Church DM, Fielder TJ, Bocian M, et al. Mutations in the trans- membrane domain of FGFR3 cause the most com-mon genetic form of dwarfism, achondroplasia. Cell. 1994, 78(2):335–342.
[76] Ippolito E, Maynard JA, Mickelson MR, Ponseti IV. Histoch-emical and ultrastructural study of the growth plate in achondroplasia. Basic Life Sci. 1988, 48:61–71.
[77] Wynne-Davies R, Walsh WK, Gormley J. Achondroplasia and hypochondroplasia. Clinical variation and spinal stenosis. J Bone Joint Surg Br. 1981, 63B(4):508–515.
[78] Harrod MJ, Friedman JM, Currarino G, Pauli RM, Langer LO Jr. Genetic heterogeneity in spondylo- epiphyseal dysplasia congenita. Am J Med Genet. 1984, 18(2):311–320.
[79] LeDoux MS, Naftalis RC, Aronin PA. Stabilization of the cervical spine in spondyloepiphyseal dyspla- sia congenita. Neurosurgery. 1991, 28(4):580–583.
[80] Al Kaissi A, Chehida FB, Ghachem MB, Klaushofer K, Grill F. A hypoplastic atlas and long odontoid process in a girl manifesting phenotypic features resembling spondyloepimetaphyseal dysplasia joint laxity syndrome. Skelet Radiol. 2008, 37(5):469–473.
[81] Simon M, Campos-Xavier AB, Mittaz-Crettol L, Valadares ER, Carvalho D, Speck-Martins CE, et al. Severe neurologic manifestations from cervi- cal spine instability in spondylo-megaepiphyseal- metaphyseal dysplasia. Am J Med Genet C Semin Med Genet. 2012, 160C(3):230–237.
[82] Hastbacka J, Sistonen P, Kaitila I, Weiffenbach B, Kidd KK, de la Chapelle A. A linkage map span- ning the locus for diastrophic dysplasia (DTD). Genomics. 1991, 11(4):968–973.
[83] Hastbacka J, de la Chapelle A, Mahtani MM, Clines G, Reeve-Daly MP, Daly M, et al. The diastrophic dysplasia gene encodes a novel sulfate transporter: positional cloning by fine-structure linkage disequi- librium mapping. Cell. 1994, 78(6):1073–1087.
[84] Remes VM, Marttinen EJ, Poussa MS, Helenius IJ, Peltonen JI. Cervical spine in patients with dia- strophic dysplasia–radiographic findings in 122 patients. Pediatr Radiol. 2002, 32(9):621–628.
[85] Winer N, Kyndt F, Paumier A, David A, Isidor B, Quentin M, et al. Prenatal diagnosis of Larsen syn- drome caused by a mutation in the filamin B gene. Prenat Diagn. 2009, 29(2):172–174.
[86] Roopesh Kumar VR, Madhguiri VS, Sasidharan GM, Gundamaneni SK, Yadav AK. Larsen syn- drome with C3-C4 spondyloptosis and atlantoaxial dislocation in an adult. Spine (Phila Pa 1976). 2013, 38(1):E43–47.
[87] Deere M, Sanford T, Francomano CA, Daniels K, Hecht JT. Identification of nine novel mutations in cartilage oligomeric matrix protein in patients with pseudoachondroplasia and multiple epiphyseal dys- plasia. Am J Med Genet. 1999, 85(5):486–490.
[88] Shetty GM, Song HR, Unnikrishnan R, Suh SW, Lee SH, Hur CY. Upper cervical spine instabil-ity in pseudoachondroplasia. J Pediatr Orthop. 2007, 27(7):782–787.
[89] Meyer J, , Südbeck P, Held M, Wagner T, Schmitz ML, Bricarelli FD, et al. Mutational analysis of the SOX9 gene in campomelic dysplasia and autosomal sex reversal: lack of genotype/phenotype correla- tions. Hum Mol Genet 1997, 6(1):91–98.
[90] Lekovic GP, Rekate HL, Dickman CA, Pearson M. Congenital cervical instability in a patient with camptomelic dysplasia. Childs Nerv Syst. 2006, 22(9):1212–1214.
[91] Bams-Mengerink AM, Koelman JH, Waterham H, Barth PG, Poll-The BT. The neurology of rhizo- melic chondrodysplasia punctata. Orphanet J Rare Dis. 2013, 8:174.
[92] Violas P, Fraisse B, Chapuis M, Bracq H. Cervical spine stenosis in chondrodysplasia punctata. J Pediatr Orthop B. 2007, 16(6):443–445.
[93] Khandanpour N, , Connolly DJ, Raghavan A, Griffiths PD, Hoggard N. Craniospinal abnormali- ties and neurologic complications of osteogen- esis imperfecta: imaging overview. Radiographics 2012, 32(7):2101–2112.
[94] Leng LZ, Shajari M, Hartl R. Management of acute cervical compression fractures in two patients with osteogenesis imperfecta. Spine (Phila Pa 1976). 2010, 35(22):E1248–1252.
[95] Arroyo IL, Barron KS, Brewer EJ Jr. Spinal cord com- pression by epidural lipomatosis in juvenile rheuma- toid arthritis. Arthritis Rheum. 1988, 31(3):447–451.
[96] Sherk HH, Pasquariello PS, Watters WC. Multiple dislocations of the cervical spine in a patient with juvenile rheumatoid arthritis and Down's syndrome. Clin Orthop Relat Res. 1982, 162:37–40.
[97] Lawrence RC, Helmick CG, Arnett FC, Deyo RA, Felson DT, Giannini EH, et al. Estimates of the prevalence of arthritis and selected musculoskel- etal disorders in the United States. Arthritis Rheum. 1998, 41(5):778–799.
[98] Hensinger RN, DeVito PD, Ragsdale CG. Changes in the cervical spine in juvenile rheumatoid arthritis. J Bone Joint Surg Am. 1986, 68(2):89–98.
[99] Uziel Y, Rathaus V, Pomeranz A, Solan H, WolachB. Torticollis as the sole initial presenting sign of systemic onset juvenile rheumatoid arthritis. J Rheumatol. 1998, 25(1):166–168.
[100] Rawlins BA, Girardi FP, Boachie-Adjei O. Rheumatoid arthritis of the cervical spine. Rheum Dis Clin N Am. 1998, 24(1):55–65.
[101] Jurriaans E, Singh NP, Finlay K, Friedman L. Imaging of chronic recurrent multifocal osteomy- elitis. Radiol Clin N Am. 2001, 39(2):305–327.
[102] Kahn MF, Chamot AM. SAPHO syndrome. Rheum Dis Clin N Am. 1992, 18(1):225–246.

[103] Yu L, Kasser JR, O'Rourke E, Kozakewich H. Chronic recurrent multifocal osteomyelitis. Association with vertebra plana. J Bone Joint Surg Am. 1989, 71(1):105–112.
[104] Gorham LW, Stout AP. Massive osteolysis (acute spontaneous absorption of bone, phantom bone, dis-appearing bone); its relation to hemangiomatosis. J Bone Joint Surg Am. 1955, 37-A(5):985–1004.
[105] Martin JC, Desoysa R, O'Sullivan MM, Silverstone E, Williams H. Chronic recurrent multifocal osteo- myelitis: spinal involvement and radiological appear- ances. Br J Rheumatol. 1996, 35(10):1019–1021.
[106] Demharter J, , Bohndorf K, Michl W, Vogt H. Chronic recurrent multifocal osteomyelitis: a radiological and clinical investigation of five cases. Skelet Radiol 1997, 26(10):579–588.
[107] Chun CS. Chronic recurrent multifocal osteomyeli- tis of the spine and mandible: case report and review of the literature. Pediatrics. 2004, 113(4):e380–384.
[108] Khanna G, Sato TS, Ferguson P. Imaging of chronic recurrent multifocal osteomyelitis. Radiographics. 2009, 29(4):1159–1177.
[109] Jansson AF, Grote V, Group ES. Nonbacterial osteitis in children: data of a German Incidence Surveillance Study. Acta Paediatr. 2011, 100(8):1150–1157.
[110] El-Shanti HI, Ferguson PJ. Chronic recurrent mul- tifocal osteomyelitis: a concise review and genetic update. Clin Orthop Relat Res. 2007, 462:11–19.
[111] Beck C, Morbach H, Beer M, Stenzel M, Tappe D, Gattenlöhner S, et al. Chronic nonbacterial osteomy- elitis in childhood: prospective follow-up during the first year of anti-inflammatory treatment. Arthritis Res Ther. 2010, 12(2):R74.
[112] Jurik AG, Egund N. MRI in chronic recur- rent multifocal osteomyelitis. Skelet Radiol. 1997, 26(4):230–238.
[113] King SM, , Laxer RM, Manson D, Gold R. Chronic recurrent multifocal osteomyelitis: a noninfec- tious inflammatory process. Pediatr Infect Dis J 1987, 6(10):907–911.
[114] Kozlowski K, Masel J, Harbison S, Yu J. Multifocal chronic osteomyelitis of unknown etiology. Report of five cases. Pediatr Radiol. 1983, 13(3):130–136.
[115] Kayani I, Syed I, Saifuddin A, Green R, MacSweeney F. Vertebral osteomyelitis without disc involvement. Clin Radiol. 2004, 59(10):881–891.
[116] Mortensson W, Edeburn G, Fries M, Nilsson R. Chronic recurrent multifocal osteomyelitis in children. A roentgenologic and scintigraphic inves- tigation. Acta Radiol. 1988, 29(5):565–570.
[117] Schilling F, Fedlmeier M, Eckardt A, Kessler S. Vertebral manifestation of chronic recur- rent multifocal osteomyelitis (CRMO). Rofo. 2002, 174(10):1236–1242. German.
[118] Anderson SE, Heini P, Sauvain MJ, Stauffer E, Geiger L, Johnston JO, et al. Imaging of chronic recurrent multifocal osteomyelitis of childhood first presenting with isolated primary spinal involvement. Skelet Radiol. 2003, 32(6):328–336.
[119] Carr AJ, Cole WG, Roberton DM, Chow CW. Chronic multifocal osteomyelitis. J Bone Joint Surg Br. 1993, 75(4):582–591.
[120] Baulot E, , Bouillien D, Giroux EA, Grammont PM. Chronic recurrent multifocal osteomyeli- tis causing spinal cord compression. Eur Spine J 1998, 7(4):340–343.
[121] Wiley AM, Trueta J. The vascular anatomy of the spine and its relationship to pyogenic vertebral osteo- myelitis. J Bone Joint Surg Br. 1959, 41-B:796–809.
[122] Crock HV, Goldwasser M. Anatomic studies of the circulation in the region of the vertebral end-plate in adult Greyhound dogs. Spine (Phila Pa 1976). 1984, 9(7):702–706.
[123] Whalen JL, Parke WW, Mazur JM, Stauffer ES. The intrinsic vasculature of developing vertebral end plates and its nutritive significance to the interverte- bral discs. J Pediatr Orthop. 1985, 5(4):403–410.
[124] Parke WW, Rothman RH, Brown MD. The pha- ryngovertebral veins: an anatomical rationale for Grisel's syndrome. J Bone Joint Surg Am. 1984, 66(4):568–574.
[125] Zigler JE, , Bohlman HH, Robinson RA, Riley LH, Dodge LD. Pyogenic osteomyelitis of the occiput, the atlas, and the axis. A report of five cases. J Bone Joint Surg Am 1987, 69(7):1069–1073.
[126] Nyberg DA, ffrey RB, Brant-Zawadzki M, Federle M, Dillon W. Computed tomography of cervical infec- tions. J Comput Assist Tomogr. 1985, 9(2):288–296.
[127] Kemp HB, Jackson JW, Jeremiah JD, HallAJ. Pyogenic infections occurring primarily in intervertebral discs. J Bone Joint Surg Br. 1973, 55(4):698–714.
[128] Sapico FL, Montgomerie JZ. Pyogenic vertebral osteomyelitis: report of nine cases and review of the literature. Rev Infect Dis. 1979, 1(5):754–776.
[129] Fernandez M, Carrol CL, Baker CJ. Discitis and ver- tebral osteomyelitis in children: an 18-year review. Pediatrics. 2000, 105(6):1299–1304.
[130] Bruschwein DA, Brown ML, McLeod RA. Gallium scintigraphy in the evaluation of disk-space infec- tions: concise communication. J Nucl Med. 1980, 21(10):925–927.
[131] Norris S, Ehrlich MG, McKusick K. Early diagnosis of disk space infection with 67Ga in an experimental model. Clin Orthop Relat Res. 1979, 144:293–298.
[132] Haase D, Martin R, Marrie T. Radionuclide imaging in pyogenic vertebral osteomyelitis. Clin Nucl Med. 1980, 5(12):533–537.
[133] Modic MT, Feiglin DH, Piraino DW, Boumphrey F, Weinstein MA, Duchesneau PM, et al. Vertebral osteomyelitis: assessment using MR. Radiology. 1985, 157(1):157–166.
[134] Bruns J, Maas R. Advantages of diagnosing bacterial spondylitis with magnetic resonance imaging. Arch Orthop Trauma Surg. 1989, 108(1):30–35.
[135] Digby JM, Kersley JB. Pyogenic non-tuberculous spinal infection: an analysis of thirty cases. J Bone Joint Surg Br. 1979, 61(1):47–55.
[136] Frederickson B, Yuan H, Olans R. Management and outcome of pyogenic vertebral osteomyelitis. Clin Orthop Relat Res. 1978, 131:160–167.
[137] Eismont FJ, Bohlman HH, Soni PL, Goldberg VM, Freehafer AA. Pyogenic and fungal vertebral osteomyelitis with paralysis. J Bone Joint Surg Am. 1983, 65(1):19–29.
[138] Emery SE, Chan DP, Woodward HR. Treatment of hematogenous pyogenic vertebral osteomyelitis with anterior debridement and primary bone graft- ing. Spine (Phila Pa 1976). 1989, 14(3):284–291.
[139] Forsythe M, Rothman RH. New concepts in the diagnosis and treatment of infections of the cervical spine. Orthop Clin North Am. 1978, 9(4):1039–1051.
[140] Aulisa L, Pitta L, Aulisa AG, Mastantuoni G, Pola E, Leone A. Lumbar nerve root "walled" by a calcified herniated mass in a young patient. Childs Nerv Syst. 2003, 19(5–6):384–386.
[141] Harvet G, De Pontual L, Neven B, Mary P, Letamendia Richard E, Nathanson M, et al. Paediatric intervertebral calcifications: two cases report and review of the literature. Arch Pediatr. 2004, 11(12):1457–1461. French.
[142] Gerlach R, Zimmermann M, Kellermann S, Lietz R, Raabe A, Seifert V. Intervertebral disc calcification in childhood–a case report and review of the litera- ture. Acta Neurochir. 2001, 143(1):89–93.
[143] Ginalski JM, , Landry M, Gudinchet F, Schnyder P. Is tomography of intervertebral disc calcification useful in children? Pediatr Radiol 1992, 22(1):59–61.
[144] Ginalski JM, Schnyder P, Gerster JC. Spontaneous regression of intervertebral disc calcifications in a child. Clin Rheumatol.

1991, 10(1):87–89.
[145] Park SM, Kim ES, Sung DH. Cervical radicu- lopathy caused by neural foraminal migration of a herniated calcified intervertebral disk in child- hood: a case report. Arch Phys Med Rehabil. 2005, 86(11):2214–2217.
[146] Sonnabend DH, Taylor TK, Chapman GK. Intervertebral disc calcification syndromes in children. J Bone Joint Surg Br. 1982, 64(1):25–31.
[147] Mahlfeld K, Kayser R, Grasshoff H. Permanent tho- racic myelopathy resulting from herniation of a cal- cified intervertebral disc in a child. J Pediatr Orthop B. 2002, 11(1):6–9.
[148] Bollini G, Bergoin M, Choux M, Padovani J. Disk calcifications in children. Apropos of 17 cases. Rev Chir Orthop Reparatrice Appar Mot. 1984, 70(5):377–382. French.
[149] Causey AL, Evans OB, Lewis-Abney K. Intervertebral disk calcification: an unusual cause of acquired torticollis in childhood. Pediatr Emerg Care. 1996, 12(5):356–359.
[150] Herring JA, Hensinger RN. Cervical disc calcifica- tion. J Pediatr Orthop. 1988, 8(5):613–616.
[151] Coventry MB. Calcification in a cervical disc with anterior protrusion and dysphagia. A case report. J Bone Joint Surg Am. 1970, 52(7):1463–1466.
[152] Jawish R, Ponet M. Dysphagia disclosing a cer- vical disk calcification in a child. Apropos of a case and review of the literature. Chir Pediatr. 1990, 31(2):127–130. French.
[153] Bret P, Confavreux C, Thouard H, Pialat J. Aneurysmal bone cyst of the cervical spine: report of a case investigated by computed tomographic scanning and treated by a two-stage surgical proce- dure. Neurosurgery. 1982, 10(1):111–115.
[154] Wong CC, Pereira B, Pho RW. Cervical disc calcifi- cation in children. A long-term review. Spine (Phila Pa 1976). 1992, 17(2):139–144.
[155] Fielding JW, Hawkins RJ, Ratzan SA. Spine fusion for atlanto-axial instability. J Bone Joint Surg Am. 1976, 58(3):400–407.
[156] Wetzel FT, La Rocca H. Grisel's syndrome. Clin Orthop Relat Res. 1989, 240:141–152.
[157] Van Holsbeeck EM, MacKay NN. Diagnosis of acute atlanto-axial rotatory fixation. J Bone Joint Surg Br. 1989, 71(1):90–91.
[158] Rinaldi I, Mullins WJ Jr, Delaney WF, Fitzer PM, Tornberg DN. Computerized tomographic dem- onstration of rotational atlanto-axial fixation. Case report. J Neurosurg. 1979, 50(1):115–119.
[159] Pang D, Li V. Atlantoaxial rotatory fixation: part 1– biomechanics of normal rotation at the atlantoaxial joint in children. Neurosurgery. 2004, 55(3):614–625; discussion 625–626.
[160] Pang D, Li V. Atlantoaxial rotatory fixation: part 2– new diagnostic paradigm and a new classification based on motion analysis using computed tomo- graphic imaging. Neurosurgery. 2005, 57(5):941–953; discussion 941–953.
[161] Burkus JK, Deponte RJ. Chronic atlantoaxial rotatory fixation correction by cervical traction, manipulation, and bracing. J Pediatr Orthop. 1986, 6(5):631–635.
[162] Subach BR, McLaughlin MR, Albright AL, Pollack IF. Current management of pediatric atlantoax- ial rotatory subluxation. Spine (Phila Pa 1976). 1998, 23(20):2174–2179.
[163] Warner WC, Hedequist DJ. Cervical spine inju- ries in children. In: Beaty JH, Kassser JR, edi- tors. Rockwood and Wilkins' fractures in children. Philadelphia: Lippincott Williams & Wilkins; 2006. p. 776–816.

颈椎生长期的影像学

4

Paul D. Kiely, Gregory Cunn, Jonathan H. Phillips，Jahangir K. Asghar

概述

对儿童颈椎的评估会出现一些诊断难题，这在成人颈椎评估中是不会遇到的。一些正常的解剖变化会被医生误认为是病理改变，这些影像学陷阱已经被前人很好地记录下来。有创伤、疼痛或颈部僵硬[1]病史的儿童，其独特的脊椎结构、不完全的骨化以及颈椎的高活动度都会对医生阅片造成一定的难度。此外，儿童难以配合取得屈伸位片，这更增加了诊断的困难。尽管已有多种放射学测量方法用来区分真正的病变和正常变化，但胚胎发育和出生后颈椎骨化特点仍是识别儿童创伤性脊柱损伤的前提。儿童颈椎损伤并不常见，但并发症发生率和死亡率高。因此，理解生长期儿童颈椎的X线片、CT和MRI的正常表现和病理改变对早期、准确诊断至关重要。

儿童颈椎的产后发育

由于儿童独特的影像解剖学特点，特别是在创伤的情况下，对儿童颈椎的评估非常困难[2]。如果没有正确掌握儿童常见的解剖变化，医生可能会将正常的影像误解为病理改变。使儿童颈椎放射学具有如此挑战性的原因是儿童颈椎存在骨化中心和透明软骨连接。颈椎不同的椎体平面在不同的年龄表现出不同的骨化阶段和软骨融合（表4.1）。如果放射科医生对骨化的年龄和透明软骨连接闭合的时间了解有限，那么正常变化可能被误认为是骨折。以下内容将为理解生长期儿童颈椎的生长发育解剖提供一些有用的指导。对于儿童和成人的颈椎都可以分为3个不同部分进行讨论：C1、C2和C3~C7。由于

P.D. Kiely
Centre for Spinal Disorders, Mater Private Cork, Cork, Ireland

G. Cunn
Department of Internal Medicine, New York Presbyterian–Brooklyn Methodist Hospital, Brooklyn, NY, USA

J.H. Phillips (*)
APH Center for Orthopedics, Orlando Health, Arnold Palmer Hospital, Orlando, FL, USA
e-mail: jonathan.phillips@orlandohealth.com

J.K. Asghar
Department of Orthopedics, Division of Spinal Surgery, Nicklaus Children's Hospital, Miami, FL, USA

J.H. Phillips et al. (eds.), *The Management of Disorders of the Child's Cervical Spine*,
https://doi.org/10.1007/978-1-4939-7491-7_4

表4.1 儿童颈椎骨化中心与软骨连接显影和闭合年龄

	前方 OC 显影	后外侧 OC（椎弓）显影	前侧 OC 完全闭合	椎弓 OC 完全闭合	前方 NCS	后方 SC	齿状突下 SC	齿状突中央 SC
C1	6 个月~2 岁	胎 7 周	8~10 岁	5 岁	7 岁	3~5 岁	-	-
C2	出生	出生	3~4 岁	2~3 岁	5 岁	4~6 岁	3~5 岁	3 个月
C3 ~ C7	出生	出生	1 岁	1 岁	3~6 岁	2~3 岁	-	-

OC：骨化中心。NCS：椎弓中央软骨连接。SC：软骨连接。

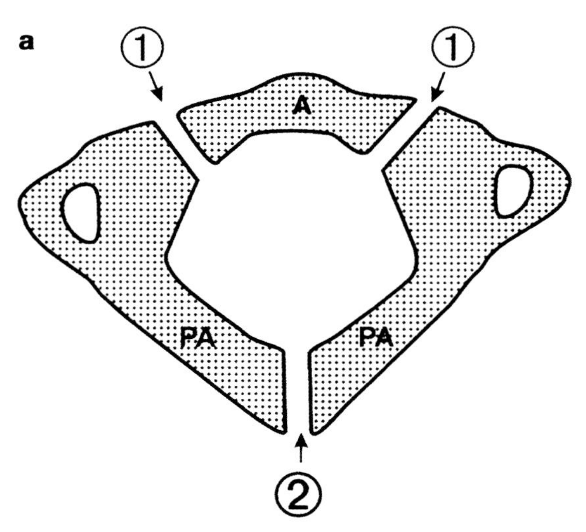

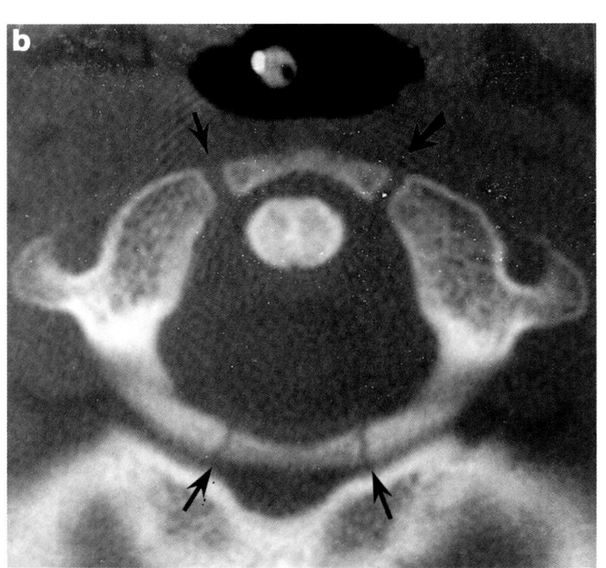

图4.1 C1的软骨连接。（a）正常前弓软骨连接①、正常后弓软骨连接②、前弓（A）、后弓（PA）。（b）轴位CT检查显示类似的前软骨结合（前侧箭头），这名患者还有两个异常的后弓软骨连接（后方箭头）（引自 Imaging of the Cervical Spine in Children by Leonard E. Swischuk. © 2013 Springer Science +Business Media, New York. 经Springer Nature允许）

每个部分分别具有独特的影像学解剖结构、胚胎发育和生物力学特征，因此需要分开讨论。

C1

C1又被称为寰椎，有几个区别于其他颈椎的形态特征，包括：无椎体、环绕C2齿状突的环形结构、上关节凹与枕骨髁形成寰枕关节，以及出生时大部分由软骨构成[3]。如前所述，C1虽然也经由胚胎发育形成，但它的独特之处在于它来源于基底枕骨体节。基底枕骨体节也产生一部分最初的躯体细胞团，形成齿状突[4]。

C1有3个初级骨化中心：两个后外侧骨化中心形成椎弓，一个前侧骨化中心形成前弓（图4.1）。

前弓6个月至2岁时在X线下开始显影，但最常见于1岁左右[3-5]。大约20%的儿童前弓在出生时可能会骨化[3]。前方骨化中心显影相对延迟可能会导致对婴儿或幼儿X线片的误解，尤其是在急性创伤的情况下。因此，CT和MRI越来越多地被用来准确评估和诊断儿童颈椎[4]。椎弓出现在第7胎周，因此在出生时就可见了。软骨弓的骨化以离心的方式从3个骨化中心内部产生。保留在前弓和两个椎弓之间的软骨桥以及椎弓之间的软骨桥，一起被称为软骨连接。这些软骨连接通过骨化的形式闭合，最终形成一个连续的骨环[3]。

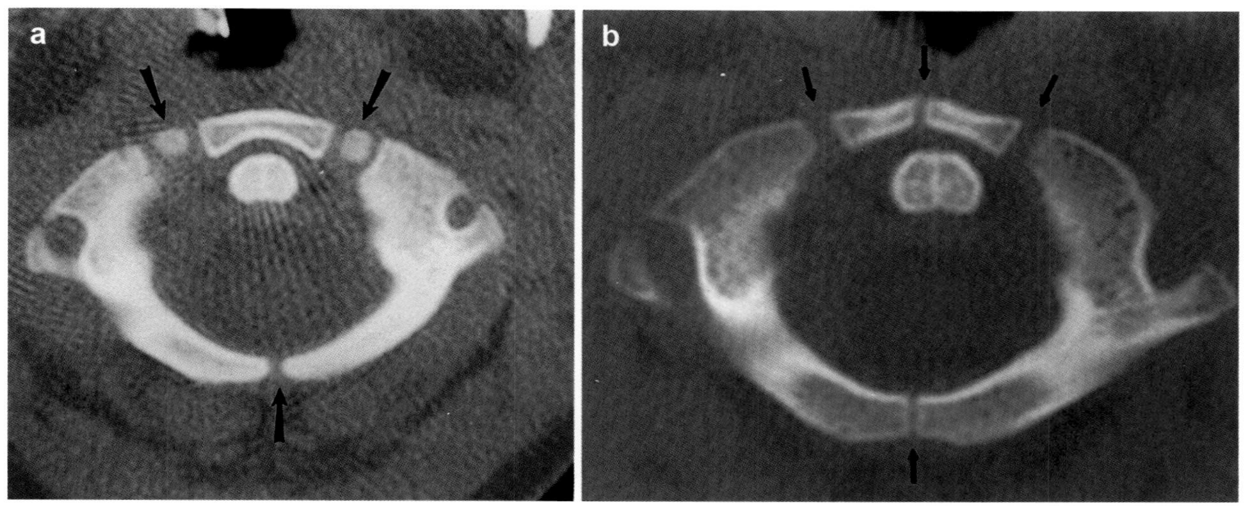

图4.2 多变的C1软骨构型。（a）这个患者存在两个额外的小骨（前箭头），注意位于后弓的为后部软骨连接（后箭头）。（b）本病例中存在3个前弓软骨连接（前箭头），以及正常的后弓软骨连接（后箭头）（引自 Imaging of the Cervical Spine in Children by Leonard E. Swischuk. © 2013 Springer Science +Business Media，New York.经Springer Nature允许）

发育到1岁的时候，仍可见3个软骨连接：两个椎弓中央连接和一个后软骨连接[3]。许多研究基于X线片、CT或MRI来研究C1椎体软骨的融合年龄，但结果都不相同。即使对于C1软骨连接闭合的年龄也仍存有争议。目前已经确立了一个年龄范围，可能有助于指导评估X线片。后中线软骨连接的融合在3~5岁，而前部椎弓中央软骨连接的融合通常在7岁左右。在儿童创伤的病例中，这种不明确性会导致将未融合的软骨连接误认为骨折。虽然有时难以区分持续存在的软骨连接和骨折，但笔者认为，阅片人遵循以下原则，特别是在创伤的情况下，可以帮助指导阅片。一般来说，软骨连接（或骺板）是光滑和规则的，经常见于可预测的位置，并有硬化线。相反，急性骨折通常发生在难以预测的位置，不规则，没有硬化线[3]。通过这一点，阅片人就可以避免对X线片误读。

CT上后部软骨连接的闭合在4~5岁，而椎弓中央软骨连接的闭合在7岁，类似于X线片上所见[3，6]。然而在一小部分8岁的患儿中，CT扫描仍可见后部明显未闭合的情况[7，8]。1岁时可见C1横突孔。2岁时上关节突出现后外侧的边缘硬化，而下关节突此时显影不佳。同样在2岁时，横韧带结节在CT上出现密度改变[7]。

虽然上述C1的发育是通常情况下的，但在评估儿童颈椎X线片时，我们必须知道C1前弓的发育有3个主要的变化：通常只有一个前骨化中心形成，并最终成为C1椎体的前弓；然而有时C1的前弓产生于两个骨化中心，这两个骨化中心最终会融合在一起（图4.2），然后演化为椎弓；偶尔骨化中心完全不出现，在它的位置上由两侧的椎弓前部向前延伸和融合。椎弓的后部融合失败导致脊柱裂[9]。最后，前弓的中心可能缺失，而椎弓的前部不能向前融合，形成裂缝[4，5]。

如前所述，C1的另一个独特之处是它与颅骨的关节连接。该区域又被称为颅颈交界区（Craniovertebral Junction，CVJ），其发育是一个复杂的过程。大块的未骨化的软骨部分和大量的软骨连接给放射科医生带来了麻烦，这在诊断儿童骨折时可能都是潜在的陷阱。了解CVJ的正常X线解剖是非常重要的，因为CVJ在儿童颈椎创伤中是骨和韧带损伤最常见的部位[10]。

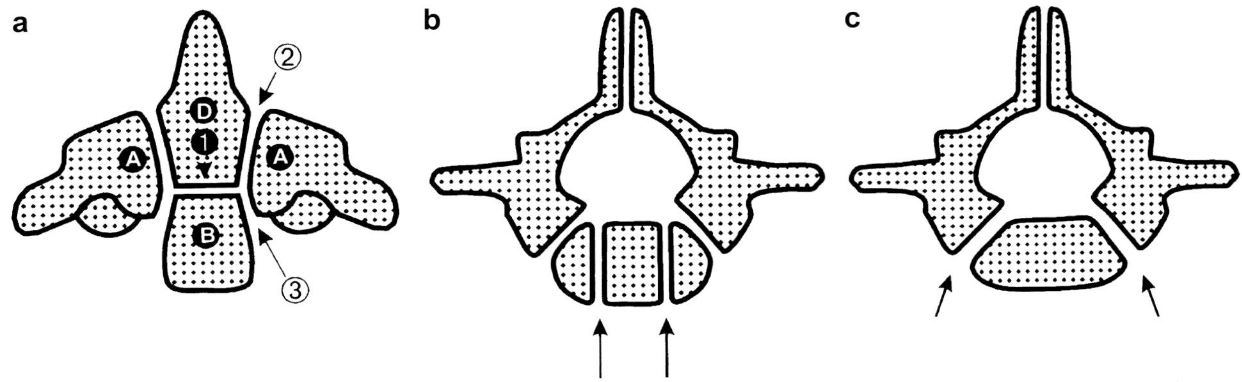

图4.3 C2的正常软骨连接图示。（a）冠状面：注意C2的齿状突（D）和椎体（B），并注意齿状突与C2椎体（B）之间的软骨连接，还要注意在齿状突和椎体①、齿状突和椎弓（A）②以及椎体和椎弓③之间的软骨连接。（b）横断面：注意齿状突和椎弓之间的平行排列的软骨连接（箭头）。（c）横断面：C2椎体和椎弓之间的分叉的软骨连接（箭头）（引自 Imaging of the Cervical Spine in Children by Leonard E. Swischuk. © 2013 Springer Science +Business Media，New York.经Springer Nature允许）

C2

C2又被称为枢椎，由于齿状突的存在使得C2相比其他颈椎有着最复杂和最独特的形成过程。正是由于这个原因，在区分正常解剖和病理改变时会出现很多困难（图4.3a~c）[2，5]。Ogden等很好地解释了C2形成过程中的X线片表现。齿状突在子宫内形成两个初级骨化中心，通常在第7胎周时于中线处融合，但在出生后3个月内可作为两个单独的中心继续存在，这就是所谓的“双齿征”[11]。如果齿状突的融合发生在子宫内，则出生时C2有4个初级骨化中心：两侧椎弓各1个，椎体1个，齿状突1个。由于C2骨化过程比较复杂，我们将首先讨论横断面X线片上的时间变化，然后讨论矢状面X线上的变化。

如上文所述，新生儿齿状突内中线的软骨连接通常是看不到的。这种软骨连接也可能持续存在直到出生后的3~4个月。在X线片上，位于椎弓的后侧中央软骨连接非常清楚、非常明显地开放着。值得注意的是在软骨连接融合前椎管的形态更接近于圆环形。后侧骨化中心从最终位于椎体的椎体椎弓间软骨连接向侧面延伸到小关节，然后环绕向后侧的软骨连接。

到3个月大时（图4.4a~d）齿状突内的软骨连接已经融合，3处软骨连接均扩大，椎动脉孔清晰显影。内层皮质不断环形骨化增厚，骨化向后延伸形成棘突。

1岁时，骨化进一步向后扩大，棘突更加清晰显影。到3岁时，后侧的骨化中心在棘突融合，后侧的软骨连接闭合，有效地终止了椎管的进一步生长。后方结构的内侧面硬化增加，从后向前延伸至椎体和椎弓间的软骨连接；然而齿状突和中央椎体的内侧面则无相应的增厚表现。到5岁时，椎体和椎弓间的前软骨连接几乎完成融合。有一种变异的情况是：在5~6岁时椎体和椎弓间的前软骨连接发生融合而后部的软骨连接仍然是开放的。这是一种变异的例子，阅片者应认为此处是正常的变化而不是骨折。9~10岁时前、后均完全闭合，椎动脉孔清晰可见。14岁时枢椎最终形成骨骼成熟的形状。

纵观整个C2椎体的成熟和骨化过程，椎管的形状有明显的变化，开始时为环状，结束时则为三角形。与C1椎管相似，C2椎管在4~5岁时达到最大的矢状径和冠状径，此时后部和椎体椎弓连接处的软骨连接闭合。需要注意的是，椎体的大小通过骨膜沿外部边界的增长而继续增大，椎体的高度通过环形骨骺和软骨终板增长而增加[11]。

不仅要了解枢椎横断面的影像学改变，由于齿状突的存在理解前后位上C2椎体的变化过程

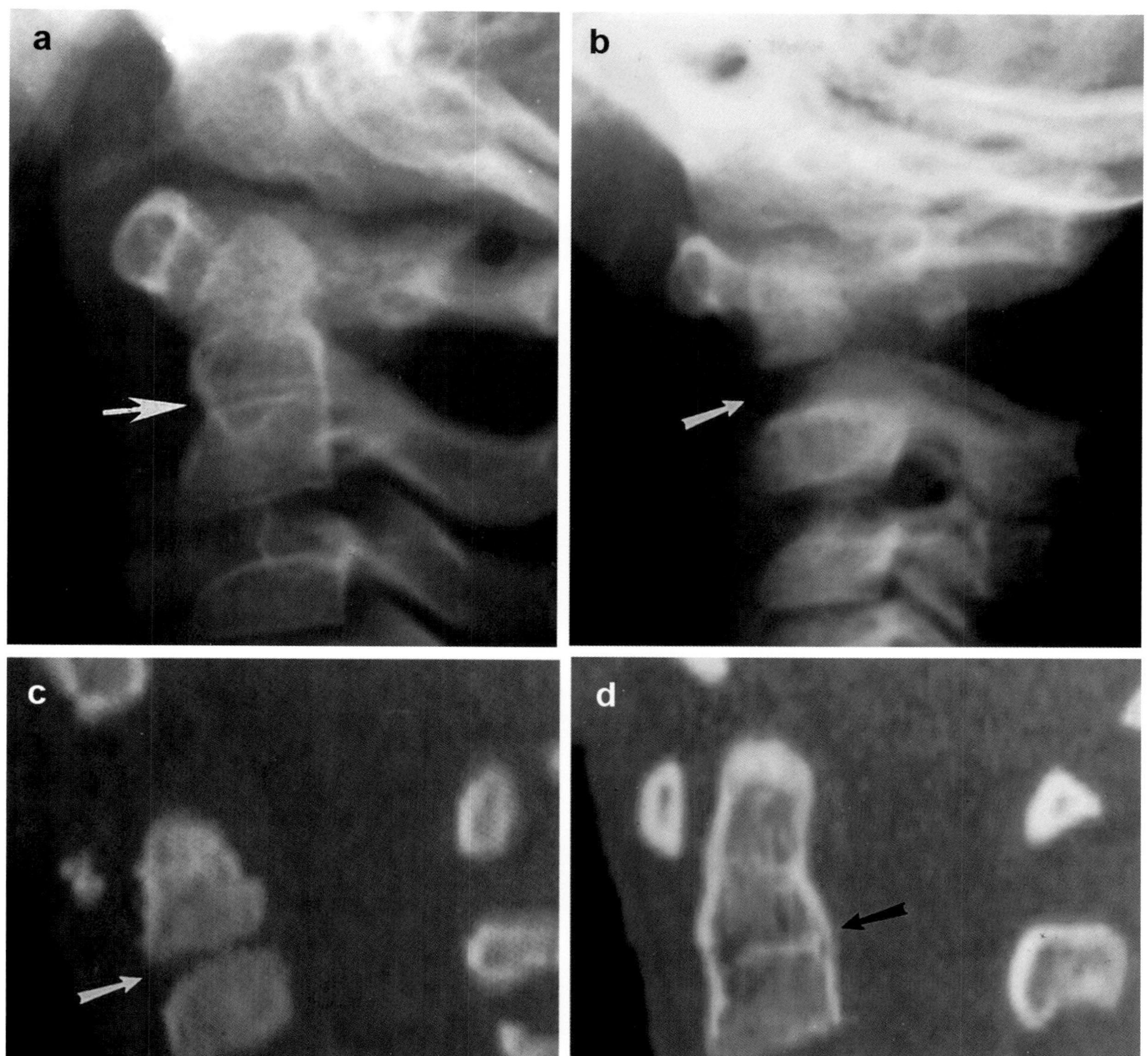

图4.4 齿状突与C2椎体之间正常的软骨连接。（a）注意C2齿状突和椎体间典型的透放射线软骨连接（箭头）。（b）婴儿C2的齿状突和椎体之间有着非常宽的、可能令人困惑的、但仍然属于正常的软骨连接（箭头）。（c）矢状重建CT图像显示婴儿C2的齿状突和椎体之间正常的软骨连接（箭头）。（d）对稍大儿童的CT研究显示C2的齿状突和椎体之间的软骨连接（箭头）已经消失（引自 Imaging of the Cervical Spine in Children by Leonard E. Swischuk. © 2013 Springer Science +Business Media, New York.经Springer Nature允许）

也非常重要。C2独特的解剖结构在颈椎的前后位上得到很好的展现。在儿童人群中，齿状突给阅片者造成了很大的困难，特别是如何区分正常的解剖变化与骨折。虽然有时齿状突的两个骨化中心在出生时就已经融合了，但在部分新生儿中仍然可以看到两个初级骨化中心，尤其是在CT扫描上[10]。齿状突明显是通过一个软骨连接和椎体分离开来，这个软骨连接被称为齿状突中心或齿状突下软骨连接。在脊柱的横断面中，可以看到椎体-椎弓的软骨连接，它将中央骨化中心与两个外侧骨化中心区分开来。在新生儿中也可以看到终末软骨，即齿状突尖部的软骨区。这一结构通常通过一个裂缝或“V”形与两侧齿状突的骨化中心相连接（图4.5a~c）。从解剖学上讲，椎体实际上是由齿状突骨化中心下部和椎体骨化中心骨化而组成的。因此，最终椎体的上缘是在齿状突下缘平面以上的。在婴儿3~4个月大的时候，齿状突的两个骨化中心已经融合在一起，但其他所有软骨连接仍然可见，包括位于齿状突和两个后方骨化中心之间的软骨连接，这个软骨连接向上延伸至上关节面，向下连接齿状突下软骨连接和椎体-椎弓软骨连接（图4.3 a）。

在1岁时，除了放射密度增加和骨化中心扩大，此年龄段幼儿枢椎X线表现和更小的幼儿差别不大。3岁时，齿状突下软骨连接及齿状突与两个后侧骨化中心间的软骨连接均闭合。5~6岁时，所有的软骨连接均开始闭合。最早在5岁时（图4.6a~d）就可以观察到齿状突终末小骨在齿状突尖开始骨化，但通常要到8岁时才明显显影，在10.5岁时完全骨化[10, 11]。到了9~10岁，所有的软骨连接完全融合。到12岁时，齿状突尖终末小骨与齿状突融合在一起。在评估儿童颈椎前后位X线片时，有几个要点需要注意：第一，要认识到齿状突中心的软骨连接是一个双极生长区，负责C2中央上部和齿状突下部的纵向生长；第二，如前所述，齿状突中央的软骨连接位于小关节面以下，并在最终形成的C2椎体内；第三，虽然齿状突中央软骨在5~7岁时开始骨化，到10岁时才完全消失，但这种结构的硬化影可能会持续到青少年甚至成年，注意勿与骨折相混淆[11, 12]。

轴位CT提供了一些在X线片上看不到的独特特征。在CT上，在2岁以下的儿童中可以看到两个分开的齿状突骨化中心，直到7岁还可以看到明显的齿状突后部缺损[7]。2岁时可见上关节突，6~15岁时可见模糊的皮质边界。由于CT对密度差异的敏感性较高，与X线片相比，CT可显示较大年龄时未融合的软骨连接，了解这些软骨连接的位置和患儿病史，可以与骨折分清。

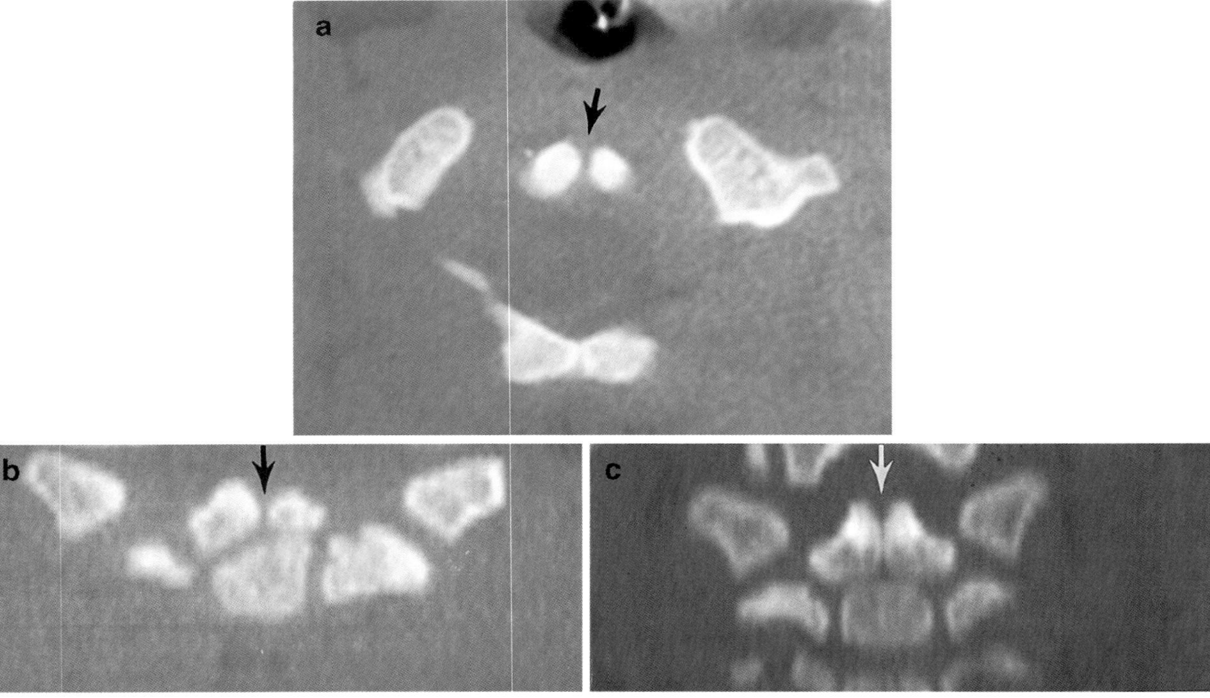

图4.5 双齿状突。（a）注意双齿状突（箭头）。（b）冠状重建再次显示双齿状突（箭头）。（c）另一位患儿有双齿状突（箭头）（引自 Imaging of the Cervical Spine in Children by Leonard E. Swischuk. © 2013 Springer Science +Business Media, New York.经Springer Nature允许）

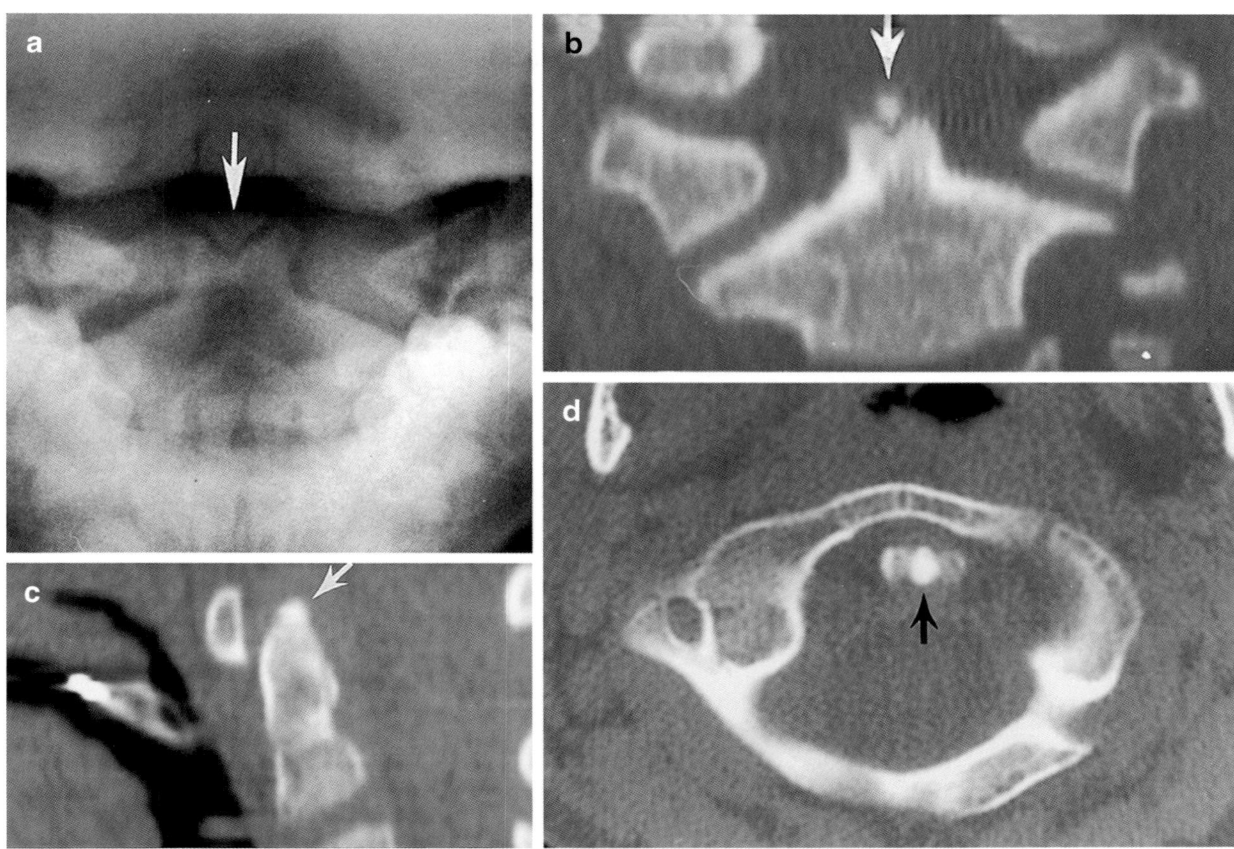

图4.6 正常终末小骨。（a）注意嵌到齿状突“V”形切迹的终末小骨（箭头）。（b）类似的发现，冠状位CT重建中可见类似的终末小骨（箭头）。（c）矢状位CT重建显示终末小骨（箭头）的典型位置。（d）轴位CT研究显示通常位于中心的终末小骨（箭头）（引自 Imaging of the Cervical Spine in Children by Leonard E. Swischuk. © 2013 Springer Science+Business Media, New York. 经Springer Nature允许）

C3~C7

剩余的C3~C7，因为有相同的发育过程[2]，此处一并阐述。下颈椎的椎弓由3个初级骨化中心发展而来：一个是椎体的骨化中心，另两个是两侧椎弓的骨化中心。与C2类似，椎弓在2~3岁时向后融合，而向前则在3~6岁融合[2, 9]。与C1和C2一样，下颈椎可能存在次级骨化中心，通常在横突和棘突的尖端，持续存在到30多岁，容易被误认为是骨折。次级骨化中心也可能出现在椎体的上面和下面，直到成年早期仍未融合，与骨折的表现类似[2]。

儿童颈椎发育的MRI影像显示出与X线片和CT相似的时间历程，在此仍需要简述一下影像的独特表现。在T2加权图像上，椎弓和椎体间的软骨连接表现为一条低信号、向后、凹形、位于椎弓和椎体之间的黑线[13]。在年幼的儿童中，很容易在矢状面上看到这条线，因为它与相邻椎体的软骨连接是连续的。软骨连接在T1加权成像上可以显示出来，但在T2加权成像上更容易被辨别[13]。

儿童颈椎的正常解剖变异

儿童颈椎的评估非常困难，因为存在一些在成人颈椎不会出现但又属于正常的解剖变化。结合上面颈椎发育的知识，下文将着重强调常见的改变，这样医生可以避免将解剖变化与病变相

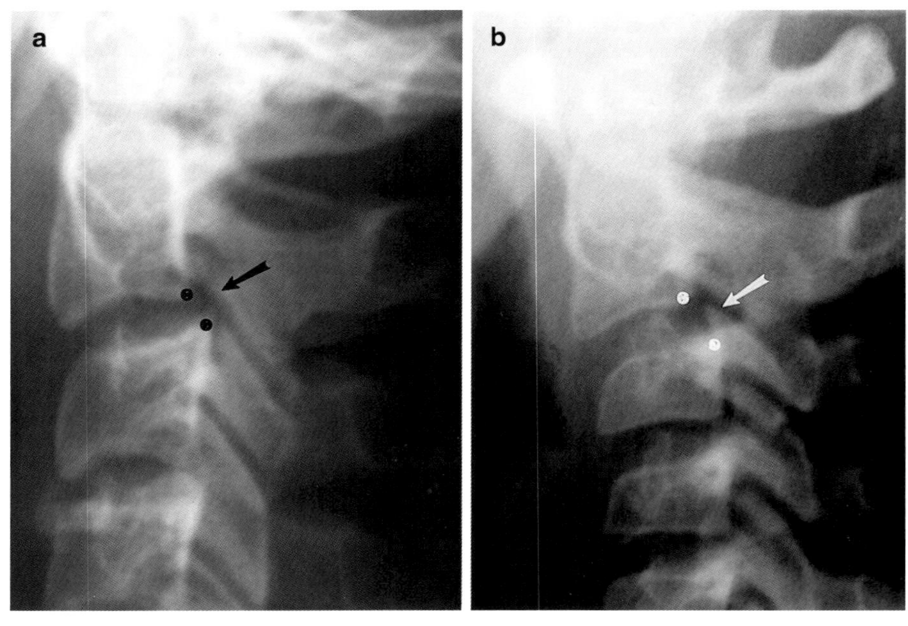

图4.7 C2相对于C3的生理性前脱位。（a）注意C2相对于C3向前移位（点和箭头）。（b）另一位患者相似的表现（点和箭头），注意小关节的关节面是平行的（引自Imaging of the Cervical Spine in Children byLeonard E. Swischuk. © 2013 Springer Science+Business Media, New York. 经SpringerNature允许）

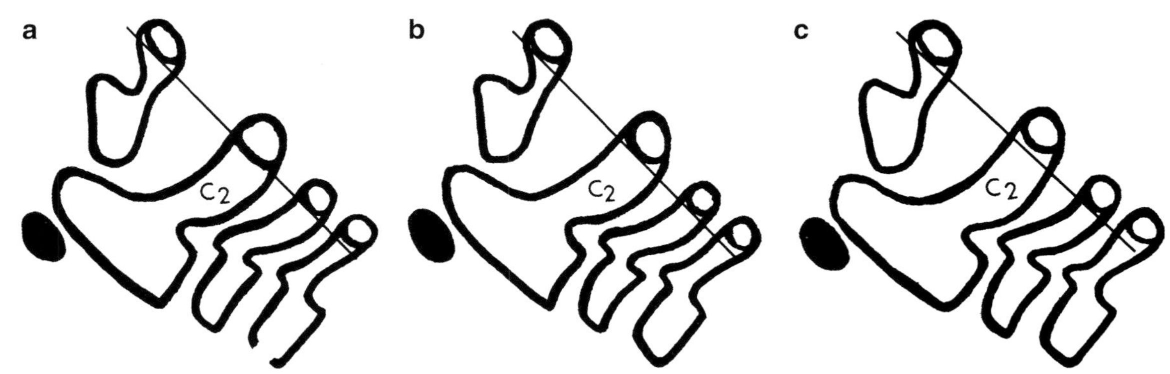

图4.8 颈椎后线的正常范围。（a）颈椎后线达到C2的前皮质。（b）颈椎后线穿过C2棘突尖的前皮质。（c）颈椎后线越过C2前皮质1mm（引自 Imaging of the Cervical Spine in Children by Leonard E. Swischuk. © 2013 Springer Science +Business Media, New York.经Springer Nature允许）

混淆。

假性半脱位

儿童颈椎生理上的松弛会给人以半脱位的假象。儿童中C2–C3存有生理性错位，C2相对于C3向前移位，称为假性半脱位，这种现象在C3–C4中也时有发生（图4.7a，b）。在某些情况下，假性半脱位距离较大，以至于与损伤造成脱位类似。在对161例患儿的研究中，Cattell和Filtzer发现8岁以下的儿童，46%在屈曲–过伸X线片上有C2在C3上的假性半脱位[1]。为了鉴别假性半脱位与真性病理改变，Swischuk描述了一条从C1后弓前皮质到C3后弓前皮质的辨识线，称为颈椎后线（图4.8a~c）[14]。屈曲和过伸X线片上C1、C2和C3棘突的前缘应在1~1.5mm范围内排列[2, 9, 14]。当颈椎后线偏离C2后弓2mm或更多时，即为病变或异常改变。此时应考虑患者是否为真正的半脱位或双侧峡部骨折，即所谓的Hangman骨折。

寰椎假性分离

成人Jefferson骨折的特征是寰椎侧块不正常分离，伴有前弓和后弓骨折。最常见的损伤机制是施加在头顶的垂直压力，导致楔形侧块的分离。在儿童中，尤其是7岁以下的儿童，寰椎侧块相对于枢椎侧块可能出现横向偏移，酷似Jefferson骨折。多达6mm的移位在4岁以下的儿童中很常见，在7岁以下的儿童中也可能出现，这是一种正常的解剖变化，几乎不能代表任何病理病变，儿童Jefferson骨折极其罕见。在创伤情况下，如果不了解儿童的解剖变化，放射科医生可能会误解这一现象。大多数3个月至4岁的儿童中，寰椎的假性分离非常常见，2岁时出现的概率超过90%[15]。这种发育现象被认为是由于寰椎和枢椎的生长速度存在差异而产生的，因为前者遵循更快的神经生长模式，而后者则遵循躯体细胞生长模式，尤其是在出生后的第1年[16]。随后，3~6岁时假性分离开始消失，表明在这段时间内生长速度更快。相比于青少年，儿童真正的Jefferson骨折是非常罕见的，其原因有4点：儿童体重较轻、头骨更具有弹性并能吸收外力、颈部弹性较大、C1的软骨连接可作为弹性缓冲物[15]。

齿状突后倾

齿状突容易出现很多的发育异常现象。许多异常虽然很奇怪，不过医生也很容易辨认。齿状突后倾相对轻微，但可能与骨折等病理变化相混淆[17]。正常的齿状突后倾代表了齿状突的异常发育，而不是颈椎异常发育。然而在某些情况下，齿状突后倾可能非常严重，这时放射科医生判读图像是非常困难的（图4.9 a，b）。齿状突骨折通常发生在根部，可导致前倾（过屈损伤）或后倾（过伸损伤）[18]。如果没有可见的骨折线，我们应该寻找是否有C1的向后移位，这只有在齿状突骨折的情况下才会发生[17]。当在倾斜的齿状突基底部存在一个切迹样缺口时，诊断就变得更加困难。这个切迹很可能代表了以前的齿-体软骨连接处的骨折，这种情况下通过X线片排除潜在的骨折几乎不可能。对于这些病例，CT扫描是必需的[17]。

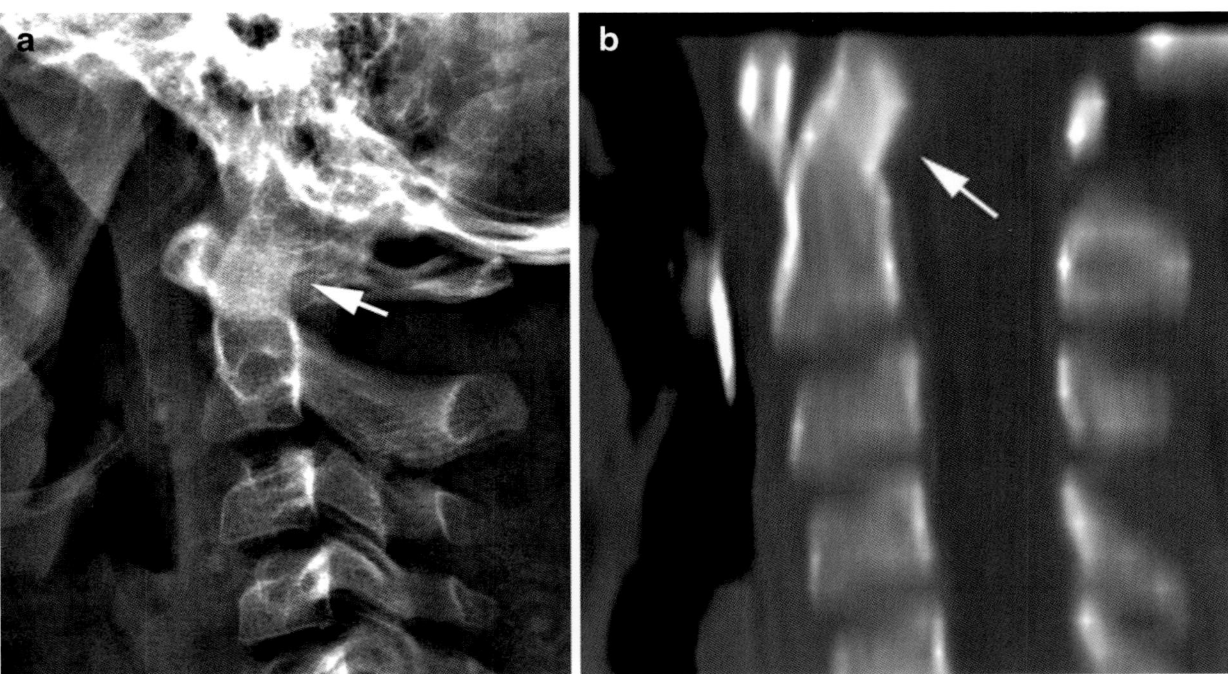

图4.9 正常齿状突向后倾斜的表现。（a）注意齿状突后倾，该患者属于正常。（b）CT矢状位重建，注意齿状突后倾（箭头）（引自 Imaging of the Cervical Spine in Children by Leonard E. Swischuk. © 2013 Springer Science +Business Media, New York.经Springer Nature允许）

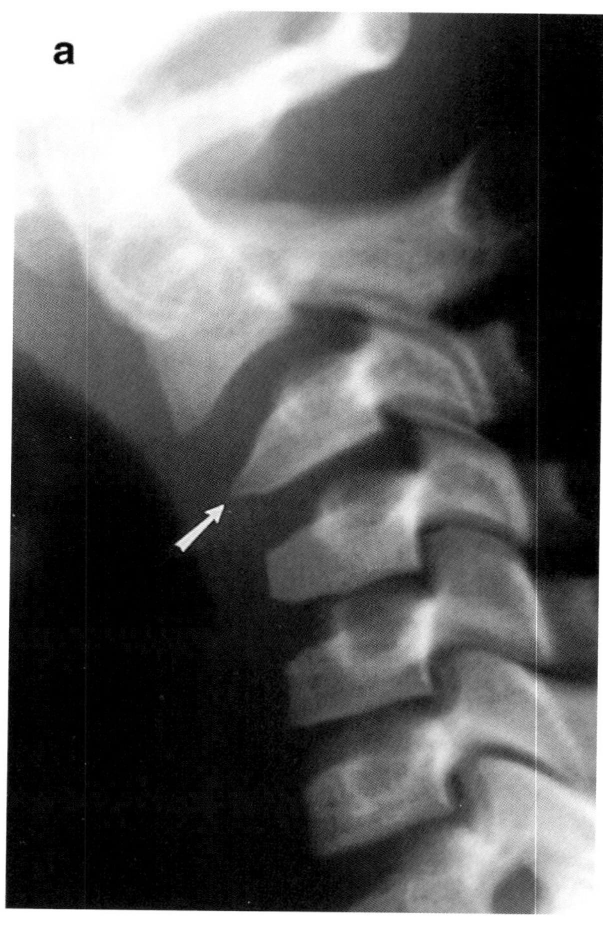

图4.10 C3明显楔形变（箭头），C2-C3间有脱位；C4也有轻度楔形变，C3-C4有假性脱位。（Leonard E. Swischuk许可使用）

寰齿间距

测量寰齿间距是评价儿童创伤患者的有效方法，寰齿间距的增大与横韧带损伤有关。脊髓与齿状突之间靠横韧带保护，横韧带的任何损伤都可能导致脊髓的致命性损伤。因此，快速准确的诊断至关重要。寰齿间距是指寰椎前弓后下缘与齿状突前缘之间的距离[19]。成人正常寰齿间距应<3mm，儿童寰齿间距可高达3.5mm[19]，甚至高达5mm[20]，而且没有韧带损伤迹象。如果在拍完X线片后，仍怀疑患儿有韧带损伤，则应进行MRI检查。

椎体楔形变

在婴儿期，颈椎的椎体呈椭圆形，随着患者年龄的增长变成长方形[21]。尤其是在下颈椎，从椭圆形到长方形大致有一个可预测的发展顺序。然而C3和C4椎体的发育是难以预测的，这是造成医生困惑的来源。在7岁以下的儿童中，3mm以下椎体的楔形变是一种正常的改变，特别是在C3水平，不应与压缩骨折相混淆（图4.10）[9，21，22]。楔形变发生在椎体的前上角。楔形变的确切原因尚不清楚，据推测，儿童颈椎高活动性会导致C2慢性反复地挤压C3椎体。如果怀疑存在压缩骨折，可以进行CT检查。对于前方的压缩骨折，轴位CT扫描椎体可显示骨折线，发生楔形变的正常患者则无骨折线。

咽后软组织异常

成人颈椎侧位片上的椎体前软组织增厚通常是由于颈椎损伤及随后的水肿和出血所致。这一发现也适用于儿童，但在C3水平上<6mm的椎前软组织增厚被认为是正常的[2]。在侧位X线片上，椎前软组织厚度随测量水平而变化。在C2水平，14岁以下的儿童椎前软组织厚度通常在4~5mm[23，24]。在C6水平，厚度随着年龄的增长而增加，2岁以下患儿的平均厚度为6mm，10岁以上患儿的平均厚度为9mm以上。比测量厚度更重要的是理解患儿拍片时的体位及其对椎前软组织厚度的影响。儿童椎前软组织的增厚可能与颈部屈曲或拍片时呼气有关。因此，对怀疑颈椎损伤的儿童，应在其颈椎伸直时和吸气期重复拍片，此时如果椎前软组织厚度在正常范围内，说明属于正常，而非病理变化[2]。

前凸消失

未满16岁的儿童颈部处于中立位时，可表现出局部的颈椎前凸消失，这在成人中则是一种病理变化[2，9]。

表 4.2 颅椎交界区的正常关系和放射学测量

线 / 角	解剖标志	正常值	病理改变
Wackenheim 斜坡基线	沿斜坡后面画一条线并向下延伸到上颈椎	与齿状突后侧面相切	寰枕关节脱位和寰枢关节脱位
寰齿间隙（ADI）	C1 前弓后下缘与齿状突前缘之间的间隙距离	<8 岁：≤ 5 mm >8 岁：≤ 3 mm	寰枢关节不稳和横韧带断裂
基底齿状突间隙(BDI)	枕骨大孔前缘和齿状突尖之间的距离	≤ 12 mm	寰枕关节脱位
基底枢椎间隙（BAI）	枕骨大孔前缘与沿齿状突后侧面的一条线之间的距离	≤ 12 mm	寰枕关节脱位
Powers 比值	枕骨大孔前缘到 C1 后弓椎板前缘中点的距离与枕骨大孔后缘到 C1 前结节后缘中点的距离的比值（BC/OA）	<1	寰枕关节脱位
髁间距（Kaufman 法）	枕骨与寰椎关节面之间的间隙	<5mm	寰枕关节脱位
Swischuk 线	C1 后弓皮质前缘至 C3 后弓皮质前缘间线	<2mm	Hangman 骨折和真性滑脱

次级骨化中心

如前所述，发育中儿童颈椎骨化中心可导致医生对X线片的误解，特别是在外伤的情况下。颈椎次级骨化中心多见于棘突和椎体上下缘的环状骨骺。在急性损伤的情况下，这些骨化中心容易与骨折混淆。急性骨折是不规则和非硬化的，通常发生在不可预测的位置，而正常的骨化中心是平滑规则的结构，有软骨下的硬化线[9]。CT可发现骨折有血肿和肿胀的迹象。

儿童颈椎的影像学测量

由于儿童颈椎有许多解剖变化，使其不同于成人，并且难以评估，因此有各种不同的线、角度和测量方法，使放射评估更容易、更准确地进行。这些测量适用于X线片以及CT和MRI（表4.2）。

Wackenheim 斜坡基线

该线为通过沿斜坡后面画的一条线并向下延伸到上颈椎（图4.11）。正常情况下，这条线与齿状突的后部相切。颅底凹陷症合并寰枕脱位和寰枢椎脱位时，这条线会中断[25]。

寰齿间隙（ADI）

前面讨论过，寰齿间隙代表C1前弓后下缘与齿状突前缘之间的间隙。在8岁以下的儿童中，它可以达到5mm；8岁以上的儿童，寰齿间隙应≤3mm[20]。这一间隙的增加和扩大与寰枢椎不稳、横韧带断裂和颅底凹陷是一致的。

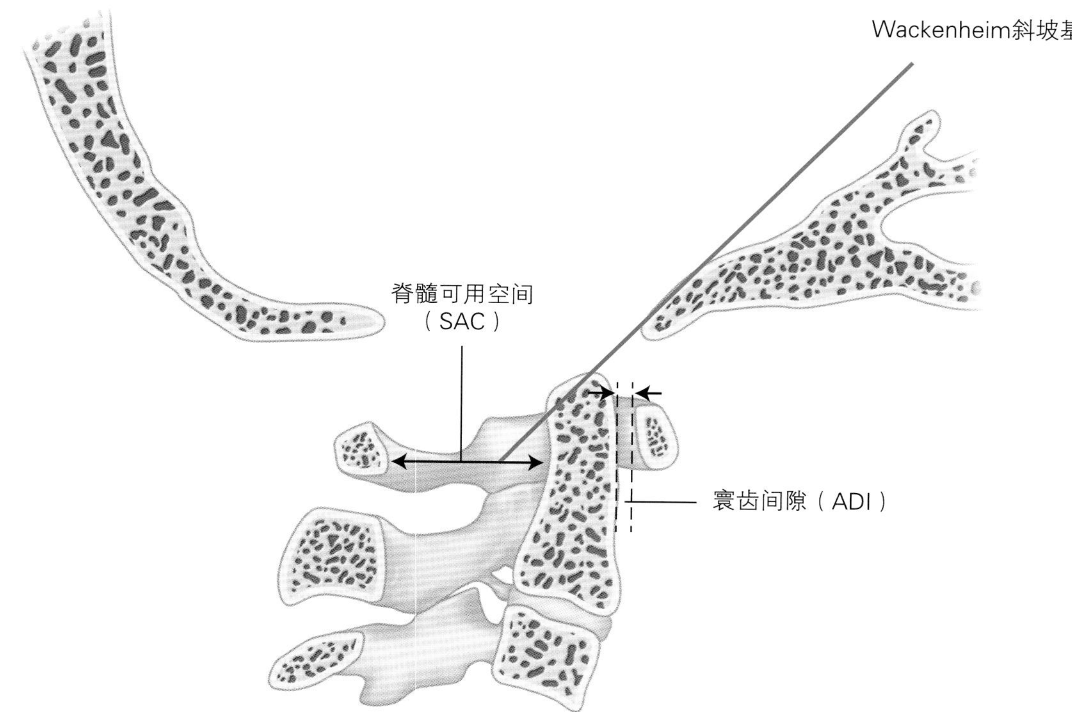

图4.11 Wackenheim斜坡基线是沿斜坡后面画一条向下延伸到上颈椎的线，齿状突的尖部应在这条线的前下方

基底齿状突间隙（BDI）/基底枢椎间隙(BAI)

BDI是指枕骨大孔前缘和齿状突尖之间的距离。成人正常达到12mm[26]，然而对于齿状突尚未骨化的儿童来说是并不准确的。Harris等用基底枢椎间隙（BAI）描述了另一种关系。BAI是指枕骨大孔前缘与沿齿状突后部的一条线（枢椎后线）之间的距离。在13岁以下的儿童中，BAI不应超过12mm[27]。BAI>12 mm提示有寰枕脱位和颅底凹陷。

Powers 比值

1979年Powers等介绍了另一种确定枕骨与寰椎之间关系的X线测量方法，可准确诊断寰枕脱位，即后来被众人所知的Powers比值。其定义为枕骨大孔前缘到C1后弓椎板前缘中点距离与枕骨大孔后缘到C1前结节后缘中点距离的比值。这一比值应小于1，平均为0.77[9，28]。比值大于1提示有寰枕关节脱位。虽然与其他测量方法相结合时比较有用，但Powers比值本身在诊断纵向和后脱位时没有帮助，特别是在儿童中，因为很难可靠地确定枕骨大孔后缘[29]。

髁间距(Kaufman 法)

髁间距被简单地定义为枕骨与寰椎之间的间隙，即所谓的寰枕连接。在小于15岁的儿童中，该区任意一处的间距不应超过5mm。对于寰枕连接间距的增大，应怀疑有寰枕关节牵张脱位损伤[9，30]。

儿童颈椎损伤

8岁以下的儿童容易发生上颈椎的韧带损伤，其中87%~100%的损伤发生在C3或更高水平[31]。在8岁以上的儿童中，近80%的损伤是涉及C5-C6以下水平的骨折[32]。11岁以下儿童颈椎损伤的发生率估计为1.19/100 000，而青少年的发病率为13.24/100 000[31]。60%的损伤发生于男孩，机动车事故、摔倒和运动伤通常是主要致伤原因[33]。损伤相关的死亡率为4%~41%[34]。合并神经损伤、头颅损伤和严重的腹部损伤的概率可高达67%，因此准确和及时诊断非常重要。

寰枕关节脱位

寰枕关节脱位极其罕见，但死亡率高达50%[35-37]。机动车辆安全气囊的使用被认为是儿童寰枕关节脱位的危险因素。许多幸存的儿童脑干以下神经功能完全丧失，并且无法脱离呼吸机。偶尔一些儿童没有任何神经损伤的表现，若通过X线片或CT扫描不能确定时，MRI是必需的，可以发现覆膜和翼状韧带的损伤（图4.12）[38]。值得注意的是，这种寰枕关节的牵张分离损伤，如果寰枕后脱位或前脱位发生自发性复位，用Powers比值评估也易发生漏诊。因此，现在Kaufman法被认为是诊断这种损伤最敏感的技术[39-42]。

寰椎骨折

寰椎骨折又称Jefferson骨折，或C1的爆裂骨折，1920年由Jefferson首次报道。儿童寰椎骨折非常罕见，文献报道不到20例[43，44]。它是由轴向负荷引起的，在青少年中更常见（图4.13）。成人可能表现为粉碎性的骨折块，而儿童则可能表现为单独的软骨连接骨折[9]。如果骨折没有移位，即使用CT扫描也很难诊断，可能需要MRI扫描。如前所述，7岁以下儿童侧块移位可达6mm，或称“假性分离”。大于6mm，则提示横韧带断裂，需要进一步的影像学检查[15]。MRI还可以帮助诊断是否有寰椎横韧带的损伤，如果有，则代表不稳定损伤[45，46]。

齿状突骨折

儿童齿状突骨折是颈椎最常见的骨折，齿状突基底和椎弓的软骨连接处是最易受损伤的部位（图4.14）[47-49]。不幸的是，10岁以下儿童齿状突基底部的软骨连接可能会影响对这一损伤的诊断，通常需要辅助CT或MRI扫描来确认这一骨折。通常齿状突骨折时，侧位X线片上齿状突向后倾斜，同时椎前软组织肿胀，这有助于对这一损伤的诊断。由于骨折线容易穿过骺板，而且在X线片的不同平面[50-52]，所以拍摄开口位往往没有什么诊断价值。延迟诊断可能损害骨折部位的血供，并影响齿状突的发育[53]。

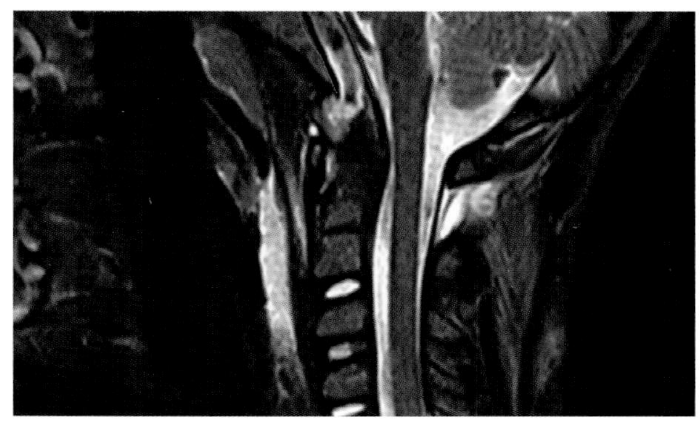

图4.12 一名6岁男孩在车祸中受伤的T2加权矢状位MRI。注意覆膜在斜坡上抬高，齿状突尖韧带断裂、后侧韧带断裂（图片由Jonathan H. Phillips博士馈赠）

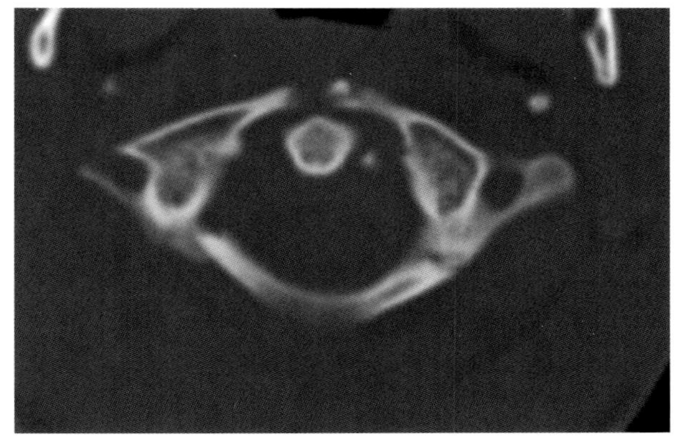

图4.13 美国足球队一名15岁男队员Jefferson骨折的轴位CT表现。注意一处前部骨折，两处后部骨折，一处撕脱性骨折正好在齿状突外侧（图片由Jonathan H. Phillips博士馈赠）

Hangman 骨折

Hangman骨折是典型的颈椎过伸型损伤，双侧椎弓峡部骨折，C2–C3椎间盘水平撕裂，C2/

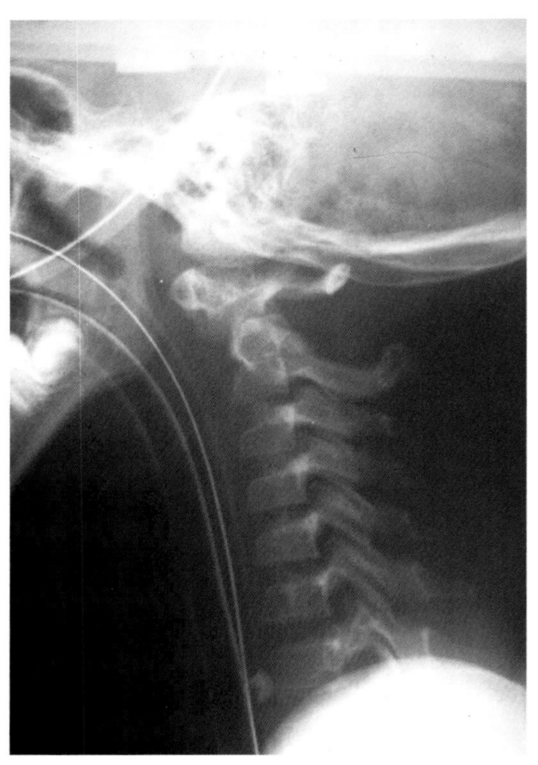

图4.14 一名7岁女童在蹦床上受伤出现Ⅱ型齿状突骨折（图片由Jonathan H. Phillips博士馈赠）

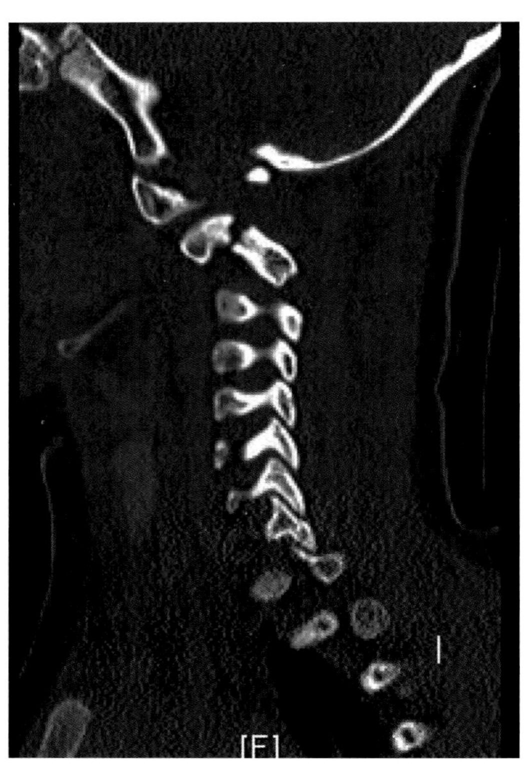

图4.15 一名6岁女童因头部撞击下水道而导致Hangman骨折。经矢状位CT扫描，注意为屈曲型骨折，而不是由经典的Hangman绞刑引起的过伸型骨折（图片由Jonathan H. Phillips博士馈赠）

C3水平前移位[46, 54]，这种不稳定的损伤通常是由于头部突然减速造成的，大约90%的病例可通过颈椎侧位片发现[55]。Hangman骨折最易与C2/C3水平假性半脱位相混淆。真正的脊椎滑脱往往有>2mm的移位，Swischuk线，即后弓皮质前缘连线，对鉴别这两种损伤非常有用（图4.15）[14]。

寰枢关节旋转半脱位

寰枢关节旋转半脱位具有自发性，炎症、轻微创伤均可引起，或与先天性畸形一并发生。最初，寰枢关节旋转半脱位很难通过X线片与肌性斜颈区分。临床上斜颈会在几天或几周内自行缓解，而真正的旋转半脱位只能通过治疗才能解决。Kowalski等报道了一种使用CT在初期区分这两种疾病的技术。X线片上寰枢关节旋转半脱位可见C1在C2上旋转，齿状突与C1两侧块之间的距离不对称[56-58]。功能CT检查，即患者检查时尽可能地将头部转向对侧，Kowalski等发现斜颈患者的C1在C2上旋转减少或逆向旋转。寰枢关节旋转半脱位的患者则在做这个动作时C1–C2没有任何活动[58]。

SCIWORA

SCIWORA首先由Pang和Wilberger定义为“无放射学异常的脊髓损伤”[59]。如前所述，由于某些生物力学和解剖因素，8岁以下儿童比年龄较大的儿童更容易受到脊髓损伤。顾名思义，最初的X线片是正常的。MRI扫描可以筛查出那些X线片或CT检查正常，但有暂时或持续神经症状的患者[54]。SCIWORA患者的MRI显示有脊髓损伤的征象，包括T2加权图像上信号的增强（代表水肿）和信号强度的降低（代表出血区域）。

创伤的 X 线片评估

在儿童创伤患者中，根据病史和体格检查很难发现颈椎损伤，因此影像学检查是非常必要的。事实上，美国外科医生学会建议对所有儿童都将颈椎X线片作为最初主要创伤评估的一部分。儿童创伤患者的标准评估体系包括水平投照侧位（CTL）、前后位和前后张口位。虽然儿童可能有许多X线片异常，但85%的颈椎损伤可单独通过CTL发现。95%的颈椎损伤可以通过创伤系列片进行鉴别[60，61]。

然而，现在许多儿童创伤中心常规使用CT而不是X线片来评估颈椎损伤，因为CT可减少诊断时间和急诊科不当处理时间，此外在中高度风险的成人创伤患者中，CT比普通X线更具成本效益。CT可以提供更多层面，只有1.4%的CT检查需要再次扫描，而X线检查则高达30%[51]。虽然CT会诱发肿瘤，特别是甲状腺肿瘤，但是，现代用于儿童创伤评估的“高端”CT设备，均按照ALARA原则（As Low As Reasonably Achievable，获得合格图像的同时，放射剂量尽可能低）的要求，采用了减少放射剂量的措施[47]。儿科放射学专业人员可以通过调节球管默认电流量降低1/5~1/4的辐射量。同样值得注意的是，普通成人CT扫描相关辐射量（1~14mSv）与每年接受的自然放射源（如氡和宇宙）的辐射量（1~10mSv）相当，甚至与单次跨大西洋飞行的辐射量相当[35]。

磁共振成像对诊断颈椎损伤的意义重大。MRI在显示软组织损伤和鉴别椎间盘突出、韧带损伤、脊髓损伤方面优于X线片和CT。美国神经外科医师学会（AANS）建议增加MRI检查以排除脊髓或神经根压迫。Flynn等利用MRI在X线片正常患者中发现近25%有韧带和软组织损伤，因此对这些患者行颈椎支具保护非常有必要[53]。MRI也被证明可以缩短排查颈椎的时间，从而减少住院时间并显著节省每个患者的费用[53]。

总结

儿童颈椎的独特形态，特别是C1和C2，与成人相比在X线片表现上有显著的差异。了解这些变化和复杂的骨骺类型对解释常规X线片是非常重要的。通常需要动态检查，比如通过过曲和过伸位片，以及更高级的影像学检查，来区分病理改变和正常状况。

参考文献

[1] Cattell HS, Filtzer DL. Pseudosubluxation and other normal variations in the cervical spine in children. J Bone Joint Surg Am. 1965, 47(7): 1295–1309.

[2] Lustrin ES, Karakas SP, Ortiz AO, Cinnamon J, Castillo M, Vaheesan K, et al. Pediatric cervical spine: normal anatomy, variants, and trauma. Radiographics. 2003, 23(3): 539–560.

[3] Rao RD, Tang S, Lim C, Yoganandan N. Developmental morphology and ossification patterns of the C1 vertebra. J Bone Joint Surg Am. 2013, 95(17): e1241–1247.

[4] Ogden JA. Radiology of postnatal skeletal develop- ment. XI The first cervical vertebra. Skelet Radiol. 1984, 12(1): 12–20.

[5] Bailey DK. The normal cervical spine in infants and children. Radiology. 1952, 59(5): 712–719.

[6] Piatt JH, Grissom LE. Developmental anatomy of the atlas and axis in childhood by computed tomography. J Neurosurg Pediatr. 2011, 8(3): 235–243.

[7] Calvy TM, Segall HD, Gilles FH, Bird CR, Zee CS, Ahmadi J, et al. CT anatomy of the craniover- tebral junction in infants and children. AJNR Am J Neuroradiol. 1987, 8(3): 489–494.

[8] Junewick JJ, Chin MS, Meesa IR, Ghori S, Boynton SJ, Luttenton CR. Ossification patterns of the atlas ver- tebra. AJR Am J Roentgenol. 2011, 197(5): 1229–1234.

[9] Khanna G, El-Khoury G. Imaging of cervi- cal spine injuries of childhood. Skelet Radiol. 2007, 36(6): 477–494.

[10] Karwacki GM, Schneider JF. Normal ossification patterns of atlas and axis: a CT study. AJNR Am J Neuroradiol. 2012, 33(10):1882–1887.

[11] Ogden JA. Radiology of postnatal skeletal develop- ment. XII The second cervical vertebra. Skelet Radiol. 1984, 12(3):169–177.

[12] Panjabi M, Duranceau J, Goel V, Oxland T, Takata k. Cervical human vertebrae – quantitative three dimen- sional anatomy of the middle and lower regions. Spine. 1991, 16:861–869.

[13] Rajwani T, Bhargava R, Moreau M, Mahood J, Raso VJ, Jiang H, et al. MRI characteristics of the neurocentral synchondrosis. Pediatr Radiol. 2002, 32(11):811–816.

[14] Swischuk LE. Anterior displacement of C2 in children: physiologic or pathologic. Radiology. 1977, 122(3):759–763.

[15] Suss RA, Zimmerman RD, Leeds NE. Pseudospread of the atlas: false sign of Jefferson fracture in young children. AJR Am J Roentgenol. 1983, 140(6):1079–1082.

[16] Kaplan KM, Spivak JM, Bendo JA. Embryology of the spine and associated congenital abnormalities. Spine J. 2005,

5(5):564–576.
[17] Swischuk LE, Hayden CK Jr, Sarwar M. The posteri- orly tilted dens. A normal variation mimicking a frac- tured dens. Pediatr Radiol. 1979, 8(1):27–28.
[18] Kattan KR. In: Charles C, editor. Trauma and no-trauma of the cervical spine. Springfield: Thomas; 1975.
[19] Douglas TS, Sanders V, Machers S, Pitcher R, van As AB. Digital radiographic measurement of the atlantodental interval in children. J Pediatr Orthop. 2007, 27(1):23–26.
[20] Locke GR, Gardner JI, Van Epps EF. Atlas-dens interval (ADI) in children. Am J Roentgenol. 1966, 97(1):135–140.
[21] Swischuk LE, Swischuk PN, John SD. Wedging of C-3 in infants and children: usually a normal finding and not a fracture. Radiology. 1993, 188(2):523–526.
[22] Quigley A, Stafrace S. Skeletal survey normal vari- ants, artefacts and commonly misinterpreted findings not to be confused with non-accidental injury. Pediatr Radiol. 2014, 44(1):82–93.
[23] Douglas TS, Gresak LK, Koen N, Fenton-Muir N, van As AB, Pitcher RD. Measurement of prevertebral cervical soft tissue thickness on lateral digital radio- graphs. J Pediatr Orthop. 2012, 32(3):249–252.
[24] Vermess D, Rojas CA, Shaheen F, Roy P, Martinez CR. Normal pediatric prevertebral soft-tissue thickness on MDCT. AJR Am J Roentgenol. 2012, 199(1):W130–133.
[25] Wackenheim A. Roentgen diagnosis of the craniover- tebral region. New York: Springer; 1974.
[26] Wholey MH, Bruwer AJ, Baker HL. The lateral roent- genogram of the neck. Radiology. 1958, 71(3):350–356.
[27] Harris JH Jr, Carson GC, Wagner LK. Radiologic diagnosis of traumatic occipitovertebral dissociation:1. Normal occipitovertebral relationships on lateral radiographs of supine subjects. AJR Am J Roentgenol. 1994, 162(4):881–886.
[28] Powers B, Miller MD, Kramer RS, Martinez S, Gehweiler JA Jr. Traumatic anterior atlanto-occipital dislocation. Neurosurgery. 1979, 4(1):12–17.
[29] Lee C, Woodring JH, Goldstein SJ, Daniel TL, Young AB, Tibbs PA. Evaluation of traumatic atlantooccipital dislocations. AJNRAm J Neuroradiol. 1987, 8(1):19–26.
[30] Kaufman RA, Carroll CD, Buncher CR. Atlantooccipital junction: standards for measure- ment in normal children. AJNR Am J Neuroradiol. 1987, 8(6):995–999.
[31] Kreykes NS, Letton RW Jr. Current issues in the diag- nosis of pediatric cervical spine injury. Semin Pediatr Surg. 2010, 19(4):257–264.
[32] Jones TM, Anderson PA, Noonan KJ. Pediatric cervical spine trauma. J Am Acad Orthop Surg. 2011, 19(10):600–611.
[33] Bonadio WA. Cervical spine trauma in children: part I. General concepts, normal anatomy, radiographic evaluation. Am J Emerg Med. 1993, 11(2):158–165.
[34] Platzer P, Jaindl M, Thalhammer G, Dittrich S, Kutscha-Lissberg F, Vecsei V, et al. Cervical spine inju- ries in pediatric patients. J Trauma. 2007, 62(2):389– 96; discussion 394–396.
[35] McCall T, Fassett D, Brockmeyer D. Cervical spine trauma in children: a review. Neurosurg Focus. 2006, 20(2):E5.
[36] Steinmetz MP, Lechner RM, Anderson JS. Atlantooccipital dislocation in children: presenta- tion, diagnosis, and management. Neurosurg Focus. 2003, 14(2):ecp1.
[37] Sun PP, Poffenbarger GJ, Durham S, Zimmerman RA. Spectrum of occipitoatlantoaxial injury in young children. J Neurosurg. 2000, 93(1 Suppl):28–39.
[38] Chaljub G, Singh H, Gunito FC Jr, Crow WN. Traumatic atlanto-occipital dislocation: MRI and CT. Neuroradiology. 2001, 43(1):41–44.
[39] Frush DP, Donnelly LF, Rosen NS. Computed tomography and radiation risks: what pediat- ric health care providers should know. Pediatrics. 2003, 112(4):951–957.
[40] Scaife ER, Rollins MD. Managing radiation risk in the evaluation of the pediatric trauma patient. Semin Pediatr Surg. 2010, 19(4):252–256.
[41] Shah NB, Platt SL. ALARA: is there a cause for alarm? Reducing radiation risks from computed tomography scanning in children. Curr Opin Pediatr. 2008, 20(3):243–247.
[42] Hernandez JA, Chupik C, Swischuk LE. Cervical spine trauma in children under 5 years: productivity of CT. Emerg Radiol. 2004, 10(4):176–178.
[43] Thakar C, , Harish S, Saifuddin A, Allibone J. Displaced fracture through the anterior atlantal syn- chondrosis. Skelet Radiol. 2005, 34(9):547–549.
[44] Jefferson G. Fracture of the atlas vertebra. Report of four cases, and a review of those previously recorded. Br J Surg. 1919, 7(27):407–422.
[45] Judd DB, Liem LK, Petermann G. Pediatric atlas fracture: a case of fracture through a synchon- drosis and review of the literature. Neurosurgery. 2000, 46(4):991–994; discussion 994–995.
[46] Bonadio WA. Cervical spine trauma in children: part II. Mechanisms and manifestations of injury, therapeutic considerations. Am J Emerg Med. 1993, 11(3):256–278.
[47] Fassett DR, McCall T, Brockmeyer DL. Odontoid synchondrosis fractures in children. Neurosurg Focus. 2006, 20(2):E7.
[48] Sherk HH, Nicholson JT, Chung SM. Fractures of the odontoid process in young children. J Bone Joint Surg Am. 1978, 60(7):921–924.
[49] Tavares JO, Frankovitch KF. Odontoid process frac- ture in children: delayed diagnosis and successful conservative management with a halo cast. A report of two cases. J Bone Joint Surg Am. 2007, 89(1):170–176.
[50] Blockey NJ, Purser DW. Fractures of the odon- toid process of the axis. J Bone Joint Surg Br. 1956, 38-B(4):794–817.
[51] Buhs C, Cullen M, Klein M, Farmer D. The pediat- ric trauma C-spine: is the 'odontoid' view necessary? J Pediatr Surg. 2000, 35(6):994–997.
[52] Swischuk LE, John SD, Hendrick EP. Is the open- mouth odontoid view necessary in children under 5 years? Pediatr Radiol. 2000, 30(3):186–189.
[53] Flynn JM, Closkey RF, Mahboubi S, Dormans JP. Role of magnetic resonance imaging in the assess- ment of pediatric cervical spine injuries. J Pediatr Orthop. 2002, 22(5):573–577.
[54] Roche C, Carty H. Spinal trauma in children. Pediatr Radiol. 2001, 31(10):677–700.
[55] Maves CK, Souza A, Prenger EC, Kirks DR. Traumatic atlanto-occipital disruption in children. Pediatr Radiol. 1991, 21(7):504–507.
[56] Wortzman G, Dewar FP. Rotary fixation of the atlan- toaxial joint: rotational atlantoaxial subluxation. Radiology. 1968, 90(3):479–487.
[57] Fielding J, Hawkins R. Atlanto-axial rotatory fixation. (Fixed rotatory subluxation of the atlanto-axial joint). J Bone Joint Surg Am. 1977, 59(1):37–44.
[58] Kowalski HM, et al. Pitfalls in the CT diagnosis of atlantoaxial rotary subluxation. Am J Roentgenol. 1987, 149(3):595–600.
[59] Pang D, Wilberger JE. Spinal cord injury without radiographic abnormalities in children. J Neurosurg. 1982, 57(1):114–129.
[60] Blahd WH Jr, Iserson KV, Bjelland JC. Efficacy of the posttraumatic cross table lateral view of the cervical spine. J Emerg Med. 1985, 2(4):243–249.
[61] Shaffer MA, Doris PE. Limitation of the cross table lat- eral view in detecting cervical spine injuries: a retrospec- tive analysis. Ann Emerg Med. 1981, 10(10):508–513.

第二部分：
儿童颈椎疾病的临床表现

儿童颈椎疾病的临床表现和体格检查

5

William C. Warner，Ilkka Helenius

概述

对于年轻医生而言，儿童颈椎的评估是一个巨大的挑战。新生儿、儿童、青少年的颈椎与成年人有着不同的特征。各种疾病和先天性异常均可影响儿童颈椎的形态。因此，我们需要进一步了解儿童颈椎的解剖、生长规律和发育规律，以帮助读者了解这些疾病和畸形。颈椎畸形常为多发，报道显示，每名患者有3~4处颈椎骨性畸形。因此，当看到一处畸形时，应明确是否还合并其他畸形。[1]。另外，充分细致地对儿童进行检查会存在很多困难，尤其是那些还不会说话、无法说话、受惊或疼痛，及无法描述症状或疼痛部位的儿童患者。有必要熟悉了解在各种综合征、成骨不全和先天性疾患中，颈椎的病理改变和颈椎不稳的关系，因为，在成人中这些情况并不常见。

未成熟脊柱存在差异的原因

发育解剖学

婴儿出生时，寰椎是由3个骨化中心组成的，一个发育为前弓，另外两个发育为左右侧的后弓和侧块。后弓通常在3岁前融合；但是偶尔也会出现后弓的软骨连接没有发生融合，导致后弓裂。到7岁时，寰椎前弓与另外两个骨化中心连接起来[2]。也就是在这个年龄，寰椎的内径达到最大尺寸，而外径继续增大[3]。

枢椎由4个独立的骨性骨化中心发育而来，一个发育为齿状突，一个发育为椎体，两个发育为椎弓。椎体通过软骨与相邻的侧块连接，通过齿状突下方软骨与齿状突连接，齿状突中心软骨在6~7岁闭合，它也可能以骨化线的形式一直到11岁才消失。C2的椎弓在3~6岁时融合。偶尔齿状突的尖端是“V”形（双角形齿状突），或者齿状突的尖端可能存在一个小的孤立的骨化中心——终末小骨[4，5]。

W.C. Warner (*)
LeBonheur Children's Hospital, University of Tennessee/Campbell Clinic, Germantown, TN, USA
e-mail: wwarner@campbellclinic.com

I. Helenius
Department of Pediatric Orthopedic Surgery, Turku University Central Hospital, Turku, Finland

J.H. Phillips et al. (eds.), *The Management of Disorders of the Child's Cervical Spine*,
https://doi.org/10.1007/978-1-4939-7491-7_5

第C3~C7颈椎具有相似的骨化模式，椎体的每侧椎弓均有单独的骨化中心。在2岁时椎弓相互发生融合，椎弓和椎体之间的软骨连接在3~6岁融合。7岁以前，这些椎骨通常是楔形的（图5.1）[6]。

幼儿的解剖和发育因素造就了儿童颈椎的独特特征。8岁以下的儿童往往比成人具备更大的颈部活动度。这是因为8岁以前，儿童小关节的方向更趋向于水平位。随着年龄的增长，这些关节面会变得更加垂直。在成长过程中，C5~C7的小关节面方向从55° 增加至70° ，上颈椎的小关节方向从30° 增加至70° [7，8]。与儿童相比，婴幼儿全身有着比较松弛的韧带和较弱的颈部肌肉，也可以增加运动范围，降低肌肉对这些增加运动范围的抵抗[8]。3~8岁的儿童C2–C3处的屈伸运动范围比成人多50%。儿童颈椎的旋转中心随年龄而变化，活动度最大的节段随年龄增加而下降，3~8岁时，活动度最大的节段在C2~C4，9~11岁降到C4~C5，而12~15岁时，进一步降到C5~C6。[9，10]。这就是导致青少年具有成人的损伤模式，而低龄儿童更常出现颅颈损伤的原因。

低龄儿童的头部占体重的比例大于年龄较大的儿童和青少年。这是低龄儿童中脊柱旋转中心较高的部分原因。如果儿童被固定在担架板上，占身体比重较大的头部可使颈椎处于屈曲状态。此时，可使用枕骨部有凹陷的担架板将颈椎置于中立位置（图5.2）。

病史

对儿童颈椎的评估应始终以全面病史询问和体格检查开始。“主诉”将指导医生进行病史询问和体格检查。主诉可能包括畸形、疼痛、神经功能障碍、发育延迟或创伤。这些信息往往隐含着颈椎疾患的潜在病因。

关于畸形的主诉，通常描述为头部倾斜和颈部、面部的不对称，引导检查医生分析畸形的原

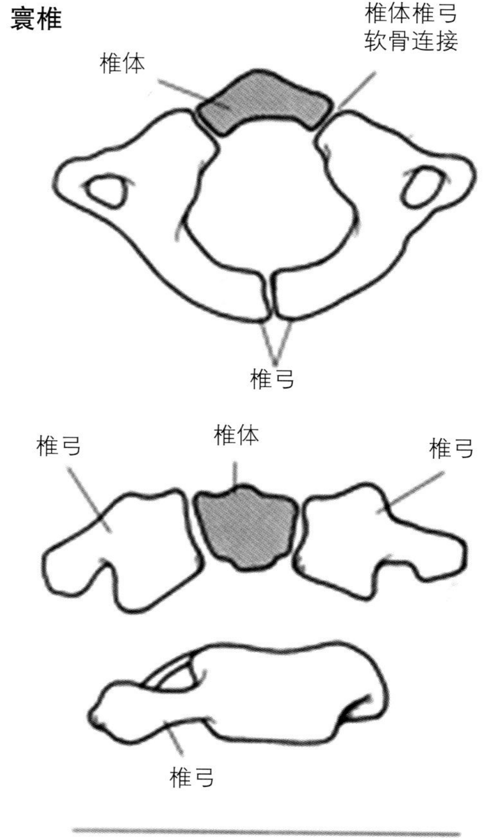

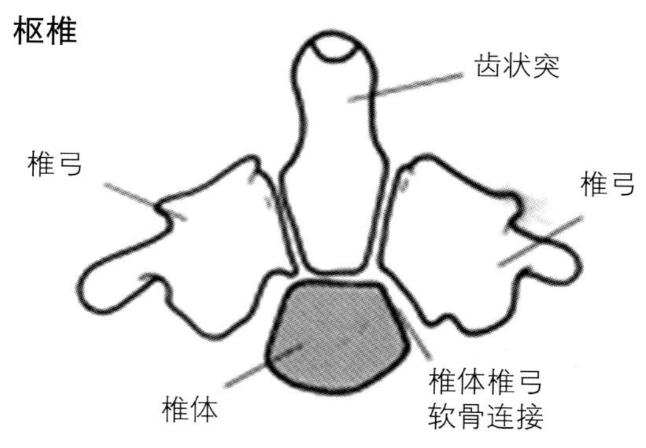

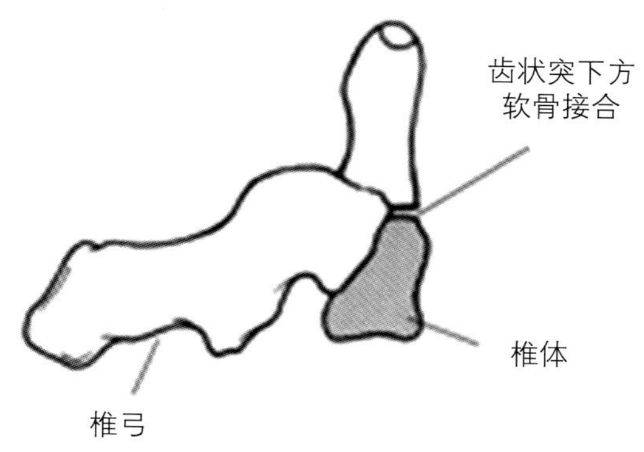

图5.1 寰椎和枢椎的骨化（由Copley和Dormans[59]转载；经WoltersKluwer许可）

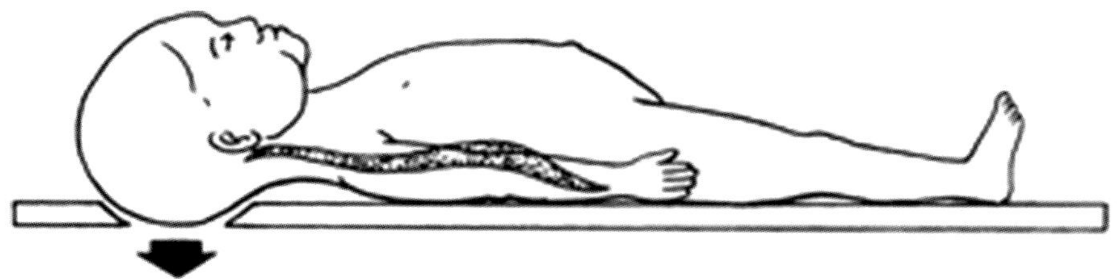

图5.2 通过使用枕骨部有凹陷的担架板，将儿童颈椎置于中立位（经JBJS Inc.许可转载，来自Herzenberg等[11]）

因（图5.3）。先天性肌性斜颈是婴儿畸形和头部倾斜的最常见原因。肌性斜颈通常在出生后不久就会被父母注意到。他们经常在婴儿出生后第2~6周发现其颈部的结节或可触及的肿块。

Ballock和Song发现，几乎20%的斜颈患者都有非肌性疾病[12]。非肌性斜颈或颈椎畸形的诊断可能是治疗中最重要的方面之一。

间断性或间歇性的畸形可能是由眼性斜颈或桑德弗氏综合征（Sandifer综合征，胃食管反流引起的斜颈）引起的。

骨性畸形往往是先天性原因造成的，例如Klippel-Feil综合征，就是颈椎两个或多个节段的先天性骨融合。如果怀疑是Klippel-Feil综合征，检查者应该询问其他异常情况，例如心脏，泌尿生殖系统，听觉或肌肉骨骼系统。应记录新生儿护理和气管、食管、支气管以及食道闭锁手术治疗的病史[13-17]。寰椎枕骨化和先天性半寰椎畸形也可能是导致颈椎无痛骨性畸形的原因[18]。

颈椎畸形或后天性斜颈的疼痛原因可能是创伤性或炎症性的，也可能是肿瘤的结果。寰枢椎旋转半脱位或固定是疼痛性后天性斜颈的最常见原因。这种情况发生在轻微的颈部创伤或上呼吸道感染（Grisel综合征）后的儿童中[19-22]。其他炎性病变，如青少年类风湿性关节炎，可能在疾病过程的早期出现的颈部疼痛和疼痛性斜颈[23]。感染性椎间盘炎和钙化性椎间盘炎也可导致疼痛性斜颈[24]。后颅窝肿瘤约占婴儿颅内肿瘤的50%，并且可能表现为伴上颈椎疼痛的畸形。枕骨区头痛可能是后颅窝肿瘤的早期表现（表5.1）。

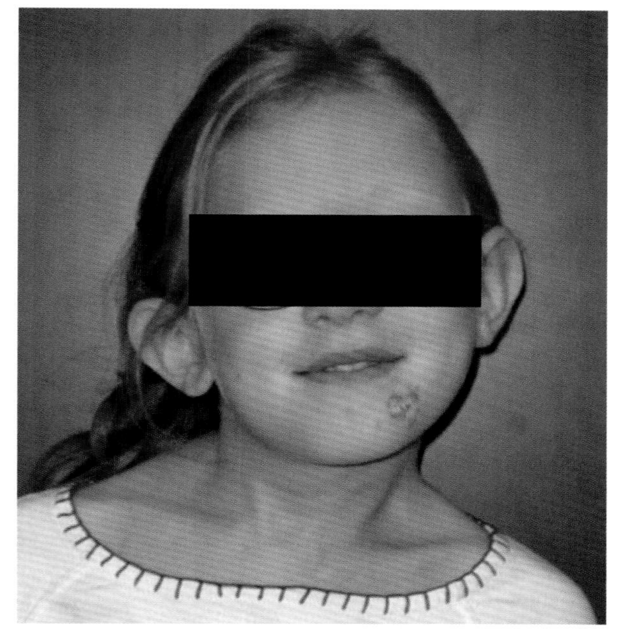

图5.3 头部异常倾斜畸形

当主诉是神经症状时，那么病史应包括任何隐匿性创伤，不稳，或任何其他可能压迫或损害脊髓或脑干的因素。神经缺陷可能是细微的，例如发育迟缓，容易疲劳或动作笨拙，或者它们可能是明显的，例如运动和感觉缺陷或完全瘫痪。当患者呼吸困难或无法从呼吸机撤机时，应寻找脑干或上颈椎异常。

有分娩困难或臀位分娩的病史，再有运动发育迟缓，肌张力减退或晚期肌张力增高这些症状，可能表明上颈椎有围产期损伤[25，26]。

已知某些综合征和骨骼发育不良可表现为上颈椎异常（表5.2）[27-29]。因此，正确的诊断依赖于意识到颈椎不稳在这些病症中发生率较高，如Morquio病[30-33]和其他黏多糖贮积症[34，35]，Q22缺失综合征，脊柱骨骺发育不良[36，37]，弯曲变形性发育不良[38-42]，唐氏综合征[43-46]和拉森综合征[47]。患有骨骼发育不良和与之相关的颈椎不稳定的儿童身材矮小，如果不存在相关综合征的特征性表现，那么绘制儿童的成长图表可有助于发现任何生长异常。患有拉森综合征和弯曲变形性发育不良的患者通常患有颈椎中段后凸畸形。如果颈椎后凸仍然低于60°，在患有弯曲变形性发育不良的患者中可以自行缓解[39，40]。但是，在拉森综合征的患者，则会在婴儿期即出现脊髓压迫和四肢瘫[47]。

表 5.1 斜颈的鉴别诊断

先天性	先天性肌肉 / 椎体异常 椎体分节失败 　Klippel-Feil 综合征 　C1 枕骨化 / 先天缺如 　先天性半寰椎畸形 椎节形成不全 椎体分节和形成混合性不全 视觉性斜颈
获得性，疼痛性斜颈	创伤 　寰枢椎旋转移位 　游离齿状突 　C1 骨折 炎症 　寰枢椎旋转位移（Grisel） 　幼年型类风湿性关节炎 　椎间盘炎或骨髓炎 　颈部其他感染 肿瘤 　嗜酸性肉芽肿 　骨样骨瘤或成骨细胞瘤 　颈椎间盘钙化 　Sandifer 综合征
获得性，非疼痛性斜颈	婴儿阵发性斜颈 中枢神经系统肿瘤 　后颅窝肿瘤 　颈髓肿瘤 　听神经瘤 脊髓空洞症 癔症 眼科危象（吩噻嗪毒性） 与韧带松弛有关 　唐氏综合征 　脊柱骨骺发育不良或黏多糖贮积症（MPS）

表 5.2 骨骼发育不良患者的颈椎疾病

症状	相关颈椎疾病
软骨发育不全	狭窄 　颅颈交界区域 　下颈椎
萎缩性发育不良	脊柱后凸 　椎体发育不全 　肌张力低下 脊柱裂
黏多糖贮积症Ⅱ型 亨特氏综合征	狭窄 　颈椎管 硬脊膜增厚 　齿突后倾
黏多糖贮积症ⅠH型 Hurler 综合征	发育不良 　齿状突 形成异常 　齿状突尖
Kniest 骨发育不全	不稳 　寰枢关节 　寰枕关节
干骺端软骨发育不良	不稳 　寰枢关节 　韧带松弛
黏多糖贮积症Ⅳ型 Morquio 综合征	不稳 　寰椎关节 　齿状突发育不全 　游离齿状突 硬脊膜增厚
脊柱骨骺发育不良	不稳 　寰椎关节 　齿状突发育不全 　游离齿状突 　韧带松弛
脊椎干骺端结构不良	不稳 　寰椎关节 　齿状突发育不全 　韧带松弛

呼吸困难可能由椎管和枕骨大孔狭窄或颅底凹陷引起。这种情况可见于诸如黏多糖贮积症[35]、软骨发育不全[48-50]和成骨不全[51, 52]等疾病。熟悉颅底凹陷及其临床表现非常重要，因为这种脊柱畸形常常未被诊断或被误诊为后颅窝肿瘤、脊髓灰质炎、脊髓空洞症、肌萎缩侧索硬化、脊髓肿瘤或多发性硬化症。颅底凹陷临床表现各不相同，症状通常是四肢无力、疲劳和感觉异常。可能存在共济失调、头晕和眼球震颤，也可能累及下颅神经。椎动脉在枕骨大孔处受压是颅底凹陷的另一症状原因[53]，可能会产生头晕、癫痫、精神恶化和晕厥。

创伤也可能导致神经系统症状。如果在轻微创伤后发现神经功能缺损，则应怀疑潜在的骨性或隐匿性不稳定综合征[54]。在重大创伤中，合并性损伤很常见。面部和颅骨损伤是最常见的。发生其他肌肉骨骼损伤，尤其是那些不连续的脊柱损伤，如果不进行针对性的排除，往往会被误诊。

上颈椎损伤在8岁以下儿童中更为常见。随着儿童进入青春期，颈椎损伤与成人相似。

体格检查

当怀疑患有颈椎疾病时，应进行详细和系统的查体。对于不合作或无法表达的幼儿，需要在不同时间进行多次检查，以获得准确可靠的检查信息。如果可能的话，婴儿的检查应该在温暖的检查室内，在安静和平静的气氛中进行。在父母或看护人的膝盖上检查婴儿和幼儿通常比较可靠。对于一个刚刚会说话的幼儿而言，由于无法遵循指示或无法描述及理解体格检查中的相关术语，检查可能会变得复杂；例如，患儿可能无法理解麻木的含义。

体格检查往往以观察开始，也是检查中最重要的部分，尤其是对于检查期间通常不合作的婴儿和儿童。检查者应注意颈部形状和发际线。Klippel-Feil综合征的典型临床表现是后发际线较低、短颈和颈部运动受限的三联征（图5.4）。在头面部应检查面部是否不对称和是否存在斜形头畸形。当患儿仰卧或坐在护理人员的

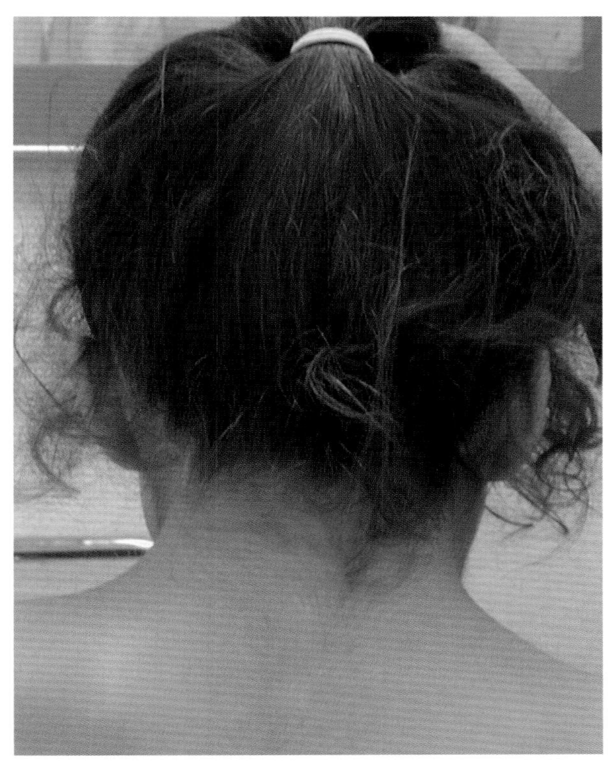

图5.4 Klippel-Feil综合征患者的后发际线较低

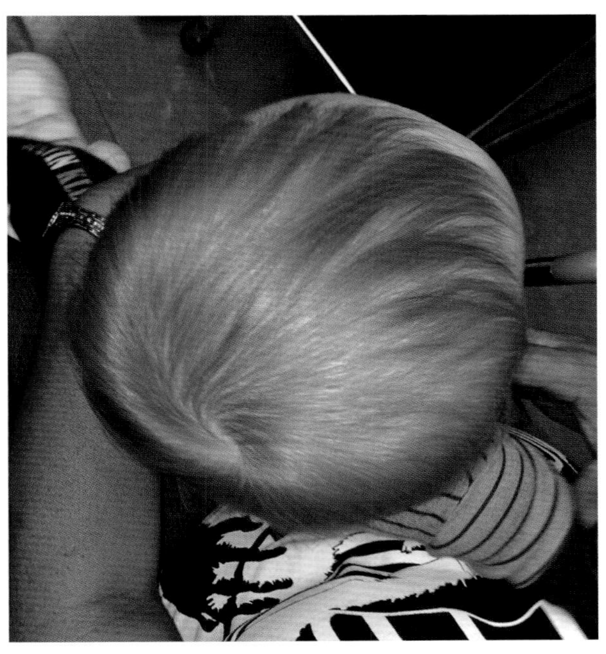

图5.5 从上面观察患儿可以很容易地看到斜形头畸形

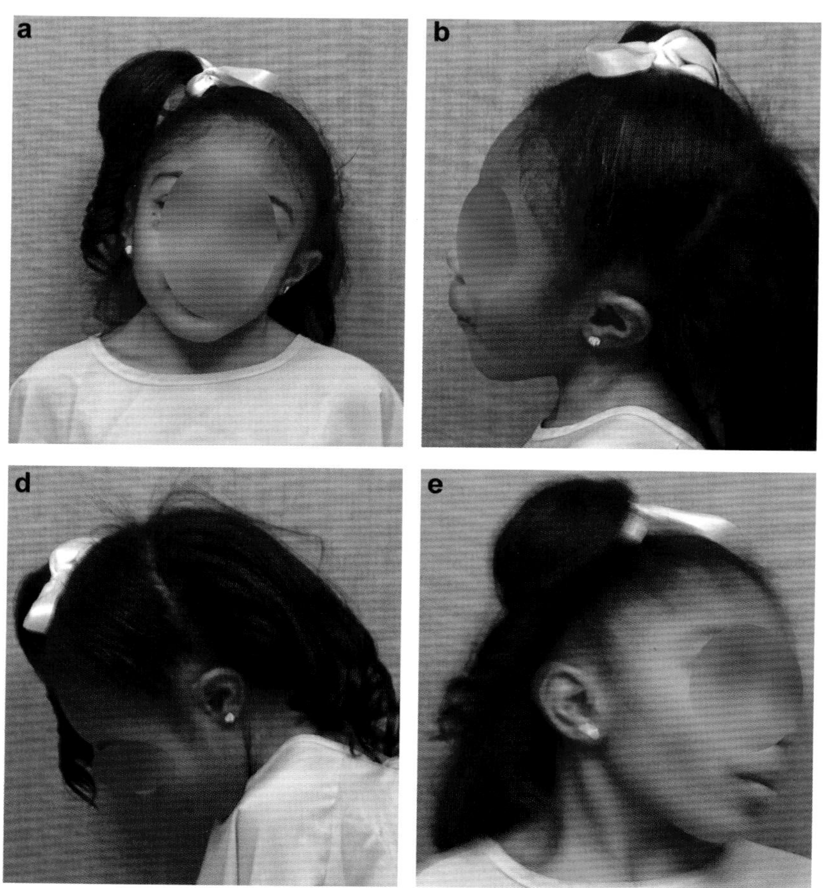

图5.6 （a，b）检查头部倾斜的儿童的活动度。（c）背伸。（d）屈曲。（e）旋转

膝盖上时，检查者应该从前面、侧面和顶部观察患儿。这将有助于检测轻微的不对称，否则不易发现（图5.5）。应注意头部相对于身体的任何倾斜或旋转。在跟踪玩具或物体时观察儿童的头部和颈部运动可间接表明颈部的运动范围。“悬挂头”姿势（颈部向前屈曲）可表明脑干或颈椎存在肿瘤[55, 57]。对步行儿童步态的评估很重要，应注意步行时表现出的任何步态异常、姿势或上肢位置异常。

头部和颈部的触诊是检查的第二部分。应该触摸头部是否存在任何肿块或缺陷。应触摸婴儿的前囟门，根据饱满程度，判断是否存在隐匿性脑积水。囟门过早闭合可能提示颅缝早闭，前囟门通常在4~26个月之间闭合。斜形头畸形通常提示存在长期斜颈。应触摸颈后部，了解有无任何肿块或压痛区域。应注意任何压痛或椎旁肌肉痉挛。触诊棘突检查是否存在缺陷，评估颈椎的长度。因为C2棘突很大，因此是最容易被触诊的最上面的棘突。

接下来，就是检查颈前部的任何肿胀和压痛，应触诊胸锁乳突肌是否存在痉挛、纤维化或肿块。胸锁乳突肌的假瘤通常在先天性肌性斜颈患者出生后2~6周可被观察到。应检查颈部的主动和被动运动范围。检查主动屈曲和伸展、旋转和侧曲。两侧水平旋转75°，伸展80°，屈曲至60°，下巴可触及胸部，侧向弯曲约45°[56]为儿童正常活动范围（图5.6a~e）。轻柔地测量被动运动范围，并且应该记录任何对抗、疼痛或活动

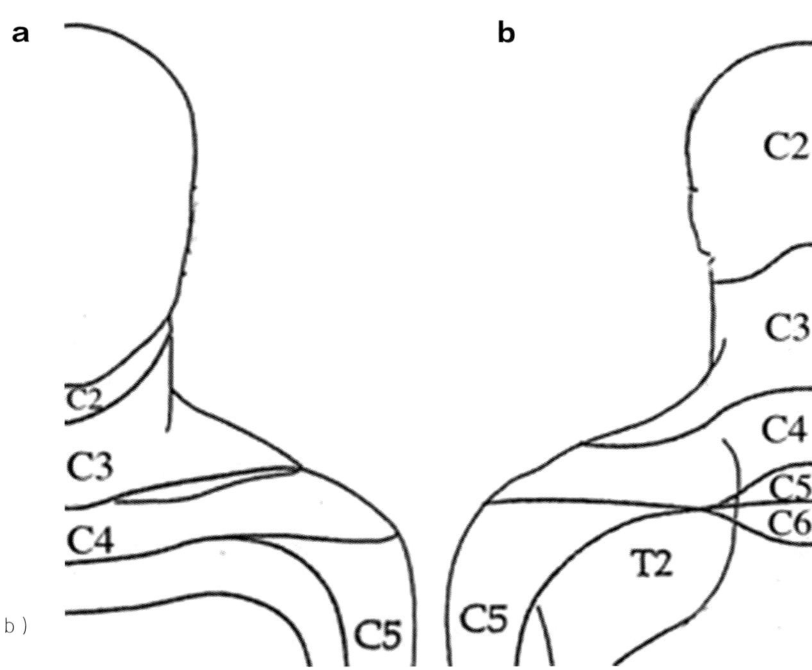

图5.7 C1~C5神经根皮区：（a）腹侧。（b）背侧

受限。

上颈椎疾病可能涉及颅神经，如颅底凹陷症、Chiari畸形，或任何上颈椎先天异常或不稳定，在确诊这些疾病后，均需进一步行颅神经功能检查。颅神经Ⅲ、Ⅳ和Ⅵ控制眼的运动，例如眼外运动和瞳孔对光反射。颅神经Ⅳ（滑车神经）专门控制眼睛的上斜肌。颅神经Ⅴ（三叉神经）控制角膜反射和面部感觉。颅神经Ⅶ（面神经）控制面部的运动和感觉。它可以通过在笑容或哭泣期间观察面部对称性来进行检查。听力筛查检查将测试颅神经Ⅷ，并且可以通过评估患者的声音嘶哑、悬雍垂偏斜和呕吐反射来测试颅神经Ⅸ和Ⅹ。颅神经Ⅺ是一种脊柱副神经，控制着斜方肌的运动。通过评估肩膀耸肩力量，检查这个神经。颅神经Ⅻ（舌下神经）可以通过听取患者的单词发音和观察舌头是否存在突出、不对称或偏斜来检查[57]。

对于婴儿或儿童，上肢、下肢的运动和感觉检查是具有挑战性的。可通过观察儿童走路、跑步、爬行或玩耍等进行检查上肢和下肢神经肌肉功能情况。让儿童玩玩具，够到并抓住头顶上的物体使检查者了解肌肉力量和张力。应评估肌肉的体积和张力是否有萎缩或任何不对称。应检查上肢、下肢有无肌张力增高和痉挛状态。观察患者的步态并检查患者的脚趾和脚跟行走能力，以了解患者足跖屈、背伸肌力和平衡能力。。

对于C1~T1神经也应进行检查。由于C1~C3神经支配枕骨区域感觉，因此需要进行检查并记录。C4神经支配肩胛提肌、斜方肌和菱形肌，如果受到影响，会导致肩部抬高困难（图5.7a，b）。通过测试肱二头肌和腕关节的伸展肌力可检查C5和C6神经的情况。C5神经支配腋神经并支配外侧三角肌区的感觉，C6神经支配前外侧臂、拇指和食指的感觉。C7神经运动功能通过肱三头肌和腕屈曲肌力进行测试，C7神经感觉功能通过中指感觉进行测试（并非总是可靠）。手指屈肌力量检查C8神经的运动功能，C8神经支配前臂内侧、环指和小指的感觉。骨间肌的运动试验和臂内侧部分的感觉检查提供了有关T1神经的情况（图5.8）。

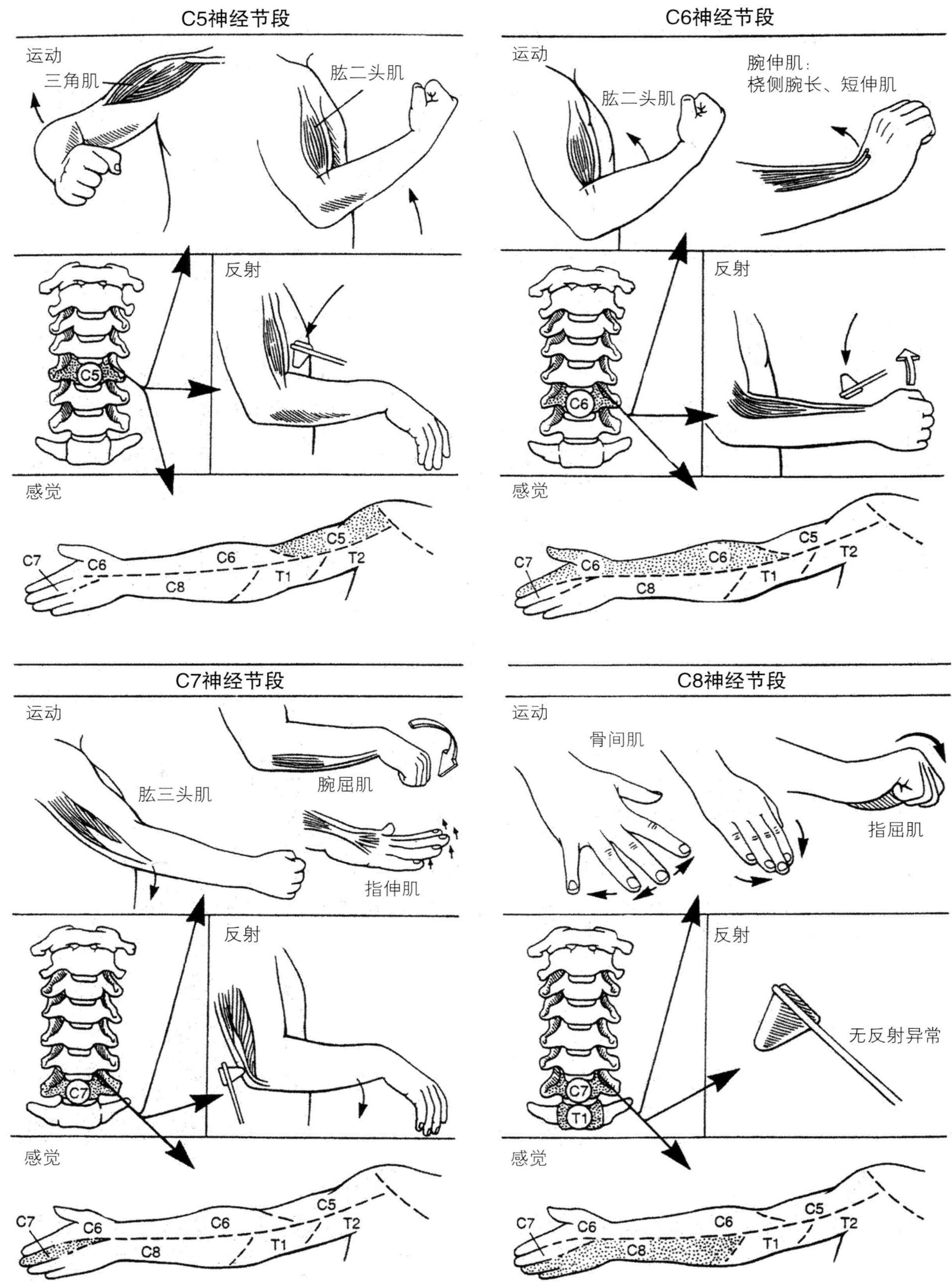

图5.8 上肢神经系统评估（C3~T1）（经Deyo [60] Wolters Kluwer Health许可转载）

在检查颈椎时，需要对下肢进行神经功能检查，并包括检查屈髋肌力，可评估T12~L3神经；检查股四头肌强度，可评估L2~L4神经；检查胫骨前肌强度、髌腱反射，以及足部内侧的感觉，可评估L4神经；检查趾长伸肌肌力和足背的感觉，可评估L5神经；检查腓骨长、短肌肌力和跟腱反射、足外侧感觉，可评估S1神经；检查肛周感觉，可评估S2~S4神经[57]。

影像学检查

影像学检查应包括颈椎的正侧位，前后位，齿状突开口位。在主管医生指导下拍摄颈椎屈伸侧位片有助于评估颈椎的稳定性。进一步的影像学检查，包括颈椎CT和MRI，对明确颈椎畸形、脊髓和软组织病变的诊断有很大价值。颈椎的放射学检查和进一步影像学检查将在另一章中介绍。

电生理检查

神经传导功能研究和肌电图有时可以为颈椎病变的诊断提供帮助。尽管对儿童或青少年进行电生理诊断检查有一定的困难，但这些测试有助于区分周围神经压迫或疾病与中枢或脊髓病变。

尼尔森（Nelson）报道了短潜伏期躯体感觉诱发电位在软骨发育不全患者上颈椎疾病治疗中的应用。在门诊上，对意识清醒状态下的儿童开展这项研究可能具有挑战性，因此限制了其临床应用[58]。

总结

对患有颈椎疾患的儿童进行临床评估需要全面的病史资料和仔细地检查。考虑到儿童年龄较小，查体配合不是很好。发现病史上的细微线索和反复的体格检查，使用不同的“技巧”来深入了解体征是非常重要的。对各种先天性畸形、全身性综合征和创伤的病因学的全面了解将确保不会遗漏任何重要的症状或体征。

参考文献

[1] Hosalkar HS, Sankar WN, Wills BP, Goebel J, Dormans JP, Drummond DS. Congenital osseous anomalies of the upper cervical spine. J Bone Joint Surg Am. 2008, 90: 337–348. https://doi.org/10.2106/ JBJS.G.00014.

[2] Ogden JA. Radiology of postnatal skeletal develop- ment. XI. The first cervical vertebra. Skelet Radiol. 1984, 12: 12–20.

[3] Lapinsky AA, Spiker WR, Ghanayem AJ. Developmental anatomy of the normal cervica spine. In: Benzel EC, editor. The cervical spine. 5th ed. Philadelphia: Wolters Kluwer/Lippincott Williams and Wilkins; 2012. p. 34–42.

[4] Ogden JA. Radiology of postnatal skeletal devel- opment. XII. The second cervical vertebra. Skelet Radiol. 1984, 12: 169–177.

[5] Ogden JA, Murphy MJ, Southwick WO, Ogden DA. Radiology of postnatal skeletal development. XIII. C1-C2 Interrelationships. Skelet Radiol. 1986, 15: 433–438.

[6] O'Rahilly R, Muller F, Meyer DB. The human verte- bral column at the end of the embryonic period proper. 1.The column as a whole. J Anat. 1980, 131: 565–575.

[7] Cattell HS, Filtzer DL. Pseudosubluxation and other normal variations in the cervical spine in children. A study of one hundred and sixty children. J Bone Joint Surg Am. 1965, 47: 1295–1309.

[8] Penning L. Normal movements of the cervical spine. AJR Am J Roentgenol. 1978, 130: 317–326. https: //doi. org/10.2214/ajr.130.2.317.

[9] Warner WC, Hediquist DJ. Cervical spine inju- ries in children. In: Beaty JH, Kasser JR, editors. Rockwood and Wilkins' fractures in children. 7th ed. Philadelphia: Wolters Kluwer/ Lippincott Williams and Wilkins; 2010.

[10] Pennecot GF, Gouraud D, Hardy JR, Pouliquen JC. Roentgenographical study of the stability of the cervi- cal spine in children. J Pediatr Orthop. 1984, 4:346–352.

[11] Herzenberg JE, Hensinger RN, Dedrick DK, Phillips WA. Emergency transport and positioning of young children who have an injury of the cervical spine. The standard backboard may be hazardous. J Bone Joint Surg Am. 1989, 71:15–22.

[12] Ballock RT, Song KM. The prevalence of nonmuscu- lar causes of torticollis in children. J Pediatr Orthop. 1996, 16(4):500.

[13] Sistonen S, Helenius I, Peltonen J, Sarna S, Rintala RJ, Pakarinen MP. Natural history of spinal anoma- lies and scoliosis associated with esophageal atre- sia. Pediatrics. 2009, 124:e1198–204. https://doi. org/10.1542/peds.2008-3704.

[14] Tracy MR, Dormans JP, Kusumi K. Klippel-Feil syn- drome: clinical features and current understanding of etiology. Clin Orthop Relat Res. 2004, 424:183–190.

[15] Hensinger RN, Lang JE, MacEwen GD. Klippel-Feil syndrome; a constellation of associated anomalies. J Bone Joint Surg Am. 1974, 56:1246–1253.

[16] Guille JT, Miller A, Bowen JR, Forlin E, Caro PA. The natural history of Klippel-Feil syndrome: clinical, roentgenographic, and magnetic resonance imaging findings at adulthood. J Pediatr Orthop. 1995, 15:617–626.

[17] Guille JT, Sherk HH. Congenital osseous anomalies of the upper and lower cervical spine in children. J Bone Joint Surg Am. 2002, 84-A:277–288.

[18] Dubousset J. Torticollis in children caused by con- genital anomalies of the atlas. J Bone Joint Surg Am. 1986, 68:78–88.
[19] Subach BR, McLaughlin MR, Albright AL, Pollack IF. Current management of pediatric atlantoaxial rota- tory subluxation. Spine. 1998, 23:2174–2179.
[20] Wa P, Hensinger RN. The management of rotatory atlanto-axial subluxation in children. J Bone Joint Surg Am. 1989, 71:664–668.
[21] Mathern GW, Batzdorf U. Grisel's Syndrome. Cervical spine clinical, pathologic, and neurologic manifesta- tions. Clin Orthop Relat Res. 1989, 244:131–146.
[22] Fielding JW, Hawkins RJ. Atlanto-axial rotatory fixa- tion. (Fixed rotatory subluxation of the atlanto-axial joint). J Bone Joint Surg Am. 1977, 59:37–44.
[23] Hensinger RN, DeVito PD, Ragsdale CG. Changes in the cervical spine in juvenile rheumatoid arthritis. J Bone Joint Surg Am. 1986, 68:189–198.
[24] Herring JA, Hensinger RN. Cervical disc calcifica- tion. J Pediatr Orthop. 1988, 8:613–616.
[25] Hillman JW, Sprofkin BE, Parrish TF. Birth injury of the cervical spine producing a cerebral palsy syn- drome. Am Surg. 1954, 20:900–906.
[26] Towbin A. Central nervous system damage in the human fetus and newborn infant. Mechanical and hypoxic injury incurred in the fetal-neonatal period. Am J Dis Child. 1970, 119:529–542.
[27] Goldberg MJ. Orthopedic aspects of bone dysplasias. Orthop Clin North Am. 1976, 7:445–456.
[28] Lachman RS. The cervical spine in the skeletal dys- plasias and associated disorders. Pediatr Radiol. 1997, 27:402–408.
[29] Svensson O, Aaro S. Cervical instability in skeletal dysplasia. Report of 6 surgically fused cases. Acta Orthop Scand. 1988, 59:66–70.
[30] Beighton P, Craig J. Atlanto-axial subluxation in the Morquio syndrome. Report of a case. J Bone Joint Surg Br. 1978, 55:478–481.
[31] Blaw ME, Langer LO. Spinal cord compres- sion in Morquio-Brailsford's disease. J Pediatr. 1969, 74:593–600.
[32] Lipson SJ. Dysplasia of the odontoid process in Morquio's syndrome causing quadriparesis. J Bone Joint Surg Am. 1977, 59:340–344.
[33] White KK, Steinman S, Mubarak SJ. Cervical ste- nosis and spastic quadriparesis in Morquio disease (MPS IV). A case report with twenty-six-year follow- up. J Bone Joint Surg Am. 2009, 91:438–442. https:// doi.org/10.2106/JBJS.H.00148.
[34] Thomas SL, Childress MH, Quinton B. Hypoplasia of the odontoid with atlanto-axial subluxation in Hurler's syndrome. Pediatr Radiol. 1985, 15:353–354.
[35] Tandon V, Williamson JB, Cowie RA, Wraith JE. Spinal problems in mucopolysaccharidosis I (hurler syndrome). J Bone Joint Surg Br. 1996, 78:938–944.
[36] Ricchetti ET, Hosalkar HS, Gholve PA, Cameron DB, Drummond DS. Advanced imaging of the cervical spine and spinal cord in 22q11.2 deletion syndrome: age-matched, double-cohort, controlled study. J Child Orthop. 2008, 2:333–341. https://doi.org/10.1007/ s11832-008-0129-6.
[37] Ricchetti ET, States L, Hosalkar HS, Tamai J, Maisenbacher M, et al. Radiographic study of the upper cervical spine in the 22q11.2 Deletion syn- drome. J Bone Joint Surg Am. 2004, 86-A:1751–1760.
[38] Richards BS. Atlanto-axial instability in diastrophic dysplasia. A case report. J Bone Joint Surg Am. 1991, 73:614–616.
[39] Remes V, Marttinen E, Poussa M, Kaitila I, Peltonen J. Cervical kyphosis in diastrophic dysplasia. Spine. 1999, 24:1990–1995.
[40] Remes V, Tervahartiala P, Poussa M, Peltonen J. Cervical spine in diastrophic dysplasia: an MRI analysis. J Pediatr Orthop. 2000, 20:48–53.
[41] Herring JA. The spinal disorders in diastrophic dwarf- ism. J Bone Joint Surg Am. 1978, 60:177–182.
[42] Bethem D, Winter RB, Lutter L. Disorders of the spine in diastrophic dwarfism. J Bone Joint Surg Am. 1980, 62:529–536.
[43] Pizzutillo PD, Herman MJ. Cervical spine issues in down syndrome. J Pediatr Orthop. 2005, 25:253–259.
[44] Pueschel SM, Scola FH, Perry CD, Pezzullo JC. Atlanto-axial instability in children with down syndrome. Pediatr Radiol. 1981, 10:129–132.
[45] Ferguson RL, Putney ME, Allen BL Jr. Comparison of neurologic deficits with atlanto-dens intervals in patients with down syndrome. J Spinal Disord. 1997, 10:246–252.
[46] Burke SW, French HG, Roberts JM, Johnston CE, Whitecloud TS, Edmunds JO Jr. Chronic atlanto-axial instability in down syndrome. J Bone Joint Surg Am. 1985, 67:1356–1360.
[47] Katz DA, Hall JE, Emans JB. Cervical kyphosis associated with anteroposterior dissociation and quadriparesis in Larsen's syndrome. J Pediatr Orthop. 2005, 25:429–433.
[48] Yamada H, Nakamura S, Tajima M, Kageyama N. Neurological manifestations of pediatric achon- droplasia. J Neurosurg. 1981, 54:49–57. https://doi. org/10.3171/jns.1981.54.1.0049.
[49] Horton VK, Glinski LP, Reiser CA. Prospective assessment of risks for cervicomedullary-junction compression in infants with achondroplasia. Am J Hum Genet. 1985, 56:732–744.
[50] Pauli RM, Pauli RM, Scott CI, Wasserman ER Jr, Gilbert EF, Leavitt LA, VerHoeve J, et al. Apnea and sudden unexpected death in infants with achondropla- sia. J Pediatr. 1984, 104:342–348.
[51] Harkey HL, Crockard HA, Stevens JM, Smith R, Ransford AO. The operative management of basilar impression in osteogenesis imperfecta. Neurosurgery. 1990, 27:782–786; discussion 786.
[52] Engelbert RH, Gerver WJ, Breslau-Siderius LJ, van der Graaf Y, Pruijs HE, van Doorne JM, et al. Spinal complications in osteogenesis imperfecta: 47 patients 1-16 years of age. Acta Orthop Scand. 1998, 69:283–286.
[53] Dickinson LD, Tuite GF, Colon GP, Papadopoulos SM. Vertebral artery dissection related to basilar impression: case report. Neurosurgery. 1995, 36:835–838.
[54] Teodori JB, Painter MJ. Basilar impression in chil- dren. Pediatrics. 1984, 74:1097–1099.
[55] Whitmer GG, Davis RJ, Bell DF. Hanging head sign as a presenting feature of spinal cord neo- plasms: a report of four cases. J Pediatr Orthop. 1993, 13:322–324.
[56] Arbogast KB, Gholve PA, Friedman JE, Maltese MR, Tomasello MF, Dormans JP. Normal cervical spine range of motion in children 3-12 years old. Spine. 2007, 32(10):E309–315.
[57] Horn BD, Dormans JP. Evaluation of the cervical spine in children. In: Benzel EC, editor. The cervical spine. 5th ed. Philadelphia: Wolters Kluwer/Lippincott Williams and Wilkins; 2012. p. 386–397.
[58] Nelson FW, Goldie WD, Hecht JT, Butler IJ, Scott CI. Short-latency somatosensory evoked potentials in the management of patients with achondroplasia. Neurology. 1984, 34(8):1053.
[59] Copley LA, Dormans JP. Cervical spine disorders in infants and children. J Am Acad Orthop Surg. 1998, 6(4):204–214.
[60] Deyo RA. History and physical examination. In: Weinstein JN, Rydevik BL, Somtag VKH, editors. Essentials of the spine. New York: Raven Press; 1995. p. 71–95.

儿童与青少年颈椎创伤

6

Mitesh Shah, Martin J. Herman, Craig Eberson，John T. Anderson

患者评估

概述

虽然儿童颈椎损伤较为少见，但其诊断和治疗仍面临着巨大挑战。儿童颈椎创伤的发病率虽然仅为1%~2%，但如果不能及时诊治，会造成十分严重的后果[1，2]。儿童颈椎创伤占儿童脊柱创伤的80%，远高于成人（30%~40%）[1]，儿童颈椎创伤患者的平均年龄为10岁，60%为男性。颈椎损伤的发病率在9岁以后逐渐增加，青春前期与青春期的发病率分别为9岁及以下儿童的2倍与5倍[3]。8岁以下的患儿最常见的损伤部位位于上颈椎（C1~C4），而青少年的损伤部位与成人相似[1，4]。据统计，在小于9岁的儿童中，上颈椎损伤（C1~C4）与下颈椎损伤（C5~C7）的发生率之比约为70%：25%；而在青少年中，两者之比为 40%： 45%[3]。

损伤机制

儿童和青少年颈椎损伤的最常见机制为机动车外伤（44%~68%）[4]，主要发生在机动车碰撞过程中，其中约一半的患儿是因乘车时未进行约束或者约束不当引起的[1，5，6]。颈椎损伤的机制因患儿的年龄不同会存在一定差异：难产过程中因负压或产钳引产导致的出生损伤在颈椎创伤中仅占极小的比例（1/60 000）[7]；婴幼儿颈椎损伤主要来源于虐待与摔伤；而对于年龄较大的儿童和青少年，更常见的病因为机动车外伤、摩托车和其他交通工具事故、枪伤以及与运动有关的

M. Shah
Orthopedic Surgery and Pediatrics, Drexel University College of Medicine, St. Christopher's Hospital for Children, Philadelphia, PA, USA

M.J. Herman (*)
St. Christopher's Hospital for Children, Orthopedic Center for Children, Philadelphia, PA, USA
e-mail: martin1.herman@tenethealth.com

C. Eberson
Division of Pediatric Orthopedic Surgery, Orthopedic Surgery Residency, Alpert Medical School of Brown University, Providence, RI, USA

J.T. Anderson
University of Kansas School of Medicine, Department of Orthopedic Surgery, Children's Mercy Hospital and Clinics – Kansas City, Kansas City, MO, USA

J.H. Phillips et al. (eds.), *The Management of Disorders of the Child's Cervical Spine*,
https://doi.org/10.1007/978-1-4939-7491-7_6

损伤[5]。在体育运动引起的颈椎创伤（占全部颈椎创伤的16%）中[6]，足球、橄榄球、啦啦队以及跳水等导致颈椎创伤的风险最高。

儿童与成人颈椎对比

解剖

8岁以下儿童颈椎与年长儿童或青少年的颈椎存在着重要的解剖学和生理学差异，后者的颈椎结构更接近于成人。年幼儿童的颈部活动范围较大，肌肉欠发达，韧带相对松弛，脊柱内的软骨–骨比例增加，而且存在更多水平走向的关节面。幼儿头部与躯干相比，占比更大。由于这些差异，8岁以下的儿童更容易出现上颈椎损伤，一项大型研究表明该人群87%的颈椎损伤发生在C3水平及以上[4]。相比之下，年长儿童和青少年的损伤模式与成年人相似，大多数损伤发生在下颈椎。

影像学

儿童颈椎在生长发育过程中的变化使其X线片的评估充满挑战性（图6.1a~e），其C2–C3常出现假性半脱位，而C3–C4较少见。为评估上

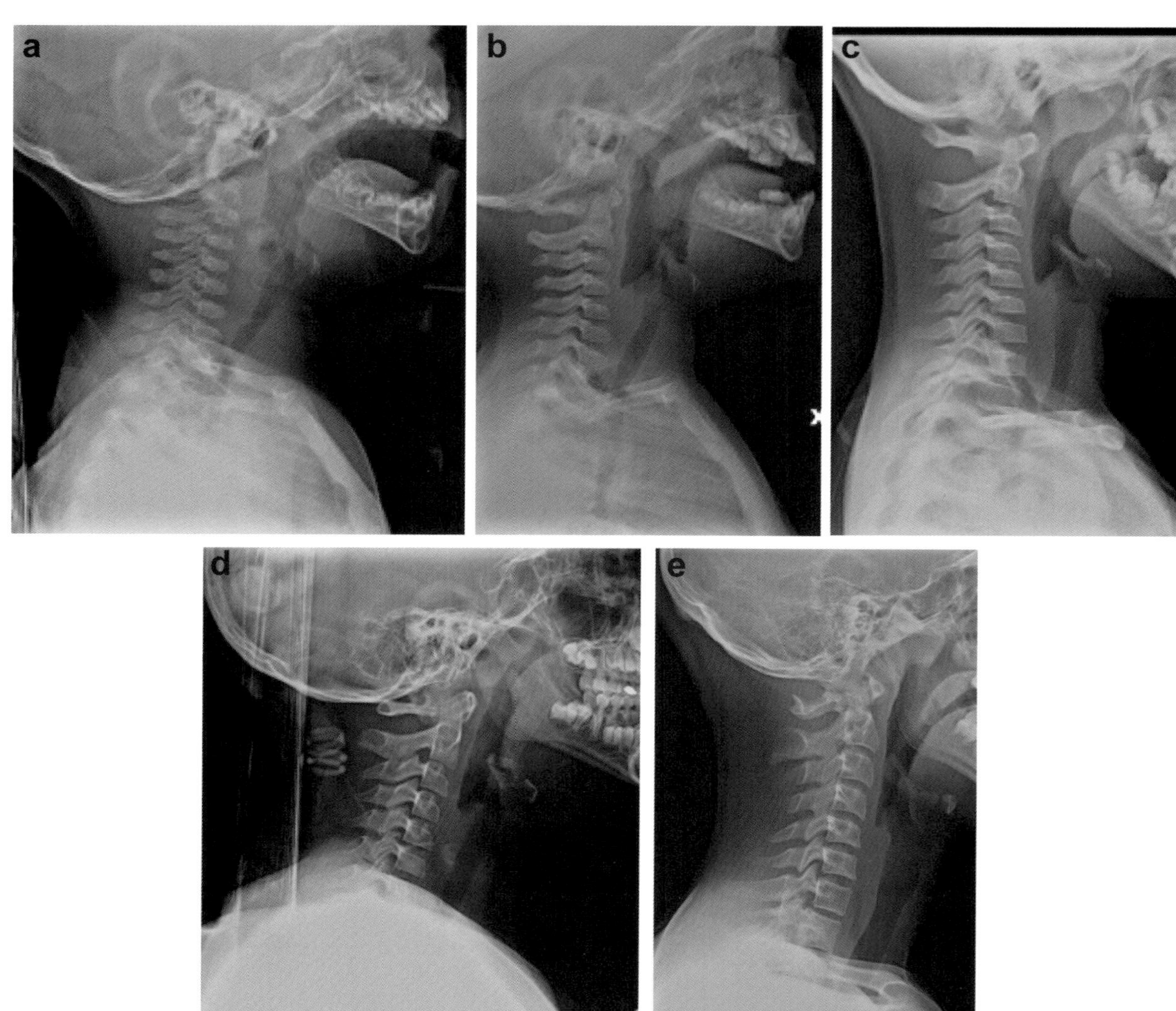

图6.1 儿童骨骼成熟过程中的颈椎侧位X线片：（a）6个月。（b）2岁。（c）6岁。（d）9岁。（e）16 岁

颈椎序列是否正常，可沿C1~C3的后弓绘制棘突椎板线，其与C2后弓之间的距离>1.5mm则表示存在损伤。寰齿间距（Atlanto-Dens Interval，ADI）为寰椎前弓后缘与齿状突前缘之间的距离。在约1/5的8岁以下的儿童中，该间距为3~5mm，而在正常成人中该间距一般不超过3mm。虽然软组织在影像中容易被忽视，但仍应引起充分的注意。因创伤后软组织水肿，儿童咽后间隙与成人相比，更易出现变化。儿童咽后间隙一般<7mm，其气管后间隙一般<14mm[4]。虽然上述参数在躁动的儿童身上难以评估，但任何异常均应高度怀疑存在颈椎损伤的可能性。

在儿童的不同年龄段，颈椎多个生长中心与不完全骨化易被混淆为骨折。寰椎由3个骨化中心组成：2个位于侧面，1个位于中间。形成前弓的骨化中心直到1岁时才出现，因此该年龄段儿童表现为寰椎前弓缺失。枢椎由5个骨化中心组成：2个位于侧块、1个位于椎体和2个各形成半个齿状突的骨化中心。齿状突和椎体之间由软骨连接，直到5~6岁才实现骨性融合，在此之前易被误认为骨折（图6.2a~c）。此外，未骨性融合的寰椎前弓以及棘突的二次骨化中心同样容易被误解为骨折。尽管上述自然生长发育易被误解，

a

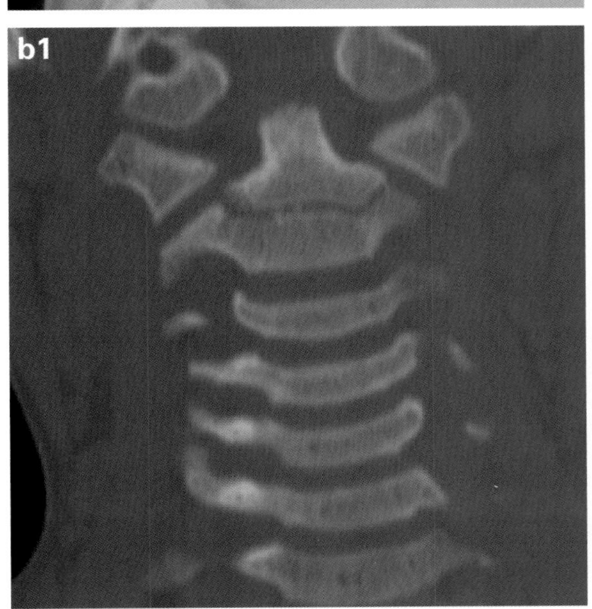

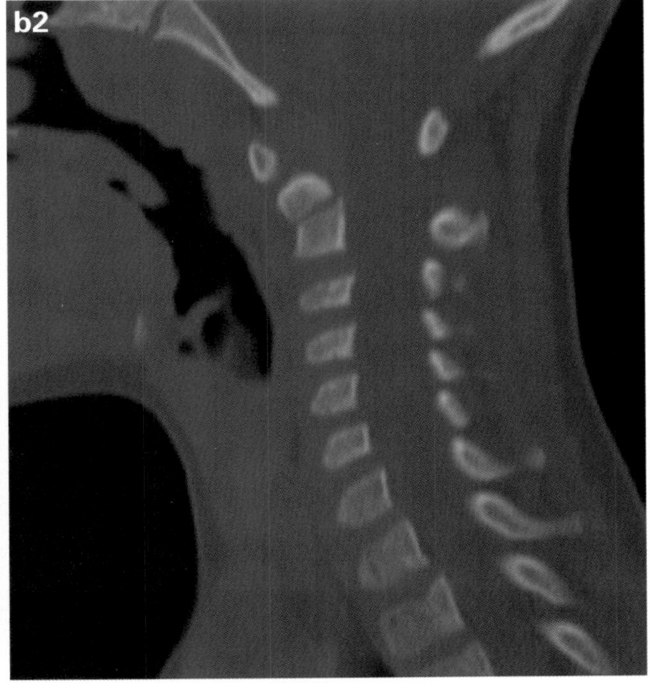

图6.2 一名在机动车事故中出现颈部疼痛的7岁男孩。（a）颈椎侧视图被认为可能是C2骨折而不是正常的软骨连接。（b）通过CT明确了经软骨连结的细微骨折。（c）7岁男孩C2的正常表现

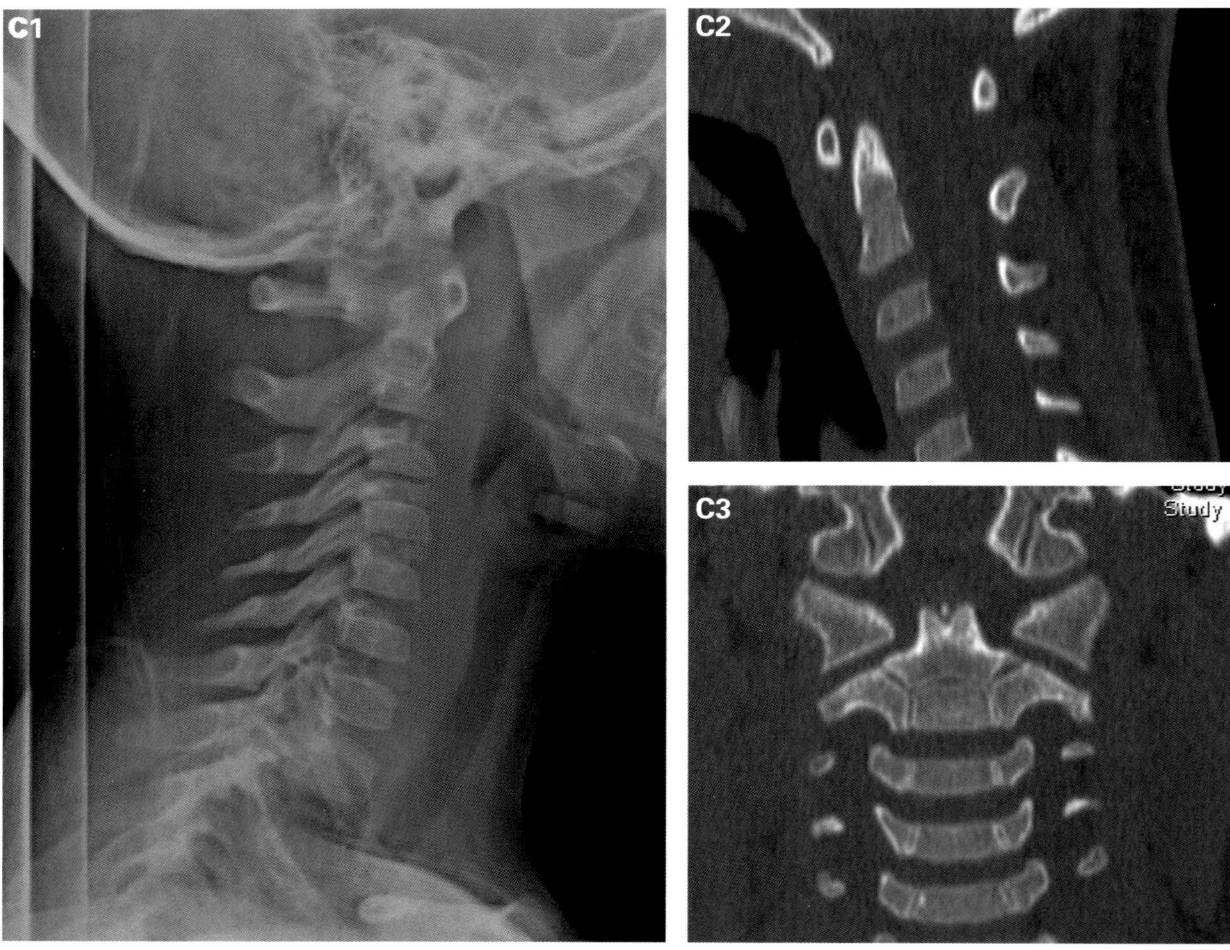

图6.2　续

但通过其光滑的外观以及可预测的发育位置，仍可以与典型骨折线进行区分。椎体的形态也随着成熟自椭圆形过渡至矩形。因此，在发育过程中儿童椎体前部的楔形变未超过3mm尚属于正常范围，不属于压缩性骨折[1]。

无放射学异常的脊髓损伤（SCIWORA）

18%~38%的儿童颈椎损伤仅表现出脊髓病变征象，而在X线片或CT上无任何骨折或韧带不稳定的证据[1，4，8]，该现象被称为无放射学异常的脊髓损伤（Spinal Cord Injury Without Radiographic Abnormality，SCIWORA）。此种情况在年幼儿童中拥有更高的发生率，也反映了儿童脊柱尚未发育完全的特性。此种类型的脊柱具有较大的弹性与活动度，从而允许骨性关节的更大运动，而脊髓因连接大脑、马尾及神经丛，运动范围较小，易在脊柱过度运动时受损。儿童神经损伤程度轻重不一，从短暂感觉异常到完全损伤均可存在，但以轻度到中度神经损伤的恢复潜力最大[9]。MRI因可以显示软组织和脊髓损伤，在诊断神经损伤方面较X线片与CT更具优势。即便如此，30%~35%的SCIWORA患儿，MRI上也没有脊髓损伤的证据[10]。

合并伤

与颈椎创伤相关的巨大外力作用常常会引起其他部位的合并伤，近60%的颈椎创伤患儿伴有以下类型的损伤[11]。一项研究表明胸部损伤如挫伤、肋骨骨折、气胸是患儿脊柱骨折（包括36%的颈椎骨折）中最常见的合并伤。脑及面部损伤虽然在不同年龄段的患儿中均可出现，但是该损伤更多发生于3岁及以下的儿童。此外神经损伤尤其是脊髓损伤也更易见于更年轻的患儿。然而，腹部损伤以及骨折（尤其是上肢骨折）在年长的患儿和青少年中更为常见。需要注意的是多发性脊柱骨折的存在，其中高达45%的儿童和青少年脊柱损伤是多平面的[5, 12, 13]，而且6%~17%患者的脊柱骨折部位不相邻，最常见的为颈椎与胸椎的联合骨折[5]。

颈椎创伤患儿最常见的4种合并伤：

（1）脑损伤。

（2）肺挫伤、肋骨骨折、气胸。

（3）腹部损伤。

（4）上肢骨折。

死亡率

虽然大多数颈椎损伤并不危及生命，但颈椎损伤患者仍有4%~41%的死亡率，其中以16%~17%最为常见[1, 4]，而寰枕关节脱位和完全脊髓损伤是其最常见的致死原因。此外，死亡率也与颈椎损伤平面密切相关，相关研究表明C1损伤的死亡率为17%，而C4仅为3.7%。然而，颈椎损伤很少引起儿童和青少年的死亡，颈椎损伤患儿最常见的死亡原因是合并严重的颅脑损伤，在诊断为颈椎损伤而死亡的患儿中，有多达40%属于上述情况。

脊髓损伤

脊髓损伤（Spinal Cord Injury，SCI）的发生在脊柱创伤的患儿中是相对罕见的，发病率仅为0.65%~ 10%，最常见于<5岁和>10岁的患儿[14, 15]。在<6岁的患儿中，脊髓损伤率无性别差异，而在较大年龄的患儿中，男孩脊髓损伤率为女孩的2~3倍[16]。此外，脊髓损伤平面也随着年龄的增长而显著变化：在<6岁的患儿中，2/3的脊髓损伤发生在胸段、腰段或骶段，导致截瘫；然而，在年龄较大的儿童和青少年中，超过一半的脊髓损伤发生在颈段，导致四肢瘫痪[16, 17]。无放射学异常的脊髓损伤（SCIWORA）占所有脊髓损伤的67%，其中约40%导致完全脊髓损伤，以5岁以下儿童最为常见[18, 19]。

尽管35% ~ 60%的颈椎创伤患儿合并有神经损伤[1]，但是因体格检查与病史采集的困难或者外部损伤的细微，很难对其进行快速诊断。机动车事故是所有1岁以上儿童脊髓损伤最常见的原因[17, 20, 21]，其导致的截瘫是所有年龄段的患儿最常见的并发症，并且随着年龄的增长，四肢瘫痪发生率会逐渐增加[17]。在青少年中，与颈椎创伤病因相似，剧烈的体育运动如足球、冰球、骑马、跳水等是引起SCI的第二大常见原因[17, 22]。此外，枪伤、刀伤、人身攻击等也是引起SCI的常见原因，这在少数民族中更为常见[17]。

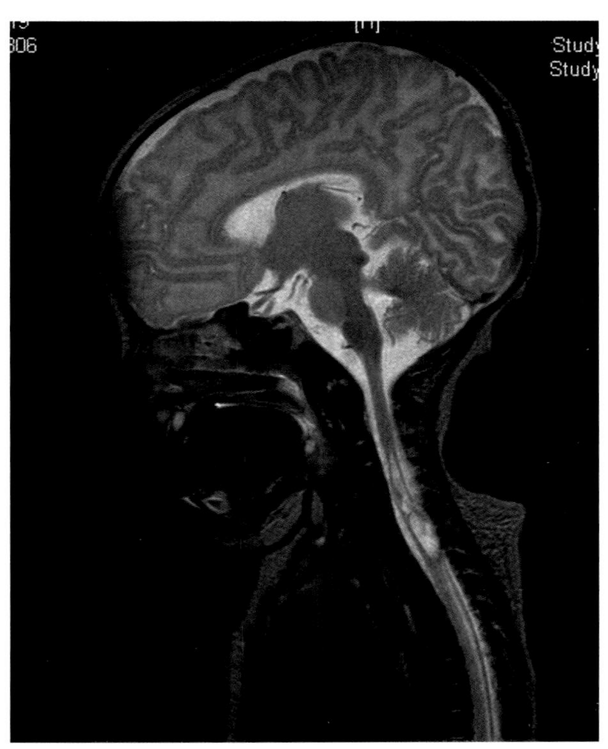

图6.3 一名有难产史的3个月大的婴儿，C3~T1处脊髓病变

产伤和虐待是1岁以下儿童最常见的SCI原因。因胎位异常导致的难产常常使患儿在分娩过程中头部过度牵拉或颈部过伸[23]，引起脊柱损伤，从而继发SCI（图6.3）。对脊髓或脊柱损伤状况与监护人所提供病史不一致的患儿应仔细评估，以排除虐待儿童的可能。

急诊处理

院前护理

对于怀疑颈椎创伤的患儿，在排除损伤之前必须在现场进行严格的固定，以保持脊柱的正常序列和稳定性，避免脊髓受伤。预防患儿神经损伤及脊髓损伤是决定颈椎创伤恢复结果的关键因素。在转送医院之前，最好选择适当大小的颈托在事故现场对患儿颈椎进行固定。对于头颈序列异常、畸形的患儿，用颈托固定之前需要轻柔地将其头部复位到解剖位置。对于那些戴着垫肩、头盔等器材的患儿，为了防止颈椎的意外屈曲不建议随意地摘除器材。相反，为了建立气道，可以在头部稳定固定后将头盔的面罩部分小心地移除。如果没有合适尺寸的颈托，现场移动患儿时必须保持头部与躯干位于同一直线上，直到采用可靠的外部固定方法。

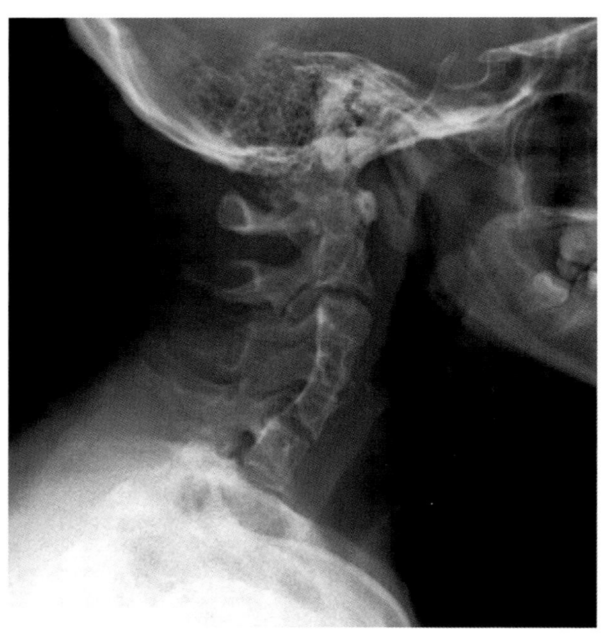

图6.4 一名10岁儿童从露天看台摔下后颈部疼痛。患者既往有“消化不良”病史，单肾。诊断结果是Klippel-Feil综合征，强调了对所有创伤患者进行病史采集的重要性

用颈托将颈椎固定后，将患儿用肩带固定于长度等于其身高的平板上，以便转移到医院。如果存在连续的脊柱损伤，在转运过程中应注意保护整个脊柱的轴线，避免扭转。对于8岁以下的患儿，应避免将其固定在平的脊柱板上。究其原因是该年龄段的患儿头部比例较大，仰卧于平的脊椎板上会引起颈椎前屈，若存在颈椎损伤，则会导致气道压迫和脊髓损伤加重。因此，固定该年龄段的患儿最好选择头部有一个缺口的脊柱板或者使用传统垫板时把肩背部垫高2~3cm，这样可以使颈椎矢状位序列更佳，并处于稍微背伸的位置。此外，通过放置头部和颈部体位垫或沙袋可以提高颈托固定颈椎的稳定性[24]。

急诊室复苏

对所有创伤患儿的初步评估应当完全遵守高级创伤生命支持原则（Advanced Trauma Life Support，ATLS），积极处理患儿在创伤中存在的气道、呼吸、循环问题，并将稳定循环系统作为优先事宜。对于气道受损或呼吸衰竭的患儿，在稳定颈椎的前提下应当积极进行气管插管，以纠正缺氧。但在插管时不建议采用轴向牵引稳定脊柱，因为该方法会引起不稳定骨折部位的分离，导致二次损伤，对于脊髓损伤的患儿，人工通气可能是必要的。此外，积极放置两个大口径静脉导管，开通静脉通路，对于心血管复苏也十分有益。在进行高级创伤生命支持的同时，应当初步进行体格检查以确定是否存在威胁生命的合并伤，如气胸、腹部损伤、严重出血以及明显的长骨骨折等。

患者评估

病史

对于清醒患者，医生应当仔细询问与此次疾病相关的既往史（图6.4），损伤机制，颈部疼痛部位及持续时间，是否存在颈部活动受限或肌肉痉挛以及一些神经系统症状，如呼吸困难、四肢麻木或无力、步态异常、共济失调等。然而对于精神异常的患者，从其家庭成员或急诊转运人员那里采集此次创伤的相关信息对于后续治疗也十分有益，尤其对于机动车事故或高处坠落导致的高能创伤患者。对于所有高能创伤的患者，无论损伤机制如何，在评估完成之前，均应当视为颈椎损伤并采取脊柱保护措施。

体格检查

体格检查从视诊开始，仔细观察头部、颈部和躯干，以确定是否存在颅面创伤、颈部损伤、安全带勒痕、胸廓反常运动以及皮肤擦伤或挫伤等。如果固定项圈影响了检查，可以在检查时将其移除，在检查完成后再安装上。颈部检查时主要观察是否存在后凸畸形或者头颅位置异常，通过触摸颈部肌肉判断是否存在肌肉痉挛。对于清醒患者，医生应嘱其主动活动颈部，观察在屈伸、侧弯和旋转方向上有无限制，并注意任何引起疼痛或加剧痉挛的特定运动，不建议被动活动颈椎，因为可能引起不适甚至进一步加剧损伤。对于精神异常的患者，使其主动活动颈椎是十分困难的，倘若其存在攻击性或者不可预测的行为，检查可能十分危险。对于昏迷的患者，应坚决避免被动评估其颈椎活动度，因为该操作十分危险，会引起颈椎骨折或脊髓损伤部位的二次损伤。

对于所有可能发生颈椎损伤的患者，都应该进行一次彻底的神经系统检查，通过对颅神经功能、上肢感觉和运动功能以及上肢反射的评估可以初步了解上颈椎神经根功能是否受损。脊髓损伤的急性期临床表现主要包括无明显肺部损伤的呼吸衰竭、全身无力、低血压伴心动过缓、骶反射消失、尿潴留等。如果怀疑患者存在脊髓损伤，必须完整记录和反复评估其皮肤感觉和肌力，以确定病情的演变。有关SCI评估和应急管理的更深入的讨论，请参阅本书的其他部分。

X 线检查

前后位、侧位以及张口位

对于大多数怀疑单独颈椎损伤的患者，一般首选X线检查。一套完整的颈椎损伤X线片包括前后位、侧位以及开口齿状突位。其中，侧位X线片最为重要，可以较好评估颈椎序列和曲度。此外，在侧位X线片上可以绘制棘突椎板线，从而确定颈椎序列是否正常，有无滑脱或半脱位并与假性半脱位进行区分。评估寰枢关节和寰枕关节关系的方法包括Powers比值和12规则，即枕大孔前结节和基底枢椎间隙(basion–Axial Interval，BAI），枕大孔前结节与基底齿状突间隙(basion–Dental Interval，BDI），均小于12mm。Powers 比值是颅底骨与到寰椎后弓之间的距离与枕后点到寰椎前弓后面的距离的比值，若比值>1.0，则怀疑存在寰枕关节脱位。其他的一些指标包括BAI/BDI、 McGregor线、McRae线和Wackenheim斜坡基线也可以作为评估颈椎损伤的参考。由于幼儿韧带内在松弛，很难评估正常儿童的颈椎曲度；但如果矢状面上显示颈椎曲度>11°，也往往提示存在颈椎损伤[4]。对于<9岁的儿童，通过张口位X线片诊断颈椎损伤的有效性受到了质疑[25]。因为该年龄段患儿由于颈部疼痛往往难以合作或者无法按照指示摆正体位，最终无法获取合适的影像学资料。此外，对于颈椎未完全骨化的幼儿来说，通过张口位X线片很难解释是否存在颈椎损伤（见上文）。

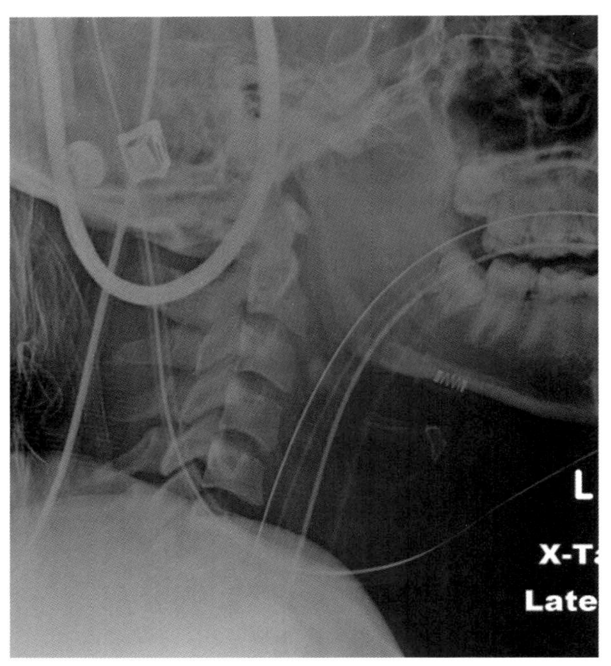

图6.5 一名12岁头部受伤可能合并有颈椎骨折患儿的不恰当侧位X线片。从枕骨到C7终板的整个颈椎都不清晰，覆盖的结构使细节无法看清。CT更适合此颈椎的评估

屈伸侧位 X 线片

颈椎屈伸侧位X线片有助于评估先天性发育异常、骨折或韧带断裂造成的节段性不稳。然而，在急性状况下，颈部疼痛和肌肉痉挛可能抑制受伤部位的任何病理运动，产生假阴性结果。所以屈伸侧位X线片仅在延迟方式下使用，即至少在损伤后2~3周内，患者颈部疼痛和痉挛消退后，通过其来评估颈椎潜在的不稳定性。

计算机断层扫描（CT）

在许多医院，CT主要用于评估潜在颈椎损伤的患儿。另外，从枕骨到C2的上颈椎CT结合X线片也常常被用于颈椎损伤的初步评估[4, 8, 25]。这一转变的发生有两个重要原因：①在一级创伤中心的设置中，许多医生通过CT来识别患者头部损伤、胸腹损伤和骨盆损伤，将颈椎CT纳入其中，虽然会增加一些放射风险，但较X线片可以更快速地评估颈椎损伤。②CT可能是一种更加可靠的诊断儿童和青少年颈椎损伤的方法[26-28]。一项研究回顾了413名高危患儿，在74例颈椎损伤中，通过CT诊断为71例，通过X线片诊断仅有50例[27]。此外，当X线片的3个视图无法充分展示整个颈椎（图6.5）或者X线片显示正常但高度怀疑颈椎损伤存在时，CT是常常作为协助，而且其较X线片可以更详细地显示骨折断裂模式和损伤的程度。然而，对于5岁以下的颈椎未完全骨化的患儿，以及韧带断裂或无影像学表现的脊髓损伤等非骨性损伤的患儿，CT可能会漏诊。CT对于诊断青少年颈椎损伤更为明确，因为青少年颈椎损伤模式与成人相似，在大多数情况下是骨性的，更容易通过CT诊断[1]。

磁共振成像（MRI）

从理论上讲，MRI是评估脊柱外伤患儿颈椎的理想方法，因为它可以同时识别骨折和骨损伤、软组织和韧带损伤、脊髓和神经根损伤，并且不存在辐射风险。然而，由于MRI是一种高度敏感的成像方式，与CT和X线检查相比，存在特异性[29]较低、假阴性率较高等局限，因此，目前仍然无法将其作为评估急性颈椎损伤的主要诊断方法。虽然MRI对软组织和韧带损伤的敏感性远高于CT和X线检查，但其对骨损伤的评估作用有限，诊断骨折的可靠性不如CT[29, 30]。此外，在紧急情况下，年轻患儿或者不合作的患者常常需要镇静或麻醉而且拍摄时间较长，这些均导致获取MRI比CT更为困难，加之成本高昂和实用性有限等其他因素，使其在大多数机构中很难用于创伤患者的评估。

在许多机构中，MRI主要作为评估颈椎损伤时X线检查和CT的辅助手段。对于神经损伤的患者，MRI可以识别出脊髓的异常以及显示椎间盘、软骨或骨对神经结构的压迫。对于颈椎X线片和CT正常，但因插管、反应迟钝、不能理解

或不能配合检查的患儿，MRI也可有助于颈椎损伤的诊断[31，32]。MRI也经常用于因隐匿性脊柱不稳、骨骼发育不良和先天性畸形等导致的长期疼痛或者神经系统进展性改变的患者的诊断以及鉴别慢性脊髓改变、椎管狭窄和脊髓震荡等。

儿童颈椎损伤排除

制定儿童颈椎损伤排除方案的困难

颈椎损伤排除方案因医疗机构而异。由于缺乏以证据为基础的文献来指导这些方案的制定，尤其是针对儿科患儿，各机构之间因缺乏循证医学证据没有达成明确的共识[4，29，32]。此外，不同机构的人员配备和资源也不尽相同，导致每个机构操作方法的细节也有所不同。与成人相比，在制定儿童颈椎损伤排除方面也存在同样的困难。一般来说，骨科医生在评估儿童颈椎损伤方面经验较少，尤其是针对非常年幼的儿童，因为相对于成年人来说，这个人群颈椎损伤比较罕见。同样，对于不经常评估儿童颈椎损伤的放射科医生来说，解释影像学诊断是很困难的，尤其是考虑到从出生到8岁儿童颈椎的发育变化。

最后，由于制定颈椎损伤排除方案主要依赖于临床病史和体格检查，但无论何种年龄和损伤类型，从患儿那里获取上述可靠的信息均是充满挑战的。恐惧、焦虑和不适可能使患儿无法有效配合检查。这种情况在5岁以下的患儿中更为严重，因为他们尚未发育完全，与检查者沟通交流存在障碍。

患者损伤风险程度分级

低风险儿童

创伤中心在制定治疗指南时经常使用相似的方法，即根据颈椎损伤的风险将患者分为不同的类别，针对不同的类别制定相应的治疗指南。

无影像学检查临床排除颈椎损伤的 NEXUS 标准：

（1）颈椎后正中线无触痛。

（2）警觉性正常。

（3）无药物性精神异常。

（4）无神经异常。

（5）无掩盖病情的其他部位损伤。

国家紧急X线片应用研究（National Emergency X-Radiography Utilization Study，NEXUS）[33]在成人中建立了评估颈椎损伤低风险的5个标准。建立这些标准的目的是使医生在减少甚至不使用影像学辅助的情况下通过临床检查排除颈椎损伤。

然而，由于NEXUS标准是根据成人患者的数据建立的，当应用于儿童时，其实用性受到质疑。而儿童的相关研究目前仍然十分欠缺且受研究人群中年幼儿童人数少、伤害诊断数量少等因素的限制[4，34]。鉴于上述局限，多种标准或额外的考虑被用来识别那些不需要影像学检查的低风险颈椎损伤的患儿。例如，在一项研究中，NEXUS指南增加了以下的额外标准：高能创伤机制，短暂的神经改变，颈部、头部或面部创伤的体征以及儿童哭闹不止等[35]。

关于NEXUS标准的应用，人们经常提出两个重要的问题。首先，患儿可靠地配合颈椎评估的能力是随着年龄变化的，这容易导致与学习障碍或语言迟钝相混淆；其次，“无掩盖病情的其他部位损伤”定义不清楚，其他部分损伤多长时间后才能不掩盖颈椎损伤的病情呢？根据我们的经验，一个患有严重的长骨骨折的患儿只有在骨折得到针对性治疗并稳定后的1~2天才能特别关注颈椎是否存在损伤。

因此，基于我们的经验，在使用数个标准判断的同时，需结合儿童的发育情况以及是否存在掩盖病情的其他损伤，来确定是否做颈椎固定或影像检查。对于符合标准的儿童，可以通过临

表6.1 儿童和青少年中被认为存在急性颈椎损伤的危险因素[3, 30, 34]

病史	体格检查	无法明确病情患者[a]
颈部疼痛	头部、颈部或面部损伤的体征	无意识
与颈椎损伤相关的损伤机制	颈椎后面正中线触痛以及活动受限	继发于麻醉药物，颅脑损伤，代谢性错乱的精神异常
短暂的神经学异常	与脊髓或者运动感觉神经根损害相关的异常神经学表现	由于年龄小、发育障碍或者存在掩盖病情的其他部位损伤[b]，无法进行可靠检查
受伤后啼哭不止，无法安抚平静（婴儿和年龄小的儿童）		

a：一个可靠的患者（即可以获得可靠检查资料的患者）不满足无法明确病情患者3个标准中的任意一条。

b：掩盖病情的其他部位损伤常常由检查者主观定义，一般是指需要常规使用麻醉药物才能缓解疼痛、获得足够舒适感的损伤。

符合无法明确病情患者3个诊断标准中任何一条的创伤患者均被认为有颈椎损伤的危险，需要使用硬质项圈对颈椎进行固定，同时行影像学检查。

床检查排除他们是否存在颈椎损伤，而不需要影像学检查的辅助。

高风险儿童

正如上述讨论所反映的那样，在排除那些可以配合检查的意识清醒患儿是否存在颈椎损伤之前需要考虑许多因素（表6.1）。在这类患者中，临床决策需要权衡影像学检查的风险和颈椎骨折漏诊的风险，而临床医生一旦存在疑问会出于谨慎选择影像学检查，不能因为担心患者受到辐射而不进行影像学检查，造成漏诊。然而，在评估5岁以下、有发育障碍、受有毒物质影响或因任何原因导致意识水平改变的患儿是否存在潜在伤害时并不存在争议[32]，因为符合上述任何一点的患者，其通过临床症状进行检查所得的结果都被认为是不可靠的，必须通过影像学检查进行评估。

影像学检查和护理方案

影像学检查

正如上文讨论所示，基于年龄、发育状态、意识水平、神经损伤以及之前研究的理想处理方案尚未建立，因此，对所有被认为高危患者在保持颈椎固定的同时，都应该进行影像学检查。对于意识清醒且能够可靠地配合检查的患者，一旦被认为存在高危颈椎损伤，紧急进行3种体位的X线检查是首要的。在一些诊疗中心，由于5~10岁的儿童不进行张口位X线检查，而难以获得这些儿童的全面的张口位X线片[32, 36]。如果对X线片观察不充分或者需要进一步观察损伤特点，可以选择CT进行补充。然而，对于大多数颈椎损伤高危的患者，特别是那些无法获取可靠资料或者正在接受CT检查以排除合并伤的患者，往往通过CT检查来排除颈椎损伤。

治疗计划

阳性结果

所有影像学检查阳性的患者都应该使用硬质颈托进行固定并请脊柱专科医生诊断处理。对于存在神经功能障碍的患者，紧急进行MRI检查可作为急性期管理时的有效补充。

可靠患者的阴性结果

对于影像学检查结果为阴性的高危患者，

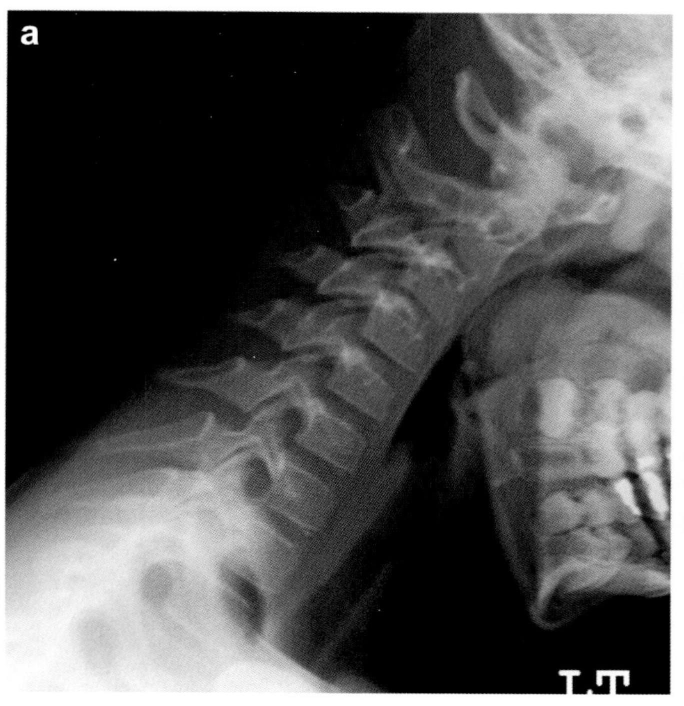
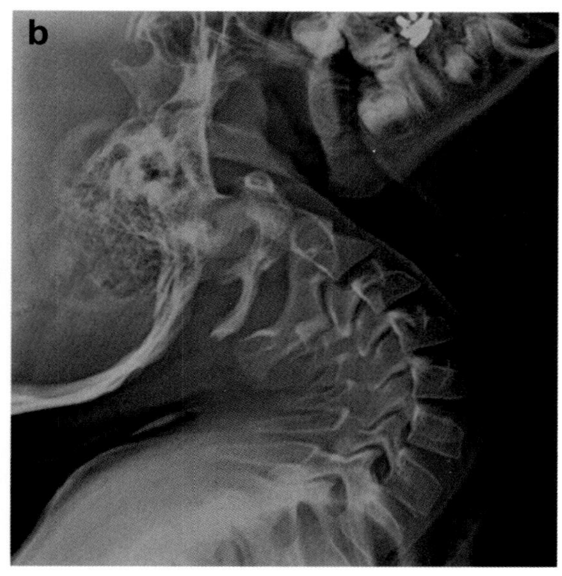

图6.6 一名颈部疼痛的8岁男孩，头部跌倒1年后影像学检查。（a）颈椎前屈侧位片。（b）颈椎背伸侧位片。检查结果显示C1-C2不稳定，寰枢椎间距为7mm

最初的治疗主要取决于患者的可靠性。对于可靠的患者，除了通过固定可以提高舒适度的患者外，均可以取下颈托。如果项圈固定是遵医嘱进行的，脊柱外科医生应在损伤后1周左右进行随访，随访的补充影像学检查包括颈椎屈伸侧位X线片（图6.6a，b）和MRI。

无放射异常的可疑患者

对于无法明确病情的颈椎损伤高危患者，即使X线片和CT检查中均未发现异常，仍需要颈托固定。为排除软组织和韧带断裂、软骨损伤以及无影像学表现的脊髓损伤，MRI可以作为有益补充。MRI已被证实有助于排除创伤患儿是否存在颈椎损伤的筛查，从而快速移除颈托，避免因5~7天的固定而引起的皮肤破溃等并发症。根据我们的经验，这种情况下进行颈椎X线过伸、过屈侧位检查意义不大。对于无意识或插管的患者，医生可以在3~5天内进行可靠的重新评估，若非患者有特殊需要，可以取下颈托，并按照上面叙述的对待可靠患者那样进行随访。

儿童上颈椎损伤

Craig Eberson
Division of Pediatric Orthopedic Surgery, Orthopedic Surgery Residency
Alpert Medical School of Brown University Providence, RI, USA

颈血管损伤

儿童和青少年颈部钝性外伤后颈血管损伤（Cervical Vascular Injury，CVI）的发生率较低。然而，一旦漏诊，潜在危害是巨大的。因此，CVI的筛查十分重要。目前公认的筛查方法为无创血管造影，如计算机断层血管造影（CTA）和磁共振血管造影（MRA）。Tolhurst等[37]对61例4~18岁的颈椎损伤患儿进行了检查，其中7例存在CVI，发病率为11.5%。某些高危因素如骨折延伸到横突孔、骨折/脱位、严重的半脱位或C1~C3损伤等可导致CVI发病率增加。7

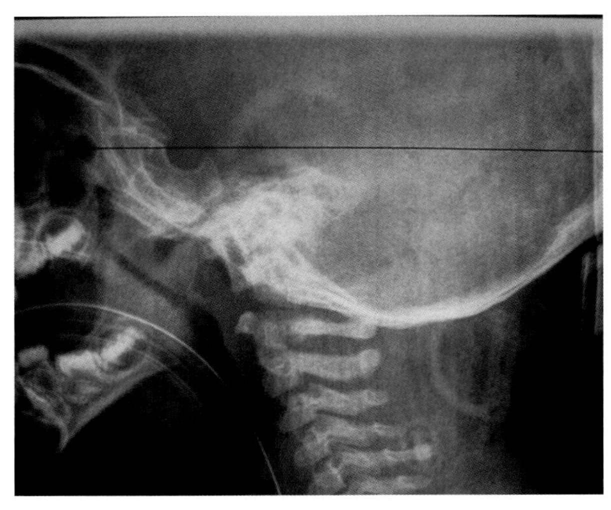

图6.7 寰枕脱位损伤：一名2岁男性患儿在机动车碰撞后被发现无反应，插管后转移至急诊科。颈椎侧位片显示寰枕关节脱位。患儿始终没有恢复意识，最终死亡

例CVI患者中有6例出现了神经损伤；2例患者因CVI进行了抗凝治疗，但均未出现迟发性缺血神经损伤。

枕骨髁骨折

枕骨髁骨折在儿童中很少见[38-40]。大多数枕骨髁骨折与头部创伤有关，伴随着意识丧失，继发于机动车事故或运动损伤[39]。表现的症状可以是精神抑郁，颅颈连接处疼痛，颅神经损伤或四肢麻痹。尽管X线片可能显示C1~C4的椎前软组织肿胀，但是无法清楚地显示骨折。通过计算机断层扫描（CT）能够确诊，并且对于所有因颅底颅骨骨折、头部损伤或颈部疼痛而就诊的儿科患者，应给出精细的重建图像。

Anderson等[41]将枕骨髁骨折分为3类。在Ⅰ型骨折中，损伤机制是一种轴向力，导致压缩和粉碎性骨折，但骨折块未移位到枕骨大孔中。Ⅱ型骨折是通过对颅骨的直接冲击而发生的，颅底骨折，骨折线延伸至枕髁。在Ⅲ型骨折中，枕骨髁被侧向倾斜和旋转力组合撕脱，导致游离碎片移位至枕骨大孔中。Ⅰ型和Ⅱ型骨折通常被认为是稳定的损伤，而Ⅲ型骨折被认为是潜在的不稳定

表6.2 8岁以下儿童颈椎侧位X线片正常参数

和成人对比的差异	正常值
较大的寰齿间距	<5 mm
C2–C3 假性半脱位	<4 mm
较大的咽后间隙	>6 mm 在 C2; >22 mm 在 C6
椎弓根软骨连接	7 岁时变为骨性连接

上述参数摘自于Li和Hedequist[136]。

性损伤。

Ⅰ型和Ⅱ型骨折通常使用颈托治疗6~8周。Ⅱ型骨折，其中枕骨髁与枕骨完全分离，或Ⅲ型骨折，涉及翼状韧带撕裂，则需要Halo-vest架固定或枕颈内固定[41，42]。

枕颈脱位

高能创伤常常引起寰枕交界处的不稳定损伤。约25%的致命创伤患儿会出现此类损伤，死亡率超过50%。但由于先进的应急管理、颈椎固定和早期诊断，该损伤的存活率正在不断提高[43，44]。其损害机制主要是机动车或行人与机动车撞击导致的突然减速，使患者头部相对于躯干向前抛出（图6.7）。年龄较小的儿童由于头部较大、寰枕关节面水平走行、枕骨髁发育不全以及韧带松弛，更容易出现这种损伤。由于寰枕关节骨-软骨结构的内在稳定性很低，所以颅颈交界处的稳定性主要依赖于翼状韧带、关节囊和覆膜。在枕颈交界水平，覆膜是后纵韧带的延伸，连接C2与斜坡及枕骨大孔前缘。

许多影像学参数被用来诊断寰枕关节脱位（表6.2）[45-50]。但由于这些参数主要基于正常成人骨性结构之间的变化，导致其在儿童由软骨构成的寰枕关节的应用中受到限制。鉴于寰枕关节脱位的不稳定性，体位上的微小变化可能就会严重影响在影像学图像上采集这些参数的可靠性。对于任何头部闭合性损伤或面部严重创伤的

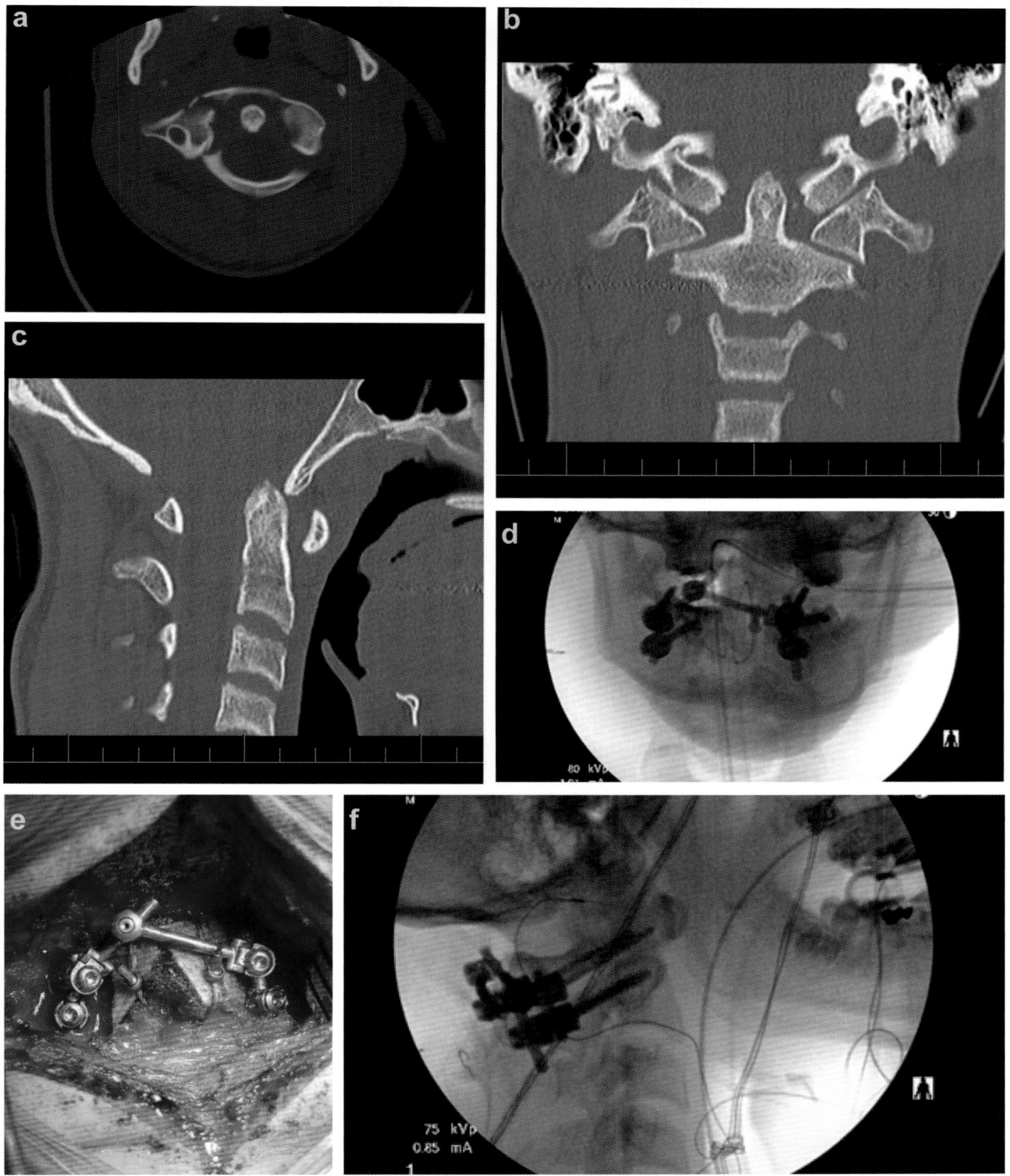

图6.8 一名因橄榄球训练碰撞出现颈部疼痛的16岁男性患者，CT轴位（a）、冠状位（b）、矢状位（c）扫描重建显示C1爆裂骨折。患者接受C1-C2融合术，术中在C1螺钉间使用横连，加压抱拢骨块。术中前后位透视图像（d）、术中照片（e）以及术中侧位透视图像（f）均显示C1-C2序列重建良好

患者，均应该高度怀疑存在寰枕关节脱位。

Pang等[51]提出了一种通过高分辨率CT测量寰枕间距（CC1）的方法。他们发现正常人的CC1间距左右对称且<2mm，随年龄变化不明显。在一项针对16名寰枕关节脱位患者的研究中发现，CC1的诊断灵敏度为100%，远高于其他

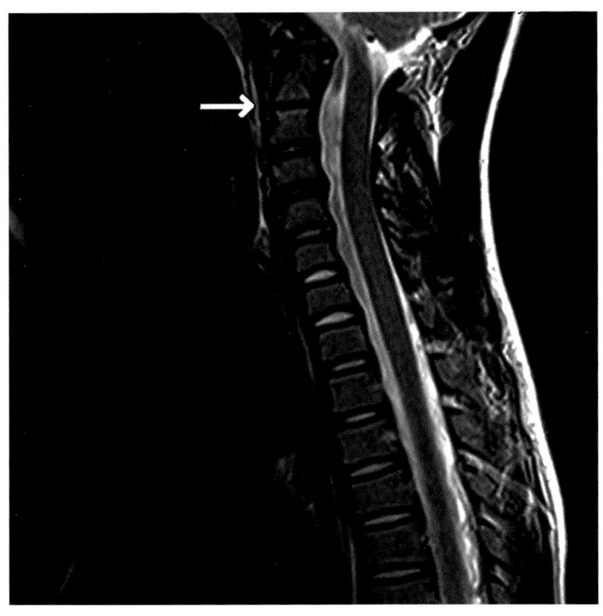

图6.9 齿状突的软骨结合。一名因足球训练碰撞出现颈部疼痛的8岁女性患儿。MRI显示齿状突基底部的连接软骨（白色箭头所示），未见明显异常

诊断指标，如胡里氏齿突-颅底间距（Wholey's Densbasion，50%）、Powers比值（37.5%）、哈里斯颅底-枢椎间距（Harris Basion-axis Interval，31%）、孙氏棘突间距比值（Sun's Interspinous Ratio，25%）等[52]。

对于疑似寰枕脱位的患者，通过CT或MRI影像学检查可能会发现寰枕关节失去对位关系、覆膜损伤、延髓周围出血以及C1-C2水平骨性结构周围血肿[53]。目前寰枕关节脱位的治疗方法主要包括自枕部到C2或更低颈椎的融合内固定和儿童Halo架外固定，但疗效不佳。文献报道，在近80名寰枕关节创伤幸存者中神经功能完全恢复者不到10人[53]。

儿童 C1 爆裂骨折（Jefferson 骨折）

C1骨折在儿童中并不常见，通常是轴向暴力损伤所致[54]。该暴力从头部通过枕骨髁传递到C1的侧块，C1环状结构破裂的主要部位有两处，均可发生骨折或软骨连接断裂。C1后方软骨闭合大约在3岁，而侧块连接软骨闭合通常在7岁。

C1骨折分为3型：Ⅰ型为单一前弓或后弓骨折；Ⅱ型为双弓骨折；Ⅲ型为侧块骨折[54]。尽管X线片可以显示骨折，但CT在判断骨折类型、确定侧块移位以及评估寰椎横韧带完整性方面更为准确。然而，经过连接软骨部位的骨折在影像学上很难被识别，使得儿童颈椎损伤误诊率较高[55]。在成人中，如果前后位X线片和冠状位CT显示寰椎侧块相对于枢椎上关节面移位>2mm，则提示寰椎环的损伤。而在非常年幼的儿童中，因寰椎发育较枢椎迅速，常常可以发现上述间隙的假性增大，在4岁以下的儿童中甚至达到6mm[54]。

Jefferson骨折很少引起脊髓损伤，原因在于该部位脊髓有很大空间，而且寰椎环的破坏会导致上述空间的进一步扩大，不会引起脊髓压迫[56]。此外，寰椎横韧带的稳定性仍会存在，除非寰椎侧块较C2外侧边缘有较大的移位（>7mm）[57]。

对于横韧带完整和侧块移位较小的患儿，通常选择颈托进行外固定，如Minerva支具、Halo背心等。如果侧块移位>7mm，应考虑通过颈椎牵引进行骨折复位，同时进行Halo架固定，通过重复CT检查和屈伸位X线片显示的C1-C2稳定性来证实骨折愈合。如果屈伸位X线片提示存在残存不稳定性，此时有C1-C2融合内固定的指征，术中使用横连使C1分离骨块加压抱拢。（图6.8a~f）[58, 59]。

儿童齿状突和软骨接合处骨折

齿状突骨折是儿童颈椎最常见的损伤之一。大多数情况下，这些骨折发生在齿状突基底部的软骨接合处，属于Salter Harris Ⅰ型骨折。虽然很常见（图6.9），但齿状突基底部软骨接合延迟闭合大部分都发生在6岁左右。因此，这种骨折最常见于6岁以下的儿童[60, 61]。Odent等[62]报道了22年内15例齿状突骨折的患儿，其中超过50%损

伤机制是儿童坐在前座时发生的汽车碰撞造成的[62]。此外，摔倒、运动和虐待等也会引起[63]。在超过90%的病例中，齿状突在骨折后会向前移位[61]，这表明损伤过程中的主要运动机制为突然减速和头部的强迫屈曲。大约25%的齿状突骨折会发生脊髓损伤，其中20%是完全损伤[61]。

齿状突骨折常见的症状为颈部疼痛和背伸受限，在最初评估时易被忽视。如果齿状突未自然复位，侧位X线片可见其位置前移。CT扫描及冠状位、矢状位重建可以清晰地显示存在移位的骨折。MRI有助于评估软骨接合处的水肿和损伤，并发现相关的韧带损伤。

齿状突骨折的治疗主要是背伸状态下闭合复位并通过Minerva支具、Halo背心等固定8~12周。由于前方骨膜结构完整[61]，高达90%患儿通过外固定可以实现骨性愈合。Fulkerson等报道了通过外固定治疗儿童齿状突软骨接合处骨折并发症发生率为43%，其中不愈合率为11%，其认为如果齿状突软骨接合处骨折成角> 30° 或者存在明显的移位，应该通过后路进行C1-C2内固定[64]。

游离齿状突

游离齿状突是一个独立于C2椎体，皮质边缘光滑的单独小骨。其形成是因发育异常还是由于齿状突创伤导致的不愈合，至今尚无定论[65，66]。但无论何种病因，其诊断和治疗都是相似的。

游离齿状突可引起广泛的症状和体征，其诊断可能来源于X线检查中的偶然发现。常见临床表现有以下3种：①仅伴有枕颈疼痛。②伴有脊髓病（短暂、静止或进行性）。③伴有因椎基底动脉缺血引起的颅内症状或体征[67]。

颈椎侧位X线片可以清楚地显示游离齿状突。在创伤情况下，CT扫描有助于其与齿状突骨折的鉴别。颈椎屈伸侧位X线片可以显示是否存在颈椎不稳。

游离齿状突存在两种解剖类型：原位型和异位型[67]。原位型游离齿状突在屈伸侧位X线片上会随着C1前弓向前移动，而异位型游离齿状突因与枕骨大孔前缘融合并不向前移动。在颈部前屈时发生前方不稳常见，也可在颈部后伸时发生后方不稳[66]。如果在颈椎屈伸时游离齿状突相对于C2椎体移位为8mm或者更多，则提示不稳定。

游离齿状突患者如果存在脊髓压迫相关的神经症状或者屈伸侧位X线片上提示颈椎不稳，则应该接受手术治疗。否则，轻微创伤可能就会引起严重的神经损伤，相关部分病例已有报道[68－70]。手术方案主要为后路寰枢关节融合术。目前，文献中已经介绍了几种常用技术，如后路钢丝固定、经关节螺钉固定等。后路钢丝固定常常导致较高的不愈合率，而且过紧的钢丝可能会把游离齿状突拉入椎管，引起脊髓损伤。此外，该方法稳定性较差，术后常常需要儿童Halo架辅助固定。然而，经关节螺钉固定不但融合率高（相关报道愈合率为100%），而且术后不需要儿童Halo架辅助固定[71－74]。此外，C1侧块螺钉以及C2椎弓根螺钉等也可作为固定选择方式（图6.10a~f）。

儿童 C2 椎体滑脱（Hangman 骨折）

创伤性椎体滑脱（Hangman骨折）在儿童身上很少发生，2岁以下患儿患病通常与虐待有关[75－78]，其损伤机制多为轴向载荷导致的颈椎过伸。90%以上患儿侧位X线片显示该型骨折C2骨折部位相对于C3前移，但这需要与固有的软骨连接以及先天性枢椎椎弓缺陷相鉴别[79，80]。CT扫描可以清晰地显示骨折处骨性结构特点，而MRI有助于显示与急性损伤相关的血肿或水肿。由于此种骨折同爆裂性寰椎骨折一样可以增加脊髓的容纳空间，也很少导致神经损伤。

Hangman骨折的治疗主要是通过颈椎背伸进行闭合复位，然后使用Minerva支具、Halo背心

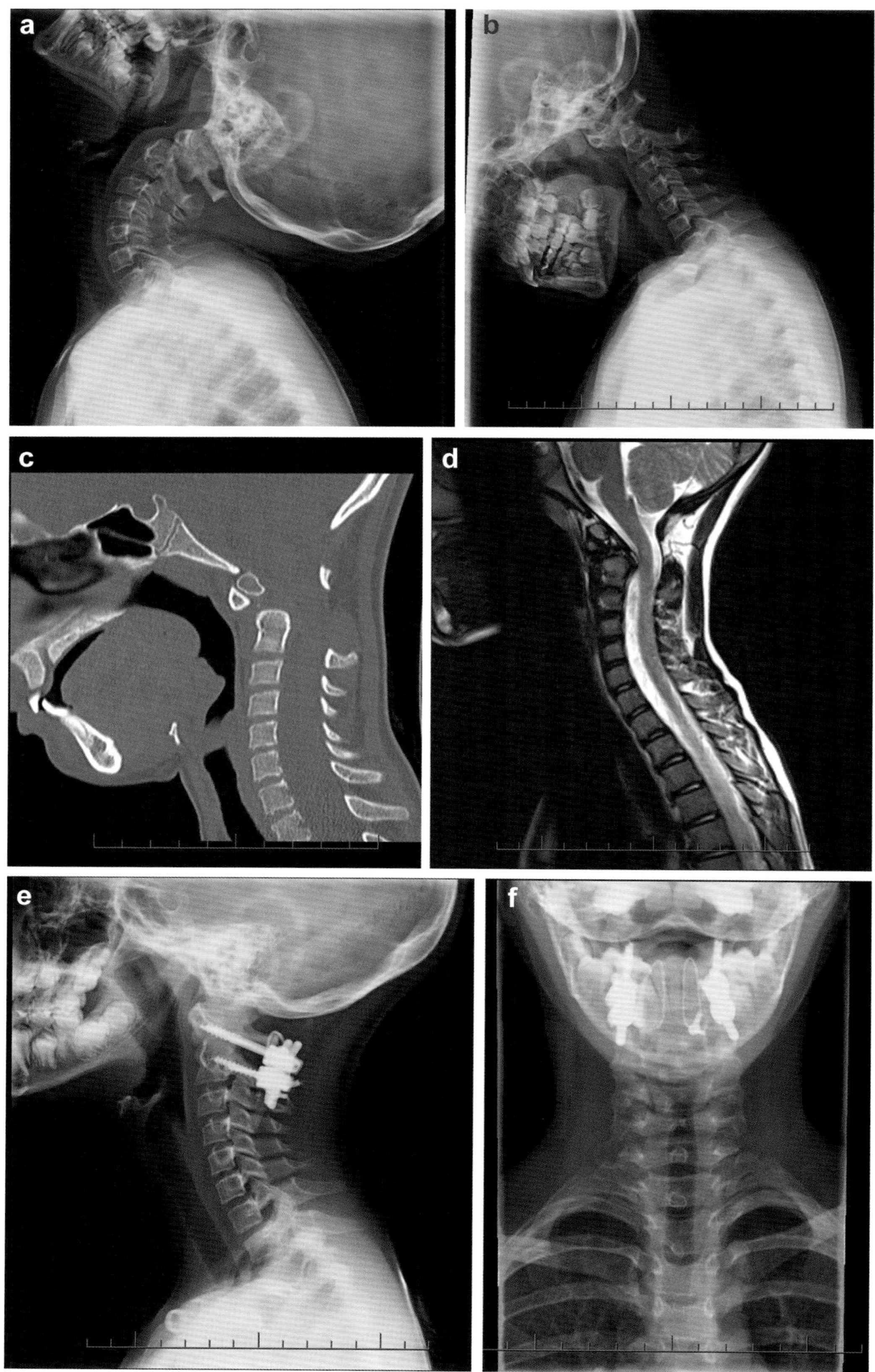

图6.10　一名颈部疼痛的11岁男性患儿。颈椎屈伸侧位X线片显示游离齿状突合并颈椎不稳（a，b）。CT（c）和矢状位T2加权MRI（d）显示颈椎存在严重的不稳和神经压迫。患儿采用C1侧块螺钉和C2椎弓根螺钉进行后路融合固定（e，f）

等进行8~12周外固定[77，78，81]。如果颈椎持续不稳或未骨性融合，可采用内固定器械进行后路（C1~C3）或前路（C2–C3）固定融合术。

创伤性寰枢关节旋转半脱位

寰枢关节旋转半脱位（Atlantoaxial Rotary Subluxation，AARS）又称寰枢关节旋转固定，于1830年由Bell首次报道，主要是C1相对于C2的旋转固定畸形，导致活动度明显丧失。轻微外伤、上呼吸道感染（Grisel综合征）或耳鼻喉科手术等可引起AARS。患者典型的表现为“知更鸟”的姿势（头部向一侧倾斜，向对侧旋转），旋转严重受限，活动时偶尔伴有疼痛，常无神经系统症状。由于患者症状轻微或未识别损伤机制（轻微创伤或上呼吸道感染），诊断可能会延迟。先天性斜颈与AARS的区别在于前者可被动矫正，通常无疼痛，而且与下颏偏斜相对一侧的胸锁乳突肌紧绷；后者同侧胸锁乳突肌为了稳定或纠正畸形常出现痉挛，不能将头逆着其旋转方向转过中线。

根据轴位CT上旋转和平移的方向及角度，可将AARS分为4种类型[82]。Ⅰ型最为常见，横韧带完整，C1仅有单侧旋转而无移位；Ⅱ型存在横韧带缺陷，一个侧块以对侧块为枢轴点向前移位3~5mm；Ⅲ型横韧带和次级韧带均有缺陷，两侧侧块向前移位>5mm；Ⅳ型齿状突缺失或损伤，C1相对于C2向后移位。

由于头部和颈椎位置异常，用颈椎X线片很难分析[83]。头颅的侧位X线片（暗盒平行于头部，X线垂直于头部）可以用来评估枕骨与C1的关系。由开口位X线片可以发现C1两侧块的不对称。动态CT可评估C1与C2的相对位置关系，并可显示固定的异常椎体序列。Pang和Li使用动态CT识别并绘制了21名儿童C1和C2之间正常运动

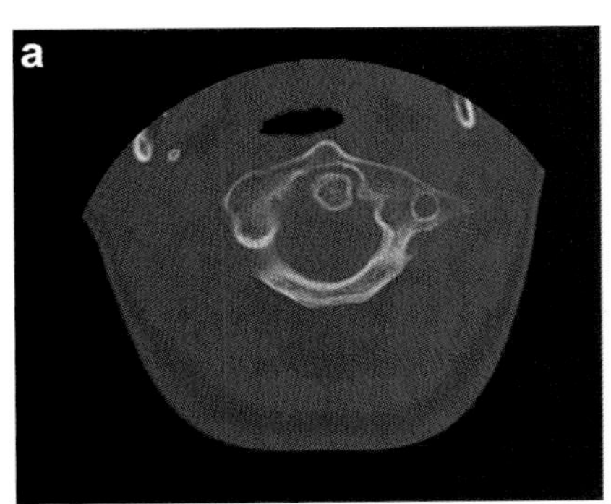

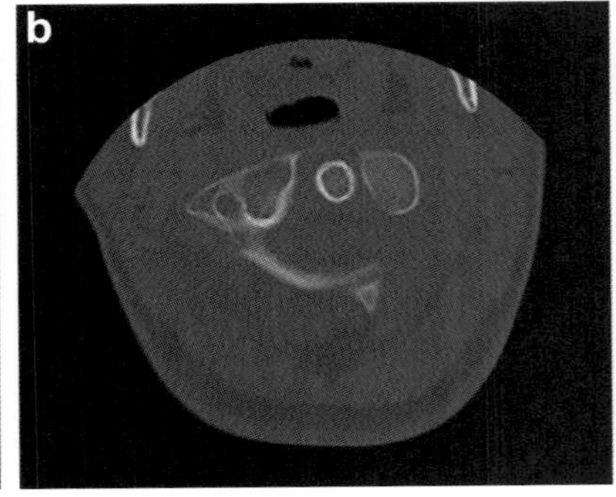

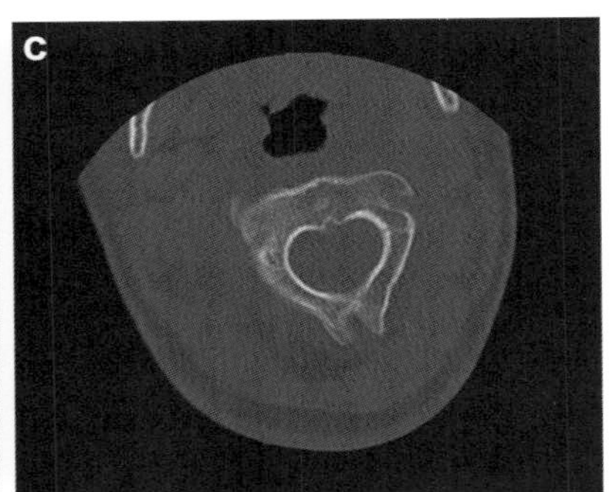

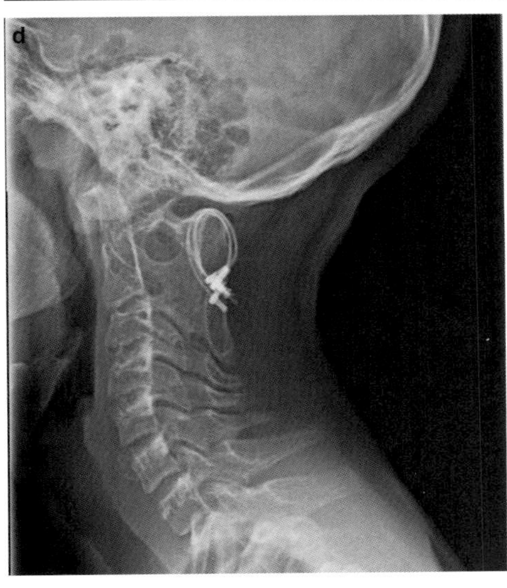

图6.11 寰枢关节旋转半脱位。一名11岁男性患儿，颈部轻微创伤3个月，头部倾斜。轴位CT显示C1相对于C2发生旋转半脱位（a~c）。经过颅骨牵引头部序列恢复正常。采用金属线对C1/C2进行后路关节融合，侧位X线片显示术后部位融合良好（d）

模板[84]，通过与头部中立位时和双向旋转时的动态CT相比较，可以有效诊断AARS[85, 86]。

AARS治疗策略取决于症状出现前的持续时间[83, 87]。症状出现少于1周，通常可以采用软项圈固定、抗炎药物以及物理疗法等[87]。部分学者建议对所有急性和亚急性AARS患者应在镇静和肌肉松弛下立即进行牵引复位，以避免成为慢性AARS。对于住院患儿，可以在使用规定剂量苯二氮卓类药物下进行牵引复位。复位后，患者应穿戴颈胸支具固定3个月。然而，急性和亚急性AARS被认为是“复发性AARS”时，应当通过颅骨牵引复位，随后通过Halo装置或后路寰枢椎关节融合术进行固定（图6.11a~d）。此外，对不可复位的AARS也可以采用后寰枢椎关节融合术治疗[82, 83, 87, 88]。术前牵引可能有助于减少术中半脱位的程度[87, 88]。

儿童枢椎以下颈椎损伤

John T. Anderson Orthopedic Surgery
University of Missouri-Kansas City School of Medicine
Kansas City, MO, USA
University of Kansas School of Medicine, Department of Orthopedic Surgery, Children's Mercy Hospital and Clinics – Kansas City
Kansas City, MO, USA

概述

8岁以上儿童颈椎损伤模式与成人相似，枢椎以下颈椎损伤更加普遍，占颈椎损伤的23%~73%[6, 89－102]。然而，枢椎以下颈椎损伤的界定范围是可变的，可以为C3~C7，C4~C7，或者C5~C7。虽然文献报道[96, 98, 99, 103, 104]在年龄较大的儿童中更容易发生枢椎以下损伤，但对于较年轻的儿童，这个区域的损伤也并不少见，同样需要彻底检查。例如，Brown等通过对103名患者研究发现，C5~C7水平的损伤在8岁以下（24%）和8岁以上（25%）的患儿中几乎相同[101]。另外，Osenbach等[94]和Bilston[103]研究发现在8岁以下的患儿中，C4~C7水平损伤率分别占其受试对象的26%和21%。

人口统计特征

最常见的伤害机制是机动车辆碰撞（Motor Vehicle Collisions，MVC）。Dogan等在对51例枢椎以下颈椎损伤患儿回顾性研究发现MVC占伤害机制的50%[104]。然而，在年龄较大的患儿中，运动和娱乐活动导致的枢椎以下颈椎损伤更为常见。McGrory等[96]研究发现，由运动导致的枢椎以下颈椎损伤在11~15岁年龄组中占43%，而在11岁以下年龄组中仅占8%。

枢椎以下颈椎损伤患儿的年龄为12.4~16岁[6, 93, 98, 100, 104]，男性较女性多。Dogan通过对51例枢椎以下颈椎损伤患儿的回顾研究发现男性占75%[104]。

分类

不幸的是，一个专门针对儿童枢椎以下颈椎损伤的分类系统并不存在。Allen等通过对165名患者（包括26名18岁以下患者）的回顾性研究，开发了一个基于伤害机制的损伤分类系统[105]。该系统包括6种发生机制：①压缩屈曲。②垂直受压。③牵张屈曲。④压缩伸展。⑤牵张伸展。⑥侧屈。每个方面都指定一个损伤阶段的数值来描述损伤的严重程度，如Ⅰ级、Ⅱ级等。最近，Vaccaro等开发了枢椎以下颈椎损伤分类及严重程度量表（SLIC）（图6.12），该量表考虑了3个损伤特征：①形态学。②间盘韧带复合体的完整性。③神经状态。任何一个特征中均含有子组，子组根据损伤严重性给出数值。然后，所有数值的总和可以指导外科医生选择何种治疗方式（非手术或手术）。1~3分，选择非手术治

图6.12 Vaccaro等研发的SLIC系统（获得了Lippincott Williams & Wilkins的同意）

	Points
形态	0
无异常	1
压缩	+1
	−2
爆裂	3
分离（如：关节突关节半脱位，过伸性损伤）	4
旋转/平移(如:关节突关节脱位,不稳定泪滴骨折或重度屈曲压缩性损伤）	
间盘－韧带复合体（DLC）	
完整	0
可疑损伤（如：单个棘突间隙增宽，MRI 信号改变）	1
断裂（如：椎间隙增宽，关节突关节半脱位或脱位）	2
神经功能	
完整	0
根性损伤	1
完全性脊髓损伤	2
不完全性脊髓损伤	3
有神经损伤症状同时存在持续性脊髓压迫（神经功能修正加分）	+1

疗，而4分及以上，则选择手术治疗。考虑到枢椎以下颈椎损伤在年龄较大的儿童中更常见，而其解剖结构与成人相似，因此该系统似乎为外科医生治疗患儿的这些特殊损伤提供了一个合理的选择。然而，儿童、青少年与成人毕竟存在差异，那些在成人中非手术治疗经常失败的损伤，发生在儿童和青少年中时是否可以治愈，目前尚不清楚。因此，关于儿童枢椎以下颈椎损伤的分类系统仍需进一步研究。

损伤模式

Dogan等[104]描述了儿童枢椎以下颈椎损伤的4种模式：①骨折（63%）。②骨折伴脱位（19%）。③脱位（12%）。④单纯韧带损伤（6%）。他们还发现C6~C7水平的损伤是最常见的（33%），其次是C5~C6（23%）。Nitecki、Moir和Brown等都发现C7是最常见的受损椎骨。其中，Brown等对26名患儿研究发现C7骨折占85%。这表明在影像中显示C7是十分重要的。同样，应该重视纯韧带损伤的可能性，因为这些损伤可能无法立即在患儿中被识别。Pennecot等在前期MRI研究中报道了8例延迟诊断的患儿。这些患儿在初次评估时没有获得任何韧带损伤的影像学证据，其共同特征是颈椎生理前凸消失和颈部肌肉僵硬。韧带损伤在肌肉痉挛消失后的2周至4个月内通过动态放射学检查才被发现。

和单纯韧带损伤一样，也需要考虑多节段颈椎损伤的可能性。Patel等通过对1098例颈椎损伤患儿的回顾性研究发现上颈椎和下颈椎联合损伤的发生率为7%，其中8岁以上患儿占88%。Dogan等通过对51例枢椎以下颈椎损伤患儿研究发现有18%的患儿损伤超过一个节段，年龄均不小于8岁。

如同筛查脊柱的任何损伤一样，神经损伤也应该被认真排除。Birney和Hanley[93]通过对84例颈椎损伤的儿童和青少年回顾性研究发现19例

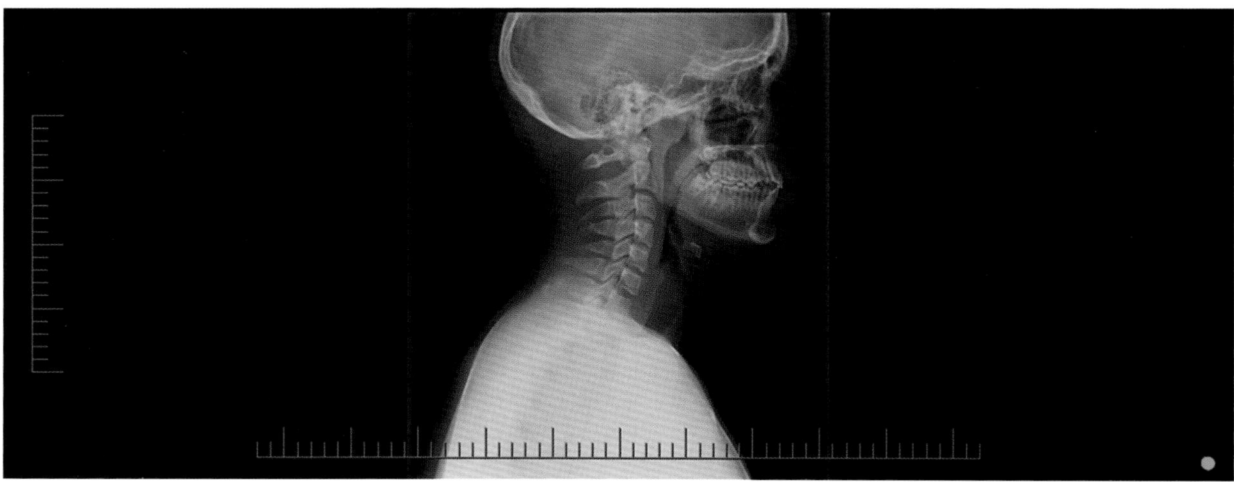

图6.13 C7的Clay-Shoveler骨折

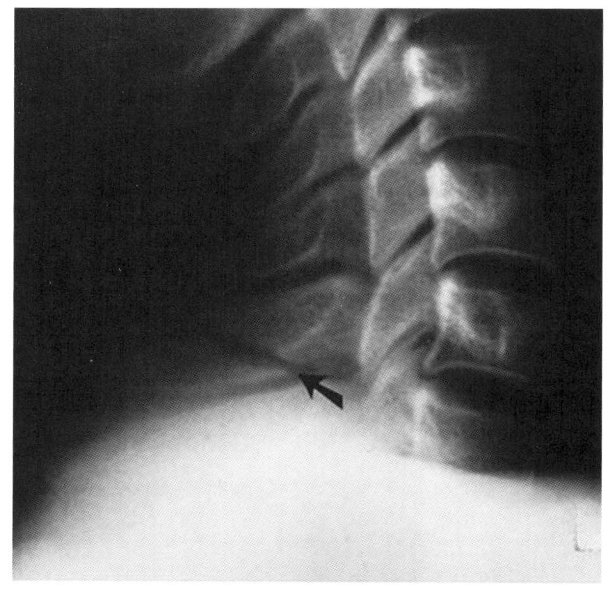

图6.14 C5棘突椎板断裂。来自国际骨骼学会的X线片（Richardson等[111]，经Springer-Verlag许可转载）

（23%）存在下颈椎损伤（C3~C7）的患儿中有10例出现了神经损伤，其中3例是完全损伤，1例是永久性不完全损伤，6例是暂时性损伤。Patel等[100]报道了C4~C7水平损伤患者脊髓损伤的发生率为5%。Dogan等[104]报道了枢椎以下颈椎损伤不完全神经损伤和完全脊髓损伤的发生率分别为16%和14%。

治疗

目前，儿童枢椎以下颈椎损伤各种治疗方法尚缺乏高质量的循证医学证据。大多数发表的文献在颈椎损伤分类和测量结果方面并不一致。而且，大多数研究将患儿颅颈损伤以及枢椎以下颈椎损伤合并在一起，很难单独评估枢椎以下颈椎损伤的治疗效果。因此，患儿枢椎以下颈椎损伤的一些治疗方案必须根据成人相关文献报道进行推断。以下是笔者根据个人经验和现有证据对儿童常见枢椎以下颈椎损伤的治疗建议。

后部结构骨折

对于大多数孤立的颈椎后部结构损伤可以选择非手术治疗。在Dogan等[104]进行的系列报道中，29%的枢椎以下颈椎损伤的患儿为孤立的后部结构损伤。针对这些患儿，他们选择了颈胸支具或颈椎支具等非手术治疗方案，通过平均9个月的随访发现无1例患儿因颈椎不稳而需要手术干预。McGrory等[95]通过对10例存在后部结构骨折的枢椎以下颈椎损伤患儿的研究发现后部结构骨折一般属于继发性损伤，与严重的原发性损伤密切相关。其在研究报告中提到的5例棘突骨折均继发于不相邻的、更严重的原发性损伤。

棘突骨折即“铲土工人骨折”（图6.13），通常涉及C7[107]。该骨折是由于附着于棘突的肌肉，尤其是斜方肌和菱形肌的剧烈收缩导致的。但由于棘突隆起直到30岁时才能完全骨化[108，109]，因此，对于此种骨折的患儿在X线片上可能看不到明显异常。Yamaguchi等[110]报道了2例与“铲土工人骨折”同样机制损伤的男性运动员，均表现为棘突软组织撕脱。其中1例伤者通过MRI确认损伤部位为C7，并接受了8周的限制活动治疗。

在诊断“铲土工人骨折”之前，有必要对影像学资料进行仔细的审查。Matar等[111]报道了6例以棘突椎板破损为特征的颈椎棘突骨折患者（图6.14），年龄为8～59岁，平均31岁。其中5例患者因机动车碰撞或摩托车事故而受伤，损伤部位为C6（5例）和C5（2例）。在这些棘突骨折患者中，4例出现了椎体前半脱位，2例合并神经功能损伤。

压缩性骨折

压缩性骨折（图6.15）通常仅涉及脊柱前柱，引起椎体前上方压缩塌陷，一般不伴有韧带损伤。在Allen等[105]描述的基于损伤机制的分类系统中，压缩性骨折属于压缩屈曲损伤Ⅰ期。然而，在儿科脊柱文献中关于压缩屈曲损伤的定义尚不明确。因此，针对患儿颈椎压缩性骨折必须谨慎选择治疗方案。Dogan等[104]报道了51例枢椎以下颈椎损伤的患儿，其中10例存在压缩性骨折，2例进行了前路椎体切除融合术。Hill等[112]虽然没有报道122例颈部损伤患儿中存在颈椎下段压缩性骨折的确切数目，但是对于稳定压缩性骨折的患儿，他们均推荐了外固定治疗，然而他们未报道具体疗效。

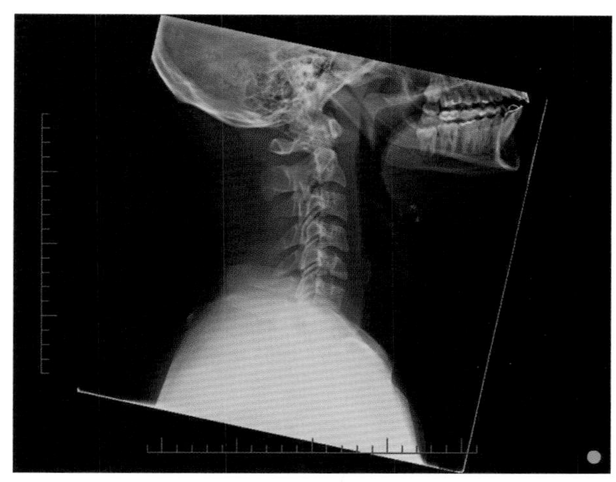

图6.15 C5压缩性骨折

根据SLIC分类系统[106]，单纯的压缩性骨折，不伴有间盘韧带复合体及神经损伤，得分为1分。在这种情况下，患者选择颈椎支具进行坚强外固定治疗方案就足够了。因此，对于压缩性

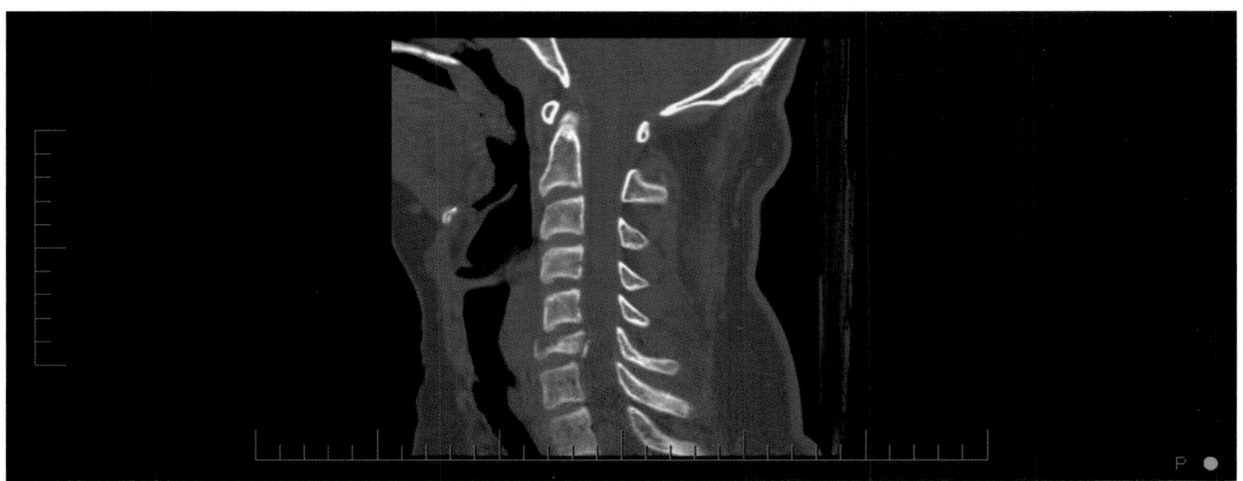

图6.16 C6爆裂性骨折

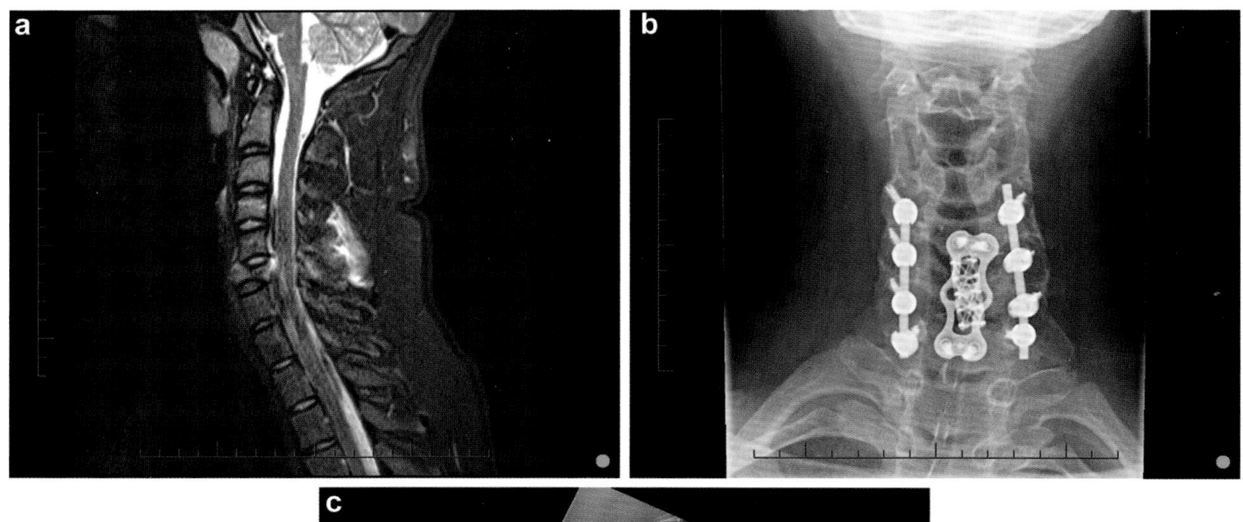

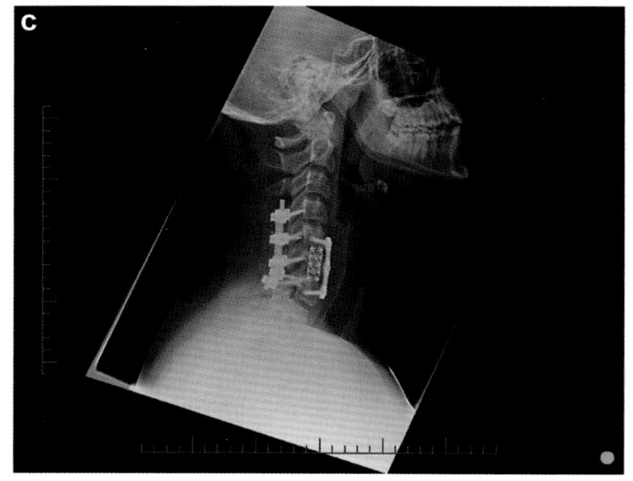

图6.17 与图6.16为同一患者。（a）矢状位MRI图像，爆裂性骨折部位头侧出现后方韧带损伤。（b，c）术后X线检查图片，前路C6切除钉板固定联合后路C4~C7钉棒融合固定

骨折的患儿，在确定最终治疗方案之前，综合考虑临床与影像学结果是十分重要的。

爆裂性骨折

与压缩骨折不同，爆裂骨折（图6.16）通常至少累及3柱中的2柱，且常伴有椎体后部骨质向后突入椎管。在Allen-Ferguson分类系统[105]中，这种损伤属于垂直压缩型。然而，该分型建立时的基础资料均来自18岁以上患者。由于爆裂性骨折继发于轴向压缩负荷，理论上不会损伤后方韧带。然而，Allen等[105]指出，在垂直压缩Ⅲ级，后方韧带也可能被破坏。

由于缺乏指导外科医生的高水平循证医学证据，无论儿童或成人，爆裂性骨折的治疗方案均存在争议[113]。与所有的儿童枢椎以下颈椎损伤一样，关于爆裂性骨折的文献报道也很少。Dogan等[104]在儿童枢椎以下损伤的回顾研究中仅报道了1例爆裂性骨折。该患者为男性，16岁，完全性脊髓损伤，在没有椎体切除的情况下进行了前路融合术。Finch和Barnes[97]报道了5例发生枢椎以下爆裂性骨折的患儿。其中3例存在颈椎后凸和不稳，采用了金属丝后路融合固定的治疗方案。另外2例爆裂性骨折患儿的治疗方案虽然未进行公布，但研究者指出，所有非手术治疗的患儿都取得了影像学稳定。

根据SLIC分类系统[106]，单纯的爆裂性骨折，不伴有间盘韧带复合体及神经损伤，得分为2分。此时，非手术治疗是一个可行的选择。然

而，如果患者伴有间盘韧带复合体或神经损伤，分值将达到5分，此时更应该选择手术治疗（图6.17a~c）。虽然缺乏不同术式治疗效果的对比数据，但人们普遍认为前路椎体切除，植骨融合联合器械固定更适用于治疗伴有神经损伤的爆裂性骨折[114-116]。如果患者存在明显的后方韧带损伤，如泪滴骨折，可以联合后路器械融合固定[114]。Fisher等[116]对比了前椎体切除联合钉板固定（21例）与Halo背心固定（24例）在治疗不稳定屈曲型泪滴骨折的疗效，结果发现对于脊柱残存后凸畸形和治疗失败的患者，前路椎体切除术联合钉板固定可以获得更好的治疗效果；Halo背心固定组有5例患者治疗失败，其中4例再次选择了手术治疗。但这项研究纳入对象均为成人，其研究结果是否适用于儿童与青少年仍然存在争议。

Koivikko等[117]报道了69例爆裂性骨折患者，其中34例（年龄范围为15~64岁，平均30.3岁）接受了非手术治疗，剩余35例（年龄范围为17~83岁，平均32.9岁）进行了前路减压联合器械融合固定。研究者发现手术治疗组在神经恢复、椎管内径、预防和纠正脊柱后凸畸形方面有更好的效果。然而，由于本研究属于回顾性研究，实验设计时可能存在偏倚，加之研究对象主要是成年人，所以在将研究结果推广到儿童或青少年人群之前，必须谨慎。

关节突脱位

根据Allen-Ferguson分类系统[105]，关节突脱位属于牵张屈曲损伤范畴。单侧脱位被认为是Ⅱ阶段损伤；双侧脱位被认为是Ⅲ阶段损伤，通常至少伴有50%的移位。毫无疑问，基于儿童数据的治疗方案非常有限。Dogan等[104]在儿童枢椎以下颈椎损伤的回顾性研究中报道了5例单侧关节突脱位的患儿。其中3例接受了前路融合治疗，均无并发症发生；剩余2例进行了非手术治疗，虽然研究人员未阐述具体治疗方案，但他们表示患儿均接受了闭合复位而且在随访中均重建了颈椎稳定性。与单侧关节突脱位一样，关于双侧脱位的文献报道也十分稀少。Finch、Barnes[97]和Dogan等[104]分别报道了1例枢椎以下颈椎双侧关节突脱位的患儿，两者均接受了手术治疗。

对于单侧或双侧关节突脱位，应尝试闭合复位。然而，牵引重量的选择仍存在争议，本人喜欢用10磅（4.536kg）重量牵引头部，损伤每下移1个平面增加5磅（2.268kg）。此外，使床处于头高脚低位也有助于牵引。牵引重量的安全使用上限目前仍不知道。Cotler等[118]在一项研究中将牵引重量用到了140磅（63.5kg），其中最年轻的纳入对象为16岁。牵引重量增加后，应该重新进行X线检查和神经学检查。然而，复位之前是否进行MRI检查目前仍然存在争议[119]。部分研究者认为闭合复位可以在能够配合神经系统检查的清醒患者中进行[120]。如果检查显示存在完全脊髓损伤，大多数人都会首选闭合复位，而后行MRI检查[120]。如果患者不能配合神经系统检查，在复位前可能需要进行MRI检查。如果MRI显示椎间盘突出，一般建议采用开放减压和器械融合固定。

单侧关节突脱位的最终治疗方案尚存在争议。不幸的是，外科医生选择的儿童治疗方案很大程度上依赖于成人的文献报道。Rorabeck等[121]认为复位后的单侧关节突脱位通过Halo-Thoracic支具可以成功治疗。Shapiro等[122]报道了51例单关节突脱位的患者，其中2例患者行闭合复位后外固定治疗未获成功，均出现了再脱位。Dvorak等[123]通过回顾性研究发现，非手术治疗的单侧小关节突脱位发生治疗失败、疼痛以及神经功能恶化的概率更高。

根据SLIC分类体系[106]，无论单侧还是双侧关节突脱位，大多数得分均不低于5分。据此结果更推荐手术治疗（图6.18a~e）。

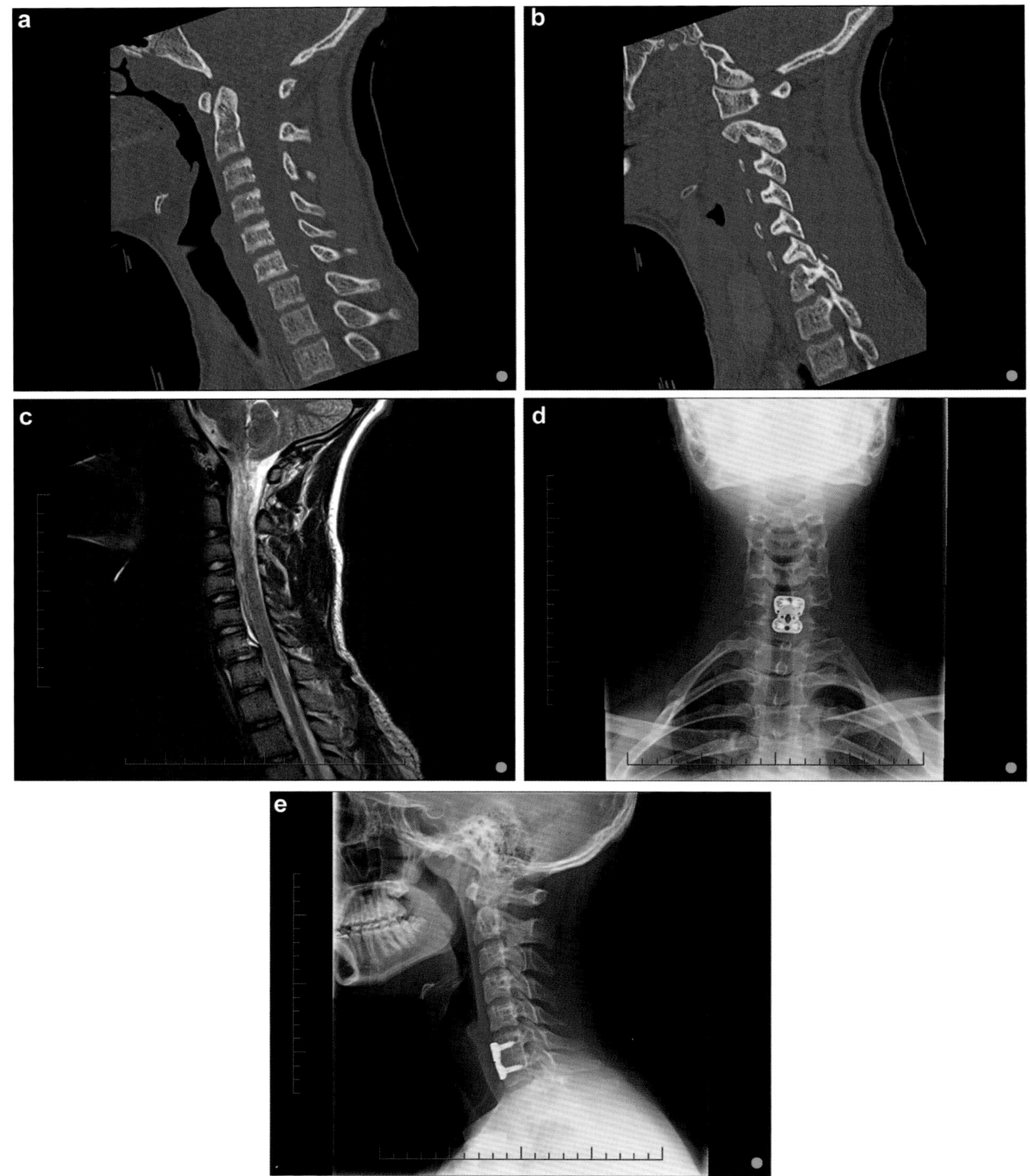

图6.18 （a，b）矢状位CT显示右侧关节突脱位。（c）矢状面MRI显示间盘韧带复合体破裂。（d，e）C6~C7前路椎间盘切除联合自体髂骨移植融合术后2年X线片

无放射学异常的脊髓损伤（SCIWORA）

Pang和Wilberger[124]首次将SCIWORA定义为继发于创伤的脊髓病变，其在X线片或CT中没有骨折或韧带不稳定的证据。该论文发表在MRI使用之前。由于儿童脊柱较脊髓存在更大的活动弹性【脊柱可以拉伸2英寸（5.08cm），而脊髓在拉伸不到1cm时就会破裂】，所以此种类型的损伤是可能存在的。Pang和Wilberger[124]发现8岁以

下的儿童易遭受更加严重的神经损伤和上颈髓损伤。Bosch等[125]也发现8岁以下的儿童受到的伤害更严重。然而，和一些报道[94, 98]相反，与Brown等研究[101]相似，Bosch等发现SCIWORA更常见于8岁以上的儿童，平均年龄为10.7岁。儿童颈椎损伤后SCIWORA的发病率为18%~38%[6, 93, 94, 98, 100, 101]，男性较女性常见[101, 126]。Brown等[101]在其研究中发现72%的SCIWORA患儿为男性。尽管机动车事故是导致SCIWORA的常见原因，但与娱乐、运动相关的损伤也相当常见[93, 101, 125]。Brown等[101]报道了75%的运动颈椎损伤患儿可能存在SCIWORA。此外，一些细微的创伤也可能导致SCIWORA[126]。

SCIWORA的预后与神经状态密切相关[93, 125–127]。完全神经损伤的患者预后较差。此外，MRI的表现也对神经系统的恢复有预测作用。Bosch等回顾了60例颈椎损伤患者的MRI，其中51例未见明显异常[125]。所有这些患者即使初始时出现严重的神经功能缺陷，但最后均能完全康复。同样，Mahajan等[127]研究发现MRI异常患儿中67%存在持续的神经功能缺陷，而MRI正常的患儿仅有6%。

在我们这个频繁使用MRI的时代，SCIWORA这个术语的确切含义尚不太清晰，其治疗方案仍然存在争议。然而，对脊髓损伤的患者，给予标准的支持治疗是符合逻辑的。但对于正常MRI患者，是否需要外固定尚存在巨大争议。尽管一些学者[1]提倡进行外固定，但这种做法受到了挑战。Bosch等[125]研究发现采用严格的诊断标准，复发性SCIWORA发生率为4%。在所有病例中，一名年龄较大的患者由于低能量创伤出现颈椎损伤，其MRI正常，伴有轻度短暂的神经功能障碍。所有研究对象最终均获得了完全康复。他们发现外固定并不能防止再次受伤。事实上，接受了外固定治疗组的复发性损伤率为15%，而没有外固定治疗组的复发性损伤率为7%。

脊髓损伤（SCI）

幸运的是，儿童脊髓损伤（Spinal Cord Injury，SCI）是比较少见的。然而，一旦出现可能会带来灾难性的长期后果。Hwang等[128]通过对自儿童时期持续存在脊髓损伤的成人患者的纵向研究发现，此类患者随着时间的推移患高血压、心脏病、上肢关节疼痛以及活动受限的风险会不断增加。更严重的是，SCI患儿更易出现许多并发症，包括与呼吸系统相关的并发症、深静脉血栓、自主反射障碍、高钙血症、异位骨化、肌肉痉挛、神经源性膀胱/肠、褥疮、脊柱侧凸、疼痛等[129]。作为这些患儿的临床医生必须努力采取措施预防上述并发症的发生，并在出现这些并发症时了解相关治疗策略。

皮质类固醇对成人SCI患者的作用一直备受争议。同样，其在儿科医学界也是如此。究其原因是缺乏实验数据支持皮质类固醇在儿童SCI的使用。对SCI患者使用甲基泼尼松龙的建议主要基于第二次和第三次国家急性脊髓损伤研究的结果[130–133]。但是这些研究中儿科患者的数量非常少，事实上，没有13岁以下的患者被纳入研究，因此其结果很难推广到儿科人群。Pettiford等[134]最近进行了一项以儿童SCI为重点研究对象的文献综述，而他们认为甲基强泼尼松龙不适合儿童SCI。

对于SCI患者，手术减压时机的选择目前也存在争议。最近，早期减压已成为主流，而急性脊髓损伤手术时机的研究结果也支持了这一趋势[135]。他们进行了一项多中心、国际性、前瞻性队列研究，以对比颈椎脊髓损伤后早期（损伤后<24h）减压和晚期（损伤后>24h）减压的手术疗效。研究人员发现，接受早期减压治疗的患者中，有19.8%的患者ASIA评分提高了至少2个等级，而晚期减压患者只有8.8%。目前尚不清楚该研究结果是否适用于儿科人群，需要针对儿童群体的相关研究进行验证。

总结

虽然儿童创伤性颈椎损伤的发生率很低，但一旦出现可能导致灾难性后果。年幼儿童颈椎损伤模式与年长儿童及成人存在差异。通过X线片评估儿童颈椎损伤存在较大挑战，常常需要其他先进影像技术的协助。某些系列报告中显示SCI发生率接近10%。SCIWORA最常见于5岁以下患儿。随着年龄的增长，儿童颈椎易发生损伤的节段从颅底、C1和C2下降到枢椎以下。手术的选择常常取决于骨折的稳定性以及是否合并神经损伤。

参考文献

[1] Jones TM, Anderson PA, Noonan KJ. Pediatric cervical spine trauma. J Am Acad Orthop Surg. 2011, 19: 600–611.

[2] Vanderhave K, Chiravuri S, Caird M, Farley F, Graziano G, Hensinger R, Patel R. Cervical spine trauma in children and adults: perioperative vonsid - erations. J Am Acad Orthop Surg. 2011, 19: 319–327.

[3] Mohseni S, Talving P, Branco BC, Chan LS, Lustenberger T, Inaba K, Bass M, Demetriades D. Effect of ages on cervical spine injury in pediatric population: a National Trauma Data Bank review. J Pediatr Surg. 2011, 46(9): 1771–1776.

[4] Eubanks J, Gilmore A, Bess S, Cooperman D. Clearing the pediatric cervical spine following injury. J Am Acad Orthop Surg. 2006, 14: 552–564.

[5] Rush JK, Kelly DM, Astur N, Creek A, Dawkins R, Younas S, et al. Associated injuries in children and adolescents with spinal trauma. J Pediatr Orthop. 2013, 33(4): 393–397.

[6] Kokosa E, Keller M, Rallo M, Weber T. Characteristics of pediatric cervical spine injuries. J Pediatr Surg. 2001, 36(1): 100–105.

[7] McCall T, Fassett D, Brockmeyer D. Cervical spine trauma in children: a review. Neurosurg Focus. 2006, 20(2): 1–8.

[8] Kreykes NS, Letton RW Jr. Current issues in the diagnosis of pediatric cervical spine injury. Semin Pediatr Surg. 2010, 19: 257–264.

[9] Pang D. Spinal cord injury without radio - graphic abnormality in children, 2 decades later. Neurosurgery. 2004, 55(6): 1325–1343.

[10] Launay F, Leet AL, Sponseller PD. Pediatric spinal cord injury without radiographic abnormality: a meta - analysis. Clin Orthop Relat Res. 2005, 433: 166–170.

[11] Cirak B, Ziegfeld S, Knight VM, Chang D, Avellino AM, Paidas CN. Spinal injuries in children. J Pediatr Surg. 2004, 39(4): 607–612.

[12] Carreon LY, Glassman SD, Campbell MJ. Pediatric spine fractures: a review of 137 hospital admissions. J Spinal Disord Tech. 2004, 17(6): 477–482.

[13] Leonard M, Sproule J, McCormack D. Paediatric spinal trauma and associated injuries. Injury. 2007, 38: 188–193.

[14] Asher MA, Jacobs RR. Pediatric thoracolumbar spine trauma. In: Bradford DS, Hensinger RN, editors. The pediatric spine. New York: Thieme; 1985. p. 105–117.

[15] Crawford AH. Operative treatment of spine fractures in children. Orthop Clin North Am. 1990, 21(2): 325–339.

[16] Lee JH, Sung IY, Kang JY, Park SR. Characteristics of pediatric-onset spinal cord injury. Pediatr Int. 2009, 51(2): 254–257.

[17] DeVivo MJ, Vogel LC. Epidemiology of spinal cord injury in children and adolescents. J Spinal Cord Med. 2004, 27: S4–10.

[18] Kewalramani LS, Tori JA. Spinal cord trauma in children. Neurologic patterns, radiologic features, and pathomechanics of injury. Spine (Phila Pa 1976). 1980, 5(1): 11–18.

[19] Ruge JR, Sinson GP, McLone DG, Cerullo LJ. Pediatric spinal injury: the very young. J Neurosurg. 1988, 68(1): 25–30.

[20] Puisto V, Kaarianen S, Impinen A, Parkkila T, Vartiainen E, Jalanko T, et al. Incidence of spinal and spinal cord injuries and their surgical treatment in children and adolescents: a population-based study. Spine (Phila Pa 1976). 2010, 35(1): 104–107.

[21] Vitale MG, Goss JM, Matsumoto H, Roye DP Jr. Epidemiology of pediatric spinal cord injury in the United States: years 1997 and 2000. J Pediatr Orthop. 2006, 26: 745–749.

[22] Augutis M, Levi R. Pediatric spinal cord injury in Sweden: incidence, etiology, and outcome. Spinal Cord. 2003, 41: 328–336.

[23] Jones L. Birth trauma and the cervical spine. Arch Dis Child. 1970, 15(1): 55–64.

[24] Podolsky S, Baraff LJ, Simon RR, Hoffman JR, Larmon B, Ablon W. Efficacy of cervical spine immobilization methods. J Trauma. 1983, 23: 461–465.

[25] Buhs C, Cullen M, Klein M, Farmer D. The pediatric trauma C-spine: is the 'odontoid' view necessary? J Pediatr Surg. 2000, 35(6): 994–997.

[26] Hernandez JA, Chupik C, Swischuk LE. Cervical spine trauma in children under 5 years: productivity of CT. Emerg Radiol. 2004, 10(4): 176–178.

[27] Carlan D, Bradbury T, Green N, et al. The efficacy of helical CT versus conventional radiography of the cervical spine in pediatric trauma. Abstract. Pediatric Orthopedic Society of North America Annual meet - ing. Albuquerque; 2008.

[28] Keenan HT, Hollingshead MC, Chung CJ, Ziglar MK. Using CT of the cervical spine for early evalu - ation of pediatric patients with head trauma. Am J Radiol. 2001, 177: 1405–1409.

[29] Brockmeyer DL, Ragel BT, Kestle JR. The pediatric cervical spine instability study. A pilot study assess - ing the prognostic value of four imaging modalities in clearing the cervical spine with severe traumatic injuries. Childs Nerv Syst. 2012, 28(5): 699–705.

[30] Henry M, Scarlata K, Riesenburger RI, Kryzanski J, Rideout L, Samdani A, et al. Utility of STIR MRI in pediatric cervical spine clearance after trauma. J Neurosurg Pediatr. 2013, 12(1): 1333–1338.

[31] Frank J, Lim C, Flynn J, Dormans J. The efficacy of magnetic resonance imaging in pediatric cervical spine clearance. Spine. 2002, 27(11): 1176–1179.

[32] Hutchings L, Willett K. Cervical spine clearance in pediatric trauma: a review of current literature. J Trauma. 2009, 67(4): 687–691.

[33] Hoffman JR, Mower WR, Wolfson AB, Todd KH, Zucker MI. Validity of a set of clinical cri - teria to rule out injury to the cervical spine in patients with blunt trauma. National Emergency X-Radiography Utilization Study Group. N Engl J Med. 2000, 343(2): 94–99.

[34] Pieretti-Vanmarcke R, Velmahos GC, Nance ML, Islam S, Falcone RA Jr, Wales PW, et al. Clinical clearance of the

cervical spine in blunt trauma patients younger than 3 years: a multi-center study of the American Association for the Surgery of Trauma. J Trauma. 2009, 67(3): 543–549.
[35] Lee SL, Sena M, Greenholz SK, Fledderman M. A multidisciplinary approach to the development of a cervical spine clearance protocol: process, rationale, and initial results. J Pediatr Surg. 2003, 38(3): 358–362.
[36] Cook BS, Fanta K, Schweer L. Pediatric cervical spine clearance: implications for nursing practice. J Emerg Nurs. 2003, 29(4): 1–4.
[37] Tolhurst SR, Vanderhave KL, Caird MS, Garton HL, Graziano GP, Maher CO, et al. Cervical arte - rial injury after blunt trauma in children: charac-terization and advanced imaging. J Pediatr Orthop. 2013, 33(1): 37–42.
[38] Kapapa T, Tschan CA, Konig K, Schlesinger A, Haubitz B, Becker H, et al. Fracture of the occipital condyle caused by minor trauma in child. J Pediatr Surg. 2006, 41(10): 1774–1776.
[39] Momjian S, Dehdashti AR, Kehrli P, May D, Rilliet B. Occipital condyle fractures in children. Case report and review of the literature. Pediatr Neurosurg. 2003, 38(5): 265–270.
[40] Strehle EM, Tolinov V. Occipital condylar fractures in children: rare or underdiagnosed? Dentomaxillofac Radiol. 2012, 41(2): 175–176.
[41] Anderson PA, Montesano PX. Morphology and treatment of occipital condyle fractures. Spine (Phila Pa 1976). 1988, 13(7): 731–736.
[42] Tuli S, Tator CH, Fehlings MG, Mackay M. Occipital condyle fractures. Neurosurgery. 1997, 41(2): 368– 376; discussion 376–377.
[43] Kenter K, Worley G, Griffin T, Fitch RD. Pediatric traumatic atlanto-occipital dislocation: five cases and a review. J Pediatr Orthop. 2001, 21(5): 585–589.
[44] Steinmetz MP, Lechner RM, Anderson JS. Atlantooccipital dislocation in children: presenta - tion, diagnosis, and management. Neurosurg Focus. 2003, 14(2): ecp1.
[45] Kaufman RA, Carroll CD, Buncher CR. Atlantooccipital junction: standards for measure - ment in normal children. AJNR Am J Neuroradiol. 1987, 8(6): 995–999.
[46] Kaufman RA, Dunbar JS, Botsford JA, McLaurin RL. Traumatic longitudinal atlanto-occipital distrac - tion injuries in children. AJNR Am J Neuroradiol. 1982, 3(4): 415–419.
[47] Lee C, Woodring JH, Goldstein SJ, Daniel TL, Young AB, Tibbs PA. Evaluation of traumatic atlan - tooccipital dislocations. AJNR Am J Neuroradiol. 1987, 8(1): 19–26.
[48] Powers B, Miller MD, Kramer RS, Martinez S, Gehweiler JA Jr. Traumatic anterior atlanto-occipital dislocation. Neurosurgery. 1979, 4(1): 12–17.
[49] Sun PP, Poffenbarger GJ, Durham S, Zimmerman RA. Spectrum of ccipitoatlantoaxial injury in young children. J Neurosurg. 2000, 93(1 Suppl): 28–39.
[50] Wholey MH, Bruwer AJ, Baker HL Jr. The lateral roentgenogram of the neck; with comments on the atlanto-odontoid-basion relationship. Radiology. 1958, 71(3): 350–356.
[51] Pang D, Nemzek WR, Zovickian J. Atlanto - occipital dislocation: part 1--normal occipital condyle-C1 interval in 89 children. Neurosurgery. 2007, 61(3): 514–521; discussion 521.
[52] Pang D, Nemzek WR, Zovickian J. Atlanto-occipital dislocation–part 2: the clinical use of (occipital) condyle-C1 interval, comparison with other diag - nostic methods, and the manifestation, manage - ment, and outcome of atlanto-occipital dislocation in children. Neurosurgery. 2007, 61(5): 995–1015, discussion 1015.
[53] Gluncic V, Turner M, Kranzler L, Frim D. Timely recognition of traumatic atlanto-occipital dislo - cation in a child based on occipital condyle-C1 interval analysis: excellent neurological recovery. J Neurosurg Pediatr. 2010, 5(5): 465–469.
[54] Lustrin ES, Karakas SP, Ortiz AO, Cinnamon J, Castillo M, Vaheesan K, et al. Pediatric cervi - cal spine: normal anatomy, variants, and trauma. Radiographics. 2003, 23(3): 539–560.
[55] Avellino AM, Mann FA, Grady MS, Chapman JR, Ellenbogen RG, Alden TD, et al. The misdiagno - sis of acute cervical spine injuries and fractures in infants and children: the 12-year experience of a level I pediatric and adult trauma center. Childs Nerv Syst. 2005, 21(2): 122–127.
[56] Marlin AE, Williams GR, Lee JF. Jefferson frac - tures in children. Case report. J Neurosurg. 1983, 58(2): 277–279.
[57] McGrory BJ, Klassen RA, Chao EY, Staeheli JW, Weaver AL. Acute fractures and dislocations of the cervical spine in children and adolescents. J Bone Joint Surg Am. 1993, 75(7): 988–995.
[58] Ames CP, Acosta F, Nottmeier E. Novel treatment of basilar invagination resulting from an untreated C-1 fracture associated with transverse ligament avul - sion. Case report and description of surgical tech - nique. J Neurosurg Spine. 2005, 2(1): 83–87.
[59] Copley LA, Dormans JP. Cervical spine disorders in infants and children. J Am Acad Orthop Surg. 1998, 6(4): 204–214.
[60] Khanna G, El-Khoury GY. Imaging of cervi - cal spine injuries of childhood. Skelet Radiol. 2007, 36(6): 477–494.
[61] Fassett DR, McCall T, Brockmeyer DL. Odontoid synchondrosis fractures in children. Neurosurg Focus. 2006, 20(2): E7.
[62] Odent T, Langlais J, Glorion C, Kassis B, Bataille J, Pouliquen JC. Fractures of the odontoid process: a report of 15 cases in children younger than 6 years. J Pediatr Orthop. 1999, 19(1): 51–54.
[63] Hosalkar HS, Greenbaum JN, Flynn JM, Cameron DB, Dormans JP, Drummond DS. Fractures of the odontoid in children with an open basilar synchon - drosis. J Bone Joint Surg Br. 2009, 91(6): 789–796.
[64] Fulkerson DH, Hwang SW, Patel AJ, Jea A. Open reduction and internal fixation for angulated, unsta - ble odontoid synchondrosis fractures in children: a safe alternative to halo fixation? J Neurosurg Pediatr. 2012, 9(1): 35–41.
[65] Choit RL, Jamieson DH, Reilly CW. Os odontoi - deum: a significant radiographic finding. Pediatr Radiol. 2005, 35(8): 803–807.
[66] Fielding JW, Hensinger RN, Hawkins RJ. Os odon - toideum. J Bone Joint Surg Am. 1980, 62(3): 376–383.
[67] Anonymous. Os odontoideum. Neurosurgery. 2002, 50(3 Suppl): S148–155.
[68] McGoldrick JM, Marx JA. Traumatic central cord syndrome in a patient with Os odontoideum. Ann Emerg Med. 1989, 18(12): 1358–1361.
[69] Dempster AG, Heap SW. Fatal high cervical spinal cord injury in an automobile accident complicat - ing os odontoideum. Am J Forensic Med Pathol. 1990, 11(3): 252–256.
[70] Sasaki H, Itoh T, Takei H, Hayashi M. Os odontoi - deum with cerebellar infarction: a case report. Spine (Phila Pa 1976). 2000, 25(9): 1178–1181.
[71] Wang J, Vokshoor A, Kim S, Elton S, Kosnik E, Bartkowski H. Pediatric atlantoaxial instability: management with screw fixation. Pediatr Neurosurg. 1999, 30(2): 70–78.
[72] Gluf WM, Brockmeyer DL. Atlantoaxial transar - ticular screw fixation: a review of surgical indi - cations, fusion rate, complications, and lessons learned in 67 pediatric patients. J Neurosurg Spine. 2005, 2(2): 164–169.
[73] Reilly CW, Choit RL. Transarticular screws in the management of C1-C2 instability in children. J Pediatr Orthop. 2006, 26(5): 582–588.
[74] Heuer GG, Hardesty DA, Bhowmick DA, Bailey R, Magge SN, Storm PB. Treatment of pediatric atlantoaxial instability with traditional and modi - fied Goel-Harms fusion constructs. Eur Spine J. 2009, 18(6): 884–892.
[75] Kleinman PK, Shelton YA. Hangman's fracture in an abused infant: imaging features. Pediatr Radiol. 1997, 27(9): 776–777.
[76] McGrory BE, Fenichel GM. Hangman's fracture subsequent to shaking in an infant. Ann Neurol. 1977, 2(1): 82.

[77] Ranjith RK, Mullett JH, Burke TE. Hangman's frac - ture caused by suspected child abuse. A case report. J Pediatr Orthop B. 2002, 11(4): 329–332.
[78] Ruff SJ, Taylor TK. Hangman's fracture in an infant. J Bone Joint Surg Br. 1986, 68(5): 702–703.
[79] Williams JP 3rd, Baker DH, Miller WA. CT appear - ance of congenital defect resembling the Hangman's fracture. Pediatr Radiol. 1999, 29(7): 549–550.
[80] van Rijn RR, Kool DR, de Witt Hamer PC, Majoie CB. An abused five-month-old girl: hangman's fracture or congenital arch defect? J Emerg Med. 2005, 29(1): 61–65.
[81] Pizzutillo PD, Rocha EF, D'Astous J, Kling TF Jr, McCarthy RE. Bilateral fracture of the pedicle of the second cervical vertebra in the young child. J Bone Joint Surg Am. 1986, 68(6): 892–896.
[82] Fielding JW, Hawkins RJ. Atlanto-axial rotatory fix - ation. Fixed rotatory subluxation of the atlanto-axial joint. J Bone Joint Surg Am. 1977, 59(1): 37–44.
[83] Phillips WA, Hensinger RN. The management of rotatory atlanto-axial subluxation in children. J Bone Joint Surg Am. 1989, 71(5): 664–668.
[84] Pang D, Li V. Atlantoaxial rotatory fixation: part 1– biomechanics of normal rotation at the atlantoaxial joint in children. Neurosurgery. 2004, 55(3): 614–625; discussion 625–626.
[85] Pang D, Li V. Atlantoaxial rotatory fixation: part 2– new diagnostic paradigm and a new classification based on motion analysis using computed tomo-graphic imaging. Neurosurgery. 2005, 57(5): 941–953; discussion 941–953.
[86] Pang D, Li V. Atlantoaxial rotatory fixation: part 3--a prospective study of the clinical manifestation, diagnosis, management, and outcome of children with alantoaxial rotatory fixation. Neurosurgery. 2005, 57(5): 954–972; discussion 954–972.
[87] Subach BR, McLaughlin MR, Albright AL, Pollack IF. Current management of pediatric atlantoax - ial rotatory subluxation. Spine (Phila Pa 1976). 1998, 23(20): 2174–2179.
[88] Lee SC, Lui TN, Lee ST. Atlantoaxial rotatory subluxation in skeletally immature patients. Br J Neurosurg. 2002, 16(2): 154–157.
[89] Henrys P, Lyne ED, Lifton C, Salciccioli G. Clinical review of cervical spine injuries in children. Clin Orthop Relat Res. 1977, 129: 172–176.
[90] McPhee B. Spinal fractures and dislocations in children and adolescents. Spine (Phila Pa 1976). 1981, 6: 533–537.
[91] Pennecot GF, Leonard P, Peyrot Des Gachons S, Hardy JR, Pouliquen JC. Traumatic ligamentous instability of the cervical spine in children. J Pediatr Orthop. 1984, 4: 339–345.
[92] Evans DL, Bethem D. Cervical spine injuries in chil - dren. J Pediatr Orthop. 1989, 9: 563–568.
[93] Birney TJ, Hanley EN. Traumatic cervical spine injuries in childhood and adolescence. Spine (Phila Pa 1976). 1989, 14: 277–282.
[94] Osenbach RK, Menezes AH. Pediatric spinal cord and vertebral column injury. Neurosurgery. 1992, 30: 385–390.
[95] McGrory BJ, Klassen RA, Chao EYS, Staeheli JW, Weaver AL. Acute fractures and dislocations of the cervical spine in children and adolescents. J Bone Joint Surg Am. 1993, 75: 988–995.
[96] Nitecki S, Moir CR. Predictive factors of the out - come of traumatic cervical spine fractures in chil - dren. J Pediatr Surg. 1994, 29: 1409–1411.
[97] Finch GE, Barnes MJ. Major cervical spine inju - ries in children and adolescents. J Pediatr Orthop. 1998, 18: 811–814.
[98] Eleraky MA, Theodore N, Adams M, Rekate HL, Sonntag V. Pediatric cervical spine injuries: report of 102 cases and review of the literature. J Neurosurg (Spine 1). 2000, 92: 12–17.
[99] Patrick DA, Bensard DD, Moore EE, Calkins CM, Karrer FM. Cervical spine trauma in the injured child: a tragic injury with potential for salvageable functional outcome. J Pediatr Surg. 2000, 35: 1571–1575.
[100] Patel JC, Tepas JJ, Mollitt DL, Pieper P. Pediatric cervical spine injuries: defining the disease. J Pediatr Surg. 2001, 36: 373–376.
[101] Brown RL, Brunn MA, Garcia VF. Cervical spine injuries in children: a review of 103 patients treated consecutively at a level I pediatric trauma center. J Pediatr Surg. 2001, 36: 1107–1114.
[102] Viccellio P, Simon H, Pressman BD, Shah MN, Mower WR, Hoffman JR. A prospective study of cervical spine injury in children. Pediatrics. 2001, 108: 1–6.
[103] Bilstron LE, Brown J. Pediatric spinal injury type and severity are age and mechanism dependent. Spine (Phila Pa 1976). 2007, 32: 2339–2347.
[104] Dogan S, Abbasi SS, Theodore N, Horns E, Rekate HL, Sonntag VKH. Pediatric subaxial cervical spine injuries: origins, management, and outcome in 51 patients. Neurosurg Focus. 2006, 20: 1–7.
[105] Allen BL, Ferguson RL, Lehmann TR, O'Brien RP. A mechanistic classification of closed indirect fractures and dislocations of the lower cervical spine. Spine (Phila Pa 1976). 1982, 7: 1–27.
[106] Vaccaro AR, Hulbert RJ, Patel AA, Fisher C, Dvorak M, Lehman RA Jr, et al. The subaxial cervical spine injury classification system: a novel approach to recognize the importance of morphology, neurol - ogy, and integrity of the disco-ligamentous complex. Spine (Phila Pa 1976). 2007, 32(2): 2365–2374.
[107] Hall RDM. Clay-shoveler's fracture. J Bone Joint Surg Am. 1940, 22: 63–75.
[108] Lovell WW, Winter RB, Morrissy RT, et al. Lovell and Winter's pediatric orthopaedics. 6th ed. Philadelphia: Lippincott, Williams and Wilkins; 2006. p. xi, 1545, I-42.
[109] Bailey DK. The normal cervical spine in infants and children. Radiology. 1952, 59: 712–719.
[110] Yamaguchi KT, Myung KS, Alonso MA, Skaggs DL. Clay-shoveler's fracture equivalent in children. Spine (Phila Pa 1976). 2012, 37: E1672–1675.
[111] Matar LD, Helms CA, Richardson WJ. Spinolaminar breach: an important sign in cervical spinous process fractures. Skelet Radiol. 2000, 29: 75–80.
[112] Hill SA, Miller CA, Kosnik EJ, Hunt WE. Pediatric neck injuries: a clinical study. J Neurosurg. 1984, 60: 700–706.
[113] White AA, Panjabi MM. Clinical biomechanics of the spine. 2nd ed. Philadelphia: JB Lippincott; 1990.
[114] Dvorak MF, Fisher CG, Fehlings MG, Rampersaud YR, Oner FC, Aarabi B, et al. The surgical approach to subaxial cervical spine injuries: an evidence-based algorithm based on the SLIC classification system. Spine (Phila Pa 1976). 2007, 32(23): 2620–2629.
[115] Kwon BK, Vaccaro AR, Grauer JN, Fisher CG, Dvorak MF. Subaxial cervical spine trauma. J Am Acad Orthop Surg. 2006, 14: 78–89.
[116] Fisher CG, Dvorak MF, Leith J, Wing PC. Comparison of outcomes for unstable lower cervical flexion teardrop fractures managed with halo tho - racic vest versus anterior corpectomy and plating. Spine. 2002, 27: 160–166.
[117] Koivikko MP, Myllyen P, Karjalainen M, Vornanen M, Santavirta S. Conservative and operative treat - ment in cervical burst fracture. Arch Orthop Trauma Surg. 2000, 120: 448–451.
[118] Cotler JM, Herbison GJ, Nasuti JF, Ditunno JF, An H, Wolff BE. Closed reduction of traumatic cervical spine dislocation using traction weights up to 140 pounds. Spine (Phila Pa 1976). 1993, 18: 386–390.
[119] Hart RA, Vaccaro AR, Nachwalter RS. Cervical facet dislocations: when is magnetic resonance imaging indicated?

Spine (Phila Pa 1976). 2002, 27: 116–117.

[120] Vaccaro AR, Falatyn SP, Flanders AE, Balderston RA, Northrup BE, Cotler JM. Magnetic resonance evaluation of the intervertebral disc, spinal liga - ments, and spinal cord before and after closed reduc - tion of cervical spine dislocations. Spine (Phila Pa 1976). 1999, 24: 1210–1217.

[121] Rorabeck CH, Rock MG, Hawkins RJ, Bourne RB. Unilateral facet dislocation of the cervical spine: an analysis of the results of treatment in 26 patients. Spine (Phila Pa 1976). 1987, 12: 23–27.

[122] Shapiro S, Snyder W, Kaufman K, Abel T. Outcome of 51 cases of unilateral locked cervical facets: inter - spinous braided cable for lateral mass plate fusion compared to interspinous wire and facet wiring with iliac crest. J Neurosurg. 1999, 91(1 Suppl): 19–24.

[123] Dvorak M, Vaccaro AR, Hernsmeyer J, Norvell DC. Unilateral facet dislocations: is surgery really the preferred option? Evid Based Spine Care J. 2010, 1: 57–65.

[124] Pang D, Wilberger JE. Spinal cord injury without radiographic abnormalities in children. J Neurosurg. 1982, 57: 114–129.

[125] Bosch PP, Vogt MT, Ward T. Pediatric spinal cord injury without radiographic abnormality (SCIWORA). The absence of occult instability and lack of indication for bracing. Spine (Phila Pa 1976). 2002, 27: 2788–2800.

[126] Dickman CA, Zabramski JM, Hadley MN, Rekate HL, Sonntag VK. Pediatric spinal cord injury without radiographic abnormalities: report of 26 cases and review of the literature. J Spinal Disord. 1991, 4: 296–305.

[127] Mahajan P, Jaffe DM, Olsen CS, Leonard JR, Nigrovic LE, Rogers AJ, et al. Spinal cord injury without radiologic abnormality in children imaged with magnetic resonance imaging. J Trauma Acute Care Surg. 2013, 75(5): 843–847.

[128] Hwang M, Zebracki K, Chlan KM, Vogel LC. Longitudinal changes in medical complications in adults with pediatric-onset spinal cord injury. J Spinal Cord Med. 2014, 37(2): 171–178.

[129] Zidek K, Srinivasan R. Rehabilitation of a child with a spinal cord injury. Semin Pediatr Neurol. 2003, 10: 140–150.

[130] Bracken MB, Shepard MJ, Collins WF, Holford TR, Young W, Baskin DS, et al. A randomized, con - trolled trial of methylprednisolone or naloxone in the treatment of acute spinal-cord injury. Results of the Second National Acute Spinal Cord Injury Study. N Engl J Med. 1990, 322(20): 1405–1411.

[131] Bracken MB, Shepard MJ, Collins WF Jr, Holford TR, Baskin DS, Eisenberg HM, et al. Methylprednisolone or naloxone treatment after acute spinal cord injury: 1-year follow-up data. Results of the second National Acute Spinal Cord Injury Study. J Neurosurg. 1992, 76(1): 23–31.

[132] Bracken MB, Shepard MJ, Holford TR, Leo-Summers L, Aldrich EF, Fazl M, et al. Methylprednisolone or tirilazad mesylate adminis - tration after acute spinal cord injury: 1-year follow up. Results of the third National Acute Spinal Cord Injury randomized controlled trial. J Neurosurg. 1998, 89(5): 699–706.

[133] Bracken MB, Shepard MJ, Holford TR, Leo - Summers L, Aldrich EF, Fazl M, et al. Administration of methylpred-nisolone for 24 or 48 hours or tirilazad mesylate for 48 hours in the treatment of acute spi - nal cord injury. Results of the third National Acute Spinal Cord Injury randomized controlled trial. JAMA. 1997, 277(20): 1597–1604.

[134] Pettiford JN, Bikhchandani J, Ostlie DJ, St Peter SD, Sharp RJ, Juang D. A review: the role of high dose methylprednisolone in spinal cord trauma in chil - dren. Pediatr Surg Int. 2012, 28: 287–294.

[135] Fehlings MG, Vaccaro A, Wilson JR, Singh A, W Cadotte D, Harrop JS, et al. Early versus delayed decompression for traumatic cervical spinal cord injury: results of the surgical timing in acute spi - nal cord injury study (STASCIS). PLoS One. 2012, 7(2): e32037.

[136] Li YL, Hedequist D. Traumatic pediatric spine inju - ries. In: Rau RD, editor. Orthopaedic knowledge update: spine. 4th ed. Rosemont: Americal Academy of Orthopaedic Surgeons; 2012. p.467.

儿童颈椎的感染和炎症

7

Kaela Frizzell, Archana Malik, Martin J. Herman，Peter Pizzutillo

概述

当儿童出现颈部疼痛、活动受限或神经损害的症状时，综合评估包括病史、体格检查、实验室检查以及影像学检查。与发育成熟的颈椎相比，未发育成熟的颈椎图像由于不完全的骨化和脊柱节段的活动性增加而更难以评估。了解颈椎正常生长发育是避免误诊和加快治疗所必需的。1%的骨感染涉及脊柱，只有4%的脊柱感染涉及颈椎[1]。儿童颈椎感染很罕见，在鉴别诊断中往往被忽略。缺乏评估和治疗儿童颈椎病的经验是另一个可能延迟诊断和治疗的因素[2]。导致未发育成熟颈椎发生炎症的因素多种多样，并且比儿童颈椎感染更容易发生。本章提供的信息可以有利于早期诊断和治疗儿科人群中颈椎感染和炎症。

颈椎的细菌感染

非结核性椎间盘炎 / 骨髓炎

在其他方面表现健康的儿童和青少年中出现隐匿性、不明确的肩部、颈部或上背部疼痛的主诉往往提示相对良性的病因，如颈椎劳损或扭伤。需要注意的是，这些症状也可能是颈椎感染导致的[3–5]。虽然这种情况很少见，但颈椎间盘炎/骨髓炎的早期诊断和治疗对于避免神经系统并发症和功能障碍至关重要。过去，对于椎

K. Frizzell
Department of Orthopedic Surgery, Philadelphia College of Osteopathic Medicine,
Philadelphia, PA, USA

A. Malik
St. Christopher's Hospital for Children,
Philadelphia, PA, USA

M.J. Herman (*)
Drexel University College of Medicine, St. Christopher's Hospital for Children,
Philadelphia, PA, USA
e-mail: martin1.herman@tenethealth.com

P. Pizzutillo
St. Christopher's Hospital for Children,
Philadelphia, PA, USA

J.H. Phillips et al. (eds.), *The Management of Disorders of the Child's Cervical Spine*,
https://doi.org/10.1007/978-1-4939-7491-7_7

间盘炎和椎骨骨髓炎之间的差异存在争议。前者可能仅表现为健康儿童的疼痛，后者更可能与败血症的症状相关[6]。但椎间盘炎和椎骨骨髓炎目前被认为属于同一疾病过程。

在没有涉及脊柱的侵袭性操作的情况下，感染扩散到椎骨是通过血源性扩散实现的[6]。Hassler明确地证明了，胎儿和新生儿的椎间盘组织是有血管长入的，这为感染提供了直接传播到椎间盘和椎体的途径[7]。在生长和发育的早期阶段，椎间盘组织富含细胞并且具有较高的代谢率。存在于软骨管内的终末血管球结构中的薄壁血管促进了这一过程。这些复合结构为生长的椎骨和椎间盘提供代谢交换和营养。随着发育成熟，椎骨软骨终板变薄，软骨管被并入成熟椎体的血管内[8]。随着血源性感染，细菌进入未成熟的软骨终板并在局部形成感染病灶，然后扩散到椎间盘和椎体。延误治疗会导致椎骨和椎间盘的破坏，并且可能由于脓肿形成而导致神经压迫。

脊椎受累仅占所有儿童骨髓炎病例的1%，其中4%~5%的患者涉及颈椎。一项针对28 722例儿科急诊就诊的调查显示，170名患者有颈部疾病。在这170名患者中，28名患有颈部病毒感染，只有5名患有细菌感染[9]。炎性疾病（如幼年特发性关节炎和椎间盘钙化）的发病率比感染性疾病高得多。在上述疾病的鉴别诊断时，往往忽略了感染性疾病，从而导致诊断和治疗显著延迟[10]。

临床表现

颈椎间盘炎/骨髓炎患者通常表现为颈部疼痛或头痛，伴有肩部和上背部疼痛，无创伤史或败血症迹象。神经系统检查通常是正常的，除了在疾病的晚期阶段中脓肿的形成可能产生神经根病或脊髓病[11]。较少的颈椎感染表现为急性斜颈、吞咽困难和呼吸窘迫。而新生儿颈椎感染时可能仅表现出烦躁或厌食，实验室指标正常，并且没有败血症的全身症状。

对颈椎进行触诊时最常表现为局部压痛和肌肉僵直，颈部活动度明显减少。斜颈和神经系统功能减退则很少出现。

诊断试验

颈椎的影像学改变往往在临床症状出现后10天至2周，且可能仅表现为受累椎体的椎间隙变窄。在没有适当治疗的情况下，可以观察到椎间盘和相邻椎骨的逐渐破坏[12]。可以看到至少有两个节段的多个椎体受累[13]。随着病情进展，X线片上通常表现为椎体塌陷，新骨形成，偶尔可发展为椎骨节段的自发融合。随着脓肿的形成，由于脓性物质的压迫或邻近硬脊膜的继发感染，可能会导致神经根和脊髓受损，但很少见。

当需要做进一步的影像学检查时，首选MRI。MRI不仅可以发现早期骨骼受累，而且还可以提供椎间盘受累的早期证据[6, 10]。MRI清晰地提供了邻近软组织感染、脓肿形成和脊髓内信号变化的证据。

初步的实验室化验包括血常规（CBC），ESR，CRP和血培养。CBC可能正常，也可能提示急性感染。与其他部位骨感染一样，ESR和CRP均升高。近期疗效评价的趋势表明，CRP是评估患者临床疗效更可靠的指标。据报道，10%~60% 的患者血培养为阳性[14]。虽然细菌培养结果和抗生素敏感性试验在指导治疗中是有价值的，但在没有阳性培养结果的情况下，依然是有必要进行经验性抗生素治疗的。虽然脊柱的穿刺或开放活检很少进行，但是在应用抗生素治疗仍然临床恶化的情况下，活检是必要的。

病原

脊柱感染中最常见的病原体是金黄色葡萄球菌。其他细菌包括表皮葡萄球菌、B组链球菌、多杀性巴氏杆菌和汉森巴尔通体。据报道，新生儿颈椎骨髓炎可以继发于B族链球菌和多杀性汉森巴氏杆菌感染[1，15]。据报道，两名5岁的患有猫抓热病的患者因汉森巴尔通体而患椎骨骨髓炎。其中一名患者胸椎受累，另一名患者颈椎受累，并伴有硬膜外脓肿形成[6]。

治疗

理想情况下，治疗成功需要根据细菌培养和药敏试验结果给予静脉注射敏感抗生素4~6周。虽然抗生素治疗的绝对持续时间仍然是有争议的，但持续时间的长短是根据患者的临床反应和实验室指标的改善来确定的，尤其是CRP[14]。当临床症状长期存在时，可以长期经验性应用口服抗生素治疗以降低感染复发的风险。

用适当尺寸的儿科颈托或无针Halo架装置固定颈部将缓解疼痛并使颈部保持中立。当侵袭性感染导致椎体前部明显破坏，出现继发性颈椎后凸或局部不稳定时，需要普通Halo架坚强固定。在儿科人群中很少采用外科手术干预清除感染组织、引流脓肿或稳定颈椎。与成人脊柱感染不同，在超过50%的治疗患者中观察到所受累的颈椎的自发融合。对没有自发融合的病例，需要进行严密的随访和放射学评估，发现进展的畸形和不稳时，可考虑行固定融合术[16，17]。

颈椎结核

结核病（TB）在包括美国在内的世界大部分地区仍然是一个问题。根据疾控中心的数据，自2008年以来，美国的肺结核病例一直在减少，2015年15岁以下儿童有440例感染结核，但其中21.6%发生在美国以外国家出生的儿童身上。年轻群体中，5岁以下的儿童最常被感染[18]。这是特别令人关注的问题，因为婴儿和幼儿更有可能患上危及生命的结核病。Lee等最近报道了一名13个月大的孩子，表现为右上肢和下肢无力，MRI显示颈椎骨折和脓肿形成伴脊髓压迫[19]。

虽然并非所有结核感染者都会患结核病，但与成人相比，儿童更容易发病。婴儿、幼儿和免疫功能低下的儿童发生结核性脑膜炎或发生结核病的风险最高[20]。肺仍然是结核病中最常受累的器官，但也可能累及身体的其他部位，如脊柱[21]。咳嗽、发烧和盗汗的三联征表明存在结核病的可能性，但应该指出的是，如果没有出现上述体征，儿童也可能只会出现嗜睡或无法茁壮成长。脊髓病的早期临床表现在幼儿中很少见。

临床表现

颈椎受累的患儿可能出现颈部疼痛、颈部运动受限、呼吸窘迫、发音改变和神经功能受损[22，23]。如果孩子是在美国以外地区出生或有美国以外地区出生的父母，必须考虑结核病的诊断。临床表现可能是肺结核的典型表现，也可能是非特异性的。痰标本很难从婴儿和幼儿那里获得，并且痰培养不太可能得到阳性结果，因为与成人相比，少量的细菌即可在儿童中引发感染[24]。胸部的放射学评估可以佐证与TB诊断一致的结果；然而，当临床症状很少且不需要进行影像学评估时，对儿童就应进行结核菌素试验。放射学检查结果的鉴别诊断包括嗜酸性肉芽肿、转移癌、成骨细胞瘤、脊索瘤、化脓性骨髓炎、神经纤维瘤病和咽后脓肿的继发改变。

影像学评估

当结核菌素试验阳性时，必须进行全面的医学评估。颈部疼痛或运动受限表明需要对颈椎进行影像学评估。颈椎结核感染从椎体内开始出现骨质破坏，继而在X线片上观察到椎间盘受累；往往是相邻的两个椎体同时受累。在MRI上，可以在脊柱前方观察到软组织脓肿，但在椎管中很少[25]。MRI最适合确定感染程度，在某些情况下可能是诊断性的；特别是在颈椎结核的早期，骨骼受累明显，但椎间盘未受累为特征性表现，相反则提示非结核性感染。

治疗

常用的治疗药物包括异烟肼、利福平和吡嗪酰胺[1]。在存在脓肿或明显的椎体破坏的情况下，需要进行手术引流和联合脊柱稳定手术的清创术[22, 26]。由于脊柱前方的椎体最常受累，所以椎板切除术在清创或引流方面无效，并将进一步使脊椎不稳定[23]。

颈椎炎症

幼年特发性关节炎

幼年特发性关节炎（JIA）是指一系列的儿童慢性关节炎，其特征为缺乏明显病因，临床表现持续时间超过6周，以及发病年龄在16岁之前。JIA一词取代了更为熟悉的青少年型类风湿性关节炎（JRA）和青少年慢性关节炎（JCA）。JIA发病率为每10万名儿童中发病4~14名，且女性患者的发病率较高[27]。受累患者通常具有自身免疫性疾病的家族史，同卵双胞胎的一致率为25%~40%[28]。多关节型JIA和全身型JIA通常会影响颈椎。一项对158例JIA患者的X线片的回顾研究显示，与正常人相比，JIA患者C3~C6的椎骨明显较小[29]。Laiho等随访了159名在6个月至15.9岁曾被诊断患JIA的成年人，发现其中98名有颈椎炎症的放射学征象，最常见的影像学改变是关节突关节强直，寰枢椎撞击、寰枢椎半脱位和枢椎半脱位则不太常见[30]。少年发病的强直性脊柱炎是罕见的，但据报道，一名12岁的患者出现了急性颈部疼痛和运动受限。对患者的核医学评估显示颈椎，双侧骶髂关节和右踝关节的摄取率显著增加[31]。

评估

典型的JIA患者表现为颈部僵硬和运动受限。神经系统评估通常是正常的，没有神经根病或脊髓病的迹象。颈椎的X线片最初看起来是正常的。随着疾病的进展，可以注意到齿状突的基底侵蚀，枕骨的沉降，C1–C2的半脱位，下颌骨的半脱位和颈椎的弥漫性强直[32, 33]。MRI有助于通过显示可能侵犯脊髓的软组织来评估脊髓情况（图7.1a~c）[34]。

治疗

JIA的治疗主要是药物治疗，辅以物理和作业疗法。在过去的20年中，已经出现了许多药物来特异性地针对临床上不同的JIA患者。使用抗炎药物和颈托对缓解颈部不适症状是有帮助的。外科手术干预，如椎管减压或融合稳定，更常见于患有类风湿性关节炎的成人，在儿童和青少年人群中很少应用。

椎间盘钙化

椎间盘钙化或儿童钙化性椎间盘炎是指平均年龄为8.6岁的患者出现与斜颈相关的急性颈痛发作的临床表现[35]。目前没有发现这种病症与创伤和咽部炎症有关，椎间盘钙化的病因仍不清楚。这些病理机制，如血管损伤、创伤、病毒感染、炎症、血管炎和高血钙状态等引起的组织坏死，均未得到证据支持[36–38]。

评估

体格检查通常显示颈部活动受限，颈部极度活动时的疼痛，偶尔表现为斜颈，神经系统检查正常。在该人群中很少观察到发热、白细胞增多和炎症标志物升高[36]。

椎间盘钙化最常见于颈椎，但也可见于胸椎[36]。颈椎的放射学评估显示一个或多个椎间盘内

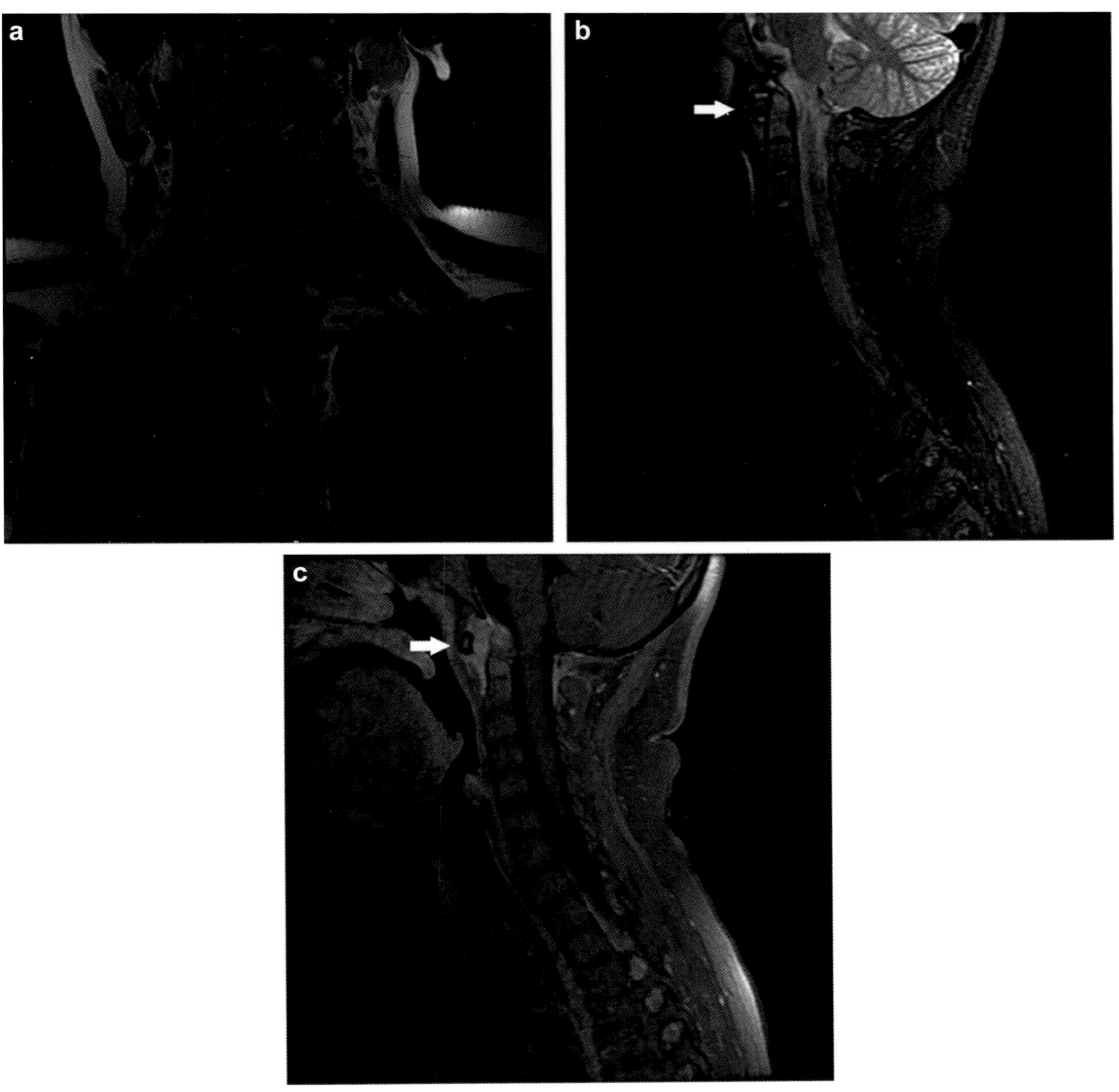

图7.1 一名12岁男性患儿，有继发于幼年特发性关节炎的快速进展性的脊柱侧凸和斜颈病史。（a）冠状位T2 FRFSE显示左侧斜颈。（b~c）矢状位和轴位STIR序列显示了椎体前部空间的变宽、椎体不均匀异质信号，和后对比序列的明显增强与血管翳一致。齿状突内的T2信号也有轻度增加，与骨髓水肿样信号和斑块状增强相适应，与侵蚀性改变有关。这一系列影像结果与JIA一致

的碎片样钙化。髓核普遍受累，纤维环钙化是并不太常见的[39]。除了椎间盘内钙化，X线片还显示椎间盘突破上下终板进入相邻椎体。所受累椎间盘的MRI显示椎间盘肿胀，T1和T2加权序列呈低信号[36]。

治疗

椎间盘钙化的自然病史表明它是一种自限性疾病，椎间盘内的钙化会逐渐吸收。颈部疼痛和活动受限通常会在6个月内出现症状改善，而钙化的逐渐吸收可能需要数年[37]。有趣的是，在完全无症状的个体中，可以偶然观察到椎间盘的钙化。

Grisel 综合征

Grisel首先报道了急性斜颈与颈部感染的关系，并将急性斜颈归因于颈部淋巴结炎所致的枕肌痉挛引起的寰枢椎脱位[40]。大量文献报道了与炎症相关的寰枢椎复合体的自发性或非创伤性半脱位/脱位的报道。后咽炎和咽后脓肿、上呼吸道感染、乳突炎、鼻窦炎、腮腺炎、腺样体切除术、扁桃体切除术、人工耳蜗植入术、急性风湿热、类风湿性关节炎（图7.2a~c）都被认为是寰枢椎半脱位/脱位患者的发病因素[41]。术语“Grisel综合征”适用于所有这些患者的病理特征。

寰枢关节允许颈椎有很大的旋转自由度。Parke等证明了咽后壁到齿状突区域的静脉-淋巴回流系统的存在。这一回流通路为炎症介质从咽部传播到上颈椎提供了直接途径，并引起充血，从而使横韧带在寰椎上的附着点处脱钙[42]。相邻软组织（例如小关节囊）的肿胀和寰椎横韧带的拉伸共同允许寰椎侧块在枢椎上平移。在极端情况下，旋转半脱位或脱位导致寰椎的侧块旋转和单侧侧块在枢椎上的向前平移，并且可能两侧的寰椎侧块在枢椎上均发生位移，但是很少见。大多数患者神经系统是正常的[1]。

评估

患有Grisel综合征的患者通常会出现斜颈的急性发作，这通常与先前的咽炎或外科手术有关，最常见的是扁桃体切除术和腺样体切除术。患者通常身体健康，但颈部有明显的僵硬且无法移动。头部倾斜到一侧，下巴旋转到另一侧的“知更鸟畸形”是一个经典的表现[43]。对于先天性肌性斜颈患者在下颌旋转的对侧可观察到胸锁乳突肌的挛缩，与之相反，患有Grisel综合征的患者将表现为与下颌旋转同侧的胸锁乳突肌的痉挛[44]。颈部触诊无疼痛，然而，尝试被动地将头部和颈部旋转到中立位置时会产生抵抗并导致疼痛[45]。体格检查显示枢椎棘突旋转方向与下颌旋转方向相同。完善的体格检查（包括神经系统查体）和实验室检查，在鉴别诊断时往往是必需的。实验室检验包括CBC、ESR和CRP，通常是正常的，或可能表现为轻微的炎症标志物升高。

在上颈椎的X线片上，可能会发现头颈部的旋转和倾斜，在侧位片上，可能会发现寰齿前间隙明显增宽以及上颈椎的异常旋转[43]。CT扫描或MRI评估将更明确地显示寰椎侧块在下颌对侧的枢椎上部分或完全前移[46]。虽然CT扫描是颈椎评估最常用的方法，但最近对幼儿辐射剂量的关注导致了使用MRI的趋势增加。幼儿使用MRI的缺点是需要镇静或全身麻醉。MRI评估在没有创伤或明显伴随的炎症时尤为重要，因为新发斜颈的鉴别诊断包括后颅窝肿瘤[47]。

治疗

当患有Grisel综合征的患者在症状出现的第1周进行检查时，颈托固定治疗通常可有效解决临床问题。虽然可能会发生Grisel综合征的自行缓解，但应谨慎地将颈部置于静止状态，限制其活动，并在1周内密切关注患者，以明确治疗效果。如果患者颈椎能够完成旋转和侧向弯曲活动，则表明其可以逐渐去掉颈托[1]。如果患者持续存在颈部运动受限，建议住院行颈椎牵引治疗。牵引治疗通常在48h内就能缓解颈部活动受限。由于寰椎横韧带的完整性在半脱位缓解之前难以用影像学方法评估，因此需要进行住院观察以确保牵引治疗的安全，并进行常规的神经功能评估。当寰椎横韧带的完整性受到损害时，不规范地移除牵引装置或颈椎的过度旋转可能导致椎动脉或脊髓损伤。

寰椎横韧带完整性的缺失需要手术稳定寰枢椎[48]。手术治疗常采用后路寰枢椎融合内

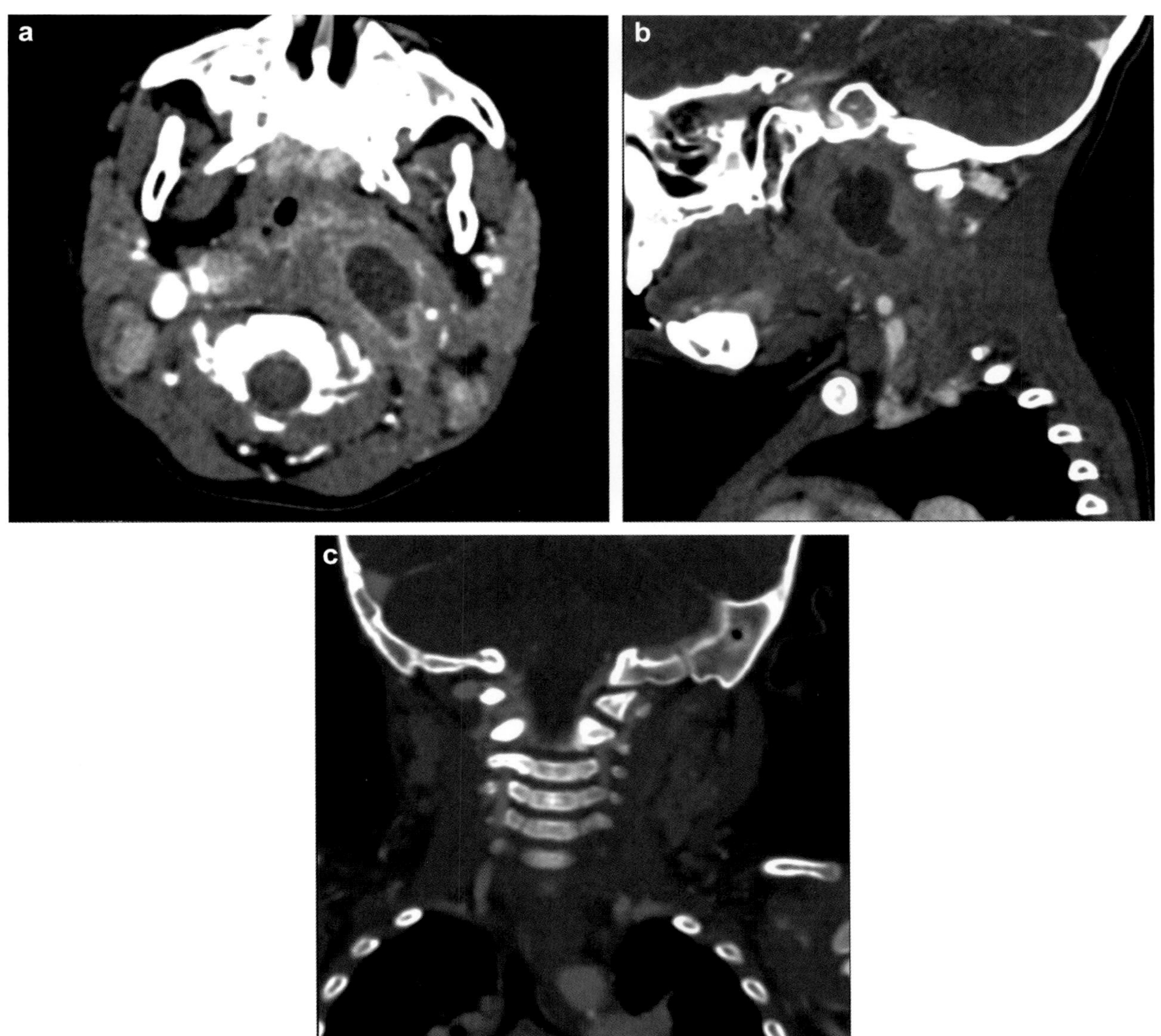

图7.2 一名15个月大的男婴，患有发烧，颈部疼痛、肿胀和斜颈。（a，b）颈部增强CT的轴位和矢状位图像显示左侧咽后软组织中的边缘增强，提示咽后脓肿。（c）冠状位图像提示了没有骨质异常的左侧斜颈

固定。当寰椎横韧带完整时，可采用坚固的颈托、头颈胸石膏或头颈胸支具固定6周，促进软组织愈合。如果再次出现半脱位，则表明需要手术来稳定寰枢椎。

如果就诊时患者症状已经超过4周，则可能需要手术治疗以维持寰枢椎复位。通过颌枕带牵引或颅骨牵引，并用Halo架或支具来固定，以完成寰枢椎旋转半脱位的复位[44]。曾有病例报告在全身麻醉下闭合复位僵硬性寰枢椎半脱位并获得成功，但这种技术尚未作为一种安全的复位手段被广泛接受[49，50]。在实现复位之后，行后路寰枢椎固定融合术，必要时可辅以Halo架外固定。

慢性复发性多灶性骨髓炎（CRMO）

慢性复发性多灶性骨髓炎近来多被称为非细菌性骨炎（NBO）。临床医生有时会遇到有全身多处不适症状，影像学提示细菌性骨髓炎，细菌

培养结果呈阴性，同时抗生素治疗无效的患者，这时就要考虑患者是否患有CRMO。该疾病的进程可能是急性的、复发性的或慢性的，从而使临床医生感到困惑。影像学上最初可能是溶骨性改变，之后进展为硬化性或增生性改变。这一过程往往提示病变更具侵袭性，需要进行活检以明确诊断。早期病理检测为非特异性炎症伴纤维化，在陈旧性病灶活检中可见新骨形成。

非细菌性骨炎似乎与自身炎症反应有关。31%的非细菌性骨炎患者伴有全身炎症性疾病，12%的患者一级和二级亲属也患有非细菌性骨炎，52%患者患有其他自身炎症性疾病[51]。这些表现提示该病与遗传相关。德国国家监测研究报告称，148名患者中2/3的患者为女性，平均确诊年龄为11.4岁（1.9~17.9岁）。确诊和治疗之间的时间间隔的中位数为1.7个月（0个月至9.3年）[52]。

评估

1/3的患者有全身表现，如发烧、体重减轻或食欲不振，其余患者则表现正常。单个病灶的患者和多个病灶患者的临床症状没有差异。78%的患者实验室检验结果（ESR、CRP或血细胞计数）升高。有趣的是，在72%的患者ESR升高的同时，40%的患者CRP水平升高。与具有单个病灶且没有体征的患者相比，具有多个病变或具有炎症表现的患者的炎症标志物更高。87名受试患者的血液或骨穿培养呈阴性[52]。

影像学检查发现了1/3患者为单个骨病灶，其余患者为多病灶。24%的患者有椎体病变，90%的患者有骨盆、下肢或足部的病变[52]。椎骨病变可能无症状或后期引起骨折和畸形，需要对症治疗。MRI或骨扫描结合X线片将有助于明确诊断。

治疗

当患者，特别是非常年轻的患者，出现包括发烧在内的全身症状时，可常规给予抗生素治疗。由于NBO是一种自限性炎症过程，这些看似应用抗生素而达到成功治疗的患者可能只是该病的自然进程。应用抗生素后的治疗“有效”可能导致临床医生将其误诊为是细菌性骨髓炎。因此，NBO的真实发病率尚不清楚，并且很可能被低估了。

一旦确诊为NBO，常用治疗药物为NSAIDs类药物，这类药物会改善患者的临床症状[53]。最近报道称，对于NSAIDs治疗无效的NBO患者，双磷酸盐类药物治疗是有效的[54]。支具或手术可用于治疗由病变引起的脊柱畸形，但在大多数情况下，这些都不是必需的。

总结

各种炎症和感染可能会影响儿童颈椎。患者的表现可能有很大差异，并且不是特异性的。要综合评估，包括病史、体格检查和实验室指标，辅以适当的颈椎影像学检查，用以早期诊断和治疗。

参考文献

[1] Pizzutillo PD. Infections and inflammatory conditions of the cervical spine in children. Instr Course Lect. 2006, 55: 655–659.

[2] Bonfiglio M, Lange TA, Kim YM. Pyogenic verte- bral osteomyelitis. Disk space infections. Clin Orthop Relat Res. 1973, 96: 234–247.

[3] Ring D, Johnston CE, Wenger DR. Pyogenic infec- tious spondylitis in children: the convergence of dis- citis and vertebral osteomyelitis. J Pediatr Orthop. 1995, 15(5): 652–660.

[4] Sharma RR, Sethu AU, Mahapatra AK, Pawar SJ, Nath A. Neonatal cervical osteomyelitis with para- spinal abscess and Erb's palsy. A case report and brief review of the literature. Pediatr Neurosurg. 2000, 32(5): 230–233.

[5] Van Dalen IV, Heeg M. Neonatal infectious spon- dylitis of the cervical spine presenting with quad- riplegia: a case report. Spine (Phila Pa 1976). 2000, 25(11): 1450–1452.

[6] Fernandez M, Carrol CL, Baker CJ. Discitis and ver- tebral osteomyelitis in children: an 18-year review. Pediatrics. 2000, 105(6): 1299–1304.

[7] Hassler O. The human intervertebral disc. A micro-angiographical study on its vascular supply at various ages. Acta Orthop Scand. 1969, 40(6): 765–772.

[8] Whalen JL, Parke WW, Mazur JM, Stauffer ES. The intrinsic vasculature of developing vertebral end plates and its nutritive significance to the interverte- bral discs. J Pediatr Orthop. 1985, 5(4): 403–410.

[9] Pharisa C, Lutz N, Roback MG, Gehri M. Neck com- plaints in the pediatric emergency department: a con- secutive case series of 170 children. Pediatr Emerg Care. 2009, 25(12): 823–826.

[10] Song KS, Ogden JA, Ganey T, Guidera KJ. Contiguous discitis and osteomyelitis in children. J Pediatr Orthop. 1997, 17(4): 470–477.

[11] Nussinovitch M, Sokolover N, Volovitz B, Amir J. Neurologic abnormalities in children present- ing with diskitis. Arch Pediatr Adolesc Med. 2002, 156(10): 1052–1054.

[12] Scheuerman O, Landau D, Schwarz M, Hoffer V, Marcus N, Hoffnung LA, et al. Cervical Discitis in children. Pediatr Infect Dis J. 2015, 34(7): 794–795.

[13] Malawski SK, Lukawski S. Pyogenic infection of the spine. Clin Orthop Relat Res. 1991, 272: 58–66.

[14] Auerbach JD, Dormans JP. Pediatric infections of the spine. In: Errico TJ, Lonner BS, Moulton AW, editors. Surgical management of spinal deformities. Philadelphia: Saunders/ Elsevier; 2009. p. 179–194.

[15] Sapico FL, Montgomerie JZ. Pyogenic vertebral osteomyelitis: report of nine cases and review of the literature. Rev Infect Dis. 1979, 1(5): 754–776.

[16] Frederickson B, Yuan H, Olans R. Management and outcome of pyogenic vertebral osteomyelitis. Clin Orthop Relat Res. 1978, 131: 160–167.

[17] King DM, Mayo KM. Infective lesions of the verte- bral column. Clin Orthop Relat Res. 1973, 96: 248–253.

[18] Epidemiology of Pediatric Tuberculosis in the United States, 1993-2015: Center for Disease Control. 2016 [cited 2017 March 22]; available from: https: //www. cdc.gov/tb/publications/ slidesets/pediatricTB/default. htm.

[19] Lee IC, Quek YW, Tsao SM, Chang IC, Sheu JN, Chen JY. Unusual spinal tuberculosis with cord compres- sion in an infant. J Child Neurol. 2010, 25(10): 1284–1287.

[20] Akhaddar A, Gourinda H, Gazzaz M, Elmadhi T, Elalami Z, Miri A. Craniocervical junction tuberculosis in children. Rev Rhum Engl Ed. 1999, 66(12): 739–742.

[21] Cruz AT, Ong LT, Starke JR. Emergency department presentation of children with tuberculosis. Acad Emerg Med. 2011, 18(7): 726–732.

[22] Fang D, Leong JC, Fang HS. Tuberculosis of the upper cervical spine. J Bone Joint Surg Br. 1983, 65(1): 47- 50.Hsu LC, Leong JC. Tuberculosis of the lower cer- vical spine (C2 to C7). A report on 40 cases. J Bone Joint Surg Br. 1984, 66(1): 1–5.

[23] Hsu LC, Leong JC. Tuberculosis of the lower cervical spine (C2 to C7). A report on 40 cases. J Bone Joint Surg Br. 1984, 66(1): 1–5.

[24] Chiang SS, Swanson DS, Starke JR. New diagnostics for childhood tuberculosis. Infect Dis Clin N Am. 2015, 29(3): 477–502.

[25] Doub HP, Badgley CE. The roentgen signs of tuberculo- sis of the vertebral body. Am J Roentgenol. 1932, 27: 827.

[26] Dogulu F, Baykaner MK, Onk A, Celik B, Ceviker N. Cervical tuberculosis in early childhood. Childs Nerv Syst. 2003, 19(3): 192–194.

[27] Helmick CG, Felson DT, Lawrence RC, Gabriel S, Hirsch R, Kwoh CK, et al. Estimates of the prevalence of arthritis and other rheumatic condi- tions in the United States. Part I. Arthritis Rheum. 2008, 58(1): 15–25.

[28] Prahalad S. Genetic analysis of juvenile rheumatoid arthritis: approaches to complex traits. Curr Probl Pediatr Adolesc Health Care. 2006, 36(3): 83–90.

[29] Endén K, Laiho K, Kautiainen H, Arkela-Kautiainen M, Belt E, Kauppi M. Subaxial cervical vertebrae in patients with juvenile idiopathic arthritis--something special? Joint Bone Spine. 2009, 76(5): 519–523.

[30] Laiho K, Savolainen A, Kautiainen H, Kekki P, Kauppi M. The cervical spine in juvenile chronic arthritis. Spine J. 2002, 2(2): 89–94.

[31] Kekilli E, Yagmur C, Aydin OM. Cervical involve- ment in juvenile-onset ankylosing spondylitis with bone scintigraphy. Rheumatol Int. 2004, 24(3): 164–165.

[32] Espada G, Babini JC, Maldonado-Cocco JA, García- Morteo O. Radiologic review: the cervical spine in juvenile rheumatoid arthritis. Semin Arthritis Rheum. 1988, 17(3): 185–195.

[33] Cassidy JT, Martel W. Juvenile rheumatoid arthri- tis: clinicoradiologic correlations. Arthritis Rheum. 1977, 20(2 Suppl): 207–211.

[34] Oren B, Oren H, Osma E, Cevik N. Juvenile rheuma- toid arthritis: cervical spine involvement and MRI in early diagnosis. Turk J Pediatr. 1996, 38(2): 189–194.

[35] Ventura N, Huguet R, Salvador A, Terricabras L, Cabrera AM. Intervertebral disc calcification in child- hood. Int Orthop. 1995, 19(5): 291–294.

[36] Dias MS, Pang D. Juvenile intervertebral disc calci- fication: recognition, management, and pathogenesis. Neurosurgery. 1991, 28(1): 130–135.

[37] Sonnabend DH, Taylor TK, Chapman GK. Intervertebral disc calcification syndromes in children. J Bone Joint Surg Br. 1982, 64(1): 25–31.

[38] Eyring EJ, Peterson CA, Bjornson DR. Interevertebral- disc calcification in childhood: a distinct clinical syn- drome. J Bone Joint Surg Am. 1964, 46: 1432–1441.

[39] Asadi A. Calcification of intervertebral disks in chil- dren. AMA J Dis Child. 1959, 97(3): 282–286.

[40] Grisel P. Enucleation de l'atlas et torticollis nasophar- yngien. La Presse Medicale. 1930, 38: 50–53.

[41] Pilge H, Prodinger PM, Bürklein D, Holzapfel BM, Lauen J. Nontraumatic subluxation of the atlanto- axial joint as rare form of acquired torticollis: diag- nosis and clinical features of the Grisel's syndrome. Spine (Phila Pa 1976). 2011, 36(11): E747–751.

[42] Parke WW, Rothman RH, Brown MD. The pharyn- govertebral veins: an anatomical rationale for Grisel's syndrome. J Bone Joint Surg Am. 1984, 66(4): 568–574.

[43] Wortzman G, Dewar FP. Rotary fixation of the atlan- toaxial joint: rotational atlantoaxial subluxation. Radiology. 1968, 90(3): 479–487.

[44] Phillips W, Hensinger R. The management of rotary atlantoaxial subluxation in children. J Bone Joint Surg Am. 1989, 71: 664.

[45] Fielding J, Hawkins RJ. Atlantoaxial rotatory fixation. J Bone Joint Surg Am. 1977, 59: 37–44.

[46] Fielding JW, Stillwell WT, Chynn KY, Spyropoulos EC. Use of computed tomography for the diagnosis ofatlanto-axial rotatory fixation. A case report. J Bone Joint Surg Am. 1978, 60(8): 1102–1104.

[47] Fernández Cornejo VJ, Martínez-Lage JF, Piqueras C, Gelabert A, Poza M. Inflammatory atlanto-axial subluxation (Grisel's syndrome) in children: clini- cal diagnosis and management. Childs Nerv Syst. 2003, 19(5-6): 342–347.

[48] Fielding JW, Hawkins RJ, Ratzan SA. Spine fusion for atlanto-axial instability. J Bone Joint Surg Am. 1976, 58(3): 400–407.

[49] Pilge H, Holzapfel BM, Lampe R, Pilge S, Prodinger PM. A novel technique to treat Grisel's syndrome: results of a simplified, therapeutical algorithm. Int Orthop. 2013, 37(7): 1307–1313.

[50] Ishii K, Matsumoto M, Momoshima S, Watanabe K, Tsuji T, Takaishi H, et al. Remodeling of C2 facet deformity prevents recurrent subluxation in patients with chronic atlantoaxial rotatory fixation: a novel strategy for treatment of chronic

atlantoaxial rotatory fixation. Spine (Phila Pa 1976). 2011, 36(4): E256–262.

[51] Jansson A, Renner ED, Ramser J, Mayer A, Haban M, Meindl A, et al. Classification of non-bacterial osteitis: retrospective study of clinical, immunologi- cal and genetic aspects in 89 patients. Rheumatology (Oxford). 2007, 46(1): 154–160.

[52] Jansson AF, Grote V, Group ES. Nonbacterial osteitis in children: data of a German incidence surveillance study. Acta Paediatr. 2011, 100(8): 1150–1157.

[53] El-Shanti HI, Ferguson PJ. Chronic recurrent mul- tifocal osteomyelitis: a concise review and genetic update. Clin Orthop Relat Res. 2007, 462: 11–19.

[54] Miettunen PM, Wei X, Kaura D, Reslan WA, Aguirre AN, Kellner JD. Dramatic pain relief and resolution of bone inflammation following pamidronate in 9 pediatric patients with persistent chronic recurrent multifocal osteomyelitis (CRMO). Pediatr Rheumatol Online J. 2009, 7: 2.

颈椎肿瘤

8

Nanjundappa S. Harshavardhana，John P. Dormans

概述

脊柱肿瘤以转移瘤最为常见。在美国，每年大约查出7500例原发性脊柱肿瘤，其占所有脊柱肿瘤中的比例不到10%[1]。据估算脊柱肿瘤的患病率为3.6/100 000[2]。然而，良性肿瘤多见于20岁以下的人群。30岁以上的人群中，颈椎的良性肿瘤比恶性肿瘤少见。儿童最常见的转移性肿瘤为恶性血液病（如白血病等）。脊柱肿瘤可以完全为骨性的，或者位于椎旁软组织，又或者位于硬膜囊内。影响儿童颈椎的肿瘤大致可分为以下两类：

· 良性。
· 恶性。

良性肿瘤可进一步分为：

· 骨性的。
· 软骨性的。
· 血管性的。

影响神经结构/硬脑膜的肿瘤又能进一步分为：

· 髓外硬膜下肿瘤——脑膜瘤、星形细胞瘤等。
· 髓外硬膜外肿瘤——神经纤维瘤、神经鞘瘤、副神经节瘤等。

影响不同年龄组（<5岁、5~15岁、>15岁）儿童常见的原发性颈椎肿瘤（良性和恶性）见表8.1[3]。

一些肿瘤有影响脊柱后方的结构（即椎板、椎弓根、棘突）的倾向，而另一些肿瘤则倾向于影响或累及前方的结构（椎体）。血管瘤和骨巨细胞瘤主要影响脊柱前方的结构。良性肿瘤存在多样的病理学表现，有些是偶然发现的潜在或无症状肿瘤，有些是局部侵袭破坏型病变，还有一些可能导致脊柱不稳定和/或神经功能障碍的病理性骨折。不过，这些良性肿瘤均有同样常见的临床表现，即多数患者表现为受累区域的局限性疼痛。本章通过与病例相结合的形式对儿童颈椎常见的良性和恶性肿瘤的诊断、分期和治疗原则及预后进行一个综述。

N.S. Harshavardhana
Golden Jubilee National Hospital,
Clydebank, Scotland, United Kingdom
J.P. Dormans (*)
Texas Children's Hospital, Houston, Texas, USA
e-mail: jdormans@texaschildrens.org

J.H. Phillips et al. (eds.), *The Management of Disorders of the Child's Cervical Spine*,
https://doi.org/10.1007/978-1-4939-7491-7_8

表8.1 影响儿童颈椎的常见肌肉骨骼系统肿瘤

年龄（岁）	良性	恶性
0~5	郎格汉斯细胞增多症	尤文氏肉瘤 白血病 神经母细胞瘤（转移性）Wilm 瘤（转移性） 横纹肌肉瘤
5~10	郎格汉斯细胞增多症 动脉瘤样骨囊肿 骨母细胞瘤 骨样骨瘤	尤文氏肉瘤
10~20	动脉瘤样骨囊肿 骨巨细胞瘤 骨软骨瘤 骨样骨瘤 血管瘤 骨纤维异样增生症	尤文氏肉瘤 骨肉瘤 白血病
>20	骨巨细胞瘤 血管瘤 骨纤维异样增生症	

临床检查及术前检查

儿童肌肉骨骼系统肿瘤常见的表现：

- 疼痛。
- X线片上有即将骨折的迹象/ MRI上呈水肿或高信号病变。
- 病理性骨折。
- 软组织肿块。

疼痛是这些肿瘤最常见的表现，76%的脊柱良性肿瘤和95%的脊柱恶性肿瘤的患者存在疼痛的症状[4]。夜间疼痛是某些类型肿瘤（如骨样骨瘤和骨母细胞瘤）的特征性表现，这类肿瘤患者中30%~80%合并有斜颈和神经根性疼痛（与退变引起的根性痛不同，此类肿瘤引起的根性痛不伴有脊柱侧凸。这一点可见于胸腰椎的骨样骨瘤）。斜颈是由椎旁肌的保护性痉挛引起的，其会随着病变得到有效的治疗而消失[5]。文献报道神经根性疼痛的发生率为20%~40%[6]。服用前列腺素抑制剂如阿司匹林（ASA）和非甾体类抗炎药（NSAIDs）可显著减轻骨样骨瘤引起的疼痛症状。一项研究报道，NSAIDs可以缓解近70%骨母细胞瘤所引起的疼痛[7]。恶性肿瘤多引发急性、严重的疼痛，症状出现迅速并伴有软组织受累或肿胀，而良性肿瘤则发生缓慢且没有疼痛感，或仅有轻到中等疼痛但无任何软组织肿块。良性肿瘤较少引起病理性骨折，后者的出现可导致脊柱不稳和/或神经功能障碍。骨膜上有丰富的痛觉感受器，在所有深部感觉结构中的痛阈最低。儿童颈椎肿瘤的初步评估应包括以下几项内容：

- 详细的病史和体格检查。
- 普通X线片：前后位/侧位和张口位片（观察齿状突）。
- 动力位X线片：颈椎过伸过屈位片（在医生监督下进行）。

· 特殊影像学检查。

——计算机断层扫描（CT）。

——磁共振成像（MRI）。

——单光子发射计算机断层扫描（SPECT）和正电子发射断层扫描（PET）。

——核医学（NM）骨扫描。

病史和体格检查

详细的病史和体格检查对所有的患者来说都是非常重要的。全面的神经系统检查和括约肌功能（膀胱和直肠肠道）的评估是至关重要的，且具有判断预后的意义。经过细致的触诊可以发现颈椎棘突、椎旁、颈前区及颈后区的软组织肿块，并能评估压迫对气管、食管和颈动脉鞘等重要结构的影响。对肌力、肌张力、腱反射及步态的评估都是必要的，任何病理体征（如巴宾斯基征、腱反射亢进、阵挛或霍夫曼征）都必须详细记录。在原发性良性骨肿瘤中，仅6%可看到或触及骨的占位性病变，而恶性肿瘤则高达47%[8]。约1/5（19%）的颈椎肿瘤患者以软组织肿块或异常的肿胀为首发症状而找肿瘤科医生就诊。局部侵袭性病变如动脉瘤样骨囊肿、骨巨细胞瘤和骨母细胞瘤等出现椎管侵犯时可导致脊髓病。

影像学检查

首选的检查是高质量的前后位和侧位X线检查，需显示足够的结构（枕颈联合到C7~T1椎间盘）。在一项纳入了127例怀疑颈椎病变的患者研究中，98%的患者在X线片上存在异常改变[9]。最常见的发现有：

· 软组织阴影的出现。

· 椎弓根破坏——猫头鹰眨眼征。

少部分患者（尤其是骨样骨瘤患者）的X线片可能是正常的。儿童颈椎肿瘤在X线片上最常见的病变范围（前方和后方结构）总结见表8.2[10]。放射学上的特征性表现、特有的属性/表征将在肿瘤的各论中进行更为深入的讨论。动力位X线片（过伸过屈侧位片）中可发现脊柱不稳，并确定在行稳定脊柱的手术时是否需要使用与MRI相兼容的脊柱内固定。

表8.2 影响儿童颈椎前方和后方结构的常见肿瘤

前方结构	后方结构
郎格汉斯细胞增多症（LCH）	动脉瘤样骨囊肿
血管瘤	骨样骨瘤
骨巨细胞瘤	骨母细胞瘤
动脉瘤样骨囊肿	骨软骨瘤
白血病	转移性病变
转移性病变	

磁共振成像（MRI）能够较好地显示软组织和神经受累的程度或证据。不能低估MRI在评估硬膜内/硬膜外和髓内肿瘤中的作用。MRI是评价肿瘤在间室内或间室外扩散的检查工具。它可以提供肿瘤的准确分期，尤其是在原发性恶性肿瘤（如尤文氏肉瘤）形成软组织肿块时。MRI被广泛用于手术切除的术前规划、评价化疗或放疗的反应及对肿瘤复发的监测中。MRI最大的优势在于它是一项非侵入式的检查，不像血管造影或脊髓造影，但MRI对医生的解读扫描结果能力要求较高。MRI也有助于鉴别病理骨折与压缩性骨折，后者在T2加权像和压脂像（STIR像）上呈高信号。

计算机断层扫描（CT）是一项非常有用的可发现早期病灶的检查方式，尤其在X线检查是正常时，只有当高达40%的骨小梁出现破坏时X线片上才出现异常的影像。CT上可以清晰地显示骨样骨瘤病灶中央的瘤巢和外周的硬化骨（2mm薄层轴位骨窗）。此外，CT可以提供大量的关于神经血管结构（椎动脉/颈内动脉和神经根/脊髓）是否受累的信息。CT可以清楚地显示椎体血管瘤的栅栏样改变和骨母细胞瘤骨溶解区内的颗粒状骨化灶。

核素骨扫描在检测肿瘤的活动情况和排除感染方面具有重要的价值。有一句医学格言叫作“所有的感染都要进行活检，所有的肿瘤都要进行培养”，这句话怎么强调都不为过。感染是肌肉骨骼系统肿瘤第一个需要进行鉴别的疾病，尤其是在儿童年龄组的患者中。骨扫描时可能发现的而X线片则易漏掉的最常见的良性肿瘤是骨样骨瘤。郎格汉斯细胞增多症是唯一的在骨扫描上无肿瘤活动的颈椎良性肿瘤。虽然骨扫描比较敏感，但其对肿瘤的诊断缺乏特异性，因为任何影响代谢活动或转换的情况（如感染、骨关节炎和骨折等）都可能增加核素的摄取。骨扫描对转移性肿瘤的预测价值几乎为100%[11]。

SPECT和PET扫描通常用于评估初次诊断的恶性肿瘤的分期及对治疗的反应。其在体内注入脱氧葡萄糖通过正发射核素示踪剂对肿瘤区域内葡萄糖的摄取进行检测。最近的一项研究发现，PET是一种非常准确的诊断椎体转移癌的筛查性检查方法，其在非硬化性椎体病变患者中的筛查尤为准确[12]。

组织学诊断：活检术

活检术可通过组织学验证提供一个明确的诊断。然而，活检并非没有并发症，也不应当轻易进行活检（包括对良性病灶）。在施行活检时应遵循的重要原则有：

- 由最终施行手术的外科医生完成活检。
- 直接接近病灶并尽可能减少对间室的侵犯，以避免肿瘤细胞的播散，从而增加最终的手术难度。
- 在开放活检中使用引流时，引流管放置的位置应靠近活检手术的切口，并使其可以包含在最终的手术切口内。
- 获得足够的组织，以进行冰冻切片、免疫组化/特殊染色和微生物培养的检测。
- 确保充分止血，最好在患者离开手术室前取得冰冻切片的报告结果。

由于颈部有较多重要的神经血管结构，上述肌肉骨骼活检通用的标准在脊柱肿瘤中可能难以实施。幸运的是，颈椎的良性肿瘤治疗不必严格按照上述标准施行，而颈椎的恶性病变又是非常罕见或少见的。通过细针穿刺细胞或肿瘤中心的活检，均可通过前路或后路进行。穿刺活检作为一种治疗方法，尤其在良性病变中，可通过与最终明确切除的手术联合应用，这又被称为切除活检。

在进行穿刺活检时，CT引导活检可以提高目标区域的准确度并降低假阴性率。对颈部前后的肿瘤病变均可进行活检。对于上颈椎前部的肿瘤，可以穿过甲状腺进行活检；对于下颈椎的病变，则通常在胸锁乳突肌后进行。穿刺活检的成功率为50%~90%。穿刺活检失败无法明确诊断的最常见原因是：①穿刺获得的组织无代表性。②穿刺获得的组织无诊断价值。与传统CT相比，荧光透视CT可以减少50%的活检操作时间[13]。最近，使用术中3D导航技术（O-arm图像增强系统）可以降低复发率且确认完整切除较小病变（如骨样骨瘤）的瘤巢。

肿瘤的分期和治疗原则

任意肿瘤的分期都有助于确定肿瘤侵犯或播散的范围及制定治疗方案。Enneking分期系统是基于组织学分级、大小、转移的程度和病灶的局部扩散对肿瘤进行的分期。它是肌肉骨骼肿瘤学中最常用的分期系统，但它对脊柱肿瘤并无特异性。尚有其他的良性和恶性肿瘤的分期系统[14]。

Enneking分期系统将良性肿瘤分为3类，其推荐的治疗方法结合实例如下：

（1）非活动性（潜在的）肿瘤：观察随访（如骨血管瘤）。

（2）活动性肿瘤：病灶内切除（如骨母细胞瘤）。

（3）局部侵袭性：扩大的边界切除（如动脉瘤样骨囊肿）。

多数良性肿瘤的治疗方法是随访观察或病灶内切除（即通过假包膜进行切除，留下肉眼可见的肿瘤残留物）。采用高速磨钻、电刀和5%的稀释苯酚（用作化学烧灼）和/或冷冻疗法处理肿瘤边界可以降低肿瘤复发的风险[15]。应尽可能注意防止它们与神经组织（即硬脑膜/神经根和脊髓）的接触，以尽量减少医源性神经损伤。当病变切除后引起脊柱不稳时，应行与MRI相兼容的脊柱固定并予前/后柱重建，以改善功能和预后[16]。一般来讲，为清除肿瘤而切除超过50%的关节突关节时，强烈建议通过后路进行器械固定以防止由节段性不稳而进展的畸形。同样，由于行椎板切除术易出现椎板切除术后的后凸畸形，因此，儿童椎板切除术后建议采用器械对脊柱进行融合[17]。

当切除或肿瘤破坏超过50%的椎体时建议进行前柱重建。支柱移植物（三皮质髂骨、自体腓骨或同种异体移植）和/或金属/碳纤维Cage常被用于重建椎体前柱，并通过钢板螺钉行进一步的固定。在牢固的融合发生前，主张佩戴外部支具6周到3个月。手术固定的同时易受其他因素的影响，如骨质量、病变的位置（枕颈交界或下颈椎）、患者的个体差异和功能需求。因扩大切除有潜在不稳的风险，除复发性骨巨细胞瘤和动脉瘤样骨囊肿外，对于其他良性肿瘤均建议行瘤内切除。

对恶性肿瘤（如尤文氏肉瘤和骨肉瘤）可能需要使用整块切除技术[18]。由肿瘤学家和外科医生组成的多学科、多专业的儿科肿瘤学团队，辅以新辅助化疗/放疗，是手术成功的先决条件。

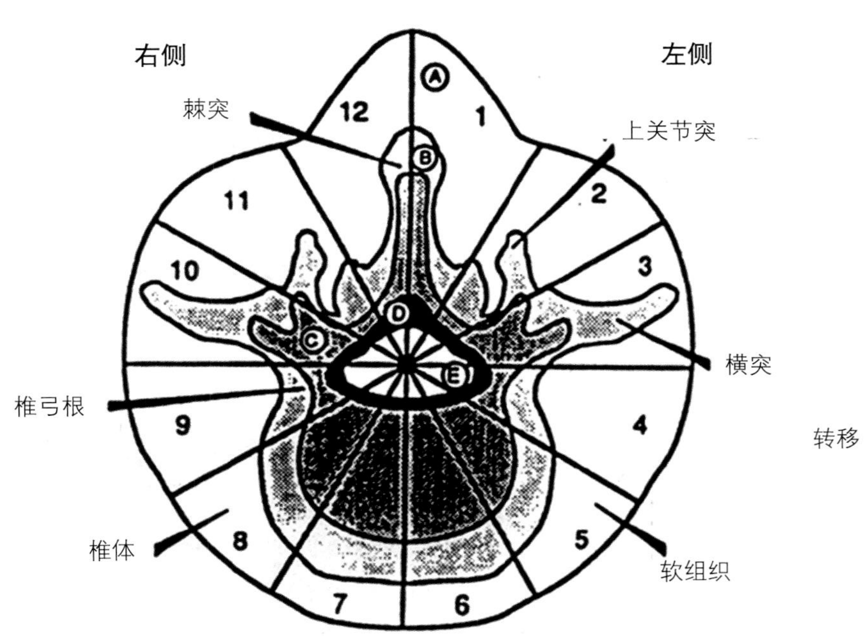

图8.1 WBB分期系统及椎体轴位面上的12个代表性区域

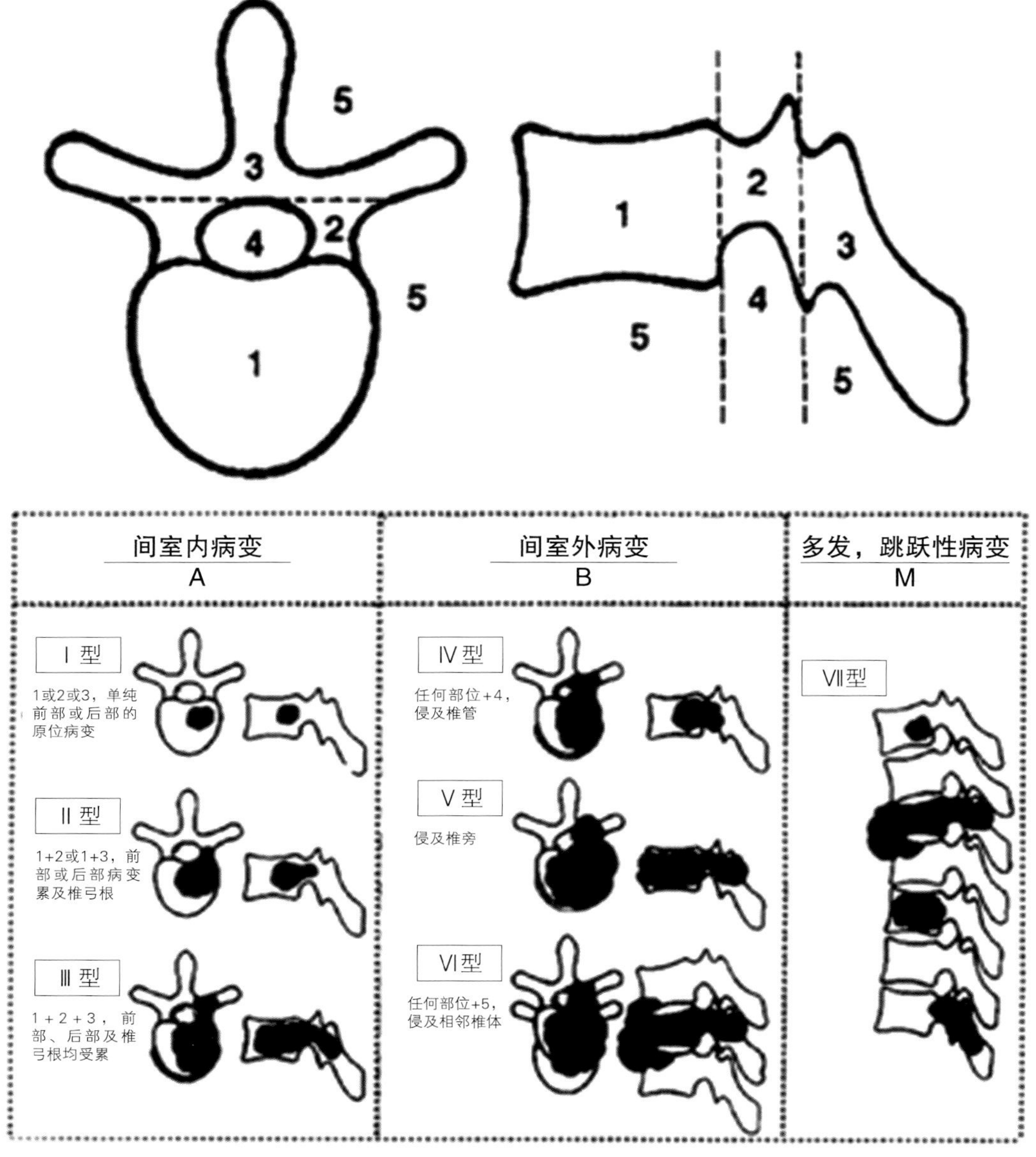

图8.2 Tomita两部分数字分类系统。第一组数字为1~5，第二组数字为1~7。（1~3，间室内；4~6，间室外；7，多发和跳跃性病变）

与父母或监护人开诚布公地沟通潜在的风险、并发症、备选的治疗方案及疾病潜在的复杂病理进程，对患者切实的预期和体验的改善是至关重要的。

Weinstein、Boriani和Biagini（WBB）分期系统将椎体在轴面上划分为12个区域用以界定肿瘤的边界（图8.1）[6]。该分期系统为手术的入路和手术切除后的重建类型提供了指导。累及前区（即4~8区和5~9区）的病变，需行椎体切开术；影响后区（即10~12区和1~3区）的肿瘤，则需后路手术并切除后方结构；影响2~5区或7~11区的病变，则需切除一半的椎体，即半椎体切除术。

Tomita等提出了一个包括两部分数字的分类法以准确表示肿瘤在脊柱的位置及椎体受累的程度[19]。它是一种基于Enneking分类法的改良分类，其加入了解剖位置和转移程度的描述。第一组数字范围为1~5，其中1代表椎体和5个椎旁区域。第二组数字为1~7，其中1~3为间室内病变，4~6为间室外病变，亚型7代表多发的/非邻近的/跳跃性病变（图8.2）[19]。Tomita分类法的主要目的是帮助外科医生对治疗性切除和姑息性切除进行规划选择。最近，Tomita 分类被纳入了Tokuhashi系统并形成一个新的方法以预测转移性脊柱肿瘤手术治疗后的预期寿命[20]。

并发症

在颈椎肿瘤手术中可能发生的显著并发症有：

- 漏诊/误诊。
- 处理不足/过度治疗。
- 感染。
- 复发。
- 术后进展为畸形（尤其椎板切除术后的后凸畸形）。
- 术后不稳定。

多学科的团队及适当采用辅助/新辅助治疗（化疗和/或放疗）可降低肿瘤的复发率。高等级的肿瘤、反应性肿瘤边缘细胞异型性增加以及病灶内的切除均与复发率增高有关。放疗后的组织有发生恶性转化的风险，特别在初次治疗后的10~20年。因此，长期规律的随访是必要的[21]。

文献报道并发症的总体发生率为12%~92%，死亡率为2.6%~7.7%[22]。颈椎特有的并发症包括：

- 气道水肿：气管插管或气管切开治疗。
- 吞咽困难：通常为自限性，多在术后3~6个月内缓解。
- 腭的损伤。
- 椎动脉损伤。
- 硬脊膜撕裂导致的脑脊液漏、脑脊液瘘管和继发性感染。

良性肿瘤

骨样骨瘤

骨样骨瘤（Osteoid Osteoma，OO）是累及颈椎最常见的良性原发肿瘤，在Rizzoli研究所（博洛尼亚，意大利）的41个系列病例中有18名患者出现了骨样骨瘤，骨样骨瘤占Mayo医院所有脊柱良性病变的13.5%[22, 23]。骨样骨瘤占脊柱原发性骨肿瘤的9%，在所有骨样骨瘤中有11%~25%位于中轴骨上。骨样骨瘤在男性中更为常见，在一项报道的系列中，从发病到确诊的平均时间为19个月。与胸椎和腰椎相比，颈椎是骨样骨瘤相对不常见的部位。骨样骨瘤和骨母细胞瘤在组织学上是相同的病变，均倾向于影响/累及脊柱后部的结构（即椎板、椎弓根或棘突）。骨样骨瘤病变的特征是边缘硬化带包围着中心的瘤巢。其直径通常≤15mm。OO比骨母细胞瘤更为多见，前者的发病率为后者的4倍。骨样骨瘤患者可在普通X线检查时可能是完全正常的。骨扫描是检测骨样骨瘤敏感性最高的技术方法。疼痛是骨样骨瘤的主要表现，颈椎受累时常出现斜颈。胸椎/腰椎受累时会进展成脊柱侧凸，骨样骨瘤通常发生于侧弯的凹侧。即使充分地切除病灶，斜颈/脊柱侧凸仍可能会持续下去，尤其当症状持续时间较长时（例如≥15个月）。CT扫描具有较高的诊断价值，由于病灶周围水肿，MRI则表现为大范围侵袭。NSAIDs/ASA可缓解夜间疼痛也是骨样骨瘤的一个特征性表现。组织学上，瘤巢由一层致密的成骨细胞层组成，其被血管纤维组织包围，外层是成熟的反应性皮质骨。

骨样骨瘤的手术治疗是病灶内的瘤巢切除。术中使用3D荧光导航（Iso-C三维图像增强器）有助于确定切除是否充分或完全[14]。复发与不完全切除有关。Kneisl等观察到，长期应用NSAIDs药物与手术切除病变效果相当，尽管一项研究

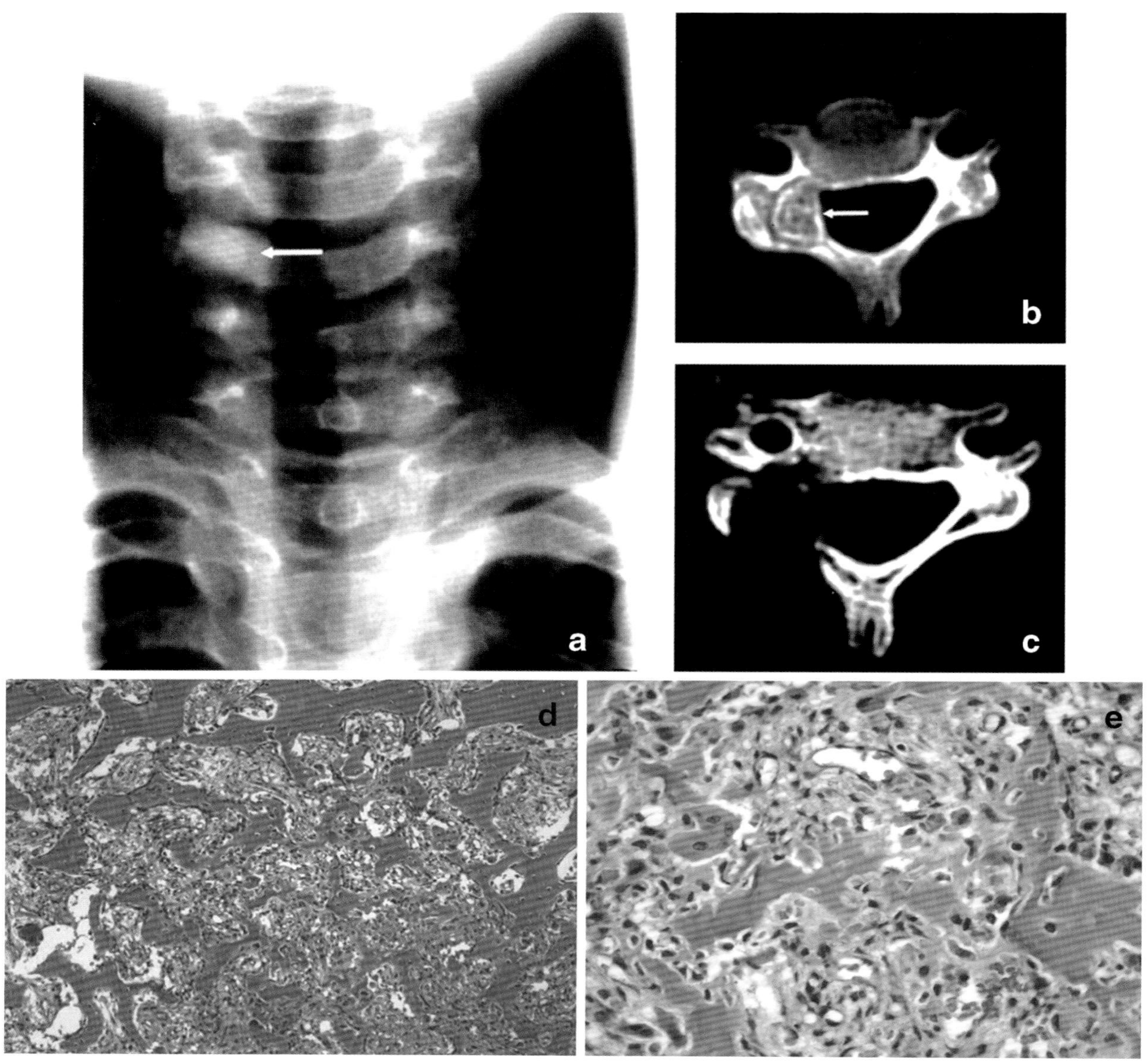

图8.3 颈5后方结构（椎板-侧块接合部）的骨样骨瘤。（a）前后位X线片。（b，c）病变切除前、切除后的轴位CT。（d，e）组织学低倍和高倍放大显示骨样基质和成骨细胞

报道NSAIDs药物疼痛缓解的效果低于30%[7，25]。NSAIDs药物的应用伴有胃刺激、溃疡和十二指肠穿孔的风险。酒精具有舒张血管的特性，其可引发急性疼痛危机。成功切除瘤巢后疼痛可迅速缓解。伽马相机闪烁成像有助于瘤巢的精确定位，射频消融术也用于骨样骨瘤的治疗。一些学者也报道过瘤巢在2~4年后出现自发溶解。如图8.3a~e所示为1例累及8岁儿童C5右侧后方结构骨样骨瘤的病例，同时有患者的术前和术后轴位CT影像及肿瘤在低倍和高倍镜下的组织学形态。

骨母细胞瘤

骨母细胞瘤（OB）在组织学上与骨样骨瘤相近，骨母细胞瘤的血管较多且可形成更大（即≥20mm）的肿块[6]。骨母细胞瘤通常影响脊柱的后方结构，但不如骨样骨瘤常见。脊柱是骨母

细胞瘤最常发生的部位，50%发生于腰椎，在颈椎和胸椎的发生率相当（25%），占所有脊柱肿瘤的1%。骨母细胞瘤通常出现在儿童和年轻人（≤30岁）中，常累及脊柱的后方结构。椎体受累相对罕见（仅占3%），男、女比例为2：1[4]。

骨母细胞瘤在显微镜下由血管梭形细胞间质、丰富的不定型骨样组织，并有一些囊性变或出血区。这些特征与动脉瘤样骨囊肿部分重叠。但是，动脉瘤样骨囊肿可能会侵犯前方结构（即椎体），并表现为偏心、膨胀性、局部侵袭性病变和皮质骨破坏及多个充液平面。骨母细胞瘤也呈局部侵袭性病变伴骨皮质穿透和邻近软组织受累。骨母细胞瘤主要包含类骨样组织/成骨细胞，出现软骨细胞（即软骨样基质/软骨细胞）应怀疑恶变为骨肉瘤。

骨母细胞瘤的主要临床表现是疼痛，其对NSAIDs药物的反应多变且不可预测。骨母细胞瘤在椎管内形成肿块可以局部扩张至硬膜外腔，引起神经压迫症状。X线片上，骨母细胞瘤表现为膨胀性溶骨性破坏，中间可见高密度斑点状瘤巢。这种破坏在CT上最易看到，MRI可以显示硬膜囊或神经根的侵犯。

首选的治疗方法是病灶的手术切除或扩大刮出/切除。通常需要使用脊柱手术的器械，因为可能需要牺牲小关节/椎板来进行肿瘤的切除[26]。推荐使用具有MRI相容性的侧块螺钉和棒进行固定，以防止椎板切除术后的后凸畸形和/或术后不稳[16，17]。由于骨母细胞瘤多毗邻重要的组织结构，因此并不是总能对其给予完全切除，此外，病灶内切除复发的风险较高。建议行MRI了解肿瘤有无复发。骨母细胞瘤是富血管的肿瘤，推荐在手术切除前对主血管/滋养血管进行栓塞[27]。Rizzoli研究所报道的41例颈椎良性肿瘤患者中，有1名因出血过多死亡，其中38名患者均接受了手术切除。复发的风险与病变的恶性程度密切相关[23]。侵袭性高级别骨母细胞瘤有50%的复发风险，而低级别骨母细胞瘤则有10%~15%的复发风险。尽管有学者建议术后进行辅助放疗，但尚未有证据证明其可降低复发的风险，因此，术后放疗应慎重。对多点复发的患者推荐行近距放疗[6]。

骨软骨瘤

骨软骨瘤是儿童和青少年最常见的原发性骨肿瘤。它们占所有骨肿瘤的8%，占所有良性骨肿瘤的35%[1]。骨软骨瘤也被称为骨软骨外生骨坏死，通常影响四肢骨骼。仅2.5%的骨软骨瘤发生于脊柱[28]。骨软骨瘤是错构瘤，由异常的软骨生殖细胞发育而成。它们可以是单发的或多发的，无蒂的或有蒂的。男女发病比例相同。骨软骨瘤可以是遗传性多发性骨软骨瘤的一部分，四肢骨和中轴骨同时出现骨软骨瘤也较常见[29]。大多数中轴骨上发生的骨软骨瘤是无症状的，多在遗传性多发性骨软骨瘤的检查中偶然发现。一般来说，骨软骨瘤通常是无痛性病变，当它们压迫硬脊膜或神经根时可以出现症状。骨软骨瘤在颈椎中最常见，Dahlin等在615例外生骨瘤的患者中仅发现了8例骨软骨瘤病[30]。骨软骨瘤最常发生于脊柱的后方结构，但也可累及脊柱前方结构（即起源于椎体的前侧或前外侧）。对遗传性多发性骨软骨瘤出现神经症状或体征的患者，应强烈怀疑并积极寻找中轴骨有无骨软骨瘤发生。

OCs的自然史通常生长至骨骼成熟，随后是平台期或随时间进展出现轻微的退变。也有报道骨软骨瘤在青春发育期即出现了自发退变。骨软骨瘤被留在骨头表面生长板上的软骨细胞所覆盖。当骨软骨瘤突然变大同时软骨帽厚度增加（尤其是> 20mm）和突发急性疼痛时常提示出现了向软骨肉瘤的转化[6]。软骨帽的钙化即提示转变为恶性。这种恶性转变相对罕见（即<1%），通常发生在遗传性多发性骨软骨瘤的基础上，此时肿瘤形成了菜花样的外观。疼痛的突然减轻可

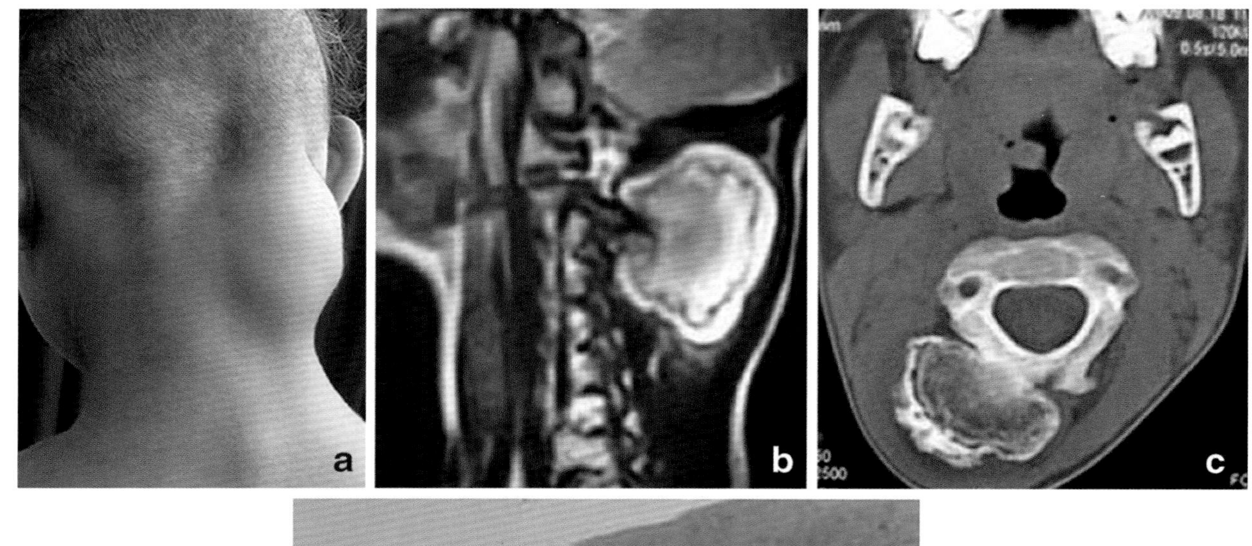

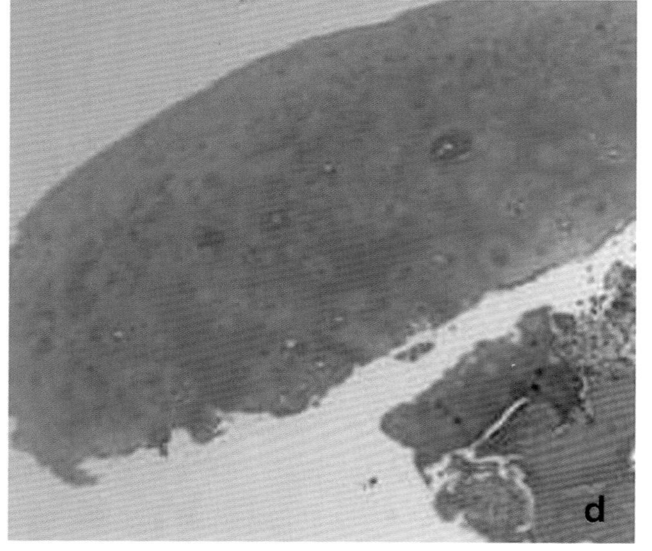

图8.4 一名多发遗传外生骨疣患者的C2右侧椎板的骨软骨瘤。（a）患者颈后部的大体照。（b，c）MRI矢状位和轴位照片。（d）组织学显示类骨样基质被蓝染的软骨帽覆盖

能提示有蒂骨软骨瘤的瘤茎发生了骨折。

无症状的骨软骨瘤无须任何治疗。对有症状的骨软骨瘤患者，建议手术切除（病灶内或边缘性），应彻底切除软骨帽以降低术后复发的风险。图8.4a~d是1例起源于C2后方的巨大骨软骨瘤。图示为患者的大体照、矢状位和轴位MRI图像连同组织学外观。软骨膜覆盖于类骨样基质的软骨帽上。Rose等报道了1例发生于齿状突的骨软骨瘤，其导致脊髓的部分横断而引发了患者猝死[31]。

血管瘤

多数血管瘤是偶然检查到或者在评估其他疾病时被检查到的。中轴骨（即脊柱）是血管瘤最常发生的部位，28%的血管瘤位于脊柱[32]。脊柱血管瘤最常见于胸椎，颈椎最少见。它们大致可分为3类：

· 无症状血管瘤。

· 有症状血管瘤。

· 侵袭性/压迫性血管瘤。

从病理角度来看，脊柱血管瘤可以分为以下3类：

· 毛细血管血管瘤。
· 静脉血管瘤。
· 海绵状血管瘤。

血管瘤与动脉瘤样骨囊肿的区别在于前者具有由内皮细胞做内衬的血管壁。大多数血管瘤是无症状的（>99%），它们最常影响脊柱的前部结构（即椎体）。尸体解剖/活检研究发现多达10%~12%的人均有脊柱血管瘤[4]。尽管血管瘤男女发生比例相同，男性和女性的影响是一样的，但症状性血管瘤（不到所有血管瘤的1%）在女性中更为常见。高于20%的患者在中轴骨上存在多发的、不连续的血管瘤[23]。Nyugen等在148例症状性血管瘤的患者中发现有10例发生于颈椎[33]。侵袭性的海绵状血管瘤最常累及胸椎T3~T9椎体。

血管瘤的症状通常是局部血肿形成/肿块压迫效应或者骨小梁扩张引发的病理性骨折。血管瘤的发生部位常伴有疼痛。神经症状较少见，当压迫脊髓前动脉、硬膜外血肿或血管瘤膨胀时可出现神经症状。Pretell-Mazzini等报道了1例发生于青少年的侵袭性血管瘤，患者出现了急性马尾综合征[34]。血管瘤在X线片上显示为特征性的小梁条纹，俗称为蜂窝状或灯芯状外观。在CT上呈特征性的波尔卡原点（斑点）。由于瘤内水分和脂肪的含量较高，血管瘤在MRI上的特征性表现为T1加权像和T2加权像上的高信号病变（图8.5）。侵袭性病变可表现为含软组织成分的膨胀的或模糊的骨皮质。

无症状血管瘤无须任何治疗。未行治疗的血管瘤的自然史为受累椎体的骨化。建议只对有症状或疼痛的病灶进行治疗。治疗方法包括：

· 椎体成形术。
· 放疗。
· 外科稳定手术（对于侵袭性病灶）。

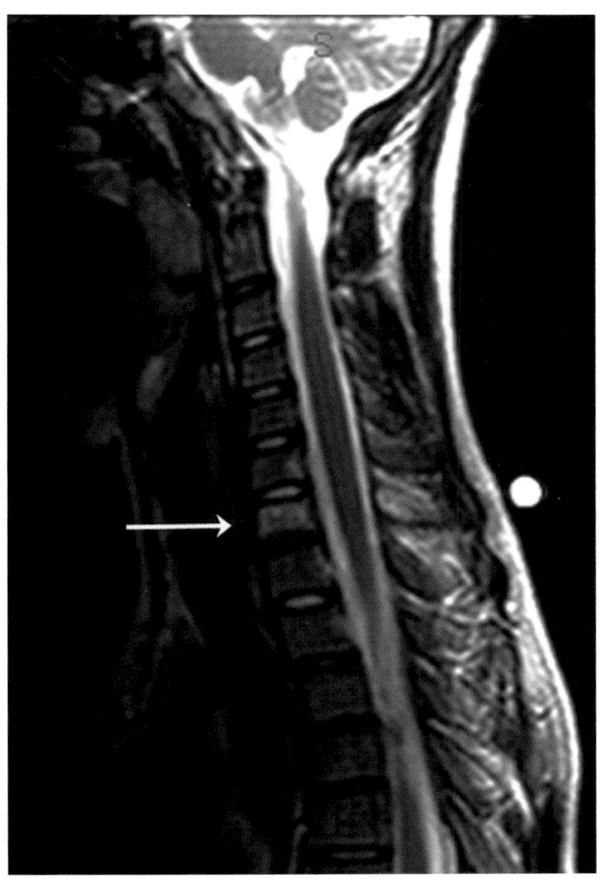

图8.5 C7椎体血管瘤。血管瘤在T1加权像和T2加权像上均表现为高信号

椎体成形术可为多数患者提供显著的止痛效果，且有增强椎体结构的完整性和防止塌陷的优势。可对滋养动脉进行选择性栓塞，也能较为稳定地缓解患者的疼痛症状。20~30Gy剂量的放射治疗能使大多数血管瘤患者完全缓解疼痛[35]。对于引起神经压迫症状的侵袭性血管瘤，可能需要行前柱重建及移植物支撑，并应用前路板或螺钉进行加固。推荐术前对滋养血管进行栓塞治疗，以减少术中出血量。

朗格汉斯细胞增多症（LCH）

朗格汉斯细胞增多症是最为众所周知的儿童组织细胞增生症，此前又被称为X型组织细胞增生症。3种类型LCH的特征均是来源于单核-巨噬细胞的朗格汉斯细胞的克隆性增殖。10%~20%

的LCH患儿在平均8岁时出现椎体受累[36, 37]。LCH构成Ⅰ类组织细胞增多症，常见于以下3个主要的临床疾病：

· 嗜酸性肉芽肿。
· Hand-Schüller-Christian病。
· Letterer-Siwe病。

嗜酸性肉芽肿（EG）是一种与局灶性骨破坏相关的自限性疾病，可为单发或多发。不像其他两种LCH，EG患者无骨外受累，且预后最好。EG最常见于5~10岁的男孩，最常累及颅骨。对于脊柱中LCH最易累及的部位仍有争议，有研究认为颈椎多见，而另一些研究则显示胸椎多见。脊柱的多个椎体均可被累及，通常行骨扫描和/或骨骼系统的检查以确定有无其他部位的受累。

嗜酸性肉芽肿通常表现为疼痛和局部皮温的增高。它最常影响椎体的前方结构，是造成扁平椎的最常见病因。扁平椎是椎体的部分或全部塌陷，并呈硬币边缘样外观。LCH的自然史是通过保守处理（即观察和对症治疗）病灶即可完全消退。然而，应进行活检以明确诊断并排除其他的恶性病变（主要是尤文氏肉瘤和淋巴瘤）。EG的病理特征为Birbeck颗粒的存在。在病变细胞（即朗格汉斯巨细胞）的细胞质中可见网球拍状的双层颗粒。组织学上的其他特征除朗格汉斯细胞外，还包括含有咖啡豆样表现的网状内皮细胞和嗜酸性细胞。Letterer-Siwe病是一种累及内脏的急性播散型LCH，预后不良。

本章资深作者（JPD）在其经治的26例LCH患者中，观察到3种不同程度的椎体塌陷[37]：

· Ⅰ级——<50%的塌陷。
· Ⅱ级——51%~100%的塌陷。
· Ⅲ级——达到Ⅱ级的塌陷并累及后方结构。

每一等级可再细分为两个亚型：①对称型。②非对称型。Ⅰb和Ⅱb级（不对称塌陷）的患者可表现为脊柱畸形（脊柱侧凸、脊柱后凸或两者兼有），本章资深作者治疗的26名患者中有4名出现了脊柱畸形，有3名出现了以上肢根性疼痛为症的神经受累表现，且这3名患者均有颈椎的病变。

对于表现为持续性疼痛和/或脊柱不稳的症状性LCH，其治疗方法包括进行内固定或无内固定的病灶内刮除植骨。术后可能需要佩戴硬质颈托或定制的颈胸椎支具（CTO）6~12周，直至发生充分的融合。目前尚无证据表明病灶内应用皮质醇可改变或影响LCH的自然史。LCH的复发相对罕见，对于孤立性病灶则不建议进行放疗。系统性多种药物联合化疗可用于播散型LCH的治疗，联合低剂量（5~10Gy）放疗可获得更好的疗效。如图8.6a所示1例9岁儿童C3椎体的扁平椎，6年后椎体重建的表现如图8.6b所示。组织学特征及免疫组化的照片如图8.6c~e所示为Birbeck颗粒。

动脉瘤样骨囊肿（ABC）

动脉瘤样骨囊肿的命名并不准确，因囊肿内并无动脉瘤。ABC占所有原发性骨肿瘤的1.4%，其中5%~20%发生于脊柱[38]。动脉瘤样骨囊肿的患病率为14/100 000，其在30岁以上人群中的发病相对罕见。最常累及胸椎。ABC是局部侵袭性假瘤样病变，在60%~70%的病例中主要影响椎体的后方结构，从而导致椎体偏心性扩张、骨皮质破坏并累及软组织[4, 6, 23]。

ABC可跨越椎间盘从而影响相邻的2~3个椎体，并可导致局部的不稳。单侧椎弓根破坏可出现猫头鹰眨眼征，可能会引起潜在的脊柱不稳。MRI上可见特征性的伴有液-液平的多发、分隔、膨胀性的病变，其在T1像上呈低信号而在T2像上呈高信号。与血管瘤不同，动脉瘤样骨囊肿的囊肿壁缺少由内皮细胞构成的衬里。组

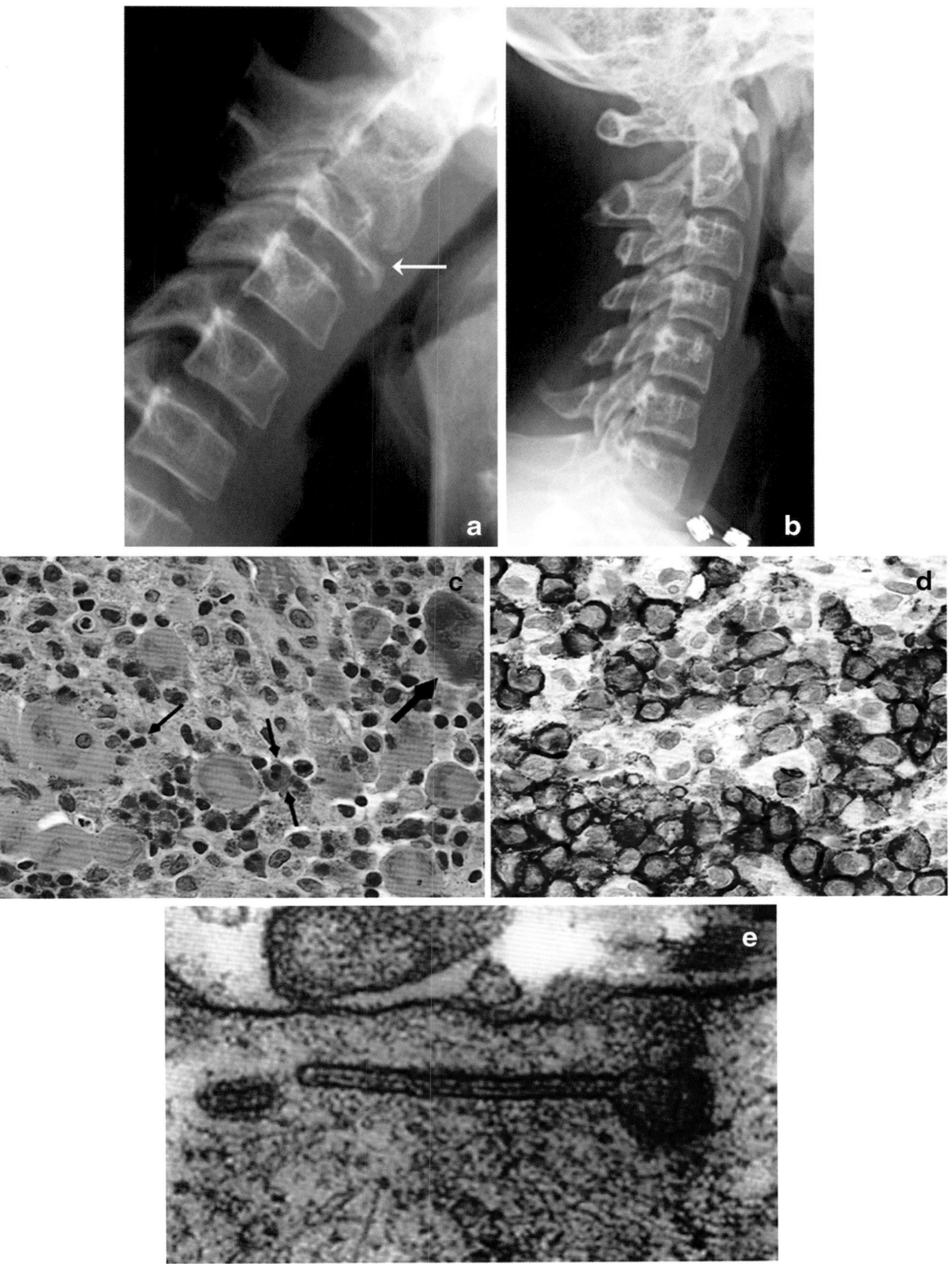

图8.6 郎格汉斯细胞增多症：一名儿童颈椎侧位片显示C3椎体呈扁平椎改变。（a）术前。（b）活检术后6年显示椎体完全重建。（c，d）组织学切片显示含咖啡豆样液体嗜酸细胞，免疫组化示CD1a染色呈阳性。（e）特征性的Birbeck颗粒

织活检时术中冰冻切片可证实囊肿液内的巨噬细胞中充满了含铁血黄素。通过CT可以准确判断出椎体累及的范围。ABC可与其他疾病共存，如软骨黏液样纤维瘤（CMF）、朗格汉斯细胞增多症（LCH）、骨巨细胞瘤（GCT）和成软骨细胞瘤。动脉瘤样骨囊肿固化变性是由梭形细胞组成的无液体填充的空腔。固化变性和常规ABC也可共存。ABC这样的软组织变异不涉及骨结构的受累，也有一些文献报道这种病变可影响四肢骨组织。然而，在中轴骨/脊柱上没有观察到这种软组织变异的ABC。ABC存在3个不同的阶段/分期[4]：

（1）生长期：伴有骨破坏和骨膜下破裂。

（2）稳定期：由外周的骨壳和内部骨性间隔及小梁网格组成特征性肥皂泡样外观。

（3）成熟期：骨性愈合并伴有囊肿的进行性钙化/骨化。

ABC通常是有症状的，病理性骨折或脊柱不稳可产生局部疼痛。近40%的患者合并有神经症状。一直以来，通过瘤内刮出和骨移植来对动脉瘤样骨囊肿进行治疗。然而，这一手术会增加复发率。本文资深作者（JPD）所使用的四步法包括[15]：

（1）较激进的瘤内刮除术。

（2）用高速磨钻或电刀磨、灼囊壁。

（3）5%的稀苯酚冲洗囊壁（化学烧灼）。

（4）骨移植（合成的骨移植替代物）。

随访至少1年，该方法未观察到任何复发的征象（四步法8位患者中0例复发vs仅行病灶内刮除植骨术的4位患者全部出现复发）[15]。由于动

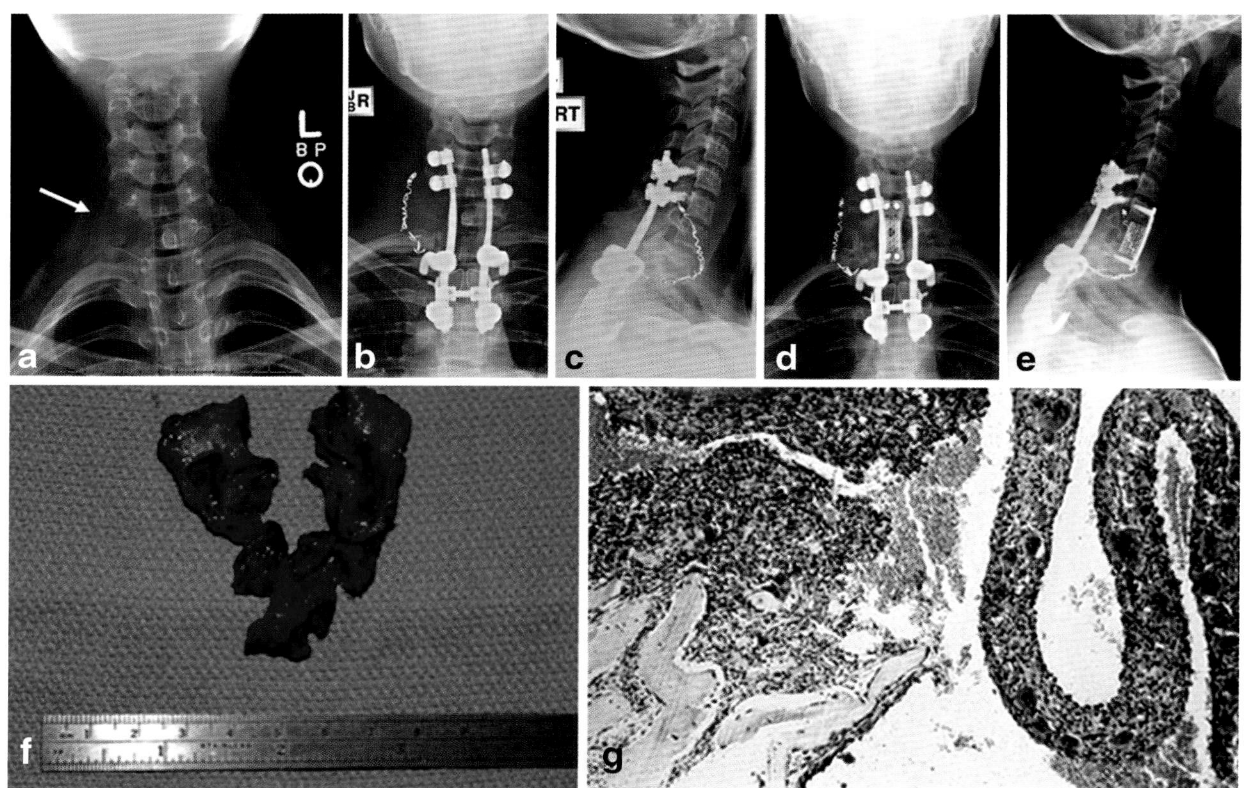

图8.7 1例复发性动脉瘤样骨囊肿及C7椎体的软组织肿块的影像学照片。（a）前后位X线片显示右侧椎弓根被破坏e。（b，c）选择性甲状颈干及后路张力带固定术后的前后位和侧位X线片。（d，e）前路椎体切除、前柱重建和钢板螺钉固定术后的前后位和侧位X线片。（f）囊肿内壁的大体观。（g）组织学上可见大量含铁血黄素的巨噬细胞

脉瘤样骨囊肿是血管性的，术前选择性动脉栓塞有助于将术中出血量控制在最少[39]。如图8.7a~g所示为1例累及C7椎体的动脉瘤样骨囊肿，施行了四步法联合前后路脊柱稳定的手术治疗，标本的大体观和组织学外观见图8.7。

降钙素被发现能够有效地抑制破骨细胞的活性和刺激纤维间隔内骨小梁的形成[40]。放疗被发现与复发的风险（至少增加25%）有关，且可能增加肉瘤样变，目前暂不推荐用于ABC的治疗[41]。

骨巨细胞瘤（GCT）

GCT占所有原发性骨肿瘤的5%，其在脊柱上发病尤其是儿童则较为罕见。GCT的发病率是ABC的两倍，且女性多见于男性（男/女比为1：2）[42]。它们倾向于影响前方结构（即椎体），并且具有局部侵袭性（尤其是复发性GCT）[4，23]。它们在骨发育未成熟的个体中不太常见，最常见于年轻的成年人和中年人（30~50岁）。脊柱GCT约占所有GCT的15%，在骶骨最为常见。颈椎受累相对少见，影像学特征为无间隔的膨胀性溶骨性空腔，边缘无反应性硬化骨。CT扫描可准确显示出骨皮质的破坏或变薄。多数GCT均同时存在有软组织包块。组织学上的特征是肿瘤内存在多核巨细胞，其由单核细胞融合而成。巨细胞不是GCT的特征性病理表现，它也存在于其他疾病（ABC、非骨化性纤维瘤、软骨细胞瘤和骨肉瘤）中。

GCT的分期依据X线片、骨扫描、CT和MRI扫描联合完成。Ⅱ期（活动性）病灶最佳的治疗方法是病灶内切除和刮除，同时使用苯酚、液氮和/或甲基丙烯酸甲酯辅助治疗，而Ⅲ期（局部浸润性）病灶可能需要边缘或整体切除。无任何辅助治疗的单纯病灶内切除伴有50%的复发率，不推荐使用。广泛切除可显著降低复发率，可降低10%的复发率。颈椎GCT可采用椎体扩大切除、椎体全切除、脊柱前+后路固定、MRI兼容的钛质固定植入进行治疗。由于GCT是富血管性肿瘤，术前需对滋养血管进行选择性的栓塞。放疗只适用于不可切除的骶骨和/或复发性病变。分子和细胞生物学的进展已确定RANKL（一种破骨细胞形成必需的核因子，被多种GCT表达）在GCT中的作用。RANKL单克隆抗体——地诺单抗在GCT的治疗中展示了较好的早期效果[43]。

GCT的生物学行为是不可预测的，同时观察到Ⅱ期和Ⅲ期病变向显性恶性肿瘤的转变（5%~15%）。进展迅速的向恶性转变可能导致病理性骨折并产生脊髓或神经根的受压。据报道，GCT的肺转移高达10%，需要高度警惕以发现转移病灶[44]。胸部CT扫描是排除有无肺部受累的首选检查方法。

不适合手术的复发病变可通过以下方法治疗：

· 冷冻手术。
· 定期/反复栓塞。
· 使用干扰素。
· 二磷酸盐输注。
· 大剂量（25~45Gy）的放疗。

其他疾病

戈勒姆病（Gorhamdisease）是一种极为罕见的良性疾病，其特点是大量的区域性骨溶解和毛细血管增生。它是一种进展缓慢的自限性疾病，通常发生于儿童且在2年后停止进展[6]。该病主要影响脊柱的前方结构，通过组织学检查可以确诊。截止到目前，该病在英文文献中的报道尚不足20例，其结局是不完全的融合带来的部分恢复。该病的发病机制尚不清楚，通常采用保守治疗，如Halo架或颈托进行固定。在疾病的活动期则需要进行密切的检查和观察，以评估是否稳定和/或出现新的神经症状。

骨纤维异样增生症是一种错构瘤，其特征是

受累骨骼在X线片上呈毛玻璃状样的外观。骨纤维异样增生症的发生可以是单骨性的（即孤立性累及）或多骨性的。它们大部分是无症状的病变（Ⅰ级），通常在无意中被发现。由于小梁结构的脆化和椎体的塌陷，主要症状是颈部疼痛和伴有痉挛的斜颈。Ⅱ期和Ⅲ期（即活动型和局部侵袭型）病灶伴有严重的骨溶解，且可出现类似嗜酸性肉芽肿形成的扁平椎。当即将出现机械性不稳时应行稳定脊柱的手术。发生于儿童的骨纤维异样增生症尤其容易复发，且放置的骨移植物也可能被吸收[44]。

恶性肿瘤

颈椎原发性恶性肿瘤在儿童患者中并不常见，其多见于男性，男、女比例为3.2：1[6]。最常见的恶性肿瘤是尤文氏肉瘤，其在组织学上表现为大量小而圆的蓝色细胞。C2和C5是最易受累的椎体，软骨肉瘤则最常累及C6和C7椎体[6]。其他可能影响颈椎的恶性病变有：

- 骨肉瘤。
- 软骨肉瘤。
- 白血病和Wilm神经母细胞瘤（即PNET家族）骨转移。

淋巴瘤和转移瘤在儿童中也很常见。颅颈交界区和骶骨的脊索瘤通常见于成人，但也有一些发生于人生第二个10年（也即青春期）散发病例的报道。

WBB（Weinstein，Boriani and Biagini）分期系统有助于描述肿瘤累及的区域并规划手术需切除或脊柱需固定的范围[6]。在能够行手术治疗的患者中En Bloc切除是最常用的术式。由于这些恶性肿瘤都是非常罕见的，它们的诊断、术前检查和治疗最好在拥有多学科肿瘤学团队的三级医疗中心进行，以取得外科手术的成功和实现无瘤生存。外科手术通常与辅助/新辅助化疗和/或放疗相结合以改善患者的预后。必须在行En Bloc切除前进行组织活检并明确肿瘤的病理类型。对重要结构的医源性损伤潜在风险包括：

- 脊髓。
- 交感神经干。
- 椎动脉和颈动脉。

尤文氏肉瘤（ES）

在所有的尤文氏肉瘤病例中，3.5%–10%发生于脊柱，75%发生于5~15岁。ES发生于中轴骨的平均年龄为16.5岁。颈椎ES相对少见，ES最常累及骶骨[4]。细胞遗传学研究揭示ES伴有特征性的染色体11和22的易位。ES是原始神经外胚层肿瘤（PNET）家族的一部分，该家族还包括淋巴瘤、横纹肌肉瘤等。原癌基因“dbl”mRNA的转录和表达有助于ES与其他PNETs的鉴别[4]。

ES最常见的症状是疼痛（见于90%的患者），通常会出现斜颈、肌肉痉挛和软组织肿块。Venkateswaran等[45]报道了344例ES患者，最早出现的表现是无明显神经损伤的无痛性软组织肿块（占91%），仅9%的患者有神经损伤。另一组病例报道了在就诊时已有58%~64%的患者出现了神经症状。部分患者可能出现全身性的症状[4，6]，如发热、体重减轻、生化炎性指标（如ESR和CRP）的升高。乳酸脱氢酶的升高是一项在随访中观察肿瘤负荷有价值的血液学标志物和指标。

ES在X线片上表现为较大的软组织肿块，且有虫蛀样骨破坏和移行区广泛强烈的骨膜反应。两项特征性的放射学外观表现为：

（1）象牙椎：伴骨膜反应的骨硬化表现。

（2）扁平椎：从局灶性到完全塌陷的不同程度的骨溶解。

MRI在评估软组织受累程度和神经的损害中十分敏感。约25%的儿童ES可出现转移灶，肺是最常转移到的器官。其他可出现转移的器官包括内脏、淋巴结、脑和长骨。

ES对放疗和化疗均敏感，非手术治疗是该病的一线治疗方式。新的抗癌药物能使3年生存率达到80%[4]。ES的局部治疗包括病灶部位高剂量的放疗，尽管进行了最佳治疗，但局部的复发率仍高达25%[46]。放疗引发的软组织肉瘤的累积风险在20年内是42.8%（±17.2%）[47]。因术后生存率尚可，通常主张对复发的病例进行En Bloc切除。新辅助治疗通常在手术前进行。中轴骨ES的预后优于四肢骨。多药联合化疗可取得较好的生存结局，常用的方案包括长春新碱、放线菌素－D和环磷酰胺（VAC）的联用或长春新碱、放线菌素－D、环磷酰胺、阿霉素（VAC-A）联用或不联用异环磷酰胺/依托泊苷的方案[48]。肺部放疗和化疗显著降低了肺转移的发生率。预后不良相关的因素有：

· 就诊时已发生了转移。
· 软组织肿块/肿瘤较大。
· 高级别的肿瘤。
· 对化疗反应不佳。
· 原发性ES起源于硬膜外腔而无任何骨组织受累（非常罕见）。

本章作者（JPD）通过手术切除和辅助化疗诊治的颈部以软组织肿块为表现的ES病例如图8.8a~e所示。特征性病理学表现为大量小而圆的蓝色细胞（图8.8f，g）。

骨肉瘤（OS）

虽然骨肉瘤是最常见的原发性恶性骨肿瘤，但其在中轴骨上相对少见，仅占所有脊柱肿瘤的4%~5%[4]。骨肉瘤是侵袭性病变，可引起渗透性的破坏模式并形成广泛的过渡区。肿瘤细胞产生的类骨样基质形成异常的放射性致密区，其与骨膜反应引起日光放射现象，并导致向远处的转移。骨肉瘤在儿童中并不常见，多发生在人生的第三个10年。出现神经异常的病例占40%。17号和13号染色体上抑癌基因（p53）和视网膜母细胞瘤（Rb）基因位点的突变是导致该病的致病因素（25%~80%）。OS通常发生在Li-Fraumeni和Rothmund-Thomson综合征家系中。变形性骨炎样骨向骨肉瘤的恶性转变在脊柱上并不常见。

MRI是骨肉瘤的首选检查，最近一项脊柱骨肉瘤的研究报道神经受侵犯的患者占84%（38/45例）[49]。报道中骨肉瘤的组织学类型有：

· 骨膜外型。
· 骨膜型。
· 毛细血管扩张型。
· 低分化/未分化型。

Shives等报道的30例脊柱骨肉瘤中，只有4例发生于颈椎[50]。确诊时整个椎体都受到了影响。En Bloc切除术是首选的治疗方法，新辅助化疗可消除骨肉瘤发生微转移的风险。En bloc切除联合化疗的5年生存率为30%[51]。

白血病和血液系统恶性肿瘤

白血病发病年龄的峰值在2~5岁，它是影响幼儿最常见的癌症。白血病的诊断具有挑战性，因为这些细胞在疾病的早期阶段既已发生了转移，手术对白血病的治疗没有意义。白血病的全身症状较为常见，25%的患者表现有骨痛。通过外周血涂片、血液检查和免疫组化检查可以确诊。该病主要采用化疗和放疗的方式进行治疗。

椎体病变是非特异性的，对明确诊断并无帮助。6%的患儿可出现椎体塌陷，10%~15%有病理性骨折[52, 53]。X线片上的特征性表现为骨溶

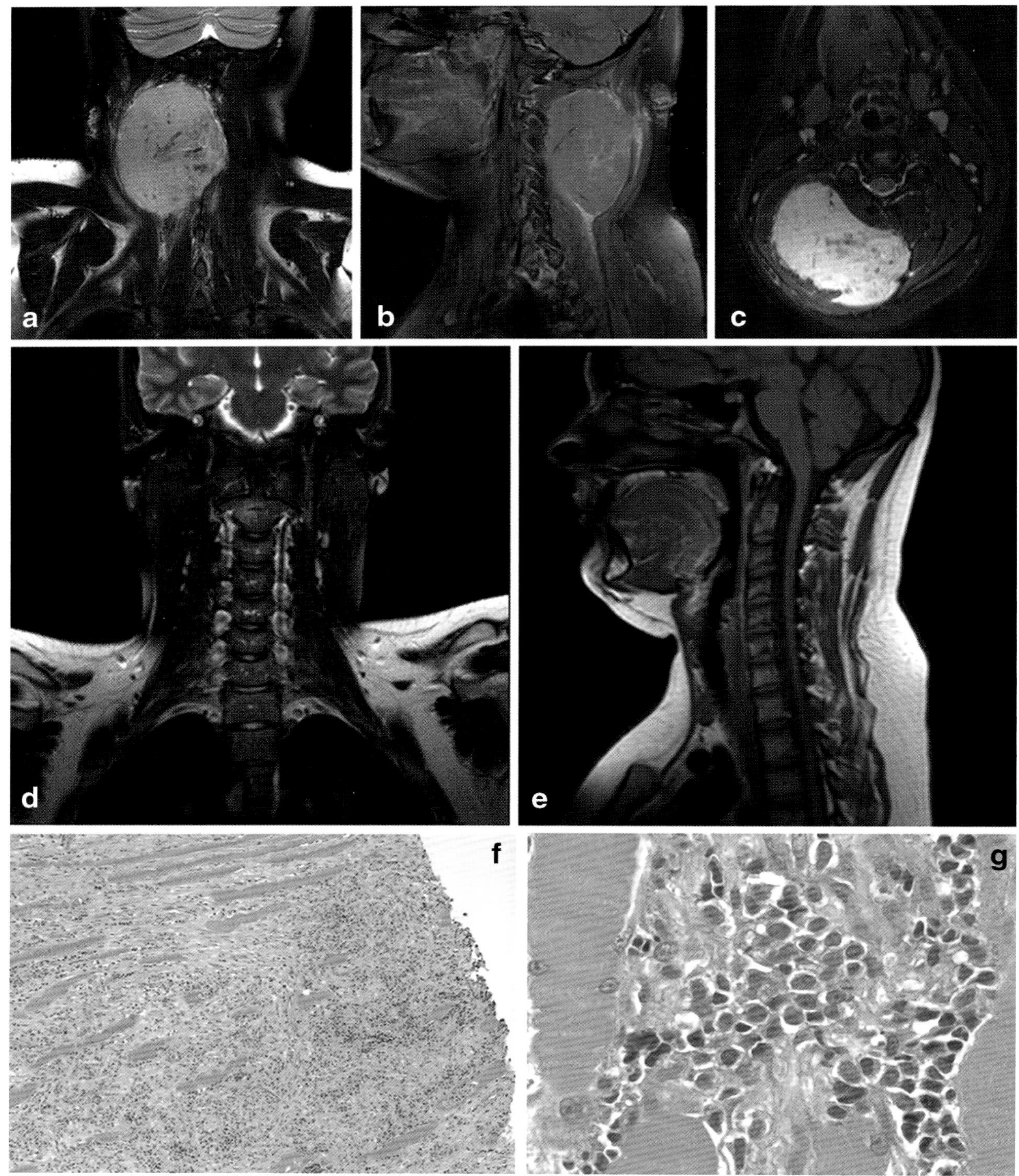

图8.8 一名儿童患者尤文氏肉瘤的MRI照片。（a，b，c）冠状位、矢状位和轴位MRI片显示T1像呈等信号和T2像呈高信号起源于右侧颈后中间肌的软组织肿块。（d，e）肿瘤基底探查、术中活检快速冰冻及皮瓣游离切口闭合术后的冠状位和矢状位片。（f，g）组织学切片低倍镜和高倍镜下可见小而圆的蓝染细胞

解、骨硬化和弥漫性破坏及混合性受累（如溶解区和硬化区）。

颈椎的转移瘤和其他肿瘤

这些肿瘤包括其他原发的神经外胚层肿瘤（即PNET家族性肿瘤），它们是Wilm瘤、神经母细胞瘤、淋巴瘤和软组织肉瘤（如横纹肌肉

瘤和畸胎瘤）[54]。最常见的表现是病理性骨折，神经系统的受累相对罕见。其治疗方法由基础诊断、肿瘤的类型和确诊时的分期决定。

总结

儿童颈椎的肿瘤相对罕见，出生后到20岁以内发生的肿瘤通常是良性的。转移性肿瘤往往来源于血液系统。恶性肿瘤的分期和分级与其他肿瘤一样，依据活检的病理结果和影像学的表现。手术切除则遵循解剖分区原则。

参考文献

[1] Unni KK. Dahlin's bone tumors: general aspects and data on 10,165 cases. 5th ed. Philadelphia: Lippincott- Raven; 1996.

[2] Keeley SP, Ashford RU, Rao AS, Dickson RA. Primary bone tumors of the spine: a 42 year sur- vey from the leeds bone tumoulor registry. Eur Spine J. 2007, 16(3): 405–409.

[3] Dormans JP, Moroz L. Infection and tumors of the spine in children. J Bone Joint Surg Am. 2007, 89(Suppl 1): 79–97.

[4] Rao RD. Orthopaedic knowledge update: spine, vol. Vol 4. Rosemont, IL: American Academy of Orthopaedic Surgeons (AAOS); 2012.

[5] Saifuddin A, Sherazi Z, Shaikh MI, Natali C, Ransford AO, Pringle JA. Spinal osteoblas-toma: relationship between paravertebral muscle abnormalities and sco- liosis. Skelet Radiol. 1996, 25(6): 531–535.

[6] Clark CR. The cervical spine – 4th edition. The cer- vical spine research society editorial committee text- book. Philadelphia: Lippincott Williams and Wilkins; 2005.

[7] Raskas DS, Graziano GP, Herzenberg JE, Heidelberger KP, Hensinger RN. Osteoid osteoma and osteoblas- toma of the spine. J Spinal Disord. 1992, 5(2): 204–211.

[8] Weinstein JN, McLain RF. Primary tumors of the spine. Spine (Phila Pa 1976). 1987, 12(9): 843–851.

[9] Beer S, Menezes A. Primary tumors of the spine in children: natural history, management, and long-term follow-up. Spine (Phila Pa 1976). 1997, 22(6): 649–659.

[10] Garg S, Dormans JP. Tumor and tumor like condi- tions of the spine in children. J Am Acad Orthop Surg. 2005, 13: 372–381.

[11] Kim CK, Park KW. Characteristic appearance of facet osteoarthritis of the lower lumbar spine on planar bone scintigraphy with a high negative predictive value for metastasis. Clin Nucl Med. 2008, 33(4): 251–254.

[12] Laufer I, Lis E, Pisinski L, Akhurst T, Bilsky MH. The accuracy of [18F]fluorodeoxyglucose positron emis- sion tomography as confirmed by biopsy in the diag- nosis of spine metastases in a cancer population. Neurosurgery. 2009, 64(1): 107–113.

[13] Obray R, Murphy KJ. Percutaneous diagnostic biopsy techniques for tumours of the spine and peripheral nerves. In: Dickman CA, Fehilings MG, Gokaslan ZL, editors. Spinal cord and spinal column tumours: principles and practice. New York, NY: Thieme Medical Publishers; 2006. p. 279–285.

[14] Enneking WF, Spanier SS, Goodman MA. A system for the surgical staging of musculoskeletal sarcoma. Clin Orthop Relat Res. 1980, 153: 106–120.

[15] Garg S, Mehta S, Dormans JP. Modern surgical treatment of primary aneurismal bone cyst of the spine in children and adolescents. J Pediatr Orthop. 2005, 25: 387–392.

[16] Anakwenze OA, Auerbach JD, Buck DW, Garg S, Simon SL, Sutton LN, et al. The role of concurrent fusion to prevent spinal deformity after intramedul- lary spinal cord tumor excision in children. J Pediatr Orthop. 2011, 31(5): 475–479.

[17] Lonstein JE. Post-laminectomy kyphosis. Clin Orthop Relat Res. 1977, (128): 93–100.

[18] Boriani S, Biagini R, De Lure F. En bloc resections of bone tumors of the thoracolumbar spine. A pre- liminary report on 29 patients. Spine (Phila Pa 1976). 1996, 21: 1927–1931.

[19] Tomita K, Kawahara N, Baba H, Tsuchiya H, Fujita T, Toribatake Y. Total en bloc spondylectomy. A new surgical technique for primary malignant vertebral tumors. Spine (Phila Pa 1976). 1997, 22: 324–333.

[20] Bunger C, Laursen M, Hansen ES, et al. A new algo- rithm for the surgical treatment of spinal metastases. Curr Opin Orthop. 1999, 10: 101–105.

[21] Fisher CG, Keyan O, Boyd MC, Dvorak MF. The surgical management of primary tumors of the spine. Initial results of an ongoing prospective cohort study. Spine (Phila Pa 1976). 2005, 30: 1899–1908.

[22] Bridwell KH, DeWald RL. The textbook of spinal surgery. 3rd ed. Philadelphia: Lippincott Williams and Wilkins; 2012.

[23] Levine AM, Boriani S, Donati D, Campanacci M. Benign tumors of the cervical spine. Spine (Phila Pa 1976). 1992, 17(10 Suppl): S399–406.

[24] Rajasekaran S, Kamath V, Shetty AP. Intraoperative Iso-C three-dimensional navigation in excision of spinal osteoid osteomas. Spine (Phila Pa 1976). 2008, 33(1): E25–29.

[25] Kneisl JS, Simon MA. Medical management com- pared with operative treatment for osteoid-osteoma. J Bone Joint Surg Am. 1992, 74: 179–185.

[26] Boriani S, Capanna R, Donati D, Levine A, Picci P, Savini R. Osteoblastoma of the spine. Clin Orthop Relat Res. 1992, (278): 37–45.

[27] Trübenbach J, Nägele T, Bauer T, Ernemann U. Preoperative embolization of cervical spine osteo- blastomas: report of three cases. Am J Neuroradiol. 2006, 27(9): 1910–1912.

[28] Fielding JW, Ratzan S. Osteochondroma of the cervi- cal spine. J Bone Joint Surg Am. 1973, 55(3): 640–641.

[29] Roach JW, Klatt JW, Faulkner ND. Involvement of the spine in patients with multiple hereditary exostoses (MHE). J Bone Joint Surg Am. 2009, 91(8): 1942–1948.

[30] Dahlin DC, Unni KK. Bone tumors – general aspects and data on 8,456 cases. 4th ed. Springfield, IL: Charles C. Thomas; 1986.

[31] Rose EF, Fekete A. Odontoid osteochondroma caus- ing sudden death: report of a case and review of the literature. Am J Clin Pathol. 1964, 42: 606–609.

[32] Mirra JM, Gold RH, Picci P. Osseous tumors of intra- medullary origin. In: Mirra JM, Picci P, Gold RH,editors. Bone tumors. Philadelphia: Lea and Febiger; 1989. p. 143–438.

[33] Nguyen JP, Djindjian M, Badiane S. Vertebral heman- gioma with neurologic signs: clinical presentation – a review. Neurochirurgie. 1989, 35(5): 270–274. French.

[34] Pretell-Mazzini J, Chikwava KR, Dormans JP. Low back pain in a child associated with acute onset cauda equina syndrome: a rare presentation of an aggres- sive vertebral hemangioma: a case report. J Pediatr Orthop. 2012, 32(3): 271–276.

[35] Miszczyk L, Ficek K, Trela K, Spindel J. The effi- cacy of

radiotherapy for vertebral hemangiomas. Neoplasma. 2001, 48(1): 82–84.

[36] Levine SE, Dormans JP, Meyer JS, Corcoran TA. Langerhans' cell histiocytosis of the spine in chil- dren. Clin Orthop Relat Res. 1996, 323: 288–293.

[37] Garg S, Mehta S, Dormans JP. Langerhans cell histio- cytosis of the spine in children. Long-term follow-up. J Bone Joint Surg Am. 2004, 86: 1740–1750.

[38] Vergel De Dios AM, Bond JR, Shives TC, McLeod RA, Unni KK. Aneurysmal bone cyst. A clinicopatho- logic study of 238 cases. Cancer. 1992, 69: 2921–2931.

[39] Harrop JS, Schmidt MH, Boriani S, Shaffrey CI. Aggressive "benign" primary spine neoplasms: osteoblastoma, aneurysmal bone cyst, and giant cell tumor. Spine (Phila Pa 1976). 2009, 34: S39–47.

[40] Szendröi M, Antal I, Liszka G, Kónya A. Calcitonin therapy of aneurysmal bone cysts. J Cancer Res Clin Oncol. 1992, 119(1): 61–65.

[41] Capanna R, Albisinni U, Picci P, Calderoni P, Campanacci M, Springfield DS. Aneurysmal bone cyst of the spine. J Bone Joint Surg Am. 1985, 67(4): 527–531.

[42] Thomas DM, Skubitz KM. Giant cell tumours of the bone. Curr Opin Oncol. 2009, 21(4): 338–444.

[43] Campanacci M. Tumors of bone and soft tissues. Bologna: Aulo Gaggi. Berlin: Springer-Verlag; 1990.

[44] Frymoyer JW, Wiesel SW. The adult and pediatric spine. 3rd ed. Philadelphia: Lippincott Williams and Wilkins; 2004.

[45] Venkateswaran L, Rodriguez-Galindo C, Merchant TE, Poquette CA, Rao BN, Pappo AS. Primary Ewingtumor of the vertebrae: clinical characteristics, prog- nostic factors, and outcome. Med Pediatr Oncol. 2001, 37: 30–35.

[46] Pilepich MV, Vietti TJ, Nesbit ME, Tefft M, Kissane J, Burgert O, et al. Ewing's sarcoma of the vertebral col- umn. Int J Radiat Oncol Biol Phys. 1981, 7(1): 27–31.

[47] McLean TW, Hertel C, Young ML, Marcus K, Schizer MA, Gebhardt M, et al. Late events in pediatric patients with Ewing sarcoma/primitive neuroectoder- mal tumor of bone: the Dana-Farber Cancer Institute/ Children's hospital experience. J Pediatr Hematol Oncol. 1999, 21(6): 486–493.

[48] Grier HE, Krailo MD, Tarbell NJ, Link MP, Fryer CJ, Pritchard DJ, et al. Addition of ifosfamide and etopo- side to standard chemotherapy for Ewing's sarcoma and primitive neuroectodermal tumor of bone. N Engl J Med. 2003, 348(8): 694–701.

[49] Ilaslan H, Sundaram M, Unni KK, Shives TC. Primary vertebral osteosarcoma: imaging findings. Radiology. 2004, 230: 697–702.

[50] Shives TC, Dahlin DC, Sim FH, Pritchard DJ, Earle JD. Osteosarcoma of the spine. J Bone Joint Surg Am. 1986, 68(5): 660–668.

[51] Saeter G, Bruland O, Folleras G, Boysen M, Høie J. Extremity and non-extremity high-grade osteo- sarcoma: the Norwegian radium hospital experience during the modern chemotherapy era. Acta Oncol. 1996, 35(Suppl): 129–134.

[52] Dormans J, Flynn J. Pathologic fractures associ- ated with tumors and unique conditions of the mus- culoskeletal system. In: Beatty J, Kasser J, editors. Rockwood and Wilkins' fractures in children. 5th ed. Philadelphia: Lippincott, Williams & Wilkins; 2001. p. 139–240.

[53] Heinrich SD, Gallagher D, Warrior R, Phelan K, George VT, MacEwen GD. The prognostic signifi- cance of the skeletal manifestations of acute lym- phoblastic leukemia of childhood. J Pediatr Orthop. 1994, 14: 105–111.

[54] Leeson MC, Makley JT, Carter JR. Metastatic skeletal disease in the pediatric population. J Pediatr Orthop. 1985, 5: 261–267.

儿童颈椎先天性疾病

9

Alejandro Dabaghi-Richerand, Robert N. Hensinger，Frances A. Farley

概述

先天性颈椎畸形是不常见的，并且通常是无症状的，许多患者终生难以被发现，特别是当患者并未表现出相关遗传症状或明显外观畸形时，诊断更加困难。由于许多患者无明显症状而未被发现，该病至今没有明确可信的发病率统计[1]。随着年龄的增长，这些异常有可能导致畸形的发展和神经系统损害，因此及早发现至关重要。

儿童椎体有不同的骨化和生长模式，导致先天性颈椎畸形的诊断愈加复杂和困难。当怀疑有先天性异常存在时，评估的手段包括使用动力位检查、计算机断层扫描（CT）、磁共振成像（MRI）、动脉造影、骨扫描和脊髓造影。医生必须熟悉儿童正常骨骼影像学表现的多样性，并了解与椎体形成相关的异常脊柱畸形并发其他器官异常的发生率为30%~60%[2]，主要涉及泌尿生殖系统，其次是心肺系统异常。这种相关性源于这样一个事实：形成脊柱的中胚层组织也负责中肾组织的生成，从而发育成为成熟的泌尿生殖系统[3]。

颈椎畸形的病因尚不清楚，遗传因素、代谢因素和相关结缔组织病被认为都会引起椎体异常；然而在大多数情况下颈椎异常往往是单独存在的，这就是为什么该病被认为是多因素导致的原因，并且颈椎异常往往伴有血管异常[4，5]。颈椎的先天性异常可以是孤立的异常，也可以是某些综合征的一部分。最常见的与先天性颈椎异常相伴发的综合征包括Klippel-Feil综合征、骨骼发育不良、黏多糖贮积症、Weaver综合征、Goldenhar综合征、Hajdu-Cheney综合征、Larsen综合征、唐氏综合征、Ehler-Danlos Ⅳ型和马方综合征[6]。

脊柱畸形分类中最全面的分类是由Tsou等提出的[7]，后来由 Tanaka和Uhthoff[8]等修正，分型是基于胚胎的异常发育机制（表9.1）[9]。

A. Dabaghi-Richerand · R.N. Hensinger
F.A. Farley (*)
Department of Orthopedic Surgery, C.S.
Mott Children's Hospital, University of Michigan,
Ann Arbor, MI, USA
e-mail: fafarley@umich.edu

J.H. Phillips et al. (eds.), *The Management of Disorders of the Child's Cervical Spine*,
https://doi.org/10.1007/978-1-4939-7491-7_9

表9.1 基于胚胎发育异常的分型

胚胎异常发育类型	解剖学异常
原肠胚形成异常	脊髓发育畸形
成骨序列异常	半椎体
骨生成异常	楔形椎，半椎体，尾突发育不全
先天性分节异常	椎体分节不全，Klippel-Feil综合征
椎体序列异常	先天性椎体脱位
成骨细胞吸收异常	蝴蝶椎
骨化和胎儿发育异常	椎体缺失与椎体滑脱

先天性枕颈关节异常

先天性枕颈关节异常在儿童中很少见。及时确诊十分重要，因为枕颈关节异常会引起骨性斜颈、颈椎不稳、脊髓压迫和脊髓病，甚至会危及患儿生命。寰椎（C1）在整个儿童时期都处于骨化状态。寰椎枕化是一种枕骨寰椎融合，可分为前、后或外侧。颅底凹陷是一种因异常发育导致齿状突进入颅底枕骨大孔的疾病[10]。本节将就这些疾病展开讨论。

上颈椎异常在临床上往往与其他疾病共存，并且与神经体征和症状高度相关。Hosalkar等分析了68名患有上颈椎异常疾病的儿童[11]，发现其颈部疼痛、斜颈和神经系统症状的发生率较高。42例儿童寰椎椎体畸形，22例儿童寰椎枕化，25例儿童颅底凹陷，44例[11]儿童上颈椎（颈枕关节和寰枢关节）不稳。大多数儿童有3个以上的上颈椎异常。58名儿童存在脊髓病或存在脊髓损伤危险[11]。44名儿童进行减压手术和/或枕骨C2融合术[11]。

枕颈关节影像学对于诊断上颈椎畸形以及相关脊髓损伤疾病至关重要。用普通的X线进行枕颈关节影像学诊断是困难的，因为X线片上解剖标志不清楚。Chamberlain定义一条了从枕骨颅后点到硬腭的线（图9.1）[12]。齿状突的尖端不应高于这条线5mm以上[13]。McGregor将Chamberlain线修改为一条从硬腭到枕鳞最低点的连线[12，13]。齿状突的尖端不应超过7mm。McGregor和Fishgold采用螺旋三维CT扫描对枕髁发育不全进行了诊断[14]，同时枕骨增生可以通过MRI和CT诊断[15，16]。

颅底凹陷症通常通过MRI进行诊断。Kulkarni 和Goel[17] 定义了寰枢椎垂直指数（VAAI）。首先定义枢椎下终板连线为第一条线，第二条线为经寰椎前弓下缘切线的第一条线的平行线，第三条线为经齿状突上缘切线的第一条线的平行线。VAAI就是第一、第二条线之间的距离除以第一、第三条线之间的距离[17]。通过测量发现正常人群的VAAI指数为0.76~0.85，而在颅底凹陷人群中该指数为0.2~0.67[17]。斜坡枢椎角或斜坡椎管角是Wackenheim线和齿状突与枢椎体后方连线的交角[13]。该角度正常范围是屈曲位为150°，伸展位为180°[13，18]。

寰枕关节异常应当通过三维CT扫描进行诊断[19]。CT可以发现寰枕关节融合，而MRI可以发现脊髓的受压情况，通过三维CT扫描可以将

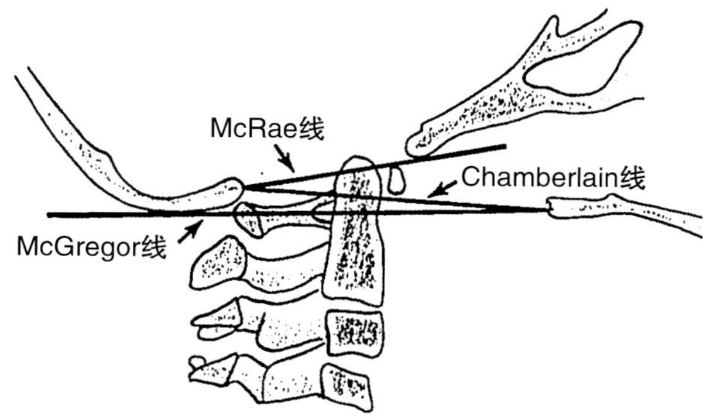

图9.1 寰枕关节侧位像。Chamberlain线是从硬腭后缘到枕骨大孔的一条直线。McGregor线是从硬腭后缘的上面到枕骨最低点的一条线。McRae线是从枕骨前端到后端的连线（本图已被Hensinger授权[89]）

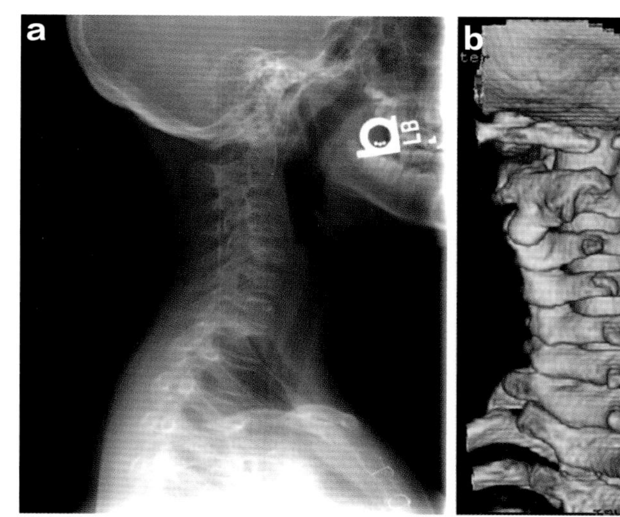
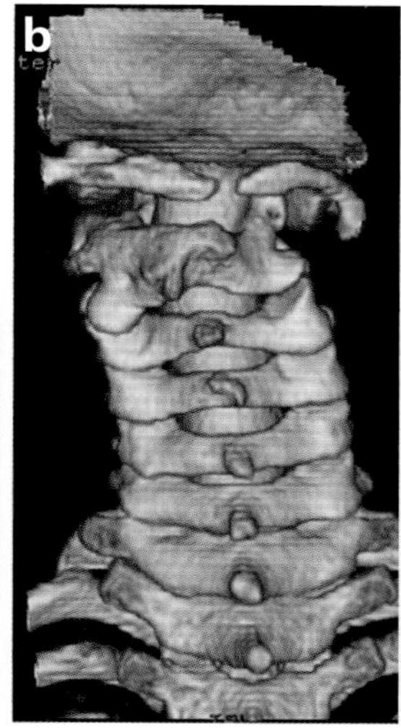
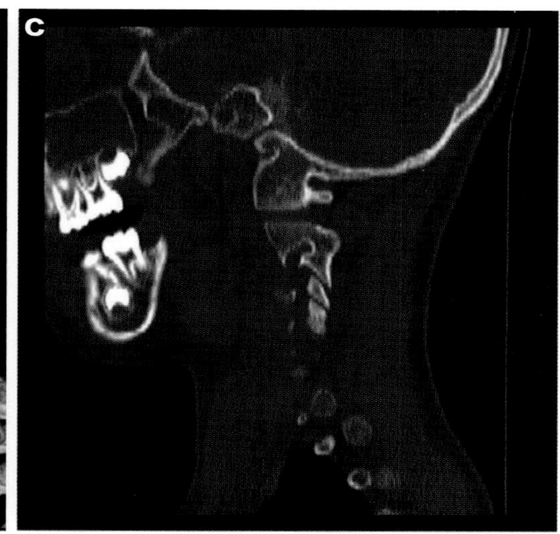

图9.2 一名10岁女童的X线片，固定的斜颈。（a）颈椎侧位片显示C1枕化，C2-C3融合。（b）CT三维重建显示C1-C2旋转半脱位，C1后裂。（c）CT二维重建显示C1枕化是由于枕髁外侧融合所致（Gholve 2区）

存在寰椎枕化的寰枢侧块关节分为4种类型[19]。上颈椎畸形见于22q11.2缺失综合征、唐氏综合征、脊柱骨骺发育不良和Goldenhar综合征[11]。

寰椎的骨化

寰椎椎体在出生时尚未骨化，骨化过程在7~10岁才会完成[12]。骨化发生在侧块前后方[12]。侧块前方骨化开始于1岁，而后方骨化开始于4岁左右[12]。

枕颈融合

寰枕融合的患儿往往伴有颈部短、发际低、斜颈三联征，这与Klippel-Feil综合征相似。这些患者也会出现头痛和各种神经症状[20, 21]。Gholve等根据寰椎的解剖学分区将枕颈融合分为3区：1区为前弓融合，2区为侧块融合，3区为后弓融合（图9.2a~c）。在这些患者中相关性脊髓病的发病率很高，颈椎不稳定也很常见，尤其是合并C2-C3融合的患者[22]。椎管占位发生率最高的类型为2区融合[22]。寰椎枕化的发生率为0.32%[23]。

关于枕颈融合并发的椎动脉走行异常也有很多研究[24, 25]。Wang等[25]研究了枕颈融合患者椎动脉走行的4种模式，其中有两种模式的椎动脉走行于枢椎侧块的后方[25]。在这种情况下进行后路手术操作过程中有可能损伤椎动脉。枕颈融合的患儿需要进行寰枢固定的时候，可通过CT血管造影（CTA）进行术前计划。

颅底凹陷症

颅底凹陷是颅底交界发育异常引起的疾病，表现为齿状突脱出进入枕骨大孔[10]。颅底凹陷可能是由颅底发育不全、枕髁发育不全、寰椎侧块发育不良引起的。颅底凹陷的患者中有25%~33%的患者伴有神经异常，包括Chiari畸形、脊髓空洞和脑积水。颅底凹陷（Basilar Invagination）不同于颅底内陷（Basilar Impression）（译者注：颅底内陷是获得性颅底凹陷），颅底内陷是由颅底骨软化引起的[10]。扁平颅底是颅底变得扁平。

颅底凹陷的患者分为有Chiari畸形的患者和无Chiari畸形的患者[10, 26]。Goel等[26]将无Chiari畸形的患者归类为Ⅰ型，这种症状往往出现在患者10岁以后[10]。常见的体征和症状有无力、颈痛、脊髓后柱功能障碍、大小便功能障碍。局部体征包括低发际、斜颈、短颈和蹼颈[10]。Goel等[26]分型中的Ⅱ型，即颅底凹陷合并Chiari畸形的患者，往往在20~40岁表现为无力、感觉异常、后柱和脊髓丘脑束功能障碍，以及共济失调[10]。这些患者的体征和症状与未发生Chiari畸形的患者相同。Bollo等[18]发现合并Chiari畸形患儿的减压手术效果不佳，枕颈畸形需要复位和枕颈融合[18]。具体来说，具有Chiari畸形和脑干突出，且斜坡枢椎角<125°的儿童需要枕颈融合[18]。

颅底凹陷症往往需要术前牵引。Goel等推荐Ⅰ型患者经口入路固定，Ⅱ型患者则需要枕大孔减压。如果颅底凹陷可通过牵引复位，则后路融合通常需要从枕骨至C3[10, 27-30]。如果牵引不能复位，需要进行前路经口松解后路融合，必要时还需要进行后路减压[10]。合并寰椎枕化的颅底凹陷可以经口进行C1前弓和齿状突的减压[20]。

寰椎弓缺如

寰椎弓缺如被认为是一种良性的解剖变异。寰椎弓缺如可以是完全无症状的，但偶尔会出现头痛、慢性颈痛和Lhermitte 's 征[31]。这些缺如可分为前弓和后弓缺如。前弓缺如是由于前方骨化中心无法与侧块融合或前方两个骨化中心未融合所致[32]。对于发生在后弓的病变，其原因往往是寰椎形成异常，而不是异常的骨化[33]。

影像学和尸体研究发现后弓缺如发生率为3.3%~4%，前弓缺如发生率为0.09%~0.1%[34-36]。相关的疾病包括性腺发育不良、Klippel-Feil综合征、Arnold-Chiari畸形和C6~C7融合[33, 37]。

最常用的寰椎后弓缺如分类系统是Currarino等提出的[38]，该系统将畸形分为5组：①后方融合失败导致中线裂隙。②单侧裂隙缺如。③双侧裂隙缺如。④后弓缺如而后结节存在。⑤整个后弓完全缺如。寰椎弓缺如的临床表现包括无力、感觉异常、暂时性四肢瘫痪和寰枢椎（AA）不稳定，后者在前弓缺如中更为常见，而后弓缺如者更容易出现脊髓病变和神经系统症状[39-41]。

在寰枢椎受到创伤的情况下，区分Jefferson骨折和先天性缺陷是十分重要的。CT表现为软组织肿胀，皮质骨不规则，骨折处侧块移位>3mm[42]往往考虑有骨折发生。MRI的作用应侧重于对脊髓及邻近神经结构完整性的评价及对寰枢横韧带完整性的判断，横韧带断裂易导致寰枢椎失稳[31]。如果韧带完好，没有不稳定，可以考虑仅行骨折修复。

如果出现神经症状，治疗应以减压和稳定寰枢关节为目标，因为即使最小的创伤也会导致严重的神经系统损伤。融合方法包括椎板下钢丝固定、关节突螺钉和后路钉棒固定。

游离齿状突

游离齿状突是一种罕见的疾病，常导致寰枢关节不稳及脊髓压迫[43]。游离骨块被定义为一块独立的小骨，皮质边缘光滑，与缩短的齿状突分离。

游离齿状突常被分为两类[44]：

- 原位型：在解剖位置上的游离骨块与C1前弓共同移动。
- 异位型：小骨向枕骨移位，并与枕骨大孔功能性融合。

关于游离齿状突的病因仍有争议，最被广泛接受的两种理论是先天论和后天获得论。先天论假说认为这种异常是由于骨块与齿状突体基底部融合失败造成的。同卵双生和常染色体显性遗传家族患者的病例支持了这一观点[45, 46]。其缺陷是未融合位置很少出现在椎体椎弓软骨连接水平，对应于第一和第二生骨节之间的融合位点[47]。后天获得论假说认为，未被意识到的外伤性事件或重复的微创伤，引起缺血性坏死和随后碎骨片的重塑，导致了游离齿状突。患者常合并创伤史，同Ⅱ型齿状突骨折后导致的骨不连位置类似，从另一方面佐证了这一假说[48, 49]。游离齿状突往往与唐氏综合征、Klippel-Feil综合征、软骨发育不全和骨骼发育不良有关。

这种疾病的临床表现可以从无症状到严重的神经受损症状。Fielding[49] 和 Klimo 等 [50] 报道，在疾病初期，67%~70% 的患者影像学表现为前方不稳定，10%~15% 的患者为后方不稳定，9%~13% 的患者为不存在不稳定。颈椎不稳定程度与神经症状的严重程度无明显相关性，脊髓可用空间（SAC）<13mm 与临床症状相关性较强 [51]。

对游离齿状突的治疗是有争议的。Spierings 和Braakman[52]在他们的系列研究中发现，在保守治疗的20例患者中，15例从未出现神经症状，其余5例出现轻微的神经症状恶化[52]。Fielding等[49]在报告中指出，在最初的临床表现中没有不稳定性的患者在未来3年内没有出现神经系统症状。然而，也有报道称，稳定的游离齿状突患者在轻微创伤后会出现严重的神经系统症状，并出现晚期不稳定和神经症状[53]。目前，还没有确切的证据指出哪些患者会出现不稳定性或脊髓损伤（图9.3）。

与X线检查相比，CT和MRI并没有显示出更高的诊断准确性，但在明确解剖结构和判断是否存在脊髓压迫方面被证明有较好的诊断性[54]。目前没有治疗指南。没有强有力的证据支持预防性手术治疗，而且已有证据表明，无失稳症状的无症状患者可以不经手术治疗，并且随着时间的推移并未发现明显的脊髓损伤。当然临床治疗需要诊断患者进行个体化的风险评估[55]。

我们认为保守治疗对象可以包括无症状且无寰枢椎不稳定的患者。保守治疗应包括告知对抗性运动的风险，并尽可能限制对抗性运动，每年复查颈椎片包括颈椎过伸过屈侧位X线片。对于所有出现影像学不稳的患者，无论症状轻重，均应给予手术治疗。Klimo等推荐20岁以下的无症状患者进行手术治疗，因为他们遭受创伤的风险较大。手术治疗的目的是稳定寰枢关节，避免脊髓受压。固定的方法是C1–C2颈椎后路融合，可用椎板钢丝、关节突螺钉固定和后路钉棒系统[50, 56, 57]。内固定技术的选择与融合率直接相关。Dickman和Sonntag使用经关节螺钉融合率为

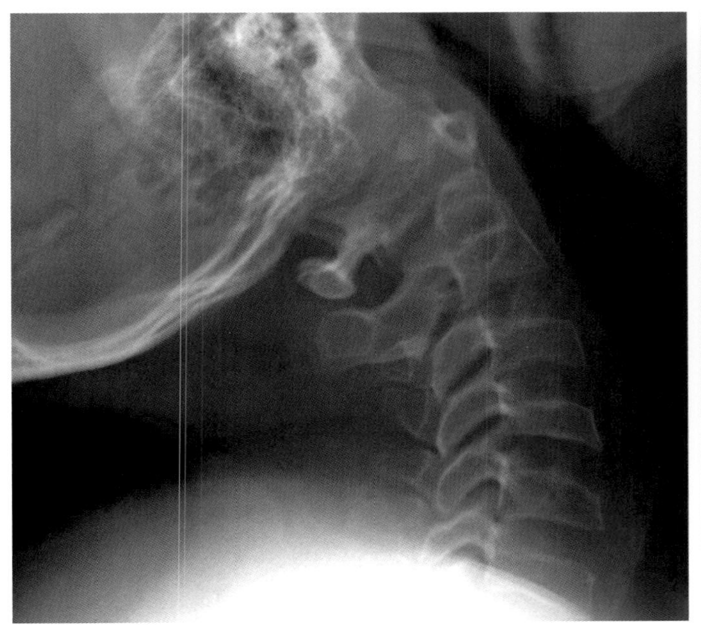
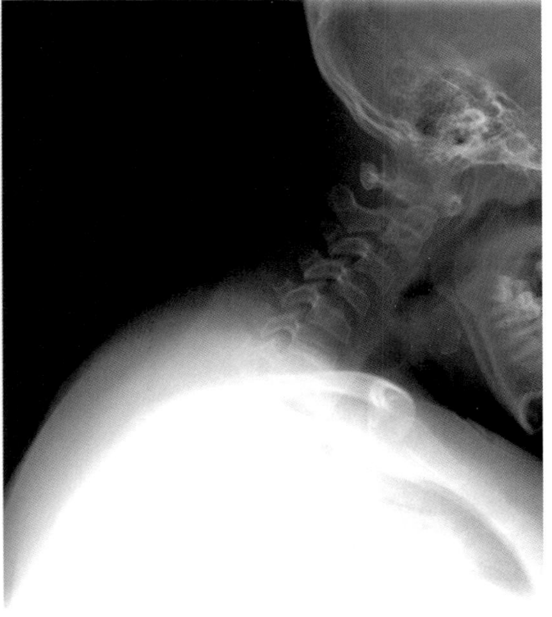

图9.3 颈椎过伸、过屈片显示游离齿状突伴寰枢关节不稳定，表现为寰椎前弓相对于齿状突的位移

98%，后路钢丝融合率为86%[58]。Farey 等[59]报道使用颈胸腰支具固定术后寰枢椎出现不稳定性的比例为33%。脊髓减压应解决来自前方骨或软组织或者来自后方C1后弓的压迫。手术入路应以脊髓压迫的方向为基础。

Klippel-Feil 综合征

Klippel-Feil综合征（Klippel-Feil Syndrome，KFS）最初由Klippel和Feil[60]描述，其特异性三联征表现为短颈、低后发际、颈部活动范围受限。根据统计，有不到50%的患者表现出这3种症状。这是由颈椎节段性缺损导致的先天性颈椎融合而引发的疾病。该病家族性的聚集发生和各种染色体畸变表明该病是由遗传导致的[61，62]。

Feil根据融合的程度和位置将综合征分为3类：①所有颈椎和上胸椎融合。②1~2对颈椎骨的融合。③颈椎下胸椎融合或腰椎融合[63]。后来Samartzis等[63]提出了一种仅考虑融合颈椎节段数量和位置的分类，并且发现Ⅱ型和Ⅲ型患者更易出现神经症状：

Ⅰ型：单个节段融合。

Ⅱ型：多个非相邻节段融合。

Ⅱ型：多个相邻节段融合。

PAX1、GDF6、GDF3基因与KFS的发生发展密切相关。后两者被认为是表达常染色体显性性状，并且分别是导致KFSI型和KFSIII型的原因。在染色体17q21.31中发现meox1基因突变，该突变对生骨节极性和寰枕关节的形成起重要作用，并被报道为常染色体隐性亚型KFSIII的原因[61，62]。

KFS具有一系列相关异常，但最常见的有以下几种[12，64，65]：

· 先天性脊柱侧凸（50%~70%）。
· 肋骨畸形（33%）。
· 耳聋（30%）。
· 泌尿生殖系统异常（25%~35%）。
· 高肩胛症（16%~20%）。
· 连带运动（15%~20%）。
· 颈肋（12%~15%）。
· 心血管系统异常（4%~29%）。

KFS患者的表现取决于受影响椎节段的范围。很多KFS患者在出生时即症状明显，但更常见的是，受影响的儿童在十几岁时出现疼痛、颈部活动范围变小或畸形[66]。KFS可以是无症状的，这往往导致诊断困难。患病的儿童经常保持接近正常的活动范围，因为未融合的椎节可以增加活动范围并补偿融合节段，导致整个颈椎显示出“正常”的活动范围[12]。

多达68%的患者出现与运动功能和神经异常相关的颈椎症状[67]。它们起源于未融合节段，未融合节段通过超常移动性进行补偿，从而增加生物力学要求，导致不稳定性和退行性病变的加速进展[68，69]。Samartzis等[63]的研究表明，长节段融合和非连续融合的患者出现神经症状的风险增加。Guille等[70]对平均年龄35岁的KFS患者进行评估后发现，100%的患者椎间盘退变改变，86%的患者MRI表现为解剖异常，包括椎间盘突出、骨赘、脊髓空洞、颅颈交界区变窄等。

高质量的X线片对KFS的诊断至关重要[71]。通过过屈过伸位X线片可以对颈椎稳定性进行评估。同时应对胸椎和腰椎进行检查，以发现相关的异常并监测脊柱侧凸的进展[72]。KFS的影像学特征是不同长度的脊柱节段融合，同时其他特征也表现为椎体变平变宽、脊髓可用空间变宽、椎间盘间隙发育不全或缺失[73]。Samartzis等[74]发现KFS患者有较高的齿状突上移（SOM）。他们还发现，4个或更多的融合节段往往导致齿状突上移>4.5mm。X线片进行颅脊交界的影像学研究的局限性在于难以正确识别解剖标志物，据报道，对多达18%的患者无法识别解剖标志物[75]。由于MRI对齿状突及各种解剖标志物的识别灵敏度更

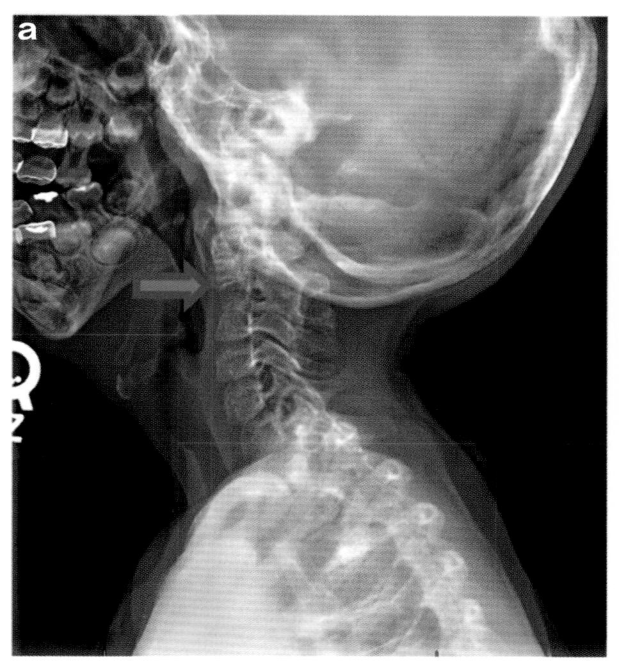

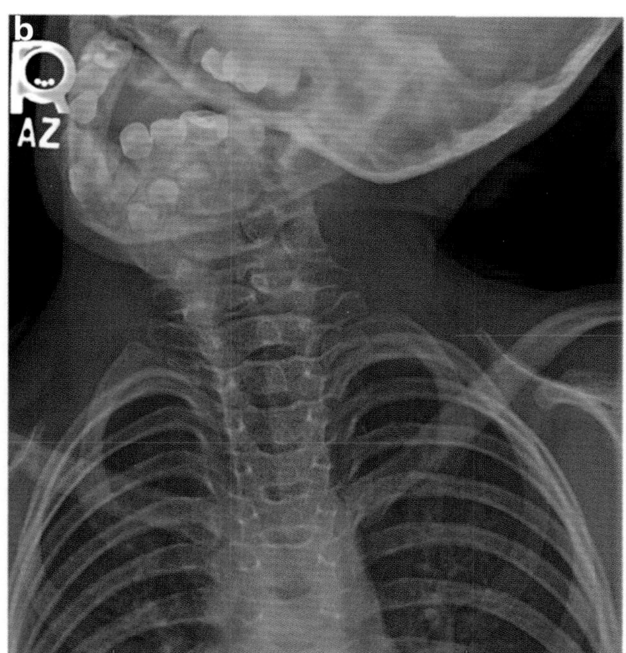

图9.4 颈椎正、侧位片提示一名KFS患者颈C2/C3/C4节段融合（箭头所指）并有颈椎侧凸畸形

高，因此被提倡使用[76]。

CT扫描可以确定骨的解剖结构，并了解融合的程度。CTA是术前重要的检查工具。提前认识血管的异常走行可以在术中预防出血、后循环卒中等灾难性并发症[77]。MRI可以提示颈椎不稳定或神经系统受累，并明确相关的中枢神经系统异常是否存在。过屈过伸位X线片可直接显示脊髓可用空间和椎管狭窄程度。

与KFS相关的最常见的异常是脊柱侧凸，这在50%~70%的患者中都会出现[12，72]。Samartzis等[78]提出了与发育性颈椎侧凸最密切相关的危险因素是椎体畸形，尤其是在下颈椎和上胸椎。而融合节段的数量与颈部脊柱侧凸无明显相关（图9.4）。

在KFS中发现了两种类型的脊柱侧凸：先天性脊柱畸形和代偿性脊柱侧凸。Hensinger 等[12]发现先天性脊柱畸形更常见（55%），由于脊柱侧凸不断进展，超过一半的患者需要治疗，其中大多数患者需要后路脊柱融合治疗。

如前所述，颈肋或其融合可出现在12%~15%的病例中，在这种情况下往往会导致神经根受压或胸廓出口综合征引起神经血管症状[79]。

Sprengel畸形的高关联性（16%~20%）是由于肩胛下降和KFS异常同时发生在妊娠3~8周。导致颈部外观异常，在处理这种畸形时，应考虑到其复杂的性质，即肩胛骨未下降和椎体融合构成的复合畸形。在这种情况下，与孤立的、高肩胛症患者相比，治疗结果可能不那么有效，尤其是在进行以整形为目的的治疗时。

听力丧失可出现在多达30%的患者中，它被认为是听小骨僵硬、镫骨底板固定、外耳道缺失或感觉神经性异常的结果[1，80]。由于听力异常发生率高，对KFS患者均应进行听力评估[81]。

泌尿生殖系统异常也与该综合征高度相关，多达35%的患者伴发异常，可能是由于泌尿生殖系统与颈椎同时发育所致。最常见的表现为单侧肾功能发育不良。其他肾脏异常包括肾蒂旋转不良、输尿管发育不良、肾积水、双肾盂和马蹄肾。超声扫描是一种很好的诊断和筛查工具，同时可以对生殖系统进行检查，而生殖系统也常被累及。静脉肾盂造影可作为上述检查手段的补充，对超声诊断有困难的病例进行进一步诊断[82]。

心血管异常发生的概率较低。最常见的是室间隔缺损，分离或合并其他心脏组织缺损[12]。

连带运动是指不自主的镜像运动，即一侧肢体主动活动时对侧肢体非自主的模仿，通常涉及上肢。目前病因不明，有尸检研究发现存在不完全的椎体束交叉可能是造成该病的主要原因。20%的KFS患者有这种症状。但在正常儿童中也有此症状出现。5岁以下儿童的连带运动更为明显，但随着神经系统的成熟会有减弱的趋势。作业疗法可以对该病进行有效治疗[1，12，83]。

应根据融合节段的数量、是否存在失稳以及症状的严重程度对KFS患者进行针对性和个体化的治疗。进行3个节段以上颈椎融合术的患者应避免对抗性运动和跌倒。决定什么时候稳定已经活动受限的颈椎，取决于不稳定产生并发症的风险。通常在成年期出现的颈椎活动问题源于退行性骨关节炎的改变，可以对症处理，包括轻柔的牵引、使用颈托和止痛药。节段性不稳定进展或出现神经症状时需要外科治疗。

手术治疗应注重神经减压，固定不稳节段，延缓脊柱畸形的进展。手术过程应根据畸形类型和脊髓受压方向及不稳定程度进行调整。减压神经结构的技术有很多种。前方受压应行经口减压，后方失稳压迫应行颅骨切除术或C1后弓切除术。枕颈交界处的固定采用钢丝或钉棒技术[84]。术后应佩戴头颈胸支具，为融合部位提供额外的稳定性（图9.4）[85]。

当需要寰枢椎固定时，可采用Gallie、Brooks、Magerl或经关节突螺钉固定等传统技术（图9.5a、b）[86]。经关节突螺钉固定已被证明是生物力学上最稳定的方法，在需要保证充分的融合的情况下推荐使用经关节固定[86]。此外，C1侧块和C2椎弓根螺钉棒固定可以实现良好稳定

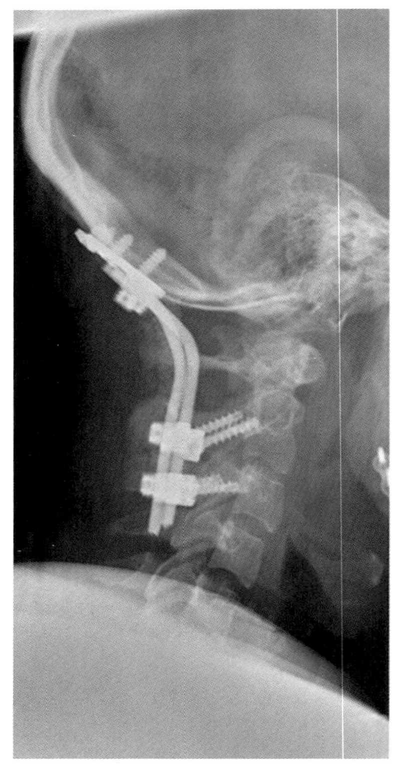
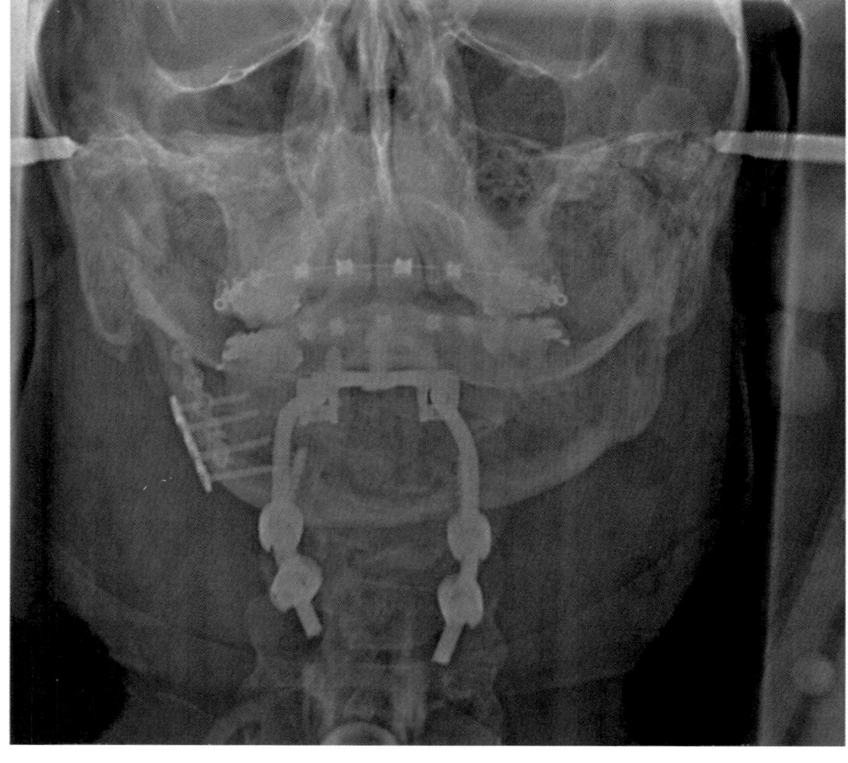

图9.5 颈椎正、侧位片显示患者通过后路钉棒系统进行颅底至C3固定

性。下颈椎固定可使用颈椎前路的椎间融合器及钢板和螺钉完成，和/或后路侧块螺钉和连接棒完成。楔形截骨和半椎体切除术已被用于纠正畸形，但此项技术风险较高，容易损伤神经。

对于合适的患者，可以进行颈部的整形手术，可以通过软组织手术和Z字成形术进行美容治疗，使颈部轮廓和长度更加自然[87]。需要注意的是，颈部瘢痕可能广泛存在，运动功能很可能不会改善，特别是对于那些存在锁骨与肩椎骨（译者注：肩椎骨是指肩胛骨和颈椎之间存在异常的纤维性、软骨性或骨性连接）连接的患者[88]。如果发现这种异常，切除手术能够增加肩胛骨的活动度。

总结

综上所述，颈椎的异常是罕见的，通常是难以诊断的。但这些异常可能危及患者生命，所以保持警惕是很重要的。低发际、颈蹼和颈椎运动受限是颈椎典型的异常表现。由于患者颈椎活动度往往是正常的，许多畸形难以被发现。多学科的会诊是优化治疗的关键。同时需要进行多中心研究以及更大的样本量，以确定治疗游离齿状突和颅底凹陷症的最佳方法。

参考文献

[1] Klimo P Jr, Rao G, Brockmeyer D. Congenital anom- alies of the cervical spine. Neurosurg Clin N Am. 2007, 18: 463–478.
[2] Jaskwhich D,Ali RM, Patel TC, Green DW. Congenital scoliosis. Curr Opin Pediatr. 2000, 12: 61–66.
[3] Kaplan KM, Spivak JM, Bendo JA. Embryology of the spine and associated congenital abnormalities. Spine J. 2005, 5: 564–76.
[4] Kim HJ. Cervical spine anomalies in children and adolescents. Curr Opin Pediatr. 2013, 25: 72–77.
[5] O'Toole P, Tomlinson L, Dormans JP. Congenital anomalies of the pediatric cervical spine. Semin Spine Surg. 2011, 23: 199–205.
[6] McKay SD, Al-Omari A, Tomlinson LA, Dormans JP. Review of cervical spine anoma- lies in genetic syndromes. Spine (Phila Pa 1976). 2012, 37: E269–277.
[7] Tsou PM, Yau A, Hodgson AR. Embryogenesis and prenatal development of congenital vertebral anoma- lies and their classification. Clin Orthop Relat Res. 1980, 152: 211–231.
[8] Tanaka T, Uhthoff HK. The pathogenesis of congeni- tal vertebral malformations. A study based on obser- vations made in 11 human embryos and fetuses. Acta Orthop Scand. 1981, 52: 413–425.
[9] Dias MS. Normal and abnormal development of the spine. Neurosurg Clin N Am. 2007, 18: 415–429.
[10] Smith JS, Shaffrey CI, Abel MF, Menezes AH. Basilar invagination. Neurosurgery. 2010, 66: 39–47.
[11] Hosalkar HS, Sankar WN, Wills BP, Goebel J, Dormans JP, Drummond DS. Congenital osseous anomalies of the upper cervical spine. J Bone Joint Surg Am. 2008, 90: 337–348.
[12] Hensinger RN, Lang JE, MacEwen GD. Klippel-Feil syndrome; a constellation of associated anomalies. J Bone Joint Surg Am. 1974, 56: 1246–1253.
[13] Smoker WR, Khanna G. Imaging the craniocervical junction. Childs Nerv Syst. 2008, 24: 1123–1145.
[14] Ilkko E, Tikkakoski T, Pyhtinen J. The helical three-dimensional CT in the diagnosis of torticol- lis with occipitocondylar hypoplasia. Eur J Radiol. 1998, 29: 55–60.
[15] Ohaegbulam C, Woodard EJ, Proctor M. Occipitocondylar hyperplasia: an unusual cranio- vertebral junction anomaly causing myelopathy. Case report. J Neurosurg. 2005, 103: 379–381.
[16] Walkden JS, Cowie RA, Thorne JA. Occipitocondylar hyperplasia and syringomyelia presenting with facial pain. J Neurosurg Pediatr. 2013, 12: 655–659.
[17] Kulkarni AG, Goel AH. Vertical atlantoaxial index: a new craniovertebral radiographic index. J Spinal Disord Tech. 2008, 21: 4–10.
[18] Bollo RJ, Riva-Cambrin J, Brockmeyer MM, Brockmeyer DL. Complex Chiari malformations in children: an analysis of preoperative risk factors for occipitocervical fusion. J Neurosurg Pediatr. 2012, 10: 134–141.
[19] Yin YH, XG Y, Zhou DB, Wang P, Zhang YZ, Ma XD, et al. Three-dimensional configuration and morpho- metric analysis of the lateral atlantoaxial articulation in congenital anomaly with occipitalization of the atlas. Spine (Phila Pa 1976). 2012, 37: E170–173.
[20] Bassi P, Corona C, Contri P, Paiocchi A, Loiero M, Mangoni A. Congenital basilar impression: correlated neurological syndromes. Eur Neurol. 1992, 32: 238–243.
[21] El Abd OH, Rosenberg D, Gomba L, , Isaac Z. The lateral atlanto-axial joint as a source of headache in congenital atlanto-occipital fusion. Am J Phys Med Rehabil 2008, 87: 232–237.
[22] Gholve PA, Hosalkar HS, Ricchetti ET, Pollock AN, Dormans JP, Drummond DS. Occipitalization of the atlas in children. Morphologic classification, associa- tions, and clinical relevance. J Bone Joint Surg Am. 2007, 89: 571–578.
[23] Khamanarong K, Woraputtaporn W, Ratanasuwan S, Namking M, Chaijaroonkhanarak W, Sae-Jung S. Occipitalization of the atlas: its incidence and clini- cal implications. Acta Med Acad. 2013, 42: 41–45.
[24] Bodon G, Glasz T, Olerud C. Anatomical changes in occipitalization: is there an increased risk dur- ing the standard posterior approach? Eur Spine J. 2013, 22(Suppl 3): S512–516.
[25] Wang S, Wang C, Liu Y, Yan M, Zhou H. Anomalous vertebral artery in craniovertebral junction with occipitalization of the atlas. Spine (Phila Pa 1976). 2009, 34: 2838–2842.
[26] Goel A, Bhatjiwale M, Desai K. Basilar invagina- tion: a study based on 190 surgically treated patients. J Neurosurg. 1998, 88: 962–968.
[27] Ding X, Abumi K, Ito M, Sudo H, Takahata M, Nagahama K,

et al. A retrospective study of congeni- tal osseous anomalies at the craniocervical junction treated by occipitocervical plate-rod systems. Eur Spine J. 2012, 21: 1580–1589.
[28] Goel A. Treatment of basilar invagination by atlanto- axial joint distraction and direct lateral mass fixation. J Neurosurg Spine. 2004, 1: 281–286.
[29] Hedequist D, Bekelis K, Emans J, Proctor MR. Single stage reduction and stabilization of basilar invagi- nation after failed prior fusion surgery in children with Down's syndrome. Spine (Phila Pa 1976). 2010, 35: E128–133.
[30] Peng X, Chen L, Wan Y, Zou X. Treatment of primary basilar invagination by cervical traction and posterior instrumented reduction together with occipitocervical fusion. Spine (Phila Pa 1976). 2011, 36: 1528–1531.
[31] Corominas L, Masrouha KZ. Congenital absence of the posterior arch of the atlas associated with a fracture of the anterior arch. J Bone Joint Surg Br. 2010, 92: 1300–1302.
[32] Chalmers AG, Gallegos NC. Spondyloschisis of the anterior arch of the atlas. Br J Radiol. 1985, 58: 761–763.
[33] Kwon JK, Kim MS, Lee GJ. The incidence and clini- cal implications of congenital defects of atlantal arch. J Korean Neurosurg Soc. 2009, 46: 522–527.
[34] Garg A, Gaikwad SB, Gupta V, Mishra NK, Kale SS, Singh J. Bipartite atlas with os odontoideum: case report. Spine (Phila Pa 1976). 2004, 29: E35–38.
[35] Martich V, Ben-Ami T, Yousefzadeh DK, Roizen NJ. Hypoplastic posterior arch of C-1 in children with Down syndrome: a double jeopardy. Radiology. 1992, 183: 125–128.
[36] Senoglu M, Safavi-Abbasi S, Theodore N, Bambakidis NC, Crawford NR, Sonntag VK. The frequency and clinical significance of congenital defects of the posterior and anterior arch of the atlas. J Neurosurg Spine. 2007, 7: 399–402.
[37] Schulze PJ, Buurman R. Absence of the posterior arch of the atlas. AJR Am J Roentgenol. 1980, 134: 178–180.
[38] Currarino G, Rollins N, Diehl JT. Congenital defects of the posterior arch of the atlas: a report of seven cases including an affected mother and son. AJNR Am J Neuroradiol. 1994, 15: 249–254.
[39] Chau AM, Wong JH, Mobbs RJ. Cervical myelopa- thy associated with congenital C2/3 canal stenosis and deficiencies of the posterior arch of the atlas and laminae of the axis: case report and review of the lit- erature. Spine (Phila Pa 1976). 2009, 34: E886–891.
[40] Gangopadhyay S, Aslam M. Posterior arch defects of the atlas: significance in trauma and literature review. Eur J Emerg Med. 2003, 10: 238–240.
[41] Torreman M, Verhagen IT, Sluzewski M, Kok AJ, van Rooij WJ. Recurrent transient quadriparesis after minor cervical trauma associated with bilateral partial agenesis of the posterior arch of the atlas. Case report. J Neurosurg. 1996, 84: 663–665.
[42] Chambers AA, Gaskill MF. Midline anterior atlas clefts: CT findings. J Comput Assist Tomogr. 1992, 16: 868–870.
[43] Dai L, Yuan W, Ni B, Jia L. Os odontoideum: eti- ology, diagnosis, and management. Surg Neurol. 2000, 53: 106–108; discussion 108–109
[44] Arvin B, Fournier-Gosselin MP, Fehlings MGO. Odontoideum: etiology and surgical manage- ment. Neurosurgery. 2010, 66: 22–31.
[45] Kirlew KA, Hathout GM, Reiter SD, Gold RHO. Odontoideum in identical twins: perspectives on etiology. Skelet Radiol. 1993, 22: 525–527.
[46] Morgan MK, Onofrio BM, Bender CE. Familial os odontoideum. Case report. J Neurosurg. 1989, 70: 636–639.
[47] Menezes AH. Craniocervical developmental anatomy and its implications. Childs Nerv Syst. 2008, 24: 1109–1122.
[48] Fielding JW, Griffin PP. Os odontoideum: an acquired lesion. J Bone Joint Surg Am. 1974, 56: 187–190.
[49] Fielding JW, Hensinger RN, Hawkins RJ. Os Odontoideum. J Bone Joint Surg Am. 1980, 62: 376–383.
[50] Klimo P Jr, Kan P, Rao G, Apfelbaum R, Brockmeyer D. Os odontoideum: presentation, diagnosis, and treatment in a series of 78 patients. J Neurosurg Spine. 2008, 9: 332–342.
[51] Rozzelle CJ, Aarabi B, Dhall SS, Gelb DE, Hurlbert RJ, Ryken TC, et al. Os odontoideum. Neurosurgery. 2013, 72(Suppl 2): 159–169.
[52] Spierings EL, Braakman R. The management of os odontoideum. Analysis of 37 cases. J Bone Joint Surg Br. 1982, 64: 422–428.
[53] Zhang Z, Zhou Y, Wang J, Chu T, Li C, Ren X, Wang W. Acute traumatic cervical cord injury in patients with os odontoideum. J Clin Neurosci. 2010, 17: 1289–1293.
[54] Yamashita Y, Takahashi M, Sakamoto Y, Kojima R. Atlantoaxial subluxation. Radiography and mag- netic resonance imaging correlated to myelopathy. Acta Radiol. 1989, 30: 135–140.
[55] Klimo P Jr, Coon V, Brockmeyer D. Incidental os odontoideum: current management strategies. Neurosurg Focus. 2011, 31: E10.
[56] Gluf WM, Schmidt MH, Apfelbaum RI. Atlantoaxial transarticular screw fixation: a review of surgical indications, fusion rate, complications, and lessons learned in 191 adult patients. J Neurosurg Spine. 2005, 2: 155–163.
[57] Reilly CW, Choit RL. Transarticular screws in the management of C1-C2 instability in children. J Pediatr Orthop. 2006, 26: 582–588.
[58] Dickman CA, Sonntag VK. Posterior C1-C2 trans- articular screw fixation for atlantoaxial arthrodesis. Neurosurgery. 1998, 43: 275–280; discussion 280–281
[59] Farey ID, Nadkarni S, Smith N. Modified Gallie tech- nique versus transarticular screw fixation in C1-C2 fusion. Clin Orthop Relat Res. 1999, 359: 126–135.
[60] Klippel M, Feil A. Un cas d'absence des vertebres cervicales. Avec cage thoracique remontant jusqu'a la base du crane (cage thoracique cervicale). Nouv Iconog Salpetriere. 1912, 25: 223–250. French.
[61] Bayrakli F, Guclu B, Yakicier C, Balaban H, Kartal U, Erguner B, et al. Mutation in MEOX1 gene causes a recessive Klippel-Feil syndrome subtype. BMC Genet. 2013, 14: 95.
[62] Mohamed JY, Faqeih E, Alsiddiky A, Alshammari MJ, Ibrahim NA, Alkuraya FS. Mutations in MEOX1, encoding mesenchyme homeobox 1, cause Klippel- Feil anomaly. Am J Hum Genet. 2013, 92: 157–161.
[63] Samartzis DD, Herman J, Lubicky JP, Shen FH. Classification of congenitally fused cervi- cal patterns in Klippel-Feil patients: epidemi- ology and role in the development of cervical spine-related symptoms. Spine (Phila Pa 1976). 2006, 31: E798–804.
[64] Copley LA, Dormans JP. Cervical spine disorders in infants and children. J Am Acad Orthop Surg. 1998, 6: 204–214.
[65] Herman MJ, Pizzutillo PD. Cervical spine disorders in children. Orthop Clin North Am. 1999, 30: 457–466, ix
[66] Dietz F. Congenital abnormalities of the cervi- cal spine. In: Weinstein SL, editor. The pediatric spine: principles and practices. 2nd ed. Philadelphia: Lippincott Williams & Wilkins; 2001. p. 239–251.
[67] Rouvreau P, Glorion C, Langlais J, Noury H, Pouliquen JC. Assessment and neurologic involve- ment of patients with cervical spine congenital synos- tosis as in Klippel-Feil syndrome: study of 19 cases. J Pediatr Orthop B. 1998, 7: 179–185.
[68] Pizzutillo PD, Woods M, Nicholson L, MacEwen GD. Risk factors in Klippel-Feil syndrome. Spine (Phila Pa 1976). 1994, 19: 2110–2116.
[69] Ulmer JL, Elster AD, Ginsberg LE, Williams DW 3rd. Klippel-Feil syndrome: CT and MR of acquired and congenital abnormalities of cervical spine and cord. J Comput Assist Tomogr. 1993, 17: 215–224.
[70] Guille JT, Miller A, Bowen JR, Forlin E, Caro PA. The natural

history of Klippel-Feil syndrome: clinical, roentgenographic, and magnetic resonance imaging findings at adulthood. J Pediatr Orthop. 1995, 15: 617–626.
[71] Dormans JP. Evaluation of children with sus- pected cervical spine injury. J Bone Joint Surg Am. 2002, 84-A: 124–132.
[72] Thomsen MN, Schneider U, Weber M, Johannisson R, Niethard FU. Scoliosis and congenital anomalies associated with Klippel-Feil syndrome types I-III. Spine (Phila Pa 1976). 1997, 22: 396–401.
[73] Samartzis D, Kalluri P, Herman J, Lubicky JP, Shen FH. 2008 Young Investigator Award: the role of congenitally fused cervical segments upon the space available for the cord and associated symp- toms in Klippel-Feil patients. Spine (Phila Pa 1976). 2008, 33: 1442–1450.
[74] Samartzis D, Kalluri P, Herman J, Lubicky JP, Shen FH. Superior odontoid migration in the Klippel-Feil patient. Eur Spine J. 2007, 16: 1489–1497.
[75] Kawaida H, Sakou T, Morizono Y. Vertical settling in rheumatoid arthritis. Diagnostic value of the Ranawat and Redlund-Johnell methods. Clin Orthop Relat Res. 1989, 239: 128–135.
[76] Riew KD, Hilibrand AS, Palumbo MA, , Sethi N, Bohlman HH. Diagnosing basilar invagination in the rheumatoid patient. The reliability of radiographic criteria. J Bone Joint Surg Am 2001, 83-A: 194–200.
[77] Futane S, Salunke P. Klippel-Feil syndrome with atlanto-axial dislocation, anomalous vertebral artery, dextrocardia and situs inversus. Clin Neurol Neurosurg. 2013, 115: 2304–2306.
[78] Samartzis D, Kalluri P, Herman J, Lubicky JP, Shen FH. Cervical scoliosis in the Klippel-Feil patient. Spine (Phila Pa 1976). 2011, 36: E1501–1508.
[79] Konstantinou DT, Chroni E, Constantoyiannis C, Dougenis D. Klippel-Feil syndrome presenting with bilateral thoracic outlet syndrome. Spine (Phila Pa 1976) 2004, 29: E189–E192.
[80] Yildirim N, Arslanoglu A, Mahirogullari M, Sahan M, Ozkan H. Klippel-Feil syndrome and associated ear anomalies. Am J Otolaryngol. 2008, 29: 319–325.
[81] Stark EW, Borton TE. Hearing loss and the Klippel- Feil syndrome. Am J Dis Child. 1972, 123: 233–235.
[82] Drvaric DM, Ruderman RJ, Conrad RW, Grossman H, Webster GD, Schmitt EW. Congenital scoliosis and urinary tract abnormalities: are intravenous pyelo- grams necessary? J Pediatr Orthop. 1987, 7: 441–443.
[83] Gunderson CH, Solitare GB. Mirror move- ments in patients with the Klippel-Feil syndrome. Neuropathologic observations. Arch Neurol. 1968, 18: 675–679.
[84] Ogihara N, Takahashi J, Hirabayashi H, , Mukaiyama K, Kato H. Surgical treatment of Klippel-Feil syn- drome with basilar invagination Eur Spine J 2013, 22 Suppl 3: S380–S387.
[85] Rodgers WB, Coran DL, Emans JB, Hresko MT, Hall JE. Occipitocervical fusions in children Retrospective analysis and technical considerations. Clin Orthop Relat Res. 1999, 364: 125–133.
[86] Claybrooks R, Kayanja M, Milks R, Benzel E. Atlantoaxial fusion: a biomechanical analysis of two C1-C2 fusion techniques. Spine J. 2007, 7: 682–688.
[87] Reichenberger MA, Goertz O, Lehnhardt M, Germann G, Ryssel H, Czermak C, et al. Surgical correction of pterygium colli. J Pediatr Surg. 2013, 48: 464–469.
[88] Mooney JF 3rd, White DR, Glazier S. Previously unreported structure associated with Sprengel defor- mity. J Pediatr Orthop. 2009, 29: 26–28.
[89] Hensinger RN. Osseous anomalies of the cranioverte- bral junction. Spine. 1986, 11(4): 323–333.

儿童颈椎发育不良

10

Jennifer M. Bauer， William Mackenzie

概述

骨骼发育不良是一组软骨和骨发育异常的多样化的疾病，可表现出独特的颈椎病理，给疾病的诊疗带来挑战。通常颈椎发育不良包括矢状位和冠状位畸形、不稳定和狭窄；由此导致的脊髓压迫和脊髓软化是常见的，因此筛查很重要。一些畸形是暂时性的，例如在弯曲变形性骨发育不良（Diastrophic dysplasia）时的颈椎后凸畸形。其他如颈椎不稳和黏多糖病引起的狭窄是进行性的，需要早期识别和干预以预防或逆转神经系统恶化。了解这些疾病的诊断和自然病史可指导临床医生诊治患儿。本章旨在提供一个框架，以评估和诊疗常见的颈椎骨发育不良的问题。

J.M. Bauer
Pediatric Orthopedic Surgery, University of Washington, Department of Orthopedics and Sports Medicine/Seattle Children's Hospital,
Seattle, WA, USA

W. Mackenzie (*)
Nemours/Alfred I. duPont Hospital for Children,
Wilmington, DE, USA
e-mail: wmackenz@nemours.org

J.H. Phillips et al. (eds.), *The Management of Disorders of the Child's Cervical Spine*,
https://doi.org/10.1007/978-1-4939-7491-7_10

骨骼发育不良的命名和分类

骨骼发育不良分为33组，超过450种分类[1]。总的来说，估计每10 000人中有2.3~7.6人受到影响。这与囊性纤维化、神经管缺陷或唐氏综合征的患病率相当。最常见的骨骼发育不良是软骨发育不全，其易于识别并且可以通过实习骨科医生来诊断，但是其他类型可能诊治不清。

侏儒症或成年身高低于4英尺10英寸（约147cm），是许多发育异常的常见统一特征。患儿身形可能是成比例或不成比例的。虽然通常整个骨骼系统都会受累，但可能更主要的是中轴骨（如短脊柱畸形）或四肢骨受累。在四肢骨中，手、前臂或上臂不成比例的缩短分别称为肢端缩短、中部缩短或根端缩短。发育异常通常是根据异常发育的部位或来源进行诊断，例如软骨发育不良（“－chondro－”）或椎骨发育不良（“spondylo–”）。表10.1包括了常见的具有典型颈椎病变的发育异常。在诊断中可能发生显著的交叉重叠，应通过经验丰富的遗传学医生会诊以确定准确的诊断。

表10.1 常见伴颈椎病变的骨骼发育不良

发育不良	典型特征	颅颈管狭窄	寰枕失稳	寰枢椎不稳	齿状突发育不全	颈椎管狭窄	颈椎后凸畸形	颅底凹陷	颈椎椎体发育不全
软骨发育不全	不成比例的根瘤性侏儒症，额部隆起，膝内翻，中面发育不全	+++	–	–	–	–	+	–	–
假性软骨发育不全	正常面容，有限的臀部和肘部活动范围，韧带松弛特别是手和手腕，短指	–	–	+++	+++	–	–	–	–
先天性脊椎骨骺发育不良	短躯干侏儒症，悲伤面容，严重的腰椎前凸和与之相平衡的颈部过度伸展	–	–	+++	+++	–	–	++	–
迟发性脊椎骨骺发育不良	类似于先天性脊椎骨骺发育不良，具有较晚和较缓慢的发病特征	–	–	++	++	–	–	+	–
畸形发育不良	严重的根瘤性侏儒症，僵硬的马蹄足，搭便车拇指（拇指过度背伸），脊柱侧凸，菜花耳	–	–	+	–	++	+++	–	+++
Kniest 综合征	短躯干侏儒症，哑铃状长骨，视力和听力存在问题	–	++	+	–	–	+	+	–
点状软骨发育异常	根瘤性侏儒症，智力障碍，白内障	–	–	+	–	+++	+	–	–

续表

发育不良	典型特征	颅颈管狭窄	寰枕失稳	寰枢椎不稳	齿状突发育不全	颈椎管狭窄	颈椎后凸畸形	颅底凹陷	颈椎椎体发育不全
变形性骨发育不良	短躯干根瘤性侏儒症，胸腰椎后凸畸形，颈椎间盘突出，胸廓活动受限	−	−	+++	−	−	−	−	−
黏多糖贮积症Ⅰ−**H**型（MPS I − Hurler）	进行性肝脾肿大和智力残疾，耳聋，角膜混浊，阻塞性气道疾病，寿命短	++	−	++	++	−	−	−	−
黏多糖贮积症Ⅳ−**M**型（MPS **Ⅳ** − Morquio）	短躯干侏儒症，鸡胸，胸腰椎后凸畸形，膝外翻，关节过度活动	+++	−	+++	+++	−	+	−	−
黏多糖贮积症Ⅵ−**ML**型（MPS Ⅵ −Maroteaux−Lamy）	智力正常，心脏瓣膜功能障碍，关节活动度受限，腰椎过度前凸，耳聋，角膜混浊	++	−	+	−	−	−	−	−

（+）：至少报道1例；（++）：常见；（+++）：普遍或近乎如此。
MPS：黏多糖贮积症。

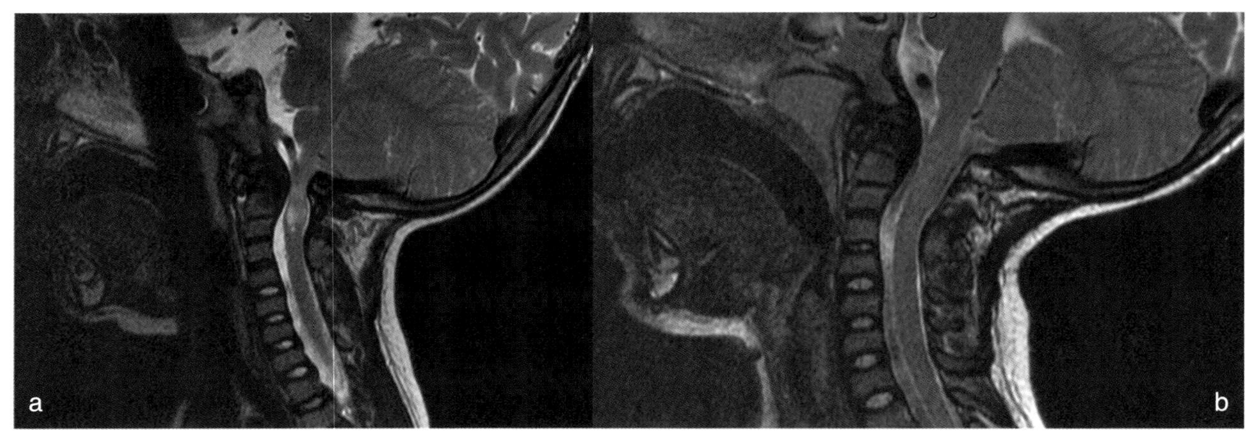

图10.1 一名软骨发育不全患者枕骨大孔狭窄和脊髓软化（a）和枕骨大孔手术减压后（b）

寰枢枕复合体异常

颅底畸形

颅底由筛骨、蝶骨、颞骨岩部和枕骨组成，它们由软骨内骨化形成。颅底部的发育异常发生在某几个骨骼，并导致枕骨大孔或颅颈狭窄、脑积水、颅底扁平症、C1枕骨化和颅底凹陷。

颅颈管狭窄

软骨发育不全常表现为和黏多糖病共有的特征：枕骨大孔狭窄以及颅上颈椎管狭窄症。在软骨发育不全中，软骨内骨化存在缺陷，而Morquio综合征（MPS Ⅳ）的颅颈交界处的周围组织中的沉积物以及Maroteaux-Lamy综合征（MPS Ⅵ）中的后纵韧带增厚是引起黏多糖病（MPS）颅颈管狭窄的原因[2-4]。此病的症状和体征可能很微妙，包括发育迟缓、中枢性呼吸暂停、神经症状（肌张力减退、反射亢进、阵挛、偏瘫、四肢瘫痪），或上述情况的组合。当狭窄未被发现时，猝死风险很高[5]，并且在出生后第一年报道的猝死率高达7.5%[6]。风险在出生后的前两年最高，之后随着椎管的扩张而减少。美国儿科学会2005年的指南要求进行密切的神经系统检查：一项是调查中枢性呼吸暂停的睡眠研究，另一项是CT测量所有软骨发育不全患者的椎间孔大小[7]。然而，从那时起，外科医生主导的研究发现CT表现与神经系统症状和中枢性睡眠呼吸暂停的相关性较差，后两者是需要手术治疗的最佳指标[8, 9]。如果睡眠研究和体检是阳性的，我们更愿意遵循他们的共识意见并获得MRI。然后在有症状的狭窄患者中需要采用枕骨大孔减压（图10.1a，b）。

脑积水

患有软骨发育不全的儿童在早年也有脑积水的风险。症状包括烦躁、嗜睡和呕吐。应定期进行头围测量，并绘制在规范的软骨发育不全图表上[10]。任何超过了平均百分位数的儿童都需要进一步调查。来自FGFR-3突变的软骨内骨化缺陷和导致上述枕骨大孔狭窄的软骨连接的早期闭合也可导致颈静脉孔狭窄。目前认为，由于颈静脉孔狭窄导致的颈静脉回流减少进而导致脑积水[11]。随着生长发育，脊髓压迫和脑积水的风险显著降低。这种认识使分流术的病例数量有下降趋势[12]。

颅底扁平症

颅底扁平症字面意思是颅底扁平。已经报

道的有Kniest发育不良[13]和颅锁骨发育不良的患者[14]。颅底前颅窝和后颅窝之间的矢状距离（由颅角基部测量，正常范围<143mm）呈病理性扩大。间接地，后斜窝与上颈椎的关系改变，可以通过测量斜坡椎管角度（也称为颅颈角度，正常范围为150° ~180° ）评估。图10.2为一名患有Kniest发育不良且斜坡椎管角度为139° 的患者。颅底凹陷使齿状突撞击延髓-颈髓连接处的腹侧。在患有颅锁骨发育不良的患者中，颅底角度可能比正常人群更宽，可能与斜坡的异常弯曲有关，中线结构与锁骨和耻骨一起都存在畸形[15]。

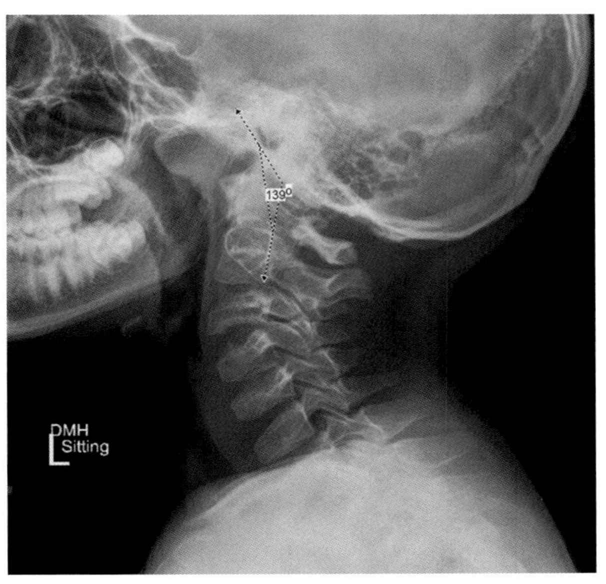

图10.2 一名Kniest综合征患者，斜坡枢椎角为139° ，<150° ，提示颅底扁平症

颅底凹陷症

除了继发于Kniest综合征和颅锁骨发育不良之外，在先天性脊柱骨骺发育不良（Spondyloepiphyseal Dysplasia，SED）[16]中也可见到颅底凹陷，这是由于Ⅱ型胶原缺陷。典型的体征和症状与先前描述的这个部位的狭窄相似，包括肌张力减退和腱反射亢进，伴有特征性眼球震颤和颅神经功能障碍。治疗首选Minerva型支具固定。如果症状无改善，则采用牵引治疗；如果牵引能够减少颅底凹陷，后路枕颈减压和融合就足够了；如果颅底凹陷不能复位，可能需要前路腹侧减压+后路融合。

寰椎枕骨化

C1异常与枕部发育密切相关。第四枕骨生骨节和第一颈椎生骨节的分节失败导致寰椎枕骨化并可能引起颅底凹陷。据报道，Goldenhar综合征和Russell-Silver综合征患者有寰椎枕骨化[17]。

上颈椎不稳

上颈椎不稳定包括枕颈（C0-C1）不稳和/或寰枢椎（C1-C2）不稳。在所有的除软骨发育不全外的骨骼发育不良的病例中均应怀疑这种情况。脊柱不稳定可能导致脊髓型颈椎病。临床表现范围从毫无症状到四肢麻痹。在年龄较大的儿童中，最早的症状可能是逐渐丧失身体耐力。在婴幼儿中，可能发生大体和精细运动的发育迟缓。

枕颈不稳

C0-C1稳定性由韧带强度和关节的形状决定。独特的是，这个部分没有椎间盘。寰枕关节浅而宽，具有相对松弛的关节囊以允许运动。由齿状突到枕骨的前部和内侧部分的翼韧带状和齿状突韧带，以及后纵韧带向颅底部延续的覆膜，是该关节最重要的内部韧带。枕颈关节不稳很罕见，一种Ⅱ型胶原病Kniest发育不良可以导致本病[18]。图10.3证明了这种不稳定性。

寰枢椎不稳

C1-C2稳定性取决于骨和韧带的紧密结合。骨骼发育不良中常见的骨化延迟导致齿状突异常，包括齿状突不发育、发育不良和游离齿状突[19]。7岁前齿状突椎体软骨连接闭合失败导致游离齿状

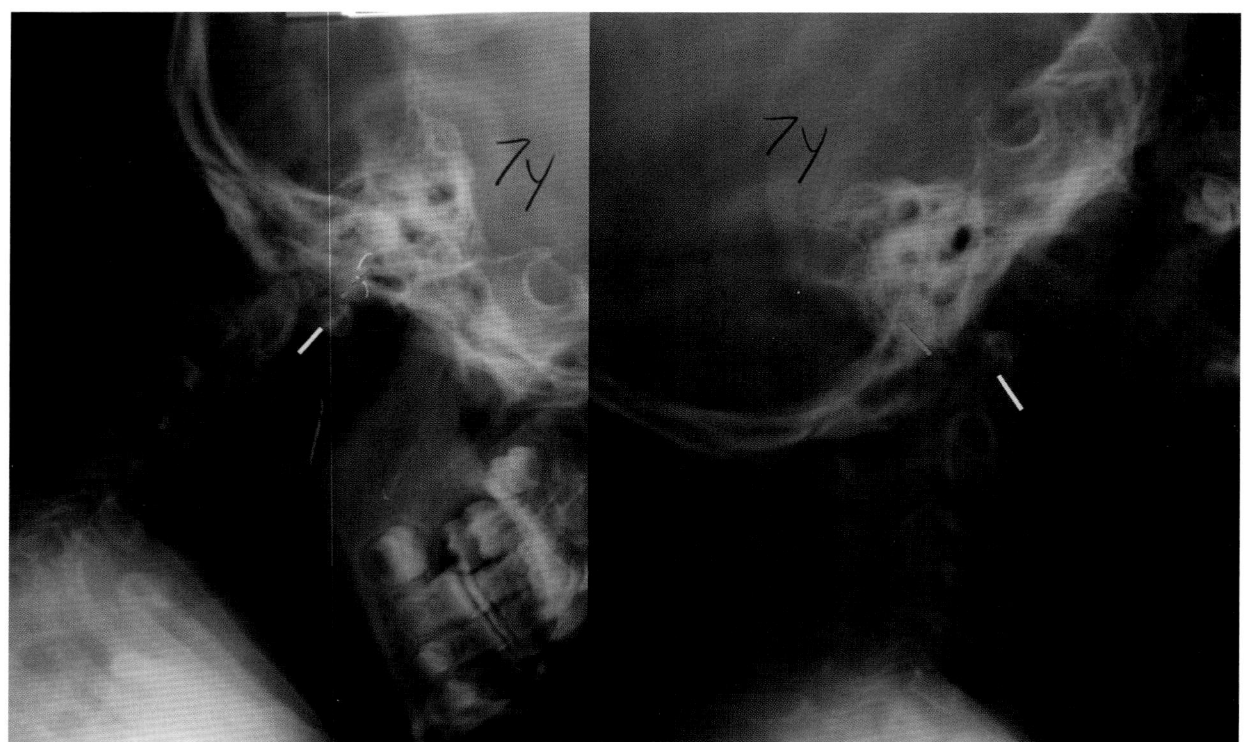

图10.3 一名寰枕不稳的7岁患者的过伸、过屈位X线片。过伸时，颅骨相对于寰椎椎弓的后缘（黄线）向后移动（红线）

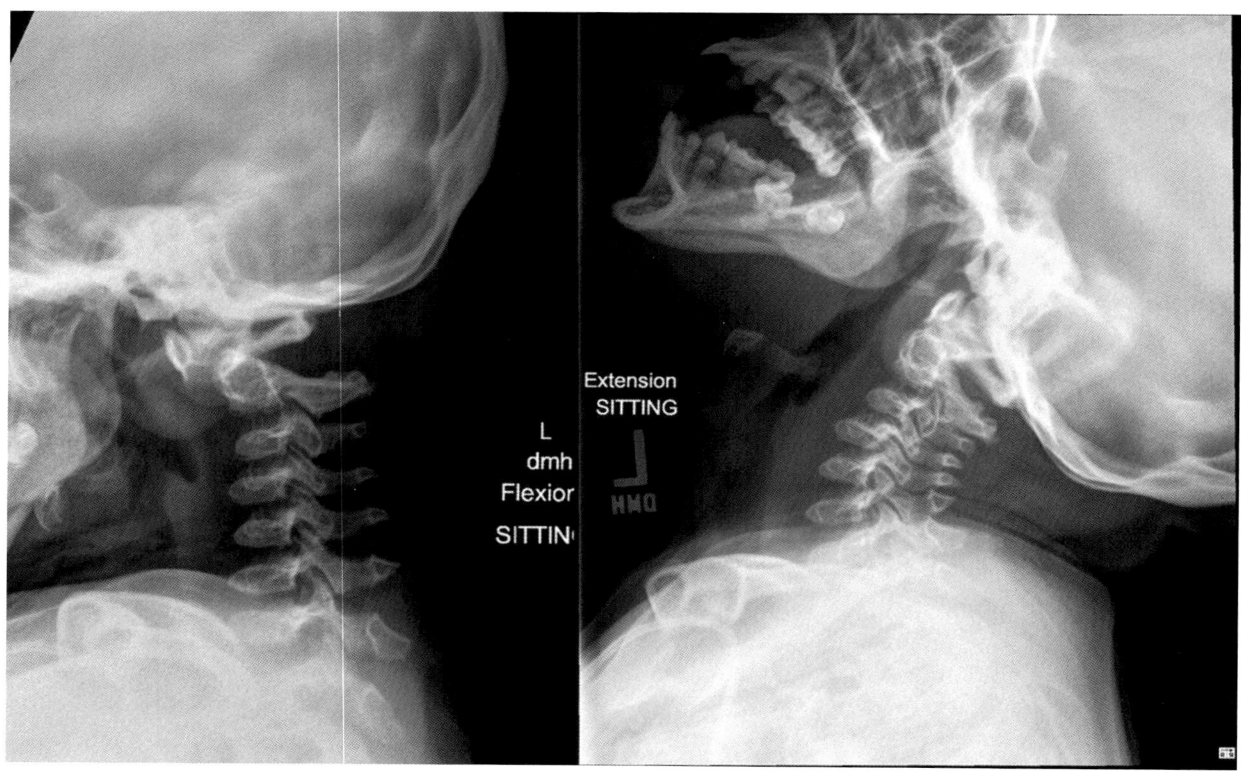

图10.4 寰枢椎（C1-C2）不稳。一名Morquio综合征的存在齿状突发育不全并且有韧带松弛的患者的过屈、过伸X线片显示：C2上C1的前半脱位程度在过屈位时较大，但是在过伸位时减少

突，分离线可以是枢椎（C2）的上关节面的尾部或头部。这与齿状突-椎体分离的创伤性原因形成对比，创伤性分离线可以位于枢椎上关节面的尾侧。不稳定可能导致齿状突末端和寰椎前弓的骨化延迟或失败。据报道，在点状软骨发育不良中存在游离齿状突[20]。齿状突的异常外观在放射学上提示潜在的上颈椎不稳可能。然而，并非所有异常的齿状突形态都会导致不稳定。此外，正常的齿状突形态并不能排除寰枢椎不稳定，因为韧带松弛在不稳中也起作用。

在寰枢椎不稳中，C1在C2上向后或向前半脱位。当寰椎覆盖枢椎的中心时，发生C1-C2的后半脱位。由于齿状突作为后方的约束结构，所以这是一种较罕见的现象；然而，如果存在齿状突发育不良或齿状突游离，则有可能存在寰枢椎不稳的可能。前半脱位可能是由于齿状突异常、韧带松弛或韧带缺失（图10.4）。在曲度为前凸的颈椎中，固定的后半脱位可能比固定的前半脱位更能接受。

多发性骨骼发育不良与齿状突异常和寰枢椎不稳有关。据报道，假性软骨发育不良中齿状突游离的发生率为60%，且随着年龄的增长导致不稳定性恶化，但通常没有脊髓病[21]。MPS疾病家族的寰枢椎不稳定发生率很高，Morquio综合征（MPS Ⅳ A）尤其证实了齿状突发育不良的普遍存在[19, 22, 23]。这与常见的硬膜下软组织增厚[3, 19]相结合，导致椎管狭窄和脊髓病（图10.5），在某些情况下可导致四肢瘫痪和死亡，因此一些医生推荐预防性枕颈融合术[24, 25]。由于症状始于4~6岁，我们倾向于密切的临床观察和影像学随访，一旦出现症状或MRI的脊髓信号改变时就进行融合手术。根据我们的经验，尽管先天性脊柱骨骺发育不良的患者（图10.6）与Morquio综合征患者可能出现相似的影像学特征，但是其颈脊髓病的发病较早，常在婴儿期发病[23]。Kniest发育不良（类似SED的Ⅱ型胶原病）以及Larsen综合征（细丝蛋白病），可以有类似的寰枢椎不稳定性、软骨发育不良、变形性骨发育不良和先天性鼻咽异常如腭裂[26]。骨弯曲变形性发育不良的上颈椎不稳较其特征性的颈椎后凸少见，且可能与脊柱裂和后弓缺损有关，这是术前需要考虑的一个重要因素[27, 28]。

颈椎不稳可能不会引起症状性脊髓压迫。在C1水平的正常椎管中，Steel的三部分法则表明椎管1/3的空间被齿状突占据，1/3被脊髓占据，1/3作为备用空间来缓冲病理导致的不稳。

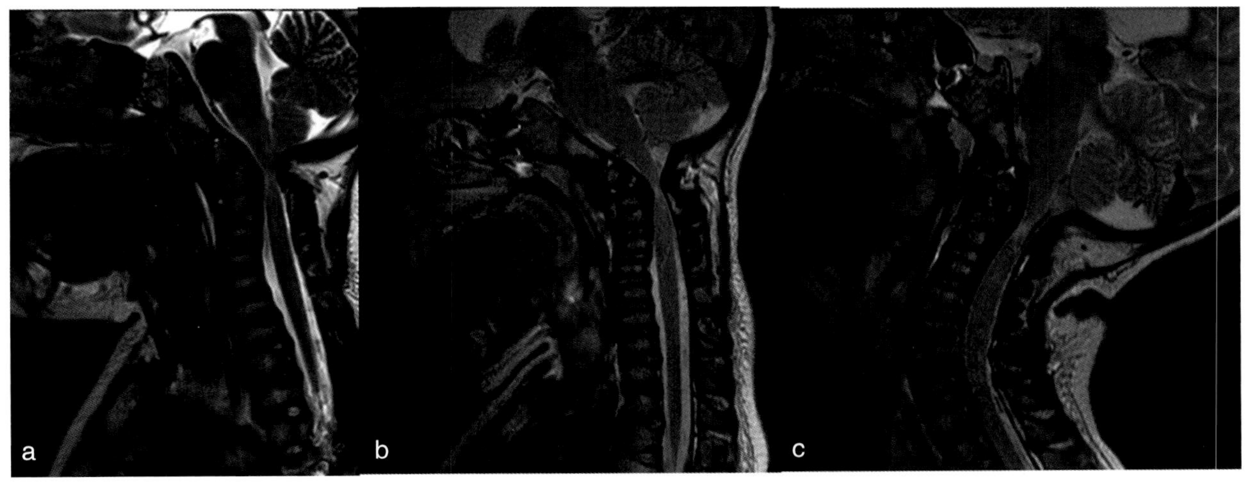

图10.5 一名MPS（Hurler综合征）患者的C1-C2不稳定导致的椎管狭窄和脊髓软化。MRI中立位视图（a）、过屈位视图（b）和过伸位视图（c）。注意黏多糖沉积导致的硬膜外软组织增厚，进而导致椎管狭窄

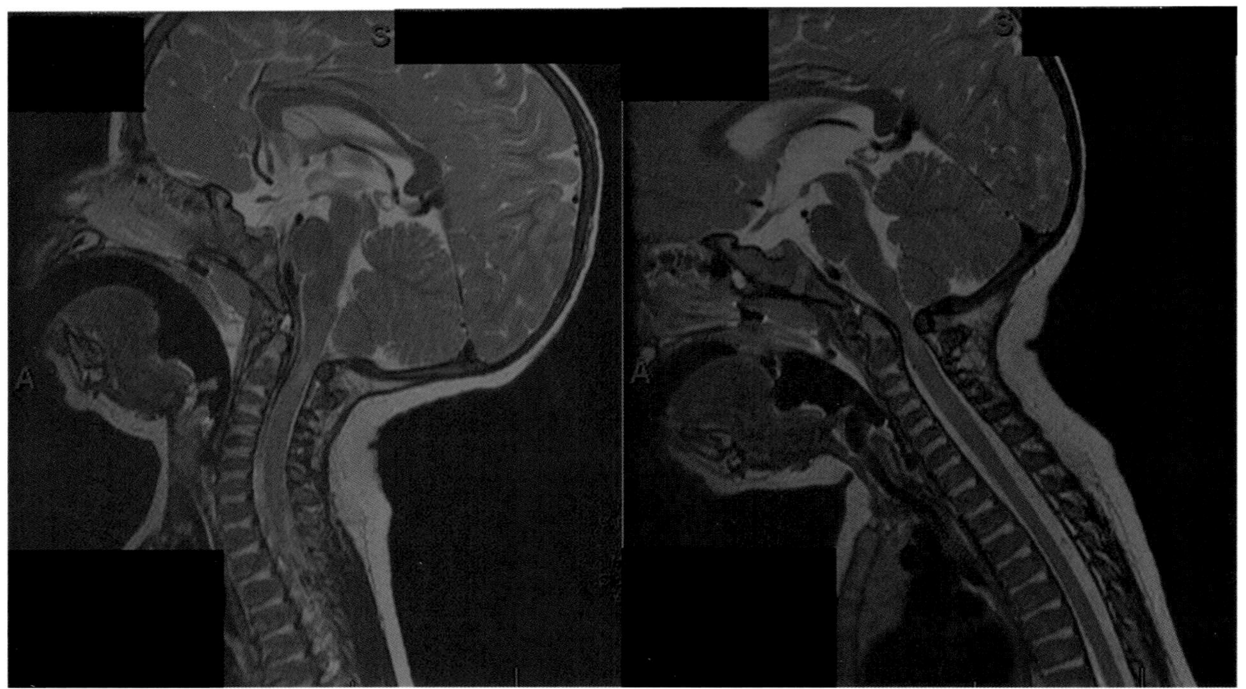

图10.6 一名脊柱骨骺发育不良的16个月大婴儿的过屈、过伸位MRI。与图10.5中的MPS实例不同，椎管的动态狭窄和脊髓软化纯粹是由上颈椎不稳定造成的，没有看到硬膜外组织增厚

例如，在唐氏综合征中，仅有18%的寰枢椎不稳患者出现症状性寰枢椎不稳[29]。据报道，没有症状的重度寰枢椎不稳（ADI> 8mm）是手术的绝对适应证，而没有症状的中度寰枢椎不稳（ADI 4~8mm）是手术的相对指征。然而，我们的做法是不进行无症状寰枢椎不稳的融合，我们也不建议在容易出现寰枢椎不稳（如Morquio综合征）的人群中进行预防性融合（图10.7）。最重要的因素是脊髓压迫，在宽大的椎管中没有脊髓压迫的寰枢椎不稳定，则不需要手术治疗。

医生必须意识到伴随存在的硬膜外撞击（见下节）或C1上异常小椎管，这可能见于先天性脊柱骨骺发育不良[26]或变形性骨发育不良（Metatropic Dysplasia）[30]。在这些情况下，C1的椎板切除术可能是脊髓减压所必需的。先前提到的Morquio综合征中导致椎管狭窄的增厚的硬膜外软组织在融合后可以消失[19]。

上颈椎不稳的影像学征象

枕颈关节很难观察。由于运动，骨化迟缓，齿状突异常，解剖异常以及过伸过屈位无法配合，幼儿患者的X线片可能不清楚。MRI是评估脊髓的理想选择，应包括过伸过屈位[31]。对于非常小的孩子，需要进行全身麻醉。首先应拍摄中立位的MRI，在这个位置若可以在图像上看到脊髓压迫，就不需进行动力位检查。常见的测量如下：

- C0 / C1寰枕不稳的标准测量包括Power比值，颅底-齿突间距或Wiesel-Rothman法。后者是最容易衡量的。
- 导致颅底凹陷的垂直不稳定性由Mc-Rae线、Chamberlain线、McGregor线或Wackenheim线评估。例如，枕骨髁发育不全导致的C1受累是由Kaufman技术来确定的。
- C1/ C2水平不稳定性（寰枢椎不稳）通过

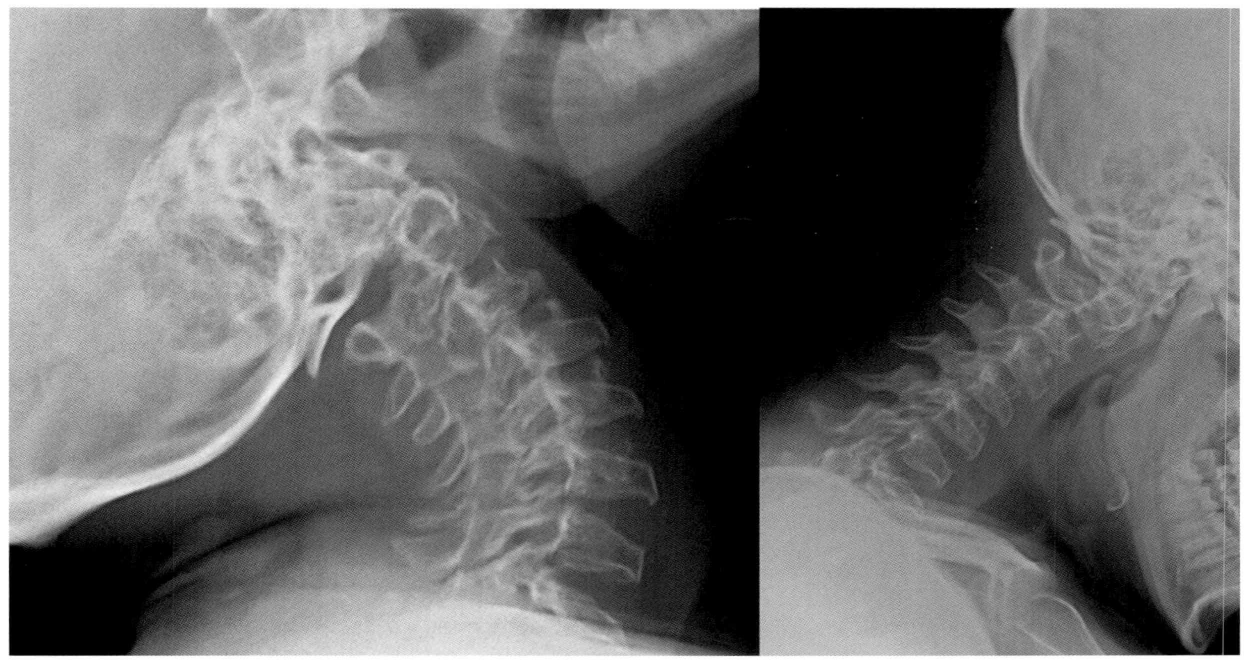

图10.7 一名22岁的Morquio综合征患者没有上颈椎不稳的因素，因此在年轻时不能从预防性C1-C2融合术中受益。注意C1的枕骨化

直接测量寰枢椎前间距，或者间接测量寰枢椎后间距（也称为脊髓可用空间，SAC）来测量。

手术选择

C1-C2的融合技术包括Gallie技术、Brooks-Jenkins技术、Gallie技术的Sontag改良版、Magerl的经关节螺钉技术[32]以及Harm对Goel技术的改良版[33]。Gallie的技术在C1-C2关节处具有较差的旋转稳定性，具有较高的不愈合率。基于螺钉的技术（Magerl技术和Harm技术）是有效的并且可以用于年轻患者，但是需要仔细预先评估血管解剖结构以避免医源性损伤椎动脉。

Brooks-Jenkins技术[34]和Gallie技术的Sontag改良版[35]是基于钢丝的用于C1-C2关节固定术的有效的技术。这两种技术适用于水平或垂直不稳，无须C1减压。如果在脱位的位置存在硬膜外撞击或者继发于不可复性脱位，则需要C1减压。使用Magerl技术或Harm技术可以很好地实现固定，但在幼儿中这可能很困难，特别是当先天性脊柱骨骺发育不良、Morquio综合征或变形性骨发育不良的患儿，可能需要延长固定至枕骨。

为了在减压后实现枕颈融合，我们使用改良的枕骨固定技术，使用缆线将成型自体髂骨移植物固定在C0~C2之间。术后使用Halo架进行固定。Sitoula和Mackenzie报道了这种枕骨缆线技术，采用髂骨移植，不会产生不融合[36]。用于枕骨~C2融合的其他技术包括联合使用肋骨移植物和被缆线固定的髂骨移植物。枕颈固定在幼儿中往往过大，但确实为年龄较大的儿童提供了非常坚固的固定。

斜颈：寰枢椎旋转固定 / 半脱位 / 脱位

在患有变形性骨发育不良的患者中，代偿性斜颈可能是保护气道的可能机制之一[30]。患者可能会在过伸位出现斜颈。斜颈可以发生在骨发育不良的患者的不进行融合的C1-C2减压术后或融合术后的融合失败的情况下。患者可能有继发于

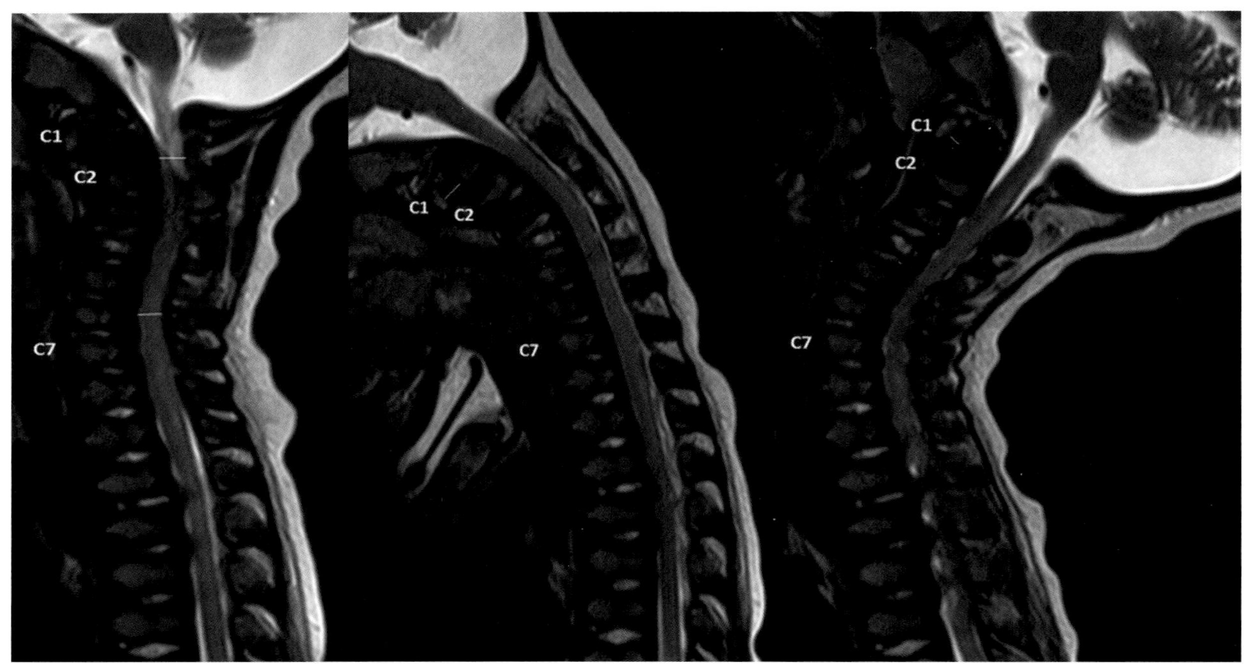

图10.8 一名广泛下颈椎管狭窄患儿，20个月大，伴点状软骨发育不良。在中立位和过伸位中存在的椎管狭窄，在过屈位时有一定程度缓解

单侧肿块缺损而不是韧带旋转不稳的斜颈[37]。

下颈椎异常

异常硬膜外撞击

在黏多糖贮积症（MPS）患者中可以观察到脊髓的硬膜外撞击（图10.5）。这在黏多糖病类型ⅣA（Morquio综合征）[3, 19]中几乎是普遍存在的，但在IH型（Hurler综合征）和Ⅵ型（Maroteaux-Lamy综合征）中较少见[4]。细胞内糖胺聚糖的积累导致软骨和韧带组织的力学强度降低，并促进反应性组织形成。通过经口途径取活检可发现，反应性纤维软骨组织积聚在硬膜外，但没有脑膜受累的证据[19]。还可注意到，反应性组织可以向尾侧延伸至枢椎（C2）椎体的背侧甚至可向远侧延伸至C3和C4。

脊柱后凸并椎管狭窄

对于患有骨弯曲变形性发育不良和Larsen综合征的患者，应筛查下颈椎后凸畸形[38]。其他伴有颈椎后凸畸形的骨骼发育不良包括Kniest 发育不良、点状软骨发育不良（图10.8）和弯肢发育不良。Morquio综合征很少会出现颈椎后凸畸形，这与其严重的扁平椎相关[30, 39]；然而，在没有脊柱后凸的情况下也可以存在由于上述硬膜外撞击导致的椎管狭窄。

对于轻度颈椎后凸畸形，脊柱序列的改变不伴神经损害。随着病情进展，颈椎后凸可能导致颈椎不稳，腹侧脊髓在屈曲时受到压迫，伸展时压迫可以减轻。进一步的畸形导致屈曲和伸展时的颈椎管狭窄。畸形的进展取决于个体骨骼发育不良的种类和程度，包括呈现畸形的程度、前柱支撑的丧失、小关节和关节囊束缚的失败、相关的后部结构缺乏以及后张力带的丧失。在骨弯曲变形性发育不良中，1/4的患者在出生时即患有颈椎后凸畸形。后凸的顶椎常见于C3、C4，不常见于C5。由于在颈椎尾部水平保持脊柱前凸，因此很明显地呈现S形或天鹅颈外观。顶椎体发育不良导致呈现三角形或圆形（也称为“四角损失”）[40]。从C3到上胸椎可能并发脊柱裂[41]。大多数病例是可自发愈合的（图10.9），如果是这种情况，自发愈合将在5岁时发生[42]。在迄今为止规模最大的数据库中，60%以上的颈椎后凸畸形预后较差，无论是脊柱后凸的进展还是早期相关的严重气管和支气管软化而引起的呼吸衰竭[40]。

由于存在多个主要关节（髋关节，膝关节和肘关节）脱位、关节松弛和面部畸形，Larsen综合征可能不难诊断。伴随的跟骨隆起是特征性放射学征象。应进行颈椎X线检查可以发现顶椎椎体前柱发育不全、分节不全和脊柱裂（图10.10）。在最严重的情况下，相关的韧带松弛、张力减退和后柱缺陷可导致脊柱滑脱[43]。颈椎后凸的自然病程是一个渐进的过程[28]。临床上，进行性肌张力减退或行走失调不应仅仅归因于关节脱位或畸形，也应考虑脊髓型颈椎病。轻度畸形且没有神经压迫者可行无内固定辅助的原位后路融合术。Halo架固定是必不可少的[44]。前柱生长可以恢复脊柱前凸。对于有明显颈椎后凸和脊髓压迫的患者，先进行前路减压和融合，然后进行后路融合和Halo架固定[45]。在幼儿中，后部结构不足以使用坚强内固定。

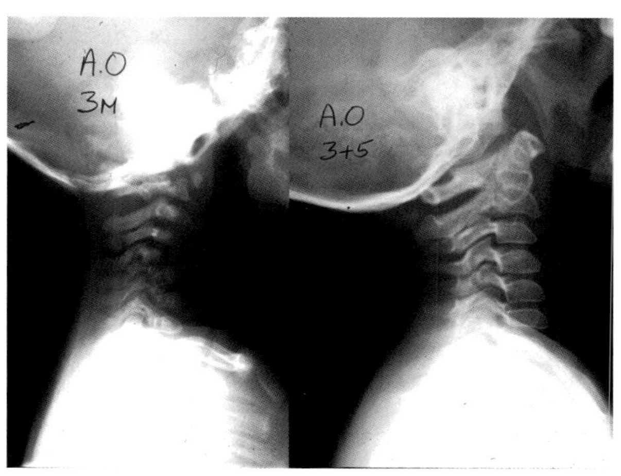

图10.9 在萎缩性发育不良患者中脊柱后凸与年龄的关系。左侧的X线片显示的是3个月大的特征性C5后凸顶点。右侧的X线片是3岁零5个月同一患者的图像

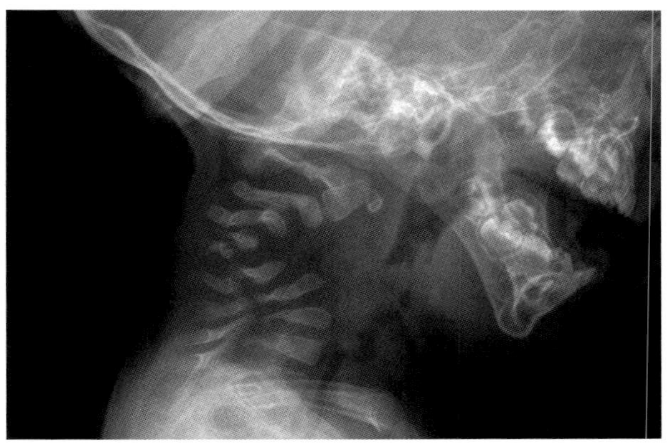

图10.10 一名患有Larsen综合征的患者的X线片显示脊柱后凸畸形，脊柱前柱发育不良

颈胸异常

颈–胸椎管狭窄在Morquio综合征和点状软骨发育不全[46, 47]中有报道。狭窄通常与交界性脊柱后凸畸形相关；然而，据报道，由于存在发育不良的椎骨，所以也存在不伴有椎管狭窄的脊柱后凸畸形。由于脊柱后凸畸形，相对松弛的韧带对特定高拉应力的区域影响最大，即小关节方向改变的过渡椎骨关节处。最常受影响的水平是C7–T1，也可以延伸到T4[47]。全脊柱MRI是筛查病变所必需的。发病年龄可以从2岁起。大多数Morquio综合征患者的确诊时间为2~5岁[48]。最常见的症状包括步态不稳或不能行走。经常可出现上运动神经元体征。一旦出现症状，建议进行矫正后凸畸形的治疗。

总结

由于颈椎解剖结构的改变和骨骼发育不良的发展，每种综合征的病理和治疗的最佳方式都是特别的。通过理解诊断，医生不会漏筛有时可危及生命的颈椎病变。一旦筛查发现病变，可以根据患者的解剖结构而进行个体化治疗。

参考文献

[1] Hall CM. International nosology and classification of constitutional disorders of bone. Am J Med Genet. 2002, 113(1): 65–77.

[2] Kulkarni MV, Williams JC, Yeakley JW, Andrews JL, McArdle CB, Narayana PA, et al. Magnetic reso- nance imaging in the diagnosis of the cranio-cervical manifestations of the mucopolysaccharidoses. Magn Reson Imaging. 1987, 5(5): 317–323.

[3] Hughes DG, Chadderton RD, Cowie RA, Wraith JE, Jenkins JP. MRI of the brain and craniocervi- cal junction in Morquio's disease. Neuroradiology. 1997, 39(5): 381–385.

[4] Thorne JA, Javadpour M, Hughes DG, Wraith E, Cowie RA. Craniovertebral abnormalities in type VI mucopolysaccharidosis (Maroteaux-Lamy syn- drome). Neurosurgery. 2001, 48(4): 849–852.

[5] Pauli RM, Scott CI, Wassman ER Jr, Gilbert EF, Leavitt LA, Ver Hoeve J, et al. Apnea and sudden unexpected death in infants with achondroplasia. J Pediatr. 1984, 104(3): 342–348.

[6] Hecht JT, Francomano CA, Horton WA, Annegers JF. Mortality in achondroplasia. Am J Hum Genet. 1987, 41(3): 454–464.

[7] Trotter TL, Hall JG, American Academy of Pediatrics Committee on Genetics. Health supervi- sion for children with achondroplasia. Pediatrics. 2005, 116(3): 771–783.

[8] Pauli RM, Horton VK, Glinksi LP, Reiser CA. Prospective assessment of risks for cervicomedullary-junction compression in infants with achondroplasia. Am J Hum Genet. 1995, 56(3): 732–744.

[9] White KK, Bompadre V, Goldberg MJ, Bober MB, Campbell JW, Cho TJ, et al. Best practices in the eval- uation and treatment of foramen magnum stenosis in achondroplasia during infancy. Am J Med Genet A. 2016, 170A(1): 42–51.

[10] Horton WA, Rotter JI, Rimoin DL, Scott CI, Hall JG. Standard growth curves for achondroplasia. J Pediatr. 1978, 93(3): 435–438.

[11] Steinbok P, Hall J, Flodmark O. Hydrocephalus in achondroplasia: the possible role of intra- cranial venous hypertension. J Neurosurg. 1989, 71(1): 42–48.

[12] King JA, Vachhrajani S, Drank JM, Rutka JT. Neurosurgical implications of achondroplasia. J Neurosurg Pediatr. 2009, 4(4): 297–306.

[13] Sawin PD, Menezes AH. Basilar invagina- tion in osteogenesis imperfecta and related osteochondrodysplasias: medical and surgical man- agement. J Neurosurg. 1997, 86(6): 950–960.

[14] Labauge R, Marty-Double C, Pages M, Tannier C, Boogers F. Cleido-cranial dysostosis with malfor- mation of the cervico-occipital junction. Rev Neurol (Paris). 1982, 138(4): 327–336. French.

[15] Kreiborg S, Jensen BL, Bjork A, Skieller V. Abnormalities of the cranial base in cleidocranial dysostosis. Am J Orthod. 1981, 79(5): 549–557.

[16] Sawin PD, Menezes AH. Basilar invagination in osteogenesis imperfecta and related osteochon- drodysplasias: medical and surgical management. J Neurosurg. 1997, 86(6): 950–960.

[17] Gholve PA, Hosalkar HS, Ricchetti ET, Pollock AN, Dormans JP, Drummond DS. Occipitalization of the atlas in children. Morphologic classification, asso- ciations, and clinical relevance. J Bone Joint Surg Am. 2007, 89(3): 571–578.

[18] Merrill KD, Schmidt TL. Occipitoatlantal instability in a child with Kniest syndrome. J Pediatr Orthop. 1989, 9(3): 338–340.

[19] Stevens JM, Kendall BE, Crockard HA, Ransford A. The odontoid process in Morquio-Brailsford's dis- ease. The effects of occipitocervical fusion. J Bone Joint Surg Br. 1991, 73(5): 851–858.

[20] Mason DE, Sanders JO, Mackenzie WG, Nakata Y, Winter R. Spinal deformity in chondrodysplasia punc- tata. Spine. 2002, 27(18): 1995–2002.

[21] Shetty GM, Song HR, Unnikrishnan R, Suh SW, Lee SH, Hur CY. Upper cervical spine instabil- ity in pseudoachondroplasia. J Pediatr Orthop. 2007, 27(7): 782–787.

[22] Nelson J, Thomas PS. Clinical findings in 12 patients with MPS IV A (Morquio's disease): further evidence for heterogeneity. Part III: odontoid dysplasia. Clin Genet. 1988, 33(2): 126–130.

[23] Koptis SE. Orthopaedic complications of dwarfism. Clin Orthop Relat Res. 1976, 114: 153–179.

[24] Lipson SJ. Dysplasia of the odntoid process in Morquio's syndrome causing quadriparesis. J Bone Joint Surg Am. 1977, 59: 340–344.

[25] Ransford AO, Crockard HA, Stevens JM, Modaghegh S. Occipito-atlanto-axial fusion in Morquio-Brailsford syndrome: a ten-year experience. J Bone Joint Surg Br. 1996, 78(2): 307–313.

[26] Miyoshi K, Nakamura K, Haga N, Mikami Y. Surgical treatment for atlantoaxial subluxation with myelopa- thy in spondyloepiphyseal dysplasia congenita. Spine. 2004, 29(21): E488–491.

[27] Richards BS. Atlanto-axial instability in diastrophic dysplasia: a case report. J Bone Joint Surg Am. 1991, 73: 614–616.

[28] Bethem D, Winter RB, Lutter L. Disorders of the spine in diastrophic dwarfism. J Bone Joint Surg Am. 1980, 62(4): 529–536.

[29] Pueschel SM, Herndon JH, Gelch MM, Senft KE, Scola FH, Goldberg MJ. Symptomatic atlanto- axial subluxation in persons with Down syndrome. J Pediatr Orthop. 1984, 4(6): 682–688.

[30] Leet AI, Sampath JS, Scott CI Jr, Mackenzie WG. Cervical spinal stenosis in metatropic dysplasia. J Pediatr Orthop. 2006, 26(3): 347–352.

[31] Mackenzie WG, Dhawale AA, Demczko MM, Ditro C, Rogers KJ, Bober MB, et al. Flexion-extension cervical spine MRI in children with skeletal dys- plasia: is it safe and effective? J Pediatr Orthop. 2013, 33(1): 91–98.

[32] Magerl F, Seeman P. Stable posterior fusion of the atlas and axis by transarticular screw fixation. In: Kehr P, Weidner A, editors. Cervical spine. Berlin: Springer; 1986. p. 322–327.

[33] Harms J, Melcher RP. Posterior C1-C2 fusion with polyaxial screw and rod fixation. Spine. 2001, 26(22): 2467–2471.

[34] Brooks AL, Jenkins EB. Atlanto-axial arthrodesis by the wedge compression method. J Bone Joint Surg Am. 1987, 60(3): 279–284.

[35] Dickman CA, Sonntag VK. Wire fixation for the cer- vical spine: biochemical principles and surgical tech- niques. BNI Q. 1993, 9: 2–16.

[36] Sitoula P, Mackenzie WG, Shah SA, Thacker M, Ditro C, Holmes L Jr, et al. Occipitocervical fusion in skeletal dysplasia: a new surgical technique. Spine. 2014, 39(15): E912–918.

[37] Koop SE, Winter RB, Lonstein JE. The surgical treat- ment of instability of the upper part of the cervical spine in children and adolescents. J Bone Joint Surg Am. 1984, 66(3): 403–411.

[38] McKay SD, Al-Omari A, Tomlinson LA, Dormans JP. Review of cervical spine anomalies in genetic syn- dromes. Spine. 2012, 37(5): E269–277.

[39] Piccirilli CB, Chadduck WB. Cervical kyphotic myelopathy in a child with Morquio syndrome. Childs Nerv Syst. 1996, 12(2): 114–116.

[40] Remes V, Marttinen E, Poussa M, Kaitila I, Peltonen J. Cervical kyphosis in diastrophic dysplasia. Spine (Phila Pa 1976). 1999, 24(19): 1990–1995.

[41] Remes V, Tervahartiala P, Poussa M, Peltonen J. Thoracic and lumbar spine in diastrophic dysplasia: a clinical and magnetic resonance imaging analysis. Spine (Phila Pa 1976). 2001, 26(2): 187–195.

[42] Poussa M, Merikanto J, Ryoppy S, Marttinen E, Kaitila I. The

spine in diastrophic dysplasia. Spine (Phila Pa 1976). 1991, 16(8): 681–687.
[43] Roopesh Kumar VR, Madhguiri VS, Sasidharan GM, Gundamaneni SK, Yadav AK. Larsen syndrome with C3-C4 spondyloptosis and atlantoaxial dislocation in an adult. Spine (Phila Pa 1976). 2013, 38(1): E43–47.
[44] Johnston CE 2nd, Birch JG, Daniels JL. Cervical kyphosis in patients who have Larsen syndrome. J Bone Joint Surg Am. 1996, 78(4): 538–545.
[45] Sakaura H, Matsuoka T, Iwasaki M, Yonenobu K, Yoshikawa H. Surgical treatment of cervical kyphosis in Larsen syndrome: report of 3 cases and review of the literature. Spine (Phila Pa 1976). 2007, 32(1): E39–44.
[46] Baratela WA, Bober MB, Thacker MM, Belthur MV, Oto M, Rogers KJ, et al. Cervicothoracic myelopathy in children with Morquio syndrome A: a report of 4 cases. J Pediatr Orthop. 2014, 34(2): 223–228.
[47] Violas P, Fraisse B, Chapuis M, Bracq H. Cervical spine stenosis in chondrodysplasia punctata. J Pediatr Orthop B. 2007, 16(6): 443–445.
[48] Montano AM, Tomatsu S, Gottesman GS, Smith M, Orii T. International Morquio A Registry: clinical manifestation and natural course of Morquio A dis- ease. J Inherit Metab Dis. 2007, 30(2): 165–174.

先天性肌性斜颈

11

Kaela Frizzell, Archana Malik, Martin J. Herman，Peter Pizzutillo

概述

“斜颈（Torticollis）”起源自拉丁语“tortus”（扭曲）和“collum”（颈部），是用于描述临床上发现的头歪向一侧而下颏旋转向对侧的体态，是用于形容该体态的非特定术语。值得注意的是，斜颈是一种临床症状或体征，但不是一个具体的诊断[1]。它可以分为在生命的最初几个月出现的先天性斜颈和在儿童发育后期出现的后天性斜颈。被送到三级儿童骨科医疗机构的包含所有年龄段的斜颈儿童中，大约有82%为先天性肌性斜颈。

K.Frizzell
Department of Orthopedic Surgery, Philadelphia College of Osteopathic Medicine,
Philadelphia, PA,USA

A. Malik • P.Pizzutillo
St. Christopher's Hospital forChildren,
Philadelphia, PA, USA

M.J. Herman (*)
Drexel University College of Medicine, St. Christopher's Hospital for Children,
Philadelphia, PA, USA
e-mail: martin1.herman@tenethealth.com

J.H. Phillips et al. (eds.), *The Management of Disorders of the Child's Cervical Spine*,
https://doi.org/10.1007/978-1-4939-7491-7_11

病因学和流行病学

先天性肌性斜颈在儿童中的发病率为1%~2%[2]。男性略多于女性，男、女发病比例为3：2，并且往往对右胸锁乳突肌的影响大于左胸锁乳突肌[3]。这种疾病的确切病因尚不清楚，但存在几种病因假说。据报道，宫内胎位和围产期不良事件可导致胸锁乳突肌的挛缩和纤维化。宫内过度挤压已被认为是一个根本原因，因为先天性肌性斜颈更可能发生在首胎或多胎妊娠的婴儿，以及那些涉及某些妊娠并发症如羊水过少或臀位的婴儿中。此外，分娩困难的婴儿也可能由于在产道中时间过长而引起胸锁乳突肌间隔综合征而发展为先天性肌性斜颈。在这种情况下，出生时局部压迫可能会影响胸锁乳突肌的静脉回流，导致缺血、出血和随后的纤维化[4-6]。Cheng等报道称62%的斜颈婴儿有难产病史[3]。

临床特征和关联

先天性肌性斜颈患儿最常见的表现是头部倾斜。由于肌肉的挛缩，头部将朝向受累胸锁乳突肌的一侧，下颏旋转向另一侧。虽然罕见，但也可能会发生双侧受累，并使诊断尤其具有挑战性。斜颈通常在2~4周龄时开始发展。在那之后，婴儿倾向于将头部倾斜到一侧，并且可能存在斜视和面部不对称。由纤维组织构成的假瘤可以存在于肌肉中并持续存在2~3个月。这种纤维假瘤通常在4~6个月大时消退（图11.1a，b）。

先天性肌性斜颈与很多其他病变有关，如髋关节发育不良和足跖内收。患者也可能有马蹄内翻足和C1–C2半脱位。这些发现有助于证实斜颈为发育不良性疾病。对所有患有斜颈的婴儿的臀部必须仔细评估以排除髋关节发育不良。Walsh和Morrissy发现斜颈患儿的髋部疾病发病率约为8%[7]。很多文献回顾报道了先天性肌性斜颈和髋关节发育不良的关系。在Von Heideken等的回顾性研究中指出，在初次诊断为先天性肌性斜颈的婴儿中，3.7%的婴儿有髋关节发育不良。此外，那些年龄<1个月且被诊断为发育性髋关节发育不良的婴儿患先天性肌性斜颈的风险为9%。因此，他们强烈建议对斜颈患儿进行髋关节发育不良的筛查[7–9]。

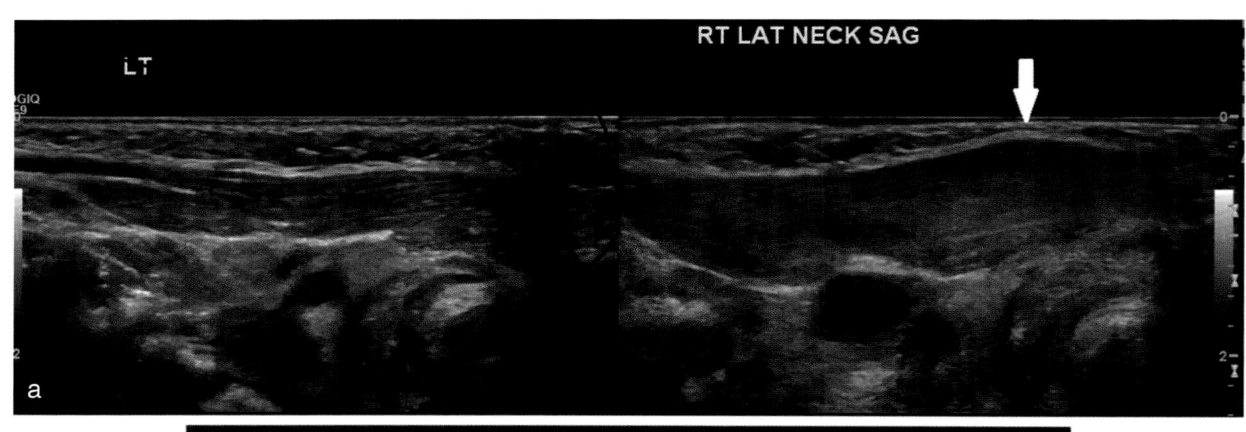

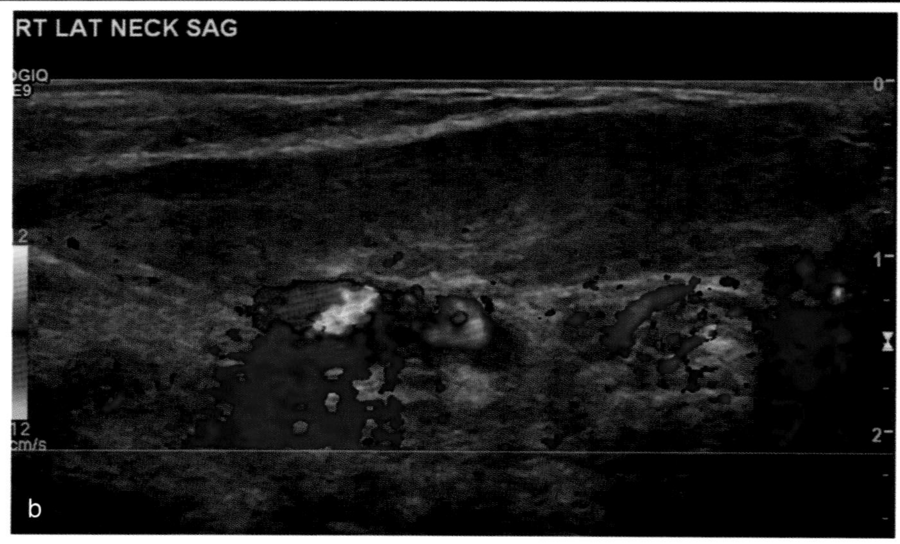

图11.1 一名患有右侧斜颈的1月龄男婴。（a）左右颈部的纵向超声图像显示右胸锁乳突肌（SCM）下部的局灶性肿块（箭头），是轻度回声。注意与正常的左侧SCM进行比较。（b）用彩色多普勒检测右颈部的纵向超声图像显示肥大的右侧SCM内的内部血流并未增加。这些发现与先天性肌性斜颈（也称为纤维瘤病）是一致的

由于斜颈导致儿童在面部转向一侧时保持一定的头部位置，因此可能会出现颅骨变形和面部不对称。在一项研究中发现所有患有斜颈的婴儿都有一定程度的颅面不对称，并且患侧的面部垂直高度降低[10]。在大多数情况下，斜颈的治疗通常能改善面部不对称，早期治疗会有更好的预后。对于严重延误诊治的儿童，需要对其颅骨和面部畸形进行手术矫正。

关于斜颈患儿的生长发育迟缓问题的研究表现出相互矛盾的结果。Ohman等的一项研究的结论是，先天性肌性斜颈患儿在学龄前的运动发育迟缓的风险并不高。相反，Schertz等报道了与斜颈相关的神经发育迟缓的高风险，并发现这些病症出现在生长发育的不同阶段[11，12]。

病史与体格检查

对于先天性斜颈，至关重要的是不仅要获得与现有疾病相关的病史，还要有详细的出生史。这应包括出生体重、孕期和分娩期间的并发症、首次发现斜颈的年龄，以及进食困难或其他胃食管反流的症状。除了详细的病史外，必须对先天性斜颈的儿童进行体格检查以发现是否有胸锁乳突肌异常、肩颈部产伤以及视力、听力或神经功能的缺损。还应评估头颅和面部的不对称程度。这些病因常可引起先天性肌性斜颈，遂可以用来帮助确诊先天性肌性斜颈[13]。

在先天性肌性斜颈中，可在受累胸锁乳突肌的下1/3处触及一个界限清楚的坚硬肿块。肿块在发育的最初几个月内达到最大体积，然后逐渐减小。通常，6个月大时肿块消失。先天性肌性斜颈患者将头顶向受累的胸锁乳突肌倾斜，下颏向未受累的一侧旋转。患者受累胸锁乳突肌侧的侧向弯曲度和旋转度有限。枕骨在受累胸锁乳突肌的相对侧更平坦[14]。

诊断与影像学

对先天性肌性斜颈的诊断主要依靠临床表现。对于出生后2~4周内出现斜颈的婴儿，通常不需要对颈部做进一步的检查，尤其是在胸锁乳突肌的下部存在可触及的肿块的情况下。如果需要鉴别颈部其他病变时，例如胸锁乳突下部肿块出现较晚或者肿块的位置或硬度不同，则可以选择超声检查。超声检查将有助于确认肿块的位置，并且还可以帮助显示斜颈的改善程度，因为它可以在几个月后复查时确定肌肉内假瘤的消失。它通常被认为是一种安全的检查，因为它不要求婴儿应用镇静剂[15，16]。通常不需要用平片辅助诊断先天性肌性斜颈，因为那个年龄段的儿童脊柱很多都是软骨[17]。

在某些非典型病例中，患者可能出现颅面不对称、短颈或发际低、肩胛骨抬高或大小和位置不对称等症状，可能没有特征性的胸锁乳突肌痉挛的症状，因此可能需要影像学检查来评估潜在的骨性异常。全颈椎的前后位和侧位X线检查是快速确定患者骨性异常的方法。对于那些进行了两个月的持续理疗，但没有表现出颈部活动范围改善的患者，有必要进行影像学检查。如果怀疑存在脊柱、脊髓或脑的先天异常，则需要进行颈椎的高级诊断成像，包括CT和MRI[18]。

对于患有先天性肌性斜颈的所有儿童患者以及具有任何导致髋关节发育不良的相关病因和临床症状的婴儿，均建议对双侧臀部进行超声检查。尽管此时患儿没有髋关节不稳的临床症状，一些外科医生还是倾向于对所有诊断为先天性斜颈的婴儿进行常规的髋关节超声检查，因为这种诊断与髋臼发育不良之间存在很高的相关性。对于先天性肌性斜颈患者，如果年龄在4~6个月以下，则应通过超声评估髋关节发育不良，如果年龄超过6个月，则应进行骨盆X线检查。

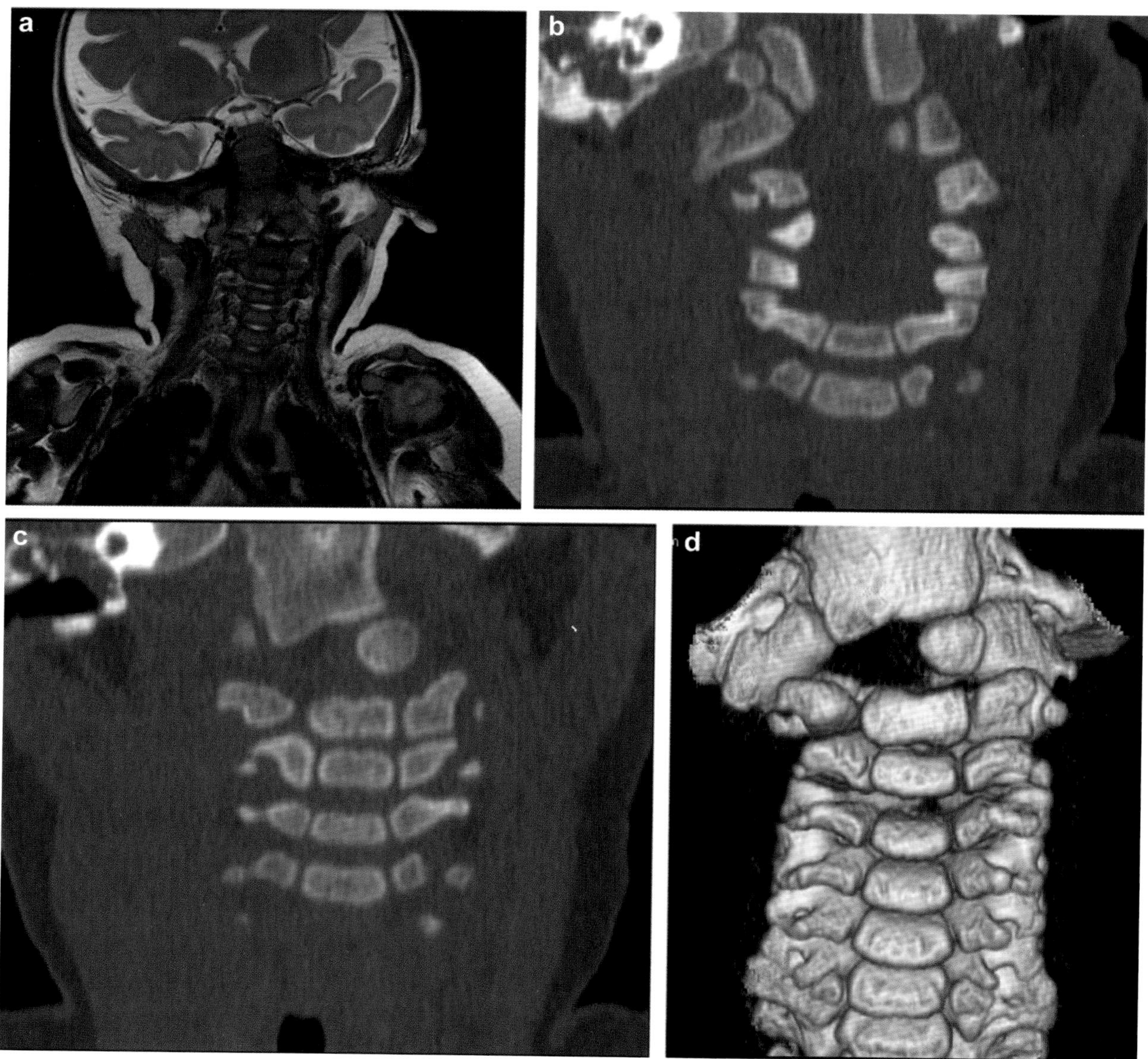

图11.2 一名6个月大的男婴患有左侧斜颈。（a）颈椎MRI的冠状位T2 FRFSE图像显示左侧斜颈，在颅颈交界处和上颈椎处有可疑的骨异常。（b~d）随后获得的颈椎冠状位CT骨重建和3D图像显示左侧寰枕融合，左侧半椎体畸形C1，无齿状突畸形C2

鉴别诊断

并非所有先天性斜颈病例都是由胸锁乳突肌病理改变引起的；因此，需要对患者进行仔细全面的评估和考虑，有时需要采用多学科方法[19]。

先天性斜颈可能由颈椎的其他神经、肌肉或骨骼异常引起（图11.2a~d）。同样，这些情况应该在不典型或不具有难产史的斜颈患者中考虑。其他可导致先天性斜颈的骨骼肌肉异常有颅缝早闭、Klippel-Feil综合征和翼状胬肉等。患者可能出现神经系统问题，如脊髓空洞症（图11.3a，b）、臂丛神经麻痹或斜颈引起的眼科疾病。当然也可能存在其他导致斜颈的情况。

治疗

先天性肌性斜颈可能会自发缓解；但是，如果不进行治疗并且不治愈的话，可能会使患儿出现明显的运动功能丧失和颅面不对称。先天性肌性斜颈儿童的治疗包括姿势和矫正处理儿童的倾

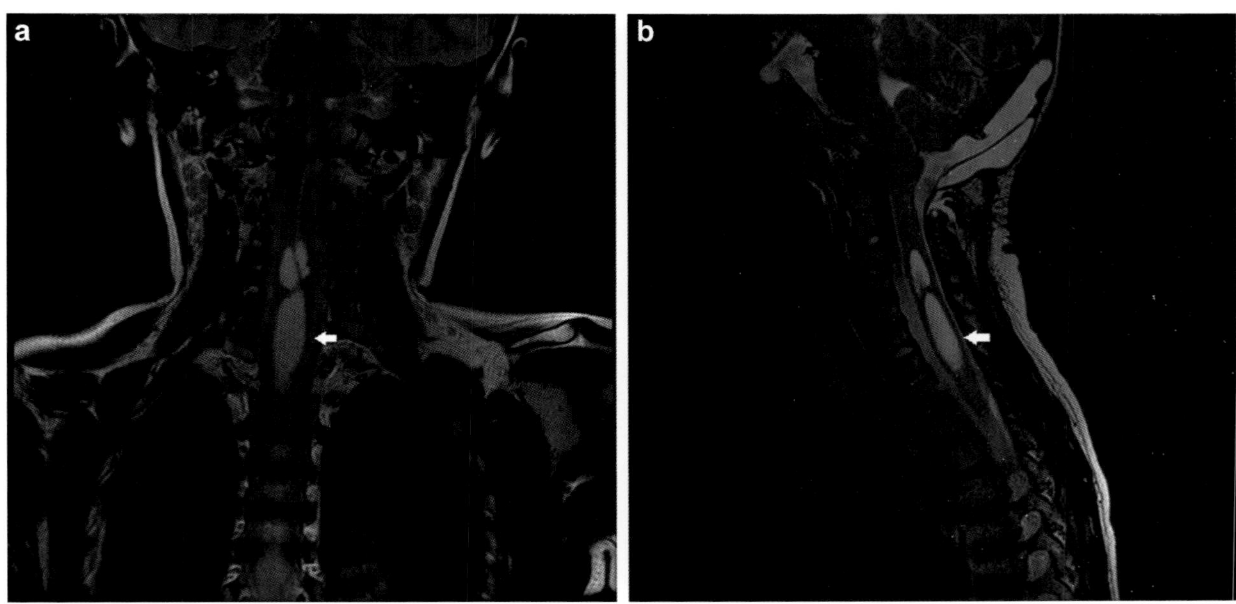

图11.3 一名6岁患有斜颈的女孩。患者有Chiari Ⅰ型畸形的病史。（a）冠状位T2 FRFSE序列显示颈椎和上胸椎脊髓内与鸟嘴样结构相匹配（箭头）的扩张性、轻度分离的髓内T2异常高信号。（b）矢状位T2 FRFSE序列显示这个有Chiari Ⅰ型畸形病史的患者在减压手术后有相同的信号异常（箭头）

斜，其中被动拉伸用于改善颈部的活动范围。先天性肌性斜颈的治疗主要集中在物理治疗和有合理的家庭被动拉伸治疗。通过适当的物理治疗和拉伸，大多数先天性肌性斜颈患者在1岁时症状就会消退[2,20]。早期识别病情并迅速启动物理治疗和被动拉伸治疗在患者的预后中起重要作用。一些研究报告表明，如果在4个月之前开始进行先天性肌性斜颈的家庭物理锻炼，则平均治疗时间约为3个月[2]。值得注意的是，一些在延后1个月之后才进行物理治疗的患者需要明显更长的治疗周期。

Lee等已经证明，初始颈椎运动范围是预测先天性肌性斜颈患者康复结果的重要因素[10]。其他研究报告称，95%的被动旋转度<10° 的患者在家庭拉伸治疗中取得了好的疗效。如果在家庭拉伸治疗4周后未发现任何改善，则应将患者转入正规物理治疗[2]。

每月应对患有先天性肌性斜颈的患者进行监测，使临床医生能够知道患者斜颈的改善情况以及加强患者对家庭拉伸治疗或物理治疗的依从性。此外，随访检测可以发现任何神经系统或其他异常的进展情况，这些进展可作为患者诊断的可替代病因。患有先天性肌性斜颈的患者，如果不能耐受持续拉伸和物理治疗，将肉毒杆菌毒素A注射到受累胸锁乳突肌也可能取得不错的疗效。虽然一些研究表明，通过这种方法可以恢复颈部良好的运动范围，避免了手术干预，但由于颈部的解剖结构复杂，应该极其谨慎地使用肉毒杆菌毒素[21]。如果需要尝试，建议使用超声引导。对于不能从物理治疗中受益的患者，使用矫形器、颈托和支具是有争议的。拉伸运动的主要禁忌证是某些骨质异常，这可以通过颈椎X线片给予排除。

如果先天性肌性斜颈的非手术治疗失败，残留的斜颈畸形、面部不对称和颈椎运动受限则需要手术干预。3岁以下儿童最常见的外科手术方式是胸锁乳突肌的胸骨或锁骨头单纯松解，术后强化物理治疗（图11.4a~c）。对于年龄较大的儿童或患有顽固性疾病的患者，可以使用双头松解，肌肉延长，或者很少用到的胸锁乳突肌的根

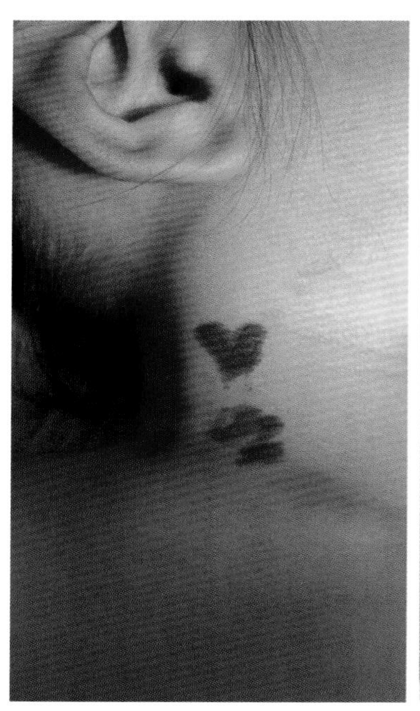
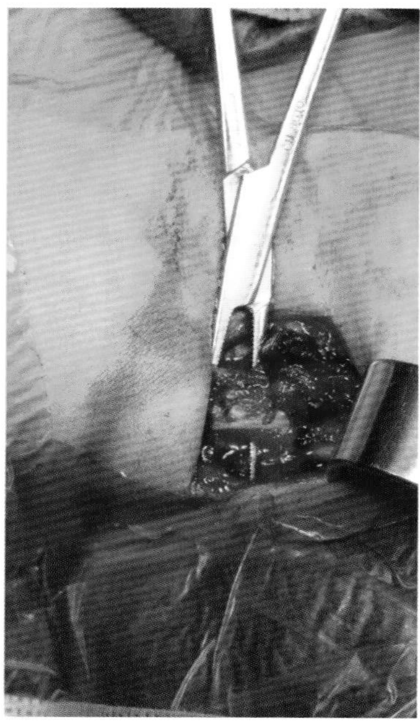
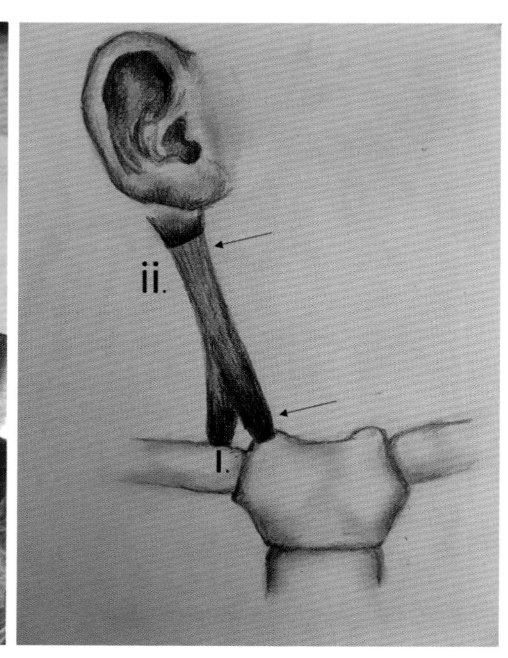

图11.4 （a）一名被诊断右侧先天性肌性斜颈的6岁女孩，经过9个月的物理治疗师的正式拉伸训练后，头部仍明显倾斜，活动范围仍有限。术中，患儿处于仰卧位，肩胛骨之间有一个小凸起，无菌区域包括胸骨切迹和胸锁乳突肌全长。在进行胸锁乳突肌的单极松解时，切口优先选择锁骨端。（b）切开皮肤和颈阔肌后，对胸锁乳突肌的胸锁端部分剥离并横切。优先松解胸锁乳突肌的两个头部中较紧张的一个头部，如果颈部运动和头部位置恢复，则另一个头部可以不被切割遂保留；如果胸锁乳突肌依然保持紧张，则需要松解另一个头部。（c）胸锁乳突肌示意图。对于单极松解，仅需要松解胸锁乳突肌的胸锁端（箭头i）。对于所示的年龄较大儿童的双极松解，沿着胸锁乳突肌向乳突端进行二次切口，除胸锁端松解外，还在该水平离断胸锁乳突肌（箭头ii）

治性切除。术后这些患者通常颈部运动和头部位置均得到良好的改善，但是术后物理治疗不充分的患者常可复发。

面部和颅骨不对称的矫形重塑取决于患者的确诊年龄和畸形程度以及治疗的成功与否。手术在改善面部和颅骨畸形方面的作用是有争议的。研究表明，在5岁之前手术松解胸锁乳突肌能得到更大的成功。如果他们在5岁之前接受手术，这些患者的颈椎活动也能更灵活，瘢痕更小且头部倾斜更小。有数据表明，对于年龄>8岁的患者，也可以通过手术治疗进行改善。Shim等的一项研究表明，对于这些年龄较大的儿童，先天性肌性斜颈手术治疗仍可获得令人满意的形态和功能[22]。

先天性斜颈的其他类型

对于任何与先天性肌性斜颈的症状或体征不一致的患者，或者那些不能通过拉伸治疗得到改善的患者，都应重新评估并考虑有无其他潜在的疾病。这些患者可能需要更深入的诊疗或转诊到其他科室。眼科检查异常的先天性斜颈患者应该转诊给眼科医生，因为斜颈可能是由斜视等眼科问题引起的。患有斜颈和神经系统检查异常的儿童应转诊至神经内科，以评估是否为良性阵发性斜颈。如果头骨不对称是非典型的，极其严重的，提示存在脑或脊髓结构的异常，则需要神经外科医生进一步检查。胃肠外科会诊适用于药物治疗不能改善的疑似胃食管反流而引起斜颈持续发作的患儿。对于只出现斜颈综合征的一部分表现的患者，需要进行遗传学咨询。继发于脊柱异常的先天性斜颈患者也可能伴有心脏和泌尿生殖系统的先天性异常。

总结

先天性肌性斜颈仍然是先天性斜颈的最常见的类型。它在生长发育的最初几周具有以下特征性的表现：婴儿将头部倾斜到受累肌肉的一侧，下颏旋转到对侧，在受累的胸锁乳突肌的下部可能有可触及的肿块。诊断通常依赖临床检查，但非典型病例则需要通过超声和更进一步的影像检查来证实。大多数先天性肌性斜颈病例通过几个月的保守治疗，并根据需要进行手法拉伸和物理治疗，会得到治愈并明显改善。对于残留有颈部运动受限、斜颈畸形或面部不对称以及某些迟发病例的患者，可能需要进行手术矫正。

参考文献

[1] Tunnessen WW, Roberts KB, editors. Torticollis. In: Signs and symptoms in pediatrics,3rded.Philadelphia: LippincottWilliams&Wilkins;1999.p.353.

[2] Cheng JC, Wong MW, Tang SP, Chen TM, Shum SL, Wong EM. Clinical determinants of the outcome of manual stretching in the treatment of congenital mus- cular torticollis in infants-a prospective study ofeight hundredandtwenty-onecases. JBoneJointSurgAm. 2001, 83-A(5):679–687.

[3] Cheng JC, Au AW. Infantile torticollis: a review of 624 cases. J Pediatr Orthop. 1994, 14(6):802–808.

[4] Davids JR, Wenger DR, Mubarak SJ. Congenital muscular torticollis: sequel of intrauterine or peri- natal compartment syndrome. J Pediatr Orthop. 1993, 13(2):141–147.

[5] Kim DH, et al. Congenital muscular torticollis or fibromatosis coli. In: Surgery of the pediatric spine. 1st ed. New York: Thieme; 2008. p.27.

[6] Sankar WN, Weiss J, Skaggs DL. Orthopaedic con- ditions in the newborn. J Am Acad Orthop Surg. 2009, 17:112–122.

[7] WalshJJ,MorrissyRT.Torticollis and hip dislocation. J Pediatr Orthop. 1998, 18(2):219–221.

[8] von Heideken J, Green DW, Burke SW, Sindle K, Denneen J, Haglund-Akerlind Y, et al. The relation- ship between developmental dysplasia of the hip and congenital muscular torticollis. J Pediatr Orthop. 2006, 26(6):805–808.

[9] TienYC,JYS,LinGT,LinSY.Ultrasonographicstudy of the coexistence of muscular torticollis and dyspla- sia of the hip. J Pediatr Orthop. 2001, 21(3):343–347.

[10] Lee JK, Moon HJ, Park MS, Yoo WJ, Choi IH, Cho TJ. Change of craniofacial deformity after sternoclei- domastoid muscle release in pediatric patients with congenital muscular torticollis. JBoneJointSurgAm. 2012, 94(13):e93.

[11] Öhman A, Beckung E. Children who had congeni-tal torticollis as infants are not at higher risk for a delay in motor development at preschool age. PM R. 2013, 5(10):850–855.

[12] SchertzM,ZukL,GreenD.Long-termneurodevelop- mental follow-up of children with congenital muscu- lar torticollis. J Child Neurol. 2013, 28(10):1215–1221.

[13] TessmerA,MooneyP.Adevelopmentalperspectiveon congenital muscular torticollis: a critical appraisal of the evidence. Pediatr Phys Ther.2010, 22(4):378–383.

[14] Cheng JC, Tang SP, Chen TM, Wong MW, Wong EM. The clinical presentation and outcome of treat- ment of congenital muscular torticollis in infants-a studyof1,086cases. JPediatrSurg.2000, 35:1091–1096.

[15] Lin JN, Chou ML. Ultrasonographic study of the sternocleidomastoid muscle in the management of congenital muscular torticollis. J Pediatr Surg. 1997, 32(11):1648–1651.

[16] Dudkiewicz I, Ganel A, Blankstein A. Congenital muscular torticollis in infants: ultrasound-assisted diagnosis and evaluation. J Pediatr Orthop. 2005, 25(6):812–814.

[17] Snyder EM, Coley BD. Limited value of plain radiographs in infant torticollis. Pediatrics. 2006, 118:e1779–1784.

[18] McGuire KJ, Siber J, Flynn JM. Torticollis in chil- dren: can dynamic computed tomography help determine severity and treatment ? J Pediatr Orthop. 2002, 22(6):766–770.

[19] Nucci P, Kushner BJ, Serafino M, Orzalesi N. A multi-disciplinary study of the ocular,orthopedic,and neurologic causes of abnormal head postures in chil- dren. Am J Ophthalmol.2005, 140(1):65–68.

[20] Cheng JC, Tang SP, Chen TM. Sternocleidomastoid pseudotumor and congenital muscular torticollis in infants--a prospective study in 510 cases. J Pediatr. 1999, 134(6):712–716.

[21] Ramachadran M, Eastwood DM. Botulinum toxin and its orthopedic applications. J Bone Joint Surg Br. 2006, 88(8):981–987.

[22] Shim JS, Noh KC, Park SJ. Treatment of congenital muscular torticollis in patients older than 8 years. J Pediatr Orthop. 2004, 24(6):683–688.

12 颈椎运动性损伤

Firoz Miyanji

流行病学

每年约有350万名儿童遭受与运动或娱乐活动相关的伤害。体育活动是儿童颈椎外伤的最常见原因，是导致小于30岁人群脊髓损伤的第二位原因[1]。在10~14岁的儿童中，运动是颈椎损伤最常见原因[2，3]。虽然美式橄榄球和冰球在很大程度上是造成这些损伤的主要原因，但其他体育项目比如英式橄榄球、摔跤、跳水、滑雪、啦啦操和马术也存在风险。研究者们对颈椎运动损伤的力学机制已进行了广泛的研究，但对损伤的真正机制仍存在争议。

每年有120万~150万名运动员参加高中橄榄球比赛。虽然橄榄球比曲棍球或体操导致的颈椎损伤率要低，但是更多的参与者导致了橄榄球与任何高中或大学体育项目相比，每年严重颈椎损伤的数量最高[4，5]，橄榄球运动导致颈椎损伤的模式随着时间的推移而发展。随着保护头盔的出现，与头部有关的死亡率在20世纪70年代初有所下降；然而，颈部瘫痪病例的数目在增加，这是头盔撞击导致的直接结果。这是一种使用头盔顶部作为阻挡或抢断的初始接触点的技术，一种把颈椎置于增加受伤风险的方式，Torg和他的同事[6]证明了这一点。1959—1963年，施奈德记录了56例颈椎损伤（每10万人1.36例），其中30例有永久性四肢瘫痪[7]（每10万人0.73例）。1971—1975年，国家橄榄球头颈部损伤登记处收集了259例颈椎骨折/脱位（每10万人4.14例）和99例四肢瘫痪（每10万人1.58例）[8]。1976年，故意头盔撞击被禁止，随后1976—1987年，颈部受伤率下降了70%，从每10万人中有7.72人下降到每10万人中有2.31人，但仍处于中高水平。在1976年规则改变时，高中橄榄球运动中每10万名参与者每年的永久性四肢瘫痪率为2.24例。到1984年，这种神经损伤的比率已经下降到每10万人0.38例[9]。

目前的数据表明，在橄榄球运动员中创伤性四肢瘫痪的发病率相对稳定。2002年，高中橄榄球的伤害发生率为每10万人0.33例[9]。Cantu和

F. Miyanji (*)
British Columbia Children's Hospital,
Vancouver, BC, Canada
e-mail: fmiyanji@cw.bc.ca

J.H. Phillips et al. (eds.), *The Management of Disorders of the Child's Cervical Spine*,
https://doi.org/10.1007/978-1-4939-7491-7_12

Mueller's[10]回顾了1977—2001年美式橄榄球灾难性颈椎损伤，发现有223名橄榄球运动员发生过严重颈椎损伤，最终无恢复或不完全恢复。其中有183起损伤发生在高中运动员身上，在过去25年中，每10万高中参与者中就有0.52人受伤。在最近一次对2005—2006赛季50万名高中橄榄球受伤者的调查中，4.1%的伤害涉及颈椎，进一步确定了这一高危人群[11]。

与其他运动项目相比，高中、大学冰球运动员的灾难性伤害总数较低，但发生率较高。Tator等[12]在加拿大进行的一项纵向调查发现，1966年至1993年间有241例脊柱骨折和脱位，其中90%与脊椎有关。207名运动员中有108名发生永久性脊髓损伤（SCI）（52.2%），52名有完全损伤（25.1%），8名运动员因SCI并发症而死亡。从20世纪80年代初开始，冰球导致的严重脊柱损伤发病率开始上升。根据加拿大Think First-Sports Smart体育和娱乐伤害研究和预防中心登记处[13]的报道，1982—1993年，平均每年增加16.8%的病例，1995年达到高峰，有26人受伤，虽然橄榄球每年发生颈部灾难性损伤的绝对数量较大，但是冰球的SCI的年发病率是橄榄球的3倍。在美国，高中阶段的严重颈椎损伤在冰球运动中的年发病率为每10万人2.56例，而在橄榄球运动中则为每10万人0.68例[3, 9]。

在摔跤运动员中，绝大多数的颈椎骨折和严重韧带损伤发生在高中和大学时期，每年大约每10万人发生1例[14]。大多数损伤发生在中低体重的比赛中。在摔跤运动员中，最常见的与颈椎损伤相关的摔跤动作是于防守状态的选手将站立的对于摔倒。

在游泳池的浅水端进行跳水是游泳引起的灾难性脊椎损伤的最常见原因[15]。这是头部先入水直接潜入水池浅水区的结果，造成颈椎轴向压缩性损伤。现在已经实施了一些规则，以帮助防止在高中和大学游泳比赛中跳水时受伤。然而，许多娱乐性跳水损伤没有被报道，使人们对水上运动的安全意识不足。Schmitt和Gerner回顾性总结了所在医学中心的创伤性脊髓损伤病例，其中跳水事故导致的脊髓损伤占7.7%，其中97%是男性[16]。还有人指出，监管不力、酗酒、浅水区跳水和缺乏经验的跳水是造成伤害的危险因素[17]。

滑雪者中严重脊髓损伤的发生率是1/100 000[18]。这些伤害都是均匀分布在所有脊柱水平，没有集中在颈椎。在过去的20年中，受伤人数一直在增加，尤其是在年轻男性中。虽然脊椎损伤并非所有滑雪致死的原因，但已被证实是滑雪者死亡的重要原因。据报道，单板滑雪者的脊椎损伤比滑雪者高出3~4倍，而且这一比例似乎在增加[19, 20]。高达80%的滑雪板相关伤害是由于跳跃事故[20]引起的，其余则是由于缺乏经验的新手遭遇摔倒所致[19–21]。

在橄榄球运动中，大约10%的严重损伤涉及颈椎，其中脊髓挫伤占25%[22–23]。颈椎损伤最常见的是在并列争球中发生的，而钩球队员受伤最多。在双方争抢过程中，每边可以产生高达1.5吨（1500kg）的重量，而钩球队员可能遭受该重量的近50%[24, 25]。

发育解剖学（参见第1章）

到妊娠第四周，胎儿有42~44对体节（枕骨4对、颈椎8对、胸骨12对、腰骨5对、骶骨5对、骶尾骨8~10对），每对体节进一步分化为皮节、肌节和内侧骨节。每个骨节分化后，由一个骨节的上半部分与其相邻骨节的下半部分结合形成一个椎体。

枕部、寰椎和枢椎是由不同的机制形成的。第一个骨节形成寰椎。寰椎由3个骨化中心组成：前弓和两个侧块。前弓可能在出生时没有骨化，但在出生后的第一年就可以看到一个或两个

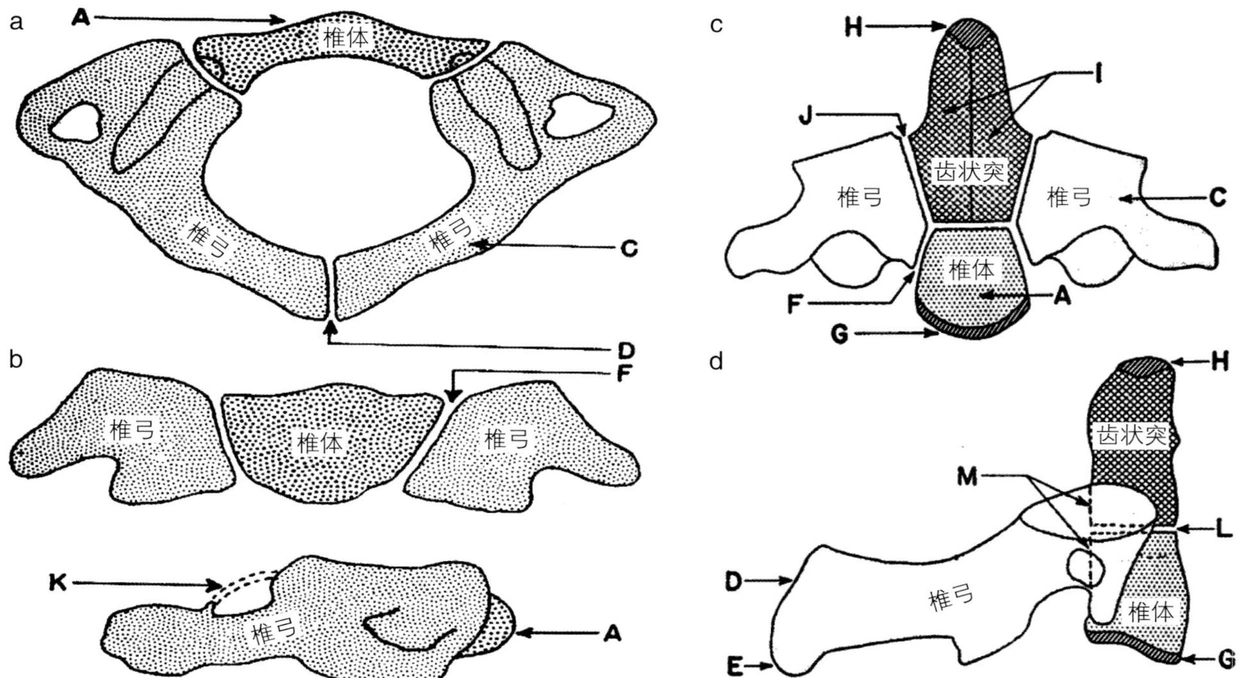

图12.1 C1和C2的发育解剖学示意图：（a）C1的横截面图。（b）C2的前视图。（c）上颈椎示意图。（d）脊椎常见放射学参数的侧视图

骨化中心。侧块必须在出生时就存在；然而，它们这时仍然被后面的残余软骨裂隙隔开，通常在3~4岁的时候，软骨裂隙就会骨化以形成寰椎完整的环形。

枢椎由3个独立的骨节形成：齿状突的末端部分由第四枕骨骨节形成，齿状突由第一脊椎骨节形成，枢椎体由第二脊椎骨节形成。出生时，枢椎和齿状突被一个称为椎体椎弓软骨连接的残存椎间盘分隔开。重要的是要认识到软骨连接位于齿状突的解剖学基底部之下，而不是齿状突的解剖学基底部。在3~4岁以下的大多数儿童中存在软骨接合，在8岁时消失。齿状突的末端在出生时没有骨化，3岁时形成一个明显的、独立的骨化中心。12岁时，齿状突末端就会与齿状突其余部分融合（图12.1）。

了解发育解剖学很重要，因为某些因素会使儿童运动员易受颈椎损伤。这些因素包括游离齿状突、唐氏综合征、Klippel-Feil综合征、骨骼发育不良、黏多糖症和马方综合征。

影像学参数

一些影像学参数在解释儿童颈椎影像学和避免漏诊的潜在严重后果方面是有用的。这些参数包含了颅颈交界区（从枕骨基底至第二颈椎）的测量（图12.2）。寰枕关节稳定性可通过测量平片的Powers比值、颅底-枢椎间距、颅底-齿状突间距和寰枕关节间隙进行评估。Powers比值是枕骨大孔前缘至寰椎后弓的距离除以枕骨大孔后缘至寰椎前弓的距离得出的比值，可用于评估枕骨与寰椎之间的关系。Powers比值正常情况应小于或等于1，BAI和BDI正常值≤12mm。虽然一位研究者指出，儿童寰枕关节间隙在关节的任何点都应该＜5mm[26]，但是多数学者认为2mm为正常值[27]。Powers比值的灵敏度为33%~60%， BDI的灵敏度为50%。据报道，BAI对判定寰枕关节损伤灵敏度为100%[28]。对于

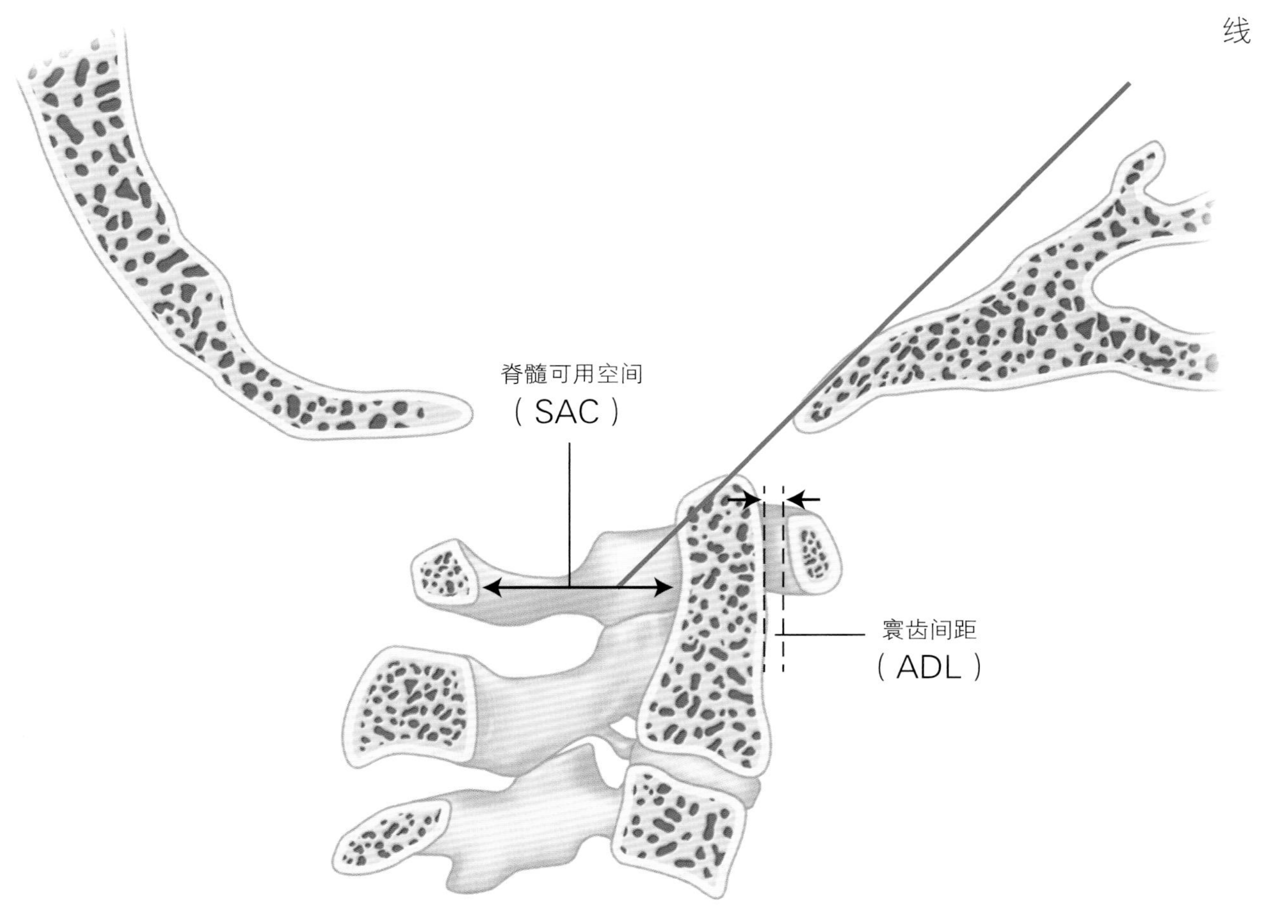

图12.2 Wackenheim线是一条沿着斜坡的后表面向下延伸的线。齿状突的尖端应该位于这条线的下面和前面

儿童，由于难以准确观察所涉及的解剖结构，这些放射学参数也难以评估。比较这3种不同的测量寰枕不稳定性的方法的观察者自身和观察者间的可信度，发现这3种方法测量唐氏综合征患儿的寰枕滑移的重复性均较差[29]，该文章的作者对使用X线片诊断颅颈交界区不稳定性的方法提出了质疑。最近的一项研究建议使用CT来辨识颅颈交界区的解剖标志[30]。采用CT使诊断寰枕不稳定的敏感性、特异性、阳性和阴性预测值均有提高。由于判断寰枕分离的易用性和准确性，CT上BDI＞10mm被临床医生推荐为诊断寰枕分离的首选检查方法[31]。

寰枢椎不稳常采用寰齿前间隙（AADI或ADI）进行评估。除了广泛用作评估运动的工具外，AADI作为预测寰枢椎交界处脊髓压迫的标志物也是有价值的。年龄很小的儿童AADI平均1.9mm，青少年达到2.45mm[32]。8岁以上的患者屈曲和伸展时ADI变化正常应＜3mm；年龄更小的患者，ADI变化的极限是5mm。值得注意的是，所有这些值都是从具有正常颈椎解剖的患者身上获得的。目前没有文献确定AADI超过此范围即可预测脊髓压迫或寰枢椎半脱位。一些研究者认为最小矢状径是脊髓病发展的重要因素，但另一些研究者认为不稳定程度更为重要[33，34]。尽管有报道称成人的脊髓受压迫时，椎管直径为14mm或更小，但没有专门儿童的类似年龄相关的标准[35]。

寰齿后间隙(PADI)，尤其是屈曲时，可能比AADI更有助于识别是否存在明显神经症状加重的风险，特别是在慢性进展的患者中。PADI表示在寰枢椎交界处的脊髓可用空间（SAC）。绝对狭窄定义为屈曲位PADI＜10mm，10~13mm为相对狭窄。儿童的不同之处是椎管的直径本身就小于前述脊髓压迫的标准。测量的结果可以参考不同年龄儿童的脊髓直径来判断是否存在压迫。新生儿的脊髓前后径为4.5mm，生长至较大儿童时为9mm[32]。一项回顾性研究发现，在6个月大的时候，上颈椎的平均管径约为13mm，在青春期为16mm[32]。

使用CT或MRI是评估和确认椎管狭窄的最佳手段。椎管狭窄通过直接测量脊髓可用空间（SAC）来表示。Pavlov-Torg最先报道并作为筛查评估颈椎管狭窄工具的Pavlov比值已逐步淘汰。这个由颈椎管直径除以椎体前后径所表示的比值被报道用于判断椎管狭窄，如果该比值＜0.8则为显著的椎管狭窄。然而，许多运动员的椎管尺寸正常，但椎体较大，因此人为地将这一比值降低到0.8以下。功能性椎管狭窄的定义是在MRI上发现脊髓周围失去正常数量的脑脊液，这可能是一种更准确地测量颈椎损伤风险的方法。由于CT和MRI是静态检查，应强调屈伸平片，以帮助识别那些可能具有动态不稳定性的损伤。使用动态MRI评估颈椎不稳定性[36]是一个新兴的方向。

儿童颈椎独特的生物力学和解剖学有助于解释为什么上颈椎损伤在幼儿中最常见。随着儿童脊柱的成熟，颈椎运动的支点下降。在8岁以下儿童中，C2-C3之间具有最大的活动性，而在8~12岁儿童中，支点改变为C3~C5。年龄超过12岁，支点移动到C5~C6，直到成年为止。此外，未成熟的脊柱韧带较松弛，小关节浅且呈水平状，发育不全的棘突和椎体的生理性前楔形，导致作用于儿童颈椎的高扭矩和剪切力较大，因此儿童颈椎活动度较大。受伤时的头部大小和肌肉张力也影响上颈椎的稳定。

损伤机制

虽然损伤的机制已经被以前的研究者归类为多个亚型，特定运动项目的损伤机制仍然存在争议。在橄榄球运动中，人们普遍认为轴向载荷/压缩是导致压缩性骨折、椎间盘损伤和韧带损伤的原因。随着头部的下降，颈椎的正常前凸的丧失显著降低了颈椎吸收和消散压力的能力。随着持续加载，压缩力导致脊柱屈曲，导致骨-韧带复合体的破坏[37]。南丁格尔[38]首次记录的头部屈曲是在接触式运动中受伤的一种机制。在橄榄球运动中经典的矛式抢断被认为是导致灾难性颈椎损伤的机制。另一些人认为轴向屈曲是运动员[39-43]的主要伤害模式。Ivancic[39]和Panjabi[41]均表明，弯曲力矩与轴向压缩和剪切相结合，产生小关节脱位。其他研究者注意到，头部撞击角度、初始颈部姿势、头部约束等几个因素都与头部撞击[43]造成的颈椎损伤有关。Pinter[44]、Liu和Dai[42]表明，在动态压迫之前，颈椎伸直离开其正常的前凸姿势导致脊柱僵硬和压迫损伤。Hu等的有限元模拟[45]表明：在头先撞击之前相当大的肌肉激活（如在准备铲球的运动员中可能发生的）显著增加了对颈椎的损伤潜能。

过度屈曲损伤可引起后方韧带结构的牵张和应力增加，并导致韧带断裂。在儿童中，整个颈椎的活动范围比青少年晚期或成人大。儿童寰枕关节允许10°的屈曲和25°的伸展，其余的屈曲和伸展来自下面的椎节。由屈曲载体引起的灾难性颈椎损伤通常是由直接打击枕骨区域或躯干快速减速造成的。尽管南丁格尔最初描述了轴向屈曲，但大多数回顾性研究和系统综述表明，屈曲过度在与运动相关的颈椎损伤中发挥了重要作用[46-49]。大多数研究者认为这是橄榄球运动员[50]损伤的主要机制。

过伸性损伤通常是由于跌倒引起的，通常与

前额撞击的挥鞭伤有关。这些损伤通常涉及前纵韧带，也可能由于钳夹机制而导致暂时性四肢瘫痪[51]。

其他损伤机制包括侧向弯曲，对周围神经根产生牵引损伤。此外，任何与轴向载荷、弯曲/伸展或侧向弯曲有关的联合转动力矩都可能特别危险，因为这些力矩在这种情况下容易引起脱位或半脱位损伤。

损伤的范围包括韧带和肌肉拉伤、椎体骨折、椎间盘损伤、韧带损伤、半脱位、小关节脱位、骨折脱位和脊髓损伤。值得强调的是，在运动中这些损伤的力学是多因素的，上述损伤机制都可能发生，并且可能存在任何形式的复合损伤。

损伤类型

颈椎扭伤与拉伤

这些在接触性运动中经常发生，典型表现为局部颈部疼痛，没有放射痛或神经损害。运动可能存在轻度活动受限。

拉伤包括颈肌或肌–肌腱交界处的损伤。这些损伤通常是由偏心肌肉收缩时对头部或颈部施加的力造成的，造成组织剪切。这些损伤的愈合过程被描述为3个阶段：血肿形成和炎症反应阶段，然后是修复阶段，最后是重塑阶段。

急性颈部扭伤在碰撞性运动中极为常见。运动员经常诉颈部僵硬、局部颈部疼痛和颈部活动范围受限。活动受限导致运动员不能立即返回比赛，如果运动员不能或不愿意进行运动范围检查，则应排除更严重的损伤。

对这些损伤的初步治疗应该根据损伤的严重程度而定。休息、冰敷和适当服用非甾体抗炎药是恰当的治疗措施。应考虑检查X线片以排除骨损伤和不稳定。虽然White和Punjabis[52]的脊柱不稳定性标准是基于成人的标准，但它也可以作为儿科颈椎的参考。C2在C3上的假半脱位应被认为是8岁以下儿科人群中的正常变异。

针刺感和灼烧感

针刺感和灼烧感可能是接触运动中最常见的周围神经损伤。多达65%的大学生橄榄球运动员至少发生过一次针刺感，并且有高达87%的复发率报道[53]。C5和C6神经分布是最常见的。运动员在接触或碰撞事件后出现典型的单侧上肢烧灼感、感觉异常、疼痛或无力。患者在触诊时没有颈后正中压痛，且颈部有充分且无疼痛的活动范围。烧灼、刺痛或感觉障碍的范围可能不同。症状通常是短暂的，并在几分钟内自行消退。力量通常在24~48h内恢复。永久性运动缺陷很少见；然而，一小部分患者的不同程度的肌肉无力可以持续2周以上，也可多达6周[54]。

刺痛是由臂丛神经的牵拉或颈神经根的压迫引起的。关于神经损伤的确切位置和主要机制，文献上存在分歧[55]。尽管一些研究表明神经根受压可能是最主要的机制，但是由于影像学或肌电图不能准确识别受影响运动员中与症状相对应的神经病变，使这一观点证据不充分[56]。

牵引损伤的机制是肩部下沉，同时伴有颈部侧屈和头颈向对侧偏离。这一运动将臂丛置于张力下，导致神经损伤。这种牵引型损伤似乎更频繁地发生在经验较少、颈肩部肌肉薄弱的年轻运动员中，这些运动员没有颈椎损伤的病史并且缺乏颈椎病的放射学证据。

刺痛也可能是由于颈部被动伸展并向受累侧旋转，导致神经孔内的神经根受压引起的。虽然争论仍在继续，但是这种伸展压缩可能是导致出现刺痛的最主要机制。几位研究者描述了这种机制与大学年龄较大的专业运动员有关，尤其是那些有颈椎间盘疾病、颈椎狭窄或其他相关病症的运动员[55]。

目前没有很好的证据表明颈托可以防止刺

痛。也没有强有力的证据表明经常性的刺痛会增加更严重伤害的风险；然而，一些调查人员建议，在一个赛季中出现第三次刺痛，则应该考虑将这名运动员从赛场上除名[54，57，58]。

颈髓失用和短暂性四肢瘫痪

颈脊髓失用（CCN）是脊髓损伤后短暂的神经功能缺损。大约80%的这种损伤涉及所有四个肢体，具有不同程度的无力和合并的感觉缺陷。临床上CCN表现为多个肢体有刺痛或疼痛和感觉异常。一个常见的主诉是烧灼手综合征，双手疼痛的感觉异常。

双侧的CNN提示中央SCI，不应与刺痛或烧灼痛的单侧上肢表现混淆。在CCN中可能存在完全到部分肌肉无力的情况，并且在损伤时通常不出现颈部疼痛。短暂性四肢瘫痪是颈脊髓失用累及四肢导致的。据估计，每10万名高中橄榄球运动员中就有0.2例[59]。根据定义，神经症状在这种情况下是暂时的。症状的完全和快速消退一般发生在成人中症状持续15min至48h，但在儿童中症状持续多达5天[51]。据报道，成人的复发率高达56%；然而，在儿科人群中没有任何复发的报道[60]。

从力学角度来看，颈部过度屈曲或过伸的钳夹机制可对脊髓产生暂时性的压迫。Penning[61]将这描述为下颈椎运动节段过度伸展，导致上位椎体终板的后缘接近下椎体的棘突椎板椎线。黄韧带折叠也可能导致椎管的动态狭窄。相应地，在颈椎过屈时，钳夹效应由下位椎体的终板和上位椎体的椎板产生。脊髓功能障碍的病理生理学在这种情况下被认为是由于生理传导阻滞而没有真正的解剖破坏。

CCN的处理应与疑似灾难性的颈椎损伤相同。虽然需要先做X线摄片，但CT可以更容易地诊断骨折或脱位，并且性价比更高。应进行MRI评估颈脊髓损伤或是否存在压迫。尽管一些研究者描述了MRI偶尔显示一些脊髓水肿，但是在可疑CCN的患者的影像学上不应该看到骨折或明显的脊髓损伤。

某些既存的条件与CCN和短暂性四肢瘫痪密切相关，即颈椎管狭窄症——先天性或获得性。虽然Torg[62]最初通过测量椎管与椎体长度的平面X线比率来描述椎管狭窄，但随后的一些研究表明该方法在评估颈椎管狭窄[63-66]时是不可靠的。虽然在一项研究中发现，93%的具有CCN[67]的橄榄球运动员的Torg比率为0.8或更低，但是其对CCN的低阳性预测值(0.2%)使其作为筛选工具[68，69]无效。尽管一些研究者认为Torg比值可用于识别那些在初始事件后有复发CCN风险的成年运动员，但是对定义儿童群体中颈椎狭窄的Torg比值可能不适用。对13例儿童CCN患者的回顾性研究表明，这些患者均无颈椎管狭窄症[64]。

最近，MRI被用于描述椎管狭窄的解剖学和力学，并且在这方面已经超过标准X线片[70]。MRI能够直接对突出椎间盘进行成像，并允许测量脊柱、椎间盘以及椎管和脊髓，这使它成为首选的评价方法。椎管狭窄可以通过直接测量脊髓可用空间（SAC）来获得。最近的文献强调定量影像学观察到的功能性狭窄的范围[71]。动态磁共振成像技术在评估功能性颈椎管狭窄症方面正逐渐引起人们的兴趣，并有可能帮助患者做出恢复功能的决策。

椎间盘疾病 / 突出症

颈椎间盘疾病，虽然在年轻人中并不常见，但在那些参加接触性运动的人中发生频率增加，并可能与颈部、肩部或手臂疼痛有关。症状性压迫最常累及C4~C7神经根[72]。急性椎间盘突出也可压迫脊髓，引起不同程度的暂时性或永久性瘫痪。颈椎间盘疾病可以分为软性突出或硬性突出。硬性突出是一种慢性退行性疾病，产生一系列颈椎病变，在成年运动员中最常见[73，74]。软性突出是指由于碰撞或接触事件而导致髓核挤压的急性纤维环破裂。颈椎间盘疾病常常导致急性颈痛和椎旁肌痉挛，根据颈椎的水平和椎间孔神经根压迫的位置，可能出现一系列神经学症状。

MRI是评估疑似椎间盘突出症的标准。需要注意的是，影像学必须与临床表现一致，因为在MRI上椎间盘突出是一个常见的现象[75]。MRI或尸检报告发现10~19岁人群的腰椎间盘退变的发生率为6%~16%[76]。然而其与腰痛的关系尚不完全清楚。在一项病例对照研究中，有症状组和无症状组的青少年相比较，椎间盘退行性变的发生率没有显著差异[77]。虽然大多数文献集中在腰椎的退变性椎间盘疾病，但是其数据和结果可以在某种程度上外推到颈椎间盘退变性疾病，特别是与MRI改变和症状性椎间盘疾病没有确切的相关性这点上。

MRI有助于确定椎间盘突出以及突出的大小和节段，并且可以确定是后外侧还是极外侧椎间盘突出。短疗程的非甾体抗炎药、休息和调整活动方式等治疗措施通常是有效的。虽然理疗也被普遍推荐，但最近的一项循证医学研究发现没有足够的证据证明在这种情况下理疗是否有效[78]。持续性上肢神经根性疼痛的患者可以使用局麻和类固醇药物进行诊断性和治疗性的选择性神经根阻滞。手术适用于多次非手术治疗后仍存在神经根症状或神经症状进行性加重的患者。

骨折及骨折脱位

如前所述，损伤的特点是儿童颈椎独特解剖和生物力学所决定的。较大的头-体质量比和内在弹性，特别是在8岁以下的儿童中，容易导致枕骨至C2之间的损伤。在幼儿中，屈曲的支点大致在C2-C3。随着年龄的增长，头-体质量比减小，支点向尾侧移动至C5~C6水平。儿童小关节呈水平方向且较浅，这种特点增加了屈伸过程中的平移度和运动范围。使用螺旋运动轴（一种三维模型，定义为物体沿其平移并围绕其旋转的轴）比较儿童和成人颈椎的运动[79]，发现颈椎的运动学随年龄和性别而变化，未成年女性在屈伸和轴向旋转过程中比成年女性或成年男性的螺旋运动更为靠前。这些颈椎运动学的差异可能是儿童比成人上颈椎损伤发生率高的原因。

青少年屈曲支点向远端移动至C5~C6能够解释创伤性下颈椎损伤的分布特点。与运动相关的颈椎损伤在年龄较大的儿童中最常发生在下颈椎，因为他们在生物力学上更接近成人。一些研究者认为， 对于儿童颈椎不稳定，应采用比通常更严格的放射标准[80，81]。对于年龄较小的儿童，角度＞ 7° ，平移超过4.5mm，而对于8岁以上的儿童， 平移超过3.5mm应该怀疑存在损伤（图12.3a~c）。

在年轻运动员中，常见的骨折类型包括稳定的撕脱性骨折（棘突“铲土工骨折”、齿状突撕脱骨折等），前柱压缩性骨折（如楔形压缩损伤），或累及前柱和中柱的爆裂性骨折（例如Jefferson骨折）。累及三柱的不稳定骨折：屈曲-牵张型损伤，可能是骨性损伤、单纯软组织损伤或二者皆有（图12.4a~d），屈曲性泪滴样损伤（图12.5a~c），以及单侧或双侧小关节脱位（图12.6a~c）。

治疗应综合考虑损伤的稳定性、神经功能和患者个体因素。尽管大多数损伤可以通过外固定来处理，但后路侧块钉-棒和前路钉板系统等现代内固定技术的应用也越来越广泛。它们的优点是不需要术后外固定，可以避免Halo架固定的多种并发症。

重返赛场

关于年轻运动员是否可以重返体育运动的决定很复杂，必须在个人基础上加以考虑。大多数

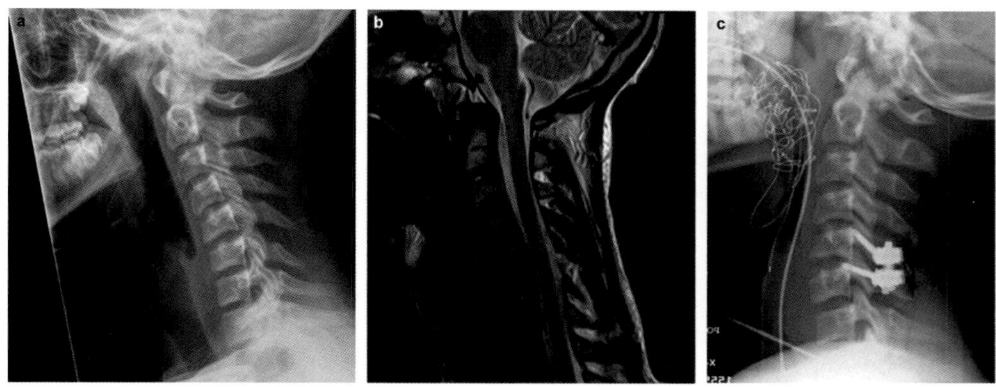

图12.3 一名13岁男孩遭受橄榄球运动中争球相关的损伤。（a）侧位X线片表现为C5~C6的后凸大于7°。（b）MRI证实有显著的屈曲牵张损伤并伴有黄韧带完全断裂。（c）术后X线片示侧块钉-棒单节段坚强固定并恢复正常的颈椎前凸

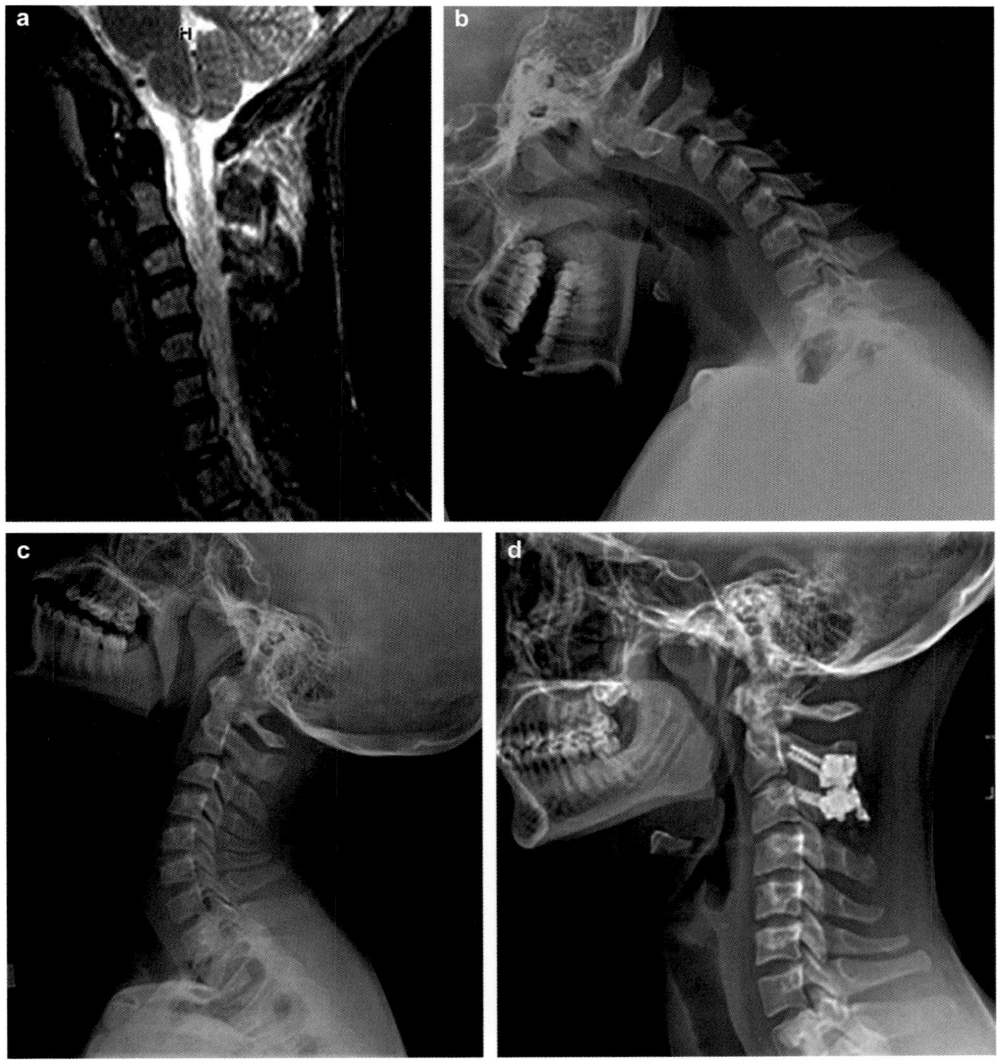

图12.4 （a）一名14岁男孩，摔伤导致颈椎损伤，注意其颈椎MRI中C2水平后方信号改变提示韧带损伤。（b，c）损伤后3个月的屈伸位X线片，注意屈伸时的平移和小关节半脱位。（d）患者因疼痛和不稳定行C2-C3固定融合术，术后的侧位X线片

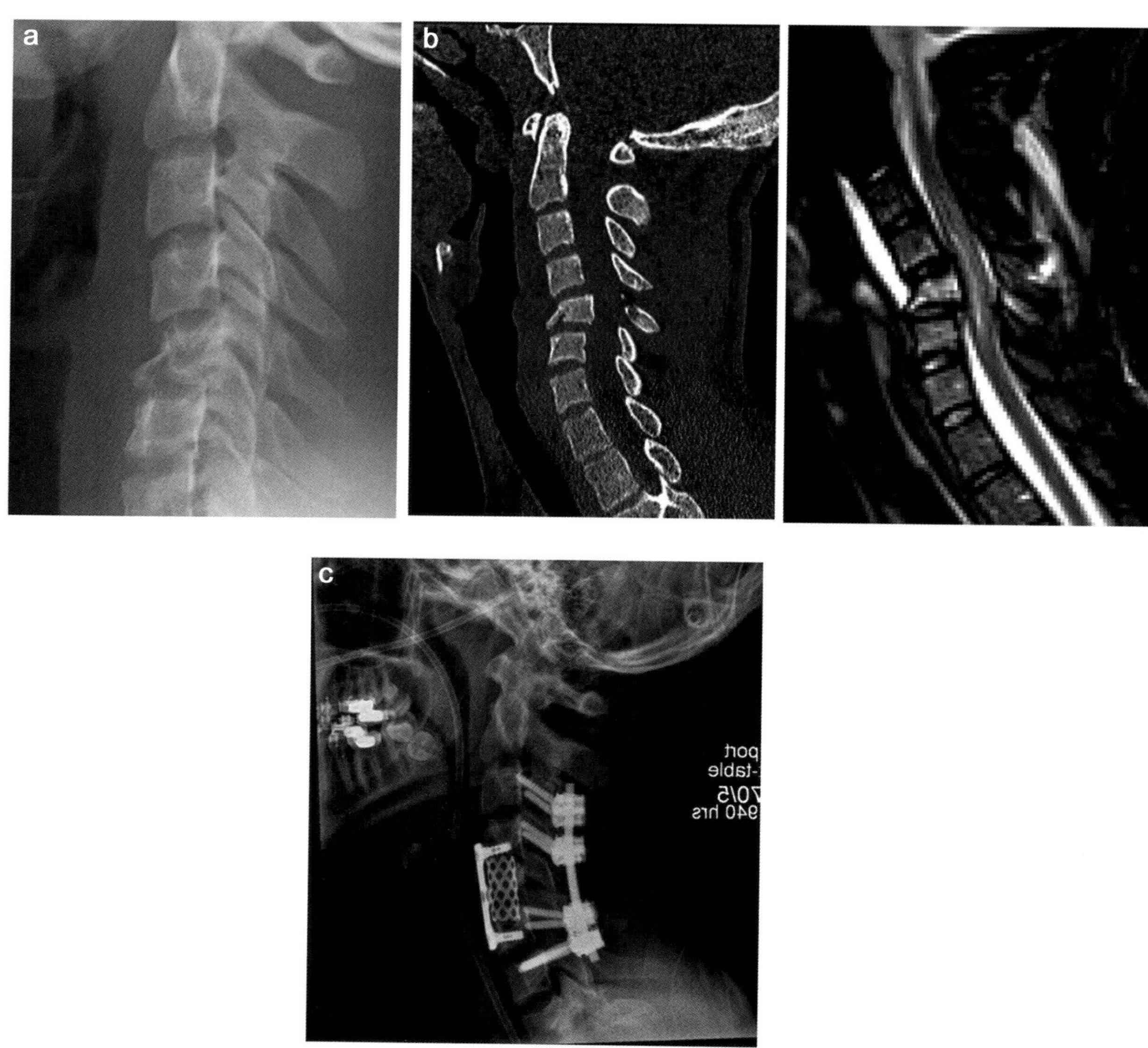

图12.5 一名14岁男孩，滑雪导致颈椎不稳定性屈曲性泪滴样损伤。（a）术前侧位X线检查。（b）CT和MRI示严重骨性损伤和脊髓损伤。（c）患者采用前后路联合360° 融合术治疗

发表的文章仅是缺少客观数据支持的专家意见。文献支持不同运动在增加风险方面需要分等级的理念[82]。Torg，Albright，Cantu和其他一些学者[83-91]已就决定接触类运动损伤能够重返赛场的问题制定了一些指南。Cantu[90]建议在返回比赛之前，运动员无论是处于休息、颈部活动范围内活动时还是轴向压迫时均应没有颈部压痛或痉挛，颈部或手臂疼痛，感觉异常或无力。Watkins[91]提出了一个评分系统用于量化患者的临床情况，并提供能否返回赛场的客观指标。研究人员根据神经损伤的程度，从受伤到治疗的时间以及中央椎管的狭窄程度3个方面进行评分。0~6分的患者在恢复比赛时受伤风险最小；6~10分代表中等风险；10~15分提示高风险。不幸的是，没有能否准许参加低风险运动的指南。大多数指南都没有根据“是否存在接触类运动”分类[92]。属于非接触性运动的高速赛车运动的运动员颈椎损伤的风险与接触类运动相似，使用Torg的标准评价可能

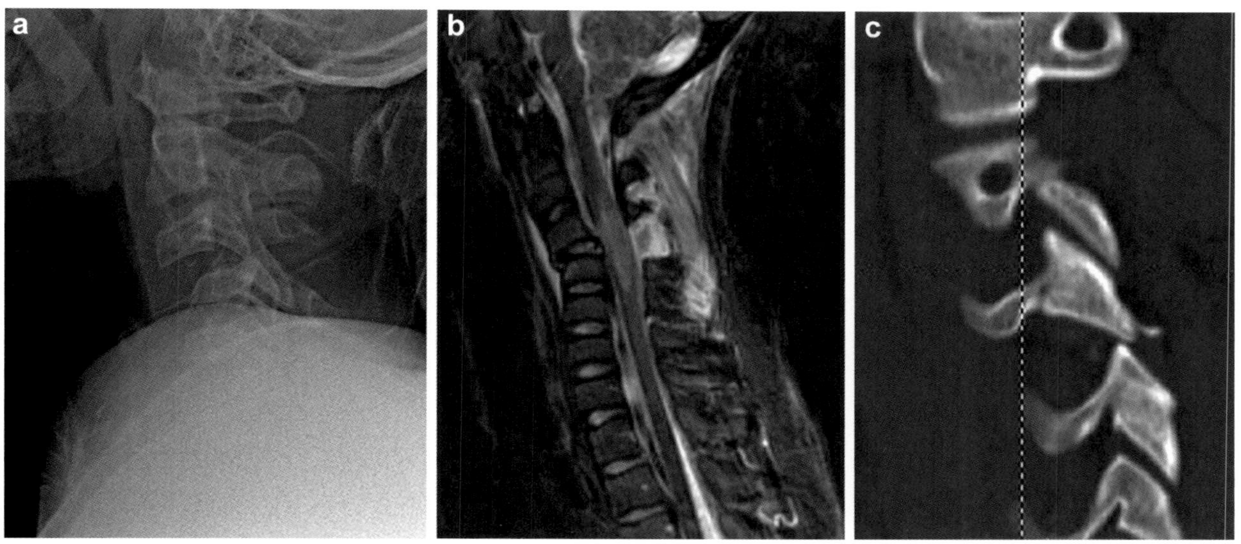

图12.6 （a）颈椎侧位X线片显示一名13岁男孩在打曲棍球时颈部受伤。注意小关节脱位。（b）MRI显示在小关节突和棘突间有显著的信号改变，合并C3-C4椎间盘损伤。（c）清醒状态下牵引复位脱位小关节后的CT扫描，注意小关节半脱位和关节不匹配

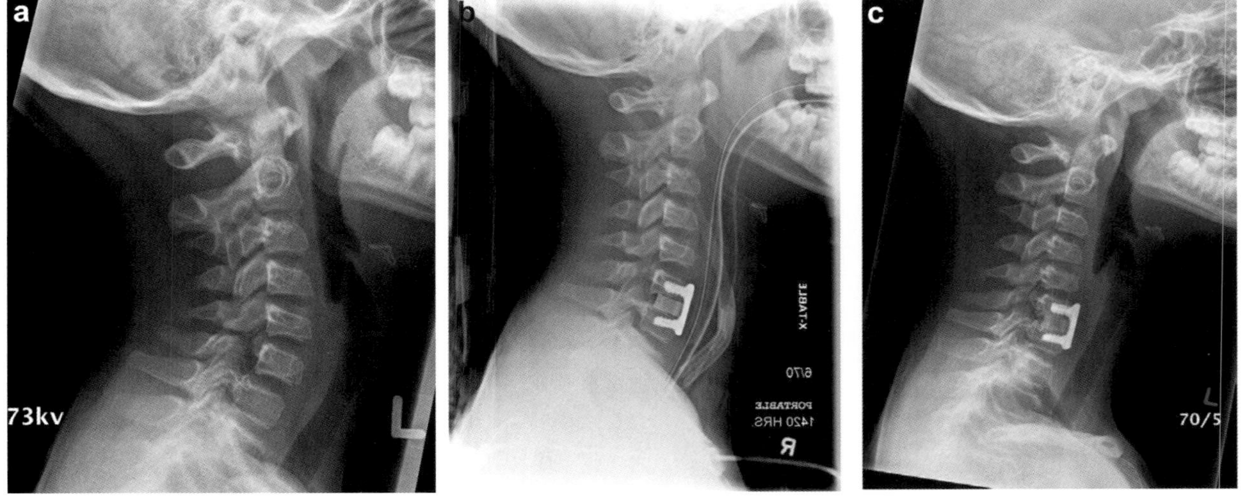

图12.7 （a，c）一名8岁男孩，C6峡部裂，橄榄球运动损伤后颈部疼痛，C6相对C7向前滑移。（a）X线上显示C6峡部裂，C6相对C7向前滑移。（b，c）ACDF治疗并在植骨后重返赛场

是恰当的[93]。

一些专家目前主张在前路颈椎间盘切除融合术（ACDF）后恢复至无症状的运动员可以重返有碰撞类动作的运动，见图12.7a~c [94，95]。虽然传统的建议是为保守治疗12周后失败的患者采用手术治疗，但许多研究者现在建议早期手术干预而不是非手术治疗。最近对NFL运动员进行的一项研究调查，比较了接受ACDF手术组和保守治疗组的橄榄球运动员的赛场表现[96]。手术组的运动员中有72%的人成功返回了赛场，而保守治疗组重返赛场的运动员则仅有46%[96]。目前尚不清楚NFL 球员中决定年轻运动员能否重返赛场的标准，而且这项研究是非随机性回顾性研究，没有评估是否合并颈椎管狭窄，也没有对两组病例的椎间盘病进行详细的分类或对严重程度进行分度。专业运动员更多地参与接触类运动，颈椎病

的严重程度比高中运动员更高。Morganti和他的同事[92]尝试了一项问卷调查研究，以评估可能在重返赛场决策中起作用的因素，如公布的指导方针、患者的运动类型、运动实践的年数、亚专业兴趣以及被调查者的运动角色。

研究者发现，关于允许运动员在颈椎受伤后重返赛场的决定，意见各不相同。在先前的颈椎损伤后，碰撞类和高速赛车类非接触性运动被认为存在更大的进一步损伤风险。

总结

运动员的颈椎损伤可能是灾难性的。对于经常伴随潜在颈椎不稳定性和软组织损伤的碰撞类和高速赛车类运动损伤，必须保持高度警惕。平片仍可用作评估不稳定性和骨损伤的首选筛查工具；然而，MRI在评估功能性狭窄方面越来越受欢迎，并且在存在神经症状或放射学不稳定的情况下应该检查MRI。尽管大多数与运动有关的颈椎损伤可以保守治疗，但是新内固定技术能够提供坚强固定和融合，在儿童和青少年中使用的也日益增多。

允许运动员重返赛场的决定对于医生、运动员和他或她的家人来说是很困难的。风险因素没有明确定义，并且风险收益比值根据医生和运动员的价值体系和偏见而不同。文献尚未对颈椎损伤后能否参与体育运动提供准确、客观的指导建议，大多数研究者建议在个体基础上做出决定。

参考文献

[1] Banerjee R, Palumbo MA, Fadale PD. Catastrophic cervical spine injuries in the collision sport athlete, part 1 epidemiology, functional anatomy, anddiagno- sis. Am J Sports Med.2004, 32(4):1077–1087.

[2] ClarkeKS.Epidemiologyofathleticneckinjury.Clin Sports Med. 1998, 17(1):83–97.

[3] Patel SA, Vaccaro AR, Rihn JA. Epidemiology of spinal injuries in sports. Oper Tech Sports Med. 2013, 21(3):146–151.

[4] Cirak B, Ziegfeld S, Knight VM, Chang D, Avellino AM, Paidas CN. Spinal injuries in children. J Pediatr Surg.2004, 39(4):607–612.

[5] Rihn JA, Anderson DT, Lamb K, Deluca PF, Bata A, Marchetto PA, et al. Cervical spine injuries in American football. Sports Med.2009, 39(9):697–708.

[6] Torg JS, Vegso JJ, O'Neill MJ, Sennett B. The epide- miologic, pathologic, biomechanical, and cinemato- graphic analysis of football-induced cervical spine trauma. Am J Sports Med.1990, 18(1):50–57.

[7] Schneider RC. Serious and fatal neurosurgical foot- ball injuries. Clin Neurosurg.1964, 12:226–236.

[8] Torg JS, Quendenfeld TC, Burstein A, Spealman A, Nichols C 3rd. National football head and neck injury registry: report on cervical quadriplegia, 1971 to 1975. Am J Sports Med.1979, 7(2):127–132.

[9] National Center for Catastrophic Sports Injury Research. Twentieth annual report: fall 1982 – spring 2002. Chapel Hill: University of North Carolina; 2003; Available at:www.unc.edu/depts/nccsi.

[10] Cantu RC, Meuller FO. Catastrophic spine injuries in American football, 1977–2001. Neurosurgery. 2003, 53:358–363.

[11] Shankar PR, Collins CL, Dick RW. Epidemiology of high school and collegiate football injuries inthe United States, 2005–2006. Am J Sports Med. 2007, 35:1295–1303.

[12] Tator CH, Edmonds VE. National survey of spi- nal injuries in hockey players. Can Med Assoc J. 1984, 130:875–880.

[13] BiascaN,WirthS,TengerY.Theavoidabilityof head and neck injuries in ice hockey: and historical review. Br J Sports Med. 2002, 36:410–427.

[14] BodenBP,LinW,YoungM,MuellerFO.Catastrophic injuries in wrestlers. Am J Sports Med. 2002, 30(6):791–795.

[15] Maroon JC, Bailes JE. Athletes with cervical spine injury. Spine.1996, 21(19):2294–2299.

[16] SchmittH,GernerHJ.Paralysisformsportanddiving accidents. Clin J Sport Med. 2001, 11:17–22.

[17] CooperMT,McGeeKM,AndersonDG.Epidemiology of athletic head and neck injuries. Clin Sports Med. 2003, 22(3):427–443.

[18] Morrow PL, McQuillen EN, Eaton LA Jr, Bernstein CJ. Downhill ski fatalities: the Vermont experience. J Trauma.1998, 28(1):95–100.

[19] Tarazi F, Dvorak MF, Wing PC. Spinal injuries in skiers and snowboarders. Am J Sports Med. 1999, 27(2):177–180.

[20] Yamakawa H, Murase S, Sakai H, Iwama T, Katada M, Niikawa S, et al. Spinal injuries in snowboarders: risk of jumping as an integral part of snowboarding. J Trauma.2001, 50(6):1101–1105.

[21] LevyAS,SmithRH.Neurologicinjuriesinskiersand snowboarders. Semin Neurol.2000, 20:233–245.

[22] Scher AT. Rugby injuries to the cervical spine and spinal cord: a 10 year review. Clin Sports Med. 1998, 17(1):195–206.

[23] Scher AT. Rugby spinal cord concussion in rugby players. Am J Sports Med.1991, 19(5):485–488.

[24] SwainMS,LystadRP,PollardH,BonelloR.Incidence and severity of neck injury in rugby union: a system- atic review. J Sci Med Sport.2011, 14(5):383–389.

[25] Wetzler MJ, Akpata T, Albert T, Foster TE, Levy AS. A retrospective study of cervical spine injuries in American rugby, 1970 to 1994. Am J Sports Med. 1996, 24(4):454–458.

[26] Kaufman RA, Carroll CD, Buncher CR. Atlantooccipital junction: standards for measure- ment in normal children. AJR. Am J Neuroradiol. 1987, 8(6):995–999.

[27] Hosalkar HS, Sankar WN, Wills BP,Goebel J, Dormans JP,Drummond DS. Congenital osseous anomalies of the upper cervical spine. J Bone Joint Surg Am.2008, 90(2):337–348.
[28] Harris JH Jr, Carson GC, Wagner LK,Kerr N. Radiologic diagnosis of traumatic occipitoverte- bral dissociation: II. Comparison of three methods of detecting occipitovertebral relationships on lateral radiographs of supine subjects. Am J Roentgenol. 1994, 162:887–892.
[29] Karol LA, Sheffield EG, Crawford K, Moody MK, Browne RH. Reproducibility in the measurement of atlanto-occipitalinstabil ityinchildrenwithdownsyn- drome. Spine (Phila Pa 1976).1996, 21(21):2463–2468.
[30] Bertozzi JC, Rojas CA, Martinez CR. Evaluation of the pediatric craniocervical junction on MDCT. AJR Am J Roentgenol. 2009, 192(1):26–31.
[31] Dziurzynski K, Anderson PA, Bean DB, Choi J, Leverson GE, Marin RL, et al. A blinded assessment of radiographic criteria for atlanto-occipital disloca- tion. Spine (Phila Pa 1976).2005, 30(12):1427–1432.
[32] Wang JC, Nuccion SL, Feighan JE, Cohen B, Dorey FJ, Scoles PV. Growth and development of the pedi- atric cervical spine documented radiographically. J Bone Joint Surg Am.2001, 83-A(8):1212–1218.
[33] Watanabe M, Toyama Y, Fujimura Y. Atlantoaxial instabilityino sodontoideumwithmyelopathy.Spine. 1996, 21(21):1435–1439.
[34] Greenberg AD. Atlanto-axial dislocation. Brain. 1968, 91:655–684.
[35] Roach JW, Duncan D, Wenger DR, Maravilla A, Maravilla K. Atlanto-axial instability and spinal cord compression in children: diagnosis by com- puterized tomography. J Bone Joint Surg Am. 1984, 66(5):708–714.
[36] Gupta V, Khandelwal N, Mathuria SN, Singh P, Pathak A, Suri S. Dynamic magnetic resonanceimag- ing evaluation of craniovertebral junction abnormali- ties. J Comput Assist Tomogr.2007, 31(3):354–359.
[37] KusterD,GibsonA,AbboudR,DrewT.Mechanisms in cervical spine injury in rugby union: a sys-tematic review of the literature. Br J Sports Med. 2012, 46(8):550–554.
[38] Nightingale RW, McElhaney JH, Richardson WJ, Myers BS. Dynamic responses of the head and cer- vical spine to axial impact loading. J Biomech. 1996, 29(3):307–318.
[39] Ivancic PC, Pearson AM, Tominaga Y, Simpson AK, Yue JJ, Panjabi MM. Mechanism of cervical spinal cord injury during bilateral facet dislocation. Spine. 2007, 32(22):2467–2473.
[40] Ivancic PC, Pearson AM, Tominaga Y, Simpson AK, Yue JJ, Panjabi MM. Biomechanics of cervical facet dislocation. Traffic Inj Prev.2008, 9(6):606–611.
[41] Panjabi MM, Simpson AK, Ivancic PC, Pearson AM, Tominaga Y, Yue JJ. Cervical facet joint kine- matics during bilateral facet dislocation. Eur Spine J. 2007, 16(10):1680–1688.
[42] Liu YK, Dai QG. The second stiffest axis of a beam- column: implications for cervical spine trauma. J Biomech Eng. 1989, 111:122–127.
[43] Nusholtz GS, Melvin JW, Huelke DF, Alem NM, Blank, JG. Response of the cervical spine to superior- inferior head impact. SAE Technical Paper 811005. 1981.https://doi.org/10.4271/811005.
[44] Pintar F, Yoganandan N, Voo L, Cusik J, Maiman D, Sances A. Dynamic characteristics of the human cervical spine. SAE Technical Paper 952722. 1995.https://doi.org/10.4271/952722.
[45] Hu J, Yang KH, Chou CC, King AI. A numerical investigation of factors affecting cervical spine inju- ries during rollover crashes. Spine (Phila Pa 1976). 2008, 33(23):2529–2535.
[46] Bohu Y, Julia M, Bagate C, Peyrin JC, Colonna JP, Thoreux P, et al. Declining incidence of catastrophic cervical spine injury in French rugby:1996–2006.Am J Sports Med. 2009, 37(2):319–323.
[47] Secin FP, Poggi EJ, Luzuriaga F, Laffaye HA. Disabling injuries of the cervical spine in Argentine rugby over the last 20 years. Br J Sports Med. 1999, 33(1):33–36.
[48] Shelly MJ, Butler JS, Timlin M, Walsh MG, Poynton AR, O'Byrne JM. Spinal injuries in Irish rugby: a ten-year review. J Bone Joint Surg Br. 2006, 88(6):771–775.
[49] Armour KS, Clatworthy BJ, Bean AR, Wells JE, Clarke AM. Spinal injuries in New Zealand rugby and rugby league – a twenty year survey. N Z Med J. 1997, 110(1057):462–465.
[50] DennisonCR,MacriEM,Cripton PA.Mechanismsof cervicalspin einjuryinrugbyunion:isitprematureto abandon hyperflexion as the main mechanism under- pinning injury? Br J Sports Med. 2014, 46(8):545–549.
[51] Jagannathan J, Dumont AS, Prevedello DM, Shaffrey CI, Jane JA Jr. Cervical spine injuries in pediatric athletes: mechanisms and management. Neurosurg Focus.2006, 21(4):1–5.
[52] WhiteAA,PanjabiMM.Clinicalbiomechanicsofthe spine. 2nd ed. Philadelphia: JB Lippincott; 1990.
[53] Weinberg J, Rokito S, Silber JS. Etiology, treatment, and prevention of athletic “stingers”. Clin Sports Med. 2003, 22(3):493–500.
[54] Mayer JE, Cho SK, Qureshi SA, et al. Cervical spine injury in athletes. Curr Orthop Pract. 2012, 23(3):181–187.
[55] Chao S, Pacella MJ, Torg JS. The pathomechanics, pathophysiology and prevention of cervical spinal cord and brachial plexus injuries in athletics. Sports Med. 2010, 40(1):59–75.
[56] Concannon L, Harrast M, Herring S. Radiating upper limb pain in the contact sport athlete: an update ontransient quadriparesis and stingers. Curr Sports Med Rep. 2012, 11(1):28–34.
[57] Torg JS. Cervical spine injuries and the return tofoot- ball. Sports Health. 2009, 1:376.
[58] Standert C, Herring S. Expert opinion and controver- sies in musculoskeletal and sports medicine: stingers. Arch Phys Med Rehabil.2009, 90:402–406.
[59] TorgJ,GuilleJT,JaffeS.Injuriestothecervicalspine in American football players. J Bone Joint Surg Am. 2002, 84:112–122.
[60] Torg JS, Corcora TA, Thibault LE, Pavlov H, Sennett BJ, Naranja RJ Jr, et al. Cervical cord neurapraxia: classification, pathomechanics, mor- bidity, and management guidelines. J Neurosurg. 1997, 87(6):843–850.
[61] Penning L. Some aspects of plain radiography of the cervical spine in chronic myelopathy. Neurology. 1962, 12:513–519.
[62] Torg JS, Pavlov H, Genuario SE, Sennett B, Wisneski RJ, Robie BH, et al. Neurapraxia of the cervical spi- nalcordwithtransient quadriplegia.JBoneJointSurg Am. 1986, 68(9):1354–1370.
[63] Clark AJ, August K, Sun PP. Cervical spinal steno- sis and sports-related cervical cord neuropraxia. Neurosurg Focus.2011, 31(5):E7.
[64] Davis G, Ugowke K, Roger EP, Benzel EC, Cantu RC, Rogers M, et al. Clinics in neurology and neu- rosurgery of sport: asymptomatic cervical canal ste- nosis and transient quadriparesis. Br J Sports Med. 2009, 43(14):1154–1158.
[65] Bailes JE. Experience with cervical stenosis and temporary paralysis in athletes. J Neurosurg Spine. 2005, 2(1):11–16.
[66] EngleCA,KangJD,LauermanWC.Cervicalstenosis in the athlete. Oper Tech Orthop.1995, 5(3):218–222.
[67] Herzog RJ, Wiens JJ, Dillingam MF, Sontag MJ. Normal cervical spine morphometry and cervical spinal stenosis in asymptomatic professional football players:plainfilmradiograp hy,multiplanarcomputed tomography, and magnetic resonance imaging. Spine (Phila Pa 1976). 1991, 16(6Suppl):S178–186.
[68] Castro FP Jr. Stingers, cervical cord neuropraxia, and stenosis. Clin Sports Med. 2003, 22:483–492.
[69]. OdorJM,WatkinsRG,DillinWH,DennisS,Saberi M. Incidence of cervical spinal stenosis in profes- sional and rookie football players. Am J Sports Med. 1990, 18(5):507–509.
[70] Mintz DN. Magnetic resonance imaging of sports injuries to the

cervical spine. Semin Musculoskelet Radiol. 2004, 8(1):99–110.

[71] Miyanji F, Furlan J, Aarabi B, Fehlings MG. Correlation of MR findings with neurological outcome in patients with acute cervical traumatic spi- nalcordinjury:ap rospectivestudyin103consecutive patients. Radiology.2007, 243(3):820–827.

[72] Gray BL, Buchowski JM, Bumpass DB, Lehman RA Jr, Mall NA, Matava MJ. Disc herniations in the National Football League. Spine (Phila Pa 1976). 2013, 38(22):1934–1938.

[73] SherpingSC.Cervicaldiscdiseaseintheathlete.Clin Sports Med. 2002, 21(1):37–47.

[74] Triantafillou KM, Lauerman W, Kalantar SB. Degenerative disease of the cervical spine and its relationship to athletes. Clin Sports Med. 2012, 31(3):509–520.

[75] Powell MC, Wilson M, Szypryt P, Symonds EM, WorthingtonBS.Prevalenceoflumbardiscdegenera- tion observed by magnetic resonance in symptomless women. Lancet.1986, 2(8520):1366–1367.

[76] Miller JA, Schmatz C, Schultz AB. Lumbar disc degeneration: correlation with age, sex, and spine level in 600 autopsy specimens. Spine (Phila Pa1976). 1988, 13:173–178.

[77] Tertti MO, Salminen JJ, Paajanen HE, Terho PH, Kormano MJ. Low-back pain and disk degenera- tion in children: a case-control MR imaging study. Radiology.1991, 180(2):503–507.

[78] Bono C, Ghiselli G, Gilbert TJ, Kreiner DS, Reitman C, Summers JT, et al. An evidence-based guide- line for the diagnosis and treatment of cervical radiculopathy from degenerative disorders. Spine J. 2011, 11(1):64–72.

[79] Greaves LL, VanToen C, Melnyk A, Koenig L, Zhu Q, Tredwell S, et al. Pediatric and adult three- dimensional cervical spine kinematics: effect of age and sex through overall motion. Spine (Phila Pa 1976). 2009, 34(16):1650–1657.

[80] PangD,SunPP.Pediatricvertebralcolumnandspinal cord injuries. In: Winn HR, editor. Youmans neuro- logical surgery. 5th ed. Philadelphia: WB Saunders; 2004. p. 3515–3557.

[81] Ware ML, Gupta N, Sun PP, et al. Clinical biome- chanics of the pediatric craniocervical junction and subaxial spine. In: Brockmeyer DL, editor. Advanced pediatric craniocervical surgery. New York: Thieme; 2005. p. 27–42.

[82] Torg JS. Epidemiology, pathomechanics, and preven- tion of athletic injuries to the cervical spine. Med Sci Sports Exerc.1985, 17:295–303.

[83] Albright JP, McCauley E, Martin RK, Crowley ET, Foster DT. Head and neck injuries in college foot- ball: an eight-year analysis. Am J Sports Med. 1985, 13(3):147–152.

[84] Kraft D. Thorough return-to-play examinations are necessary. Pediatr Ann.2003, 32(11):739–743.

[85] Jeyamohan S, Harrop JS, Vaccaro A, Sharan AD. Athletes returning to play after cervical spine or neurobrachial injury. Curr Rev Musculoskelet Med. 2008, 1(3–4):175–179.

[86] Bailes JE, Hadley MN, Quigley MR, Sonntag VK, Cerullo LJ. Management of athletic injuries ofthe cervical spine and spinal cord. Neurosurgery. 1991, 29(4):491–497.

[87] Clarke K. Calculated risk of sports fatalities. JAMA. 1966, 197:172–174.

[88] Torg JS, Glasgow SG. Criteria for return to contact activitiesfoll owingcervicalspineinjury.ClinJSports Med. 1991, 1:12–26.

[89] Brigham CD, Capo J. Cervical spinal cord contusion in professional athletes: a case series with impli- cations for return to play. Spine (Phila Pa 1976). 2013, 38(4):315–323.

[90] Cantu R. Functional cervical spinal stenosis: acontra- indication to participation in contact sports. Med Sci Sports Exerc.1993, 25:316–317.

[91] Watkins R. Neck injuries in football players. Clin Sports Med. 1986, 4:215–246.

[92] Morganti C, Sweeney CA, Albanese SA, Burak C, Hosea T,Connolly PJ. Return to play after cervical spine injury. Spine (Phila Pa 1976). 2001, 26(10):1131–1136.

[93] Dailey A, Harrop JS, France JC. High-energy contact sports and cervical spine neuropraxia injuries: what arethecrite riaforreturntoparticipation?Spine(Phila Pa 1976). 2010, 35(Suppl21):S193–201.

[94] Andrews J, Jones A, Davies PR, Howes J,Ahuja S. Is return to professional rugby union likely after ante- rior cervical spinal surgery? J Bone Joint Surg Br. 2008, 90(5):619–621.

[95] KumanoK,UmeyamaT. Cervicaldiskinjuriesinath- letes. Arch Orthop Trauma Surg.1986, 105(4):223–226.

[96] Hsu W. Outcomes following nonoperative and opera- tivetre atmentforcervicaldischerniationsinNational Football League athletes. Spine (Phila Pa 1976). 2011, 36(10):800–805.

第三部分：

儿童颈椎疾病的药物和外科治疗

儿童颈椎疾病的药物和康复治疗

13

Katrina M. Lesher

先天性斜颈

先天性肌性斜颈(CMT)是指受累侧胸锁乳突肌(SCM)缩短，导致头部向同侧倾斜，面部和下颏向对侧旋转。这只是一个症状描述，而不是一个具体的诊断。Torticollis一词来源于拉丁词，意思是扭曲的（Tortus）和颈部的（Collum）。可以根据头部和颈部的最终位置进一步分类和描述它。最常见的斜颈是由一侧胸锁乳突肌肌肉缩短导致的头部旋转和弯曲[1-3]。胸锁乳突肌起源于胸骨柄和锁骨内侧1/3，向上和向后延伸到颞骨乳突和枕骨颈上线的交叉处。它受同侧副神经支配，血管供应来自枕动脉和甲状腺上动脉。一侧胸锁乳突肌的收缩将头部旋转向对侧，同时使颈部向外弯曲到同侧。胸锁乳突肌和斜角肌还作为呼吸辅助肌群。婴儿在子宫中发育异常导致胸锁乳突肌缩短是先天性斜颈的最常见原因。大多数患者病症在婴儿期早期出现，在进行初级保健筛查时被发现，然后被建议转诊至相关专科医生处进行诊断和治疗。

最重要的是要判断潜在的颅颈椎异常或眼部异常，如斜视或先天性眼球震颤，这可能是导致头部位置异常的原因。其他非肌肉原因包括胃食管反流引起的Sandifer综合征、神经轴异常和良性阵发性斜颈(在本章后面讨论)。如临床检查发现眼球位置异常、面部不对称、上肢不对称或体格检查时出现其他异常，应进行影像学检查[4]。在先天性斜颈患儿中，超声是首选的影像学检查方式。超声检查的典型表现是胸锁乳突肌肥大与质地不均[5]。最近的研究讨论了在常规超声检查基础上增加超声弹性成像诊断先天性肌性斜颈，并预测治疗结果[6-9]。对于单纯先天性肌性斜颈，通过保守治疗及物理治疗，多数患者的颈部活动度得到了明显改善[10]。

诊断需要详细的病史和体格检查。临床表现包括单侧肌肉纤维化、颈椎活动范围受限、头向短缩侧倾斜。次要表现可能包括位置性斜头畸形或平头畸形，其原因是婴儿头部总是被置于同一位置和方向。通过头颅对称的测量，包括用耳朵的位置、面部的不对称、3D激光扫描来评估病

K.M. Lesher (*)
Children's Hospital of the Kings Daughters,
Norfolk, VA, USA
e-mail: katrina.lesher@chkd.org

J.H. Phillips et al. (eds.), *The Management of Disorders of the Child's Cervical Spine*,
https://doi.org/10.1007/978-1-4939-7491-7_13

情的严重程度。颅骨成型头盔适用于中度至重度颅骨骨缝没有闭合的单纯性位置性斜头畸形[11]。经统计，在先天性斜颈患者中，有15%的病例可能存在髋关节发育不良[12, 13]。因此在诊疗过程中，有必要对患者髋关节进行必要的体格检查以及影像学检查。

斜颈只是一种对症状或体征的描述，并不代表一种诊断。如果斜颈持续存在或与其他症状有关，应该寻找原因[5]。一旦确诊，治疗性伸展运动和适当的姿势是主要的治疗手段。大多数患者使用保守治疗后症状得以缓解。2013年发表的基于循证医学的斜颈患者临床实践指南，可指导先天性肌斜颈患者[14]就诊、筛查、检查与评价、预后、补充干预、咨询、出院及随访。康复治疗师应当对患儿的监护人进行正确的指导，帮助他们掌握正确的伸展运动和姿势，以确保在家进行治疗。正确的姿势以及适当有效的拉伸运动锻炼是治疗该病的关键。不幸的是，患儿在家中自主康复的依从性往往较差[15]。

监护人应被告知，进行伸展运动的最佳位置是在一个稳定的、具有支撑性的平面，比如可调高度的桌面或铺有地毯的地板上。儿童应仰卧进行颈椎侧弯和旋转伸展。对于左侧胸锁乳突肌短缩，监护人应该用右手按住孩子的左肩，将左手放在孩子头部右侧的上方。然后他们可以慢慢地将孩子的右耳弯向右肩(图13.1)。保持这个姿势15s，重复3遍，每天做3次。对于右侧斜颈，则可采用相反的方式(图13.2)。

左侧斜颈的下一个伸展动作是将看护人的右手放在孩子的左肩上。然后他们应该用左手托住孩子的头，慢慢地将孩子的鼻子转向对侧(图13.3)。保持这个姿势15s，重复3遍，每天做3次。为了在伸展过程中利用重力，让孩子侧卧或俯卧是非常重要的。应指导父母将孩子所有视觉上感兴趣的东西放置在同侧，以鼓励孩子旋转回到缩短的一侧(图13.4)。这常常让家长们感到困

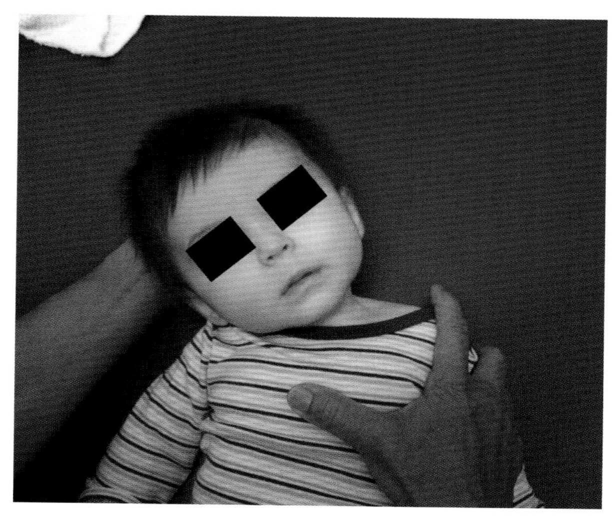

图13.1 左侧斜颈向右伸展

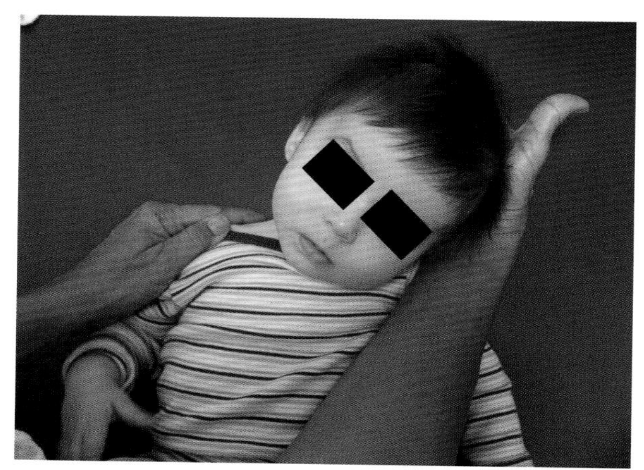

图13.2 右侧斜颈向左伸展

惑，因为他们认为缩短的肌肉是患儿头部转向的那一侧，而实际上是紧绷的另一侧。可以提供额外的指示，使看护人以前臂支撑的侧卧姿势抱着孩子(图13.5)。对于不复杂的先天性斜颈，保守治疗应始终是初步的治疗方案。多种伸展运动和调整姿势技术可以用以补充，包括悬吊运动，按摩，佩戴颈部矫形器如TOT颈托[16]。TOT颈托类姿势矫形器可以帮助减少婴儿头部异常姿势的频率，但对父母来说，正确地使用它们可能会有困难。随着孩子们年龄的增长和身体逐渐强壮，他们能够把项圈拉下来，这可能会导致治疗效果不佳。应向正在考虑先天性斜颈替代疗法的家长提供教育和咨询，包括脊椎按摩疗法。颈椎手法治

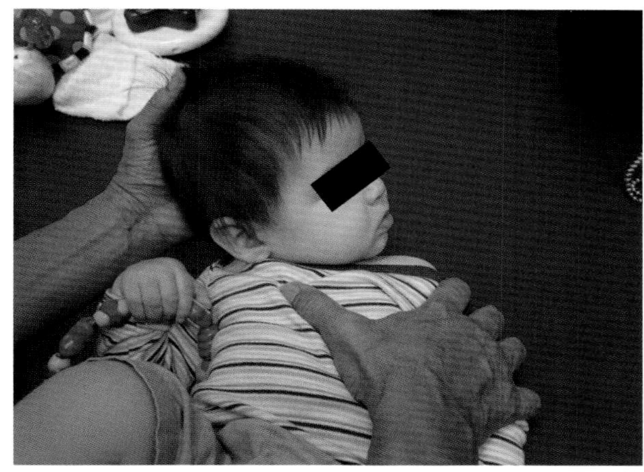
图13.3　颈椎向左旋转

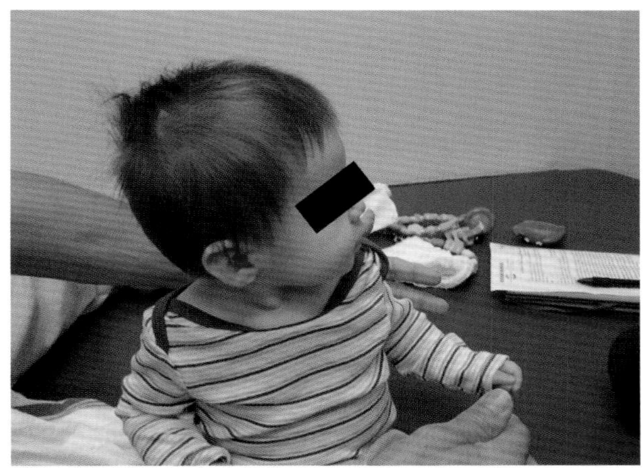
图13.4　主动调整姿势

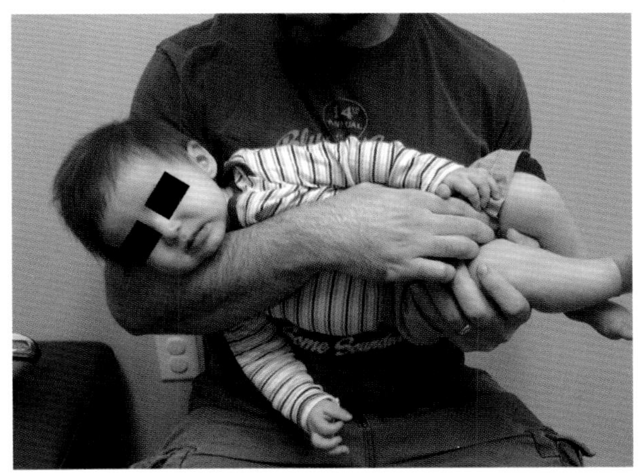
图13.5　右侧斜颈托位

疗在婴幼儿先天性斜颈[17]的治疗中没有作用。

只有在保守治疗方案失败后，才应考虑有创治疗方案，包括局部肉毒杆菌毒素注射，或考虑手术松解肌肉。局部肉毒杆菌毒素注射可促进痉挛性胸锁乳突肌松弛，并可改善持续受限的颈部屈伸活动范围(ROM)。肉毒杆菌毒素通过阻断突触前神经末梢乙酰胆碱的释放来缓解胸锁乳突肌痉挛。注射的风险和益处应告知患者的监护人，签署知情同意书后，可在门诊临床环境下进行注射。儿童应仰卧，四肢紧贴身体，用包布包裹。训练有素的医务人员(而不是监护人)可以帮助抱持和固定儿童头部，以获得最佳效果，并降低风险。第一针的注射位置在胸锁乳突肌的远端，第二针注射于锁骨上窝胸锁乳突肌锁骨头的起点近端。如果孩子表现出肩高不对称的迹象，在同侧斜方肌额外注射通常是有益的。在注射过程中不断回抽是十分重要的。在注射过程中必须小心，尽量减少儿童的活动，确保适当地将毒素注入目标肌肉，同时避免损伤颈动脉和颈静脉等。血管内注射肉毒杆菌毒素可引起全身反应，包括呼吸抑制和潜在的瘫痪。一般来说注射只会有轻微的不适和一般较高的耐受性。注射后除了监测伤口或感染的迹象，没有特别的护理需要。肌肉定位不需要超声或肌电图引导，直视下进行肌肉的解剖定位就足够了。肉毒素在3~5天内开始起作用，在1个月达到高峰，并继续发挥作用3~4个月。在此期间需要进行康复治疗，包括颈部伸展和颈部适当的姿势，以最大限度地发挥毒素的作用。患者可以在1~2周后再次复诊进行注射，并于1月后检查药物注射效果。注射次数不应超过每4个月1次。一般来说，1~2次注射将对颈部活动性提供显著的改善，无明显改善的患者需考虑手术治疗。

如果患者在适当保守治疗和注射肉毒杆菌毒素后，仍然有颈部活动限制，可以考虑手术治疗。只有在患者保守治疗失败后，才应考虑手术干预。对于不能通过康复治疗改善的儿童，在进行手术松解胸锁乳突肌之前，必须排除枕骨髁和上颈椎的先天性畸形[18-20]。

如果不加治疗，先天性肌性斜颈可导致持续性斜头畸形和进行性面部不对称，这些儿童可能有日后出现神经发育问题的风险[21-23]。早发现早治疗可以明显提高治愈率。早期颈椎活动度是患儿康复效果的重要预后因素[24]。区分肌性斜颈和非肌性斜颈很重要。先天性肌性斜颈往往是良性的，漏诊非肌性斜颈可能影响患儿的一生[25]。

获得性斜颈

斜颈或在出生数周后出现的颈部位置异常(非先天性)都需要评估和检查潜在的病因。获得性斜颈可继发于创伤、感染或肿瘤[26-30]。它可能是由于潜在的先天性骨畸形(Klippel-Feil综合征)、胃食管反流(Sandifer综合征)、半面肌短小、动眼神经麻痹和脊髓空洞症。其他原因包括脑膜炎、上呼吸道感染、中耳炎、乳突炎(贝氏脓肿)、颈腺炎、咽后脓肿、中枢神经系统或骨肿瘤、脊椎骨髓炎和硬膜外脓肿。

良性阵发性婴儿斜颈(Benign Paroxysmal Torticollis of Infancy, BPTI)是继发于颈部肌张力障碍、以反复发作的头部倾斜为特点的疾病。症状出现在出生3个月左右，呈间歇性发作，可持续几分钟到几周。较短的发作可伴有呕吐、面色苍白和共济失调，可在数小时或数天内迅速消失。发作开始于1岁以内的婴儿，并在5岁时自行消退[31]。

外伤后斜颈可由肌肉痉挛、椎体单侧小关节脱位(UID)和枕髁骨折引起。在较小的婴儿中，颈部纤维瘤病是获得性斜颈的一个相对罕见的原因。

颈部纤维瘤病(Fibromatosis Colli, FC)是一种少见的涉及胸锁乳突肌的纤维瘤病，可导致SCM肌弥漫性增大[32, 33]。它也被称为胸锁乳突肌的假性肿瘤。虽然确切的病因尚不清楚，但很可能是由于分娩时的创伤所致，在难产后需要使用产钳分娩时也可导致。婴儿出生时通常表现正常，但出生2~3周时头部位置异常。许多父母注意到婴儿出生大约2周后，一侧颈部出现了肿胀。超声表现为单侧肌肉受累，呈梭形增厚即可诊断。颈部淋巴结没有特异性改变，也没有血管侵犯或骨侵犯，颈部无肿块。实时超声显示肿块与胸锁乳突肌同步运动。FC是一种自限条件，通常在4~8个月内自行痊愈[33]。因此，准确诊断颈部纤维瘤病是很重要的，这样可以避免误诊误治，并尽早开始保守治疗。

对于获得性斜颈，在获得完整的病史和检查后，应将影像学作为重要的筛查工具。对于外伤引起的获得性斜颈，X线检查(侧位和正位)应是首选影像学方式。对于年龄较大的儿童创伤后或获得性斜颈，需要对颈或颈椎进行CT检查，以评估骨折或脱位。如果CT呈阳性，考虑进一步的MRI/MRA检查以评估相关脊髓、韧带或动脉损伤。在非创伤性获得性斜颈中，颈或颈椎CT是最基本的影像学检查。如果没有外伤史，CT为阴性，则进行脑部和脊髓MRI检查以排除潜在的中枢神经系统引起的功能障碍。获得性斜颈的治疗重点在于发现病因并进行处理。

软组织损伤

儿童颈椎有软组织损伤的风险，这是由多种因素造成的，儿童也可发生颈部肌肉拉伤和扭伤，但发生比例低于成年人。低于8岁的儿童更容易发生单纯的韧带损伤而不易发生骨折，容易累及枕寰枢椎复合体，下颈椎软组织损伤报道较少。与肩部和躯干相比，8岁以下儿童的头部相对较大，并且上颈椎活动度大，这导致了其屈曲支点较高[34]。颈部软组织损伤很难被识别，尤其是在年龄较小的、难以用语言表达的儿童中。

交通事故是最常见的损伤原因，运动损伤在

年龄较大的儿童中比在年龄较小的儿童中更为常见。这些软组织损伤一般包括肌肉拉伤或韧带扭伤。韧带扭伤通常是由颈部突然屈曲或伸展引起的。症状通常包括颈部疼痛和肌肉痉挛，可导致活动范围减小。较小的孩子可能会表现出易怒的情绪，头部倾斜，以及肌肉的压痛等症状。任何神经体征，包括麻木、刺痛或无力，都应全面评估。较严重软组织损伤或颈脊髓损伤的处理不在本章范围之内。

对于影像学阴性且无神经症状的患者，保守治疗的措施包括热敷、按摩和伸展运动，指导看护者避免制动。急性期，可使用冷敷或冰敷15~20min，每日4次，持续2~3天，然后改用热敷。急性期止痛可使用非甾体抗炎药，在严重的情况下，可短期使用肌肉松弛剂，一般使用时间不超过2周。门诊物理治疗可以进行活动度训练，如伸展运动和肌力增强锻炼，包括按摩、热敷和牵引在内的治疗方式都可以采用。只有在患儿没有疼痛的情况下，才能进行肌力增强锻炼。治疗性运动和康复的目的是缓解肌肉痉挛和加强颈椎稳定性，以防止再次受伤。

总结

先天性斜颈和颈部软组织损伤的保守治疗包括物理治疗和药物治疗。必须对颈痛患儿进行全面的评估，以确保没有遗漏的先天性疾病或其他原因。症状通常会得到缓解，而持续的症状则表明需要更深入的检查。

参考文献

[1] Greene WB. Essentials of musculoskeletal care. 2nd ed. Rosement IL: American Academy of Orthopedic Surgeons; 2001, p.719–721.

[2] TomczakKK,Rosman NP.Torticollis.JChildNeurol. 2013, 28:365.

[3] Christensen C, Landsettle A, Antoszewski S, Ballard BB, Carey H, Pax LL. Conservative management of congenital muscular torticollis: an evidence- based algorithm and preliminary treatment param- eter recommendations. Phys Occup Ther Pediatr. 2013, 33(4):453–466.

[4] Herman MJ. Torticollis in infants and children: common and unusual causes. Instr Course Lect. 2006, 55:647–653.

[5] HaqueS,BilalShafiBB,KaleemM.Imagingoftorti- collis in children. Radiographics.2012, 32(2):557–571.

[6] Lee SY, Park HJ, Choi YJ, Choi SH, Kook SH, Rho MH, et al. Value of adding sonoelastography to con- ventional ultrasound in patients with congenital mus- culartorticollis.PediatrRadiol.2013, 43(12):1566–1572.

[7] Kraus R, Han BK, Babcock DS, Oestreich AE. Sonography of neck masses in children. AJR Am J Roentgenol. 1986, 146:609–613.

[8] Han JD, Kim SH, Lee SJ, Park MC, Yim SY. The thickness of the sternocleidomastoid muscle as a prognostic factor for congenital muscular torticollis. Ann Rehabil Med. 2011, 35(3):361–368.

[9] Kwon DR, Park GY. Diagnostic value of real-time sonoelastography in congenital muscular torticollis. J Ultrasound Med. 2012, 31(5):721–727.

[10] Das BK, Matin A, Hassan GZ, Hossain MZ, Zaman MA.Congenital muscular torticollis:experienceof 14 cases. Mymensingh Med J. 2010, 19(4):555–560.

[11] Couture DE, Crantford JC, Somasundaram A, Sanger C,ArgentaAE,DavidLR.Efficacy of passive helmet therapy for deformational plagiocephaly: report of 1050 cases. Neurosurg Focus.2013, 35(4):E4.

[12] Park HK, Kang EY, Lee SH, Kim KM, Jung AY, Nam DH. The utility of ultrasonography for the diagnosis of developmental dysplasia of hip joint in congenital muscular torticollis. Ann Rehabil Med. 2013, 37(1):26–32.

[13] Kim SN, Shin YB, Kim W, Suh H, Son HK, Cha YS, etal. Screening for the coexistence of congenital mus- cular torticollis and developmental dysplasia of hip. Ann Rehabil Med. 2011, 35(4):485–490.

[14] Kaplan SL, Coulter C, Fetters L. Physical ther- apy management of congenital muscular torticol- lis: an evidence-based clinical practice guideline: from the section on pediatrics of the American Physical Therapy Association. Pediatr Phys Ther. 2013, 25(4):348–394.

[15] Rabino SR, Peretz SR, Kastel-Deutch T, Tirosh E.Factors affecting parental adherence to an interven- tion program for congenital torticollis. Pediatr Phys Ther.2013;25(3):298–303.

[16] Öhman AM. The immediate effect of kinesiology taping on muscular imbalance for infants with congen- ital muscular torticollis. PM & R. 2012, 4(7):504–508.

[17] Vaughn DW, Kenyon LK, Sobeck CM, Smith RE. Spinal manual therapy interventions for pediat- ric patients: a systematic review. J Man Manip Ther. 2012, 20(3):153–159.

[18] Patwardhan S,Shyam AK,Sancheti P,Arora P,Nagda T, Naik P. Adult presentation of congenital muscular torticollis: a series of 12 patients treated with a bipo- lar release of sternocleidomastoid and Z-lengthening. J Bone Joint Surg Br.2011, 93(6):828–832.

[19] Lee TG, Rah DK, Kim YO. Endoscopic-assisted sur- gical correction for congenital muscular torticollis. J Craniofac Surg.2012, 23(6):1832–1834.

[20] Ta JH, Krishnan M. Management of congenital mus- cular torticollis in a child:a case report and review.Int J Pediatr Otorhinolaryngol. 2012, 76(11):1543–1546.

[21] SchertzM,ZukL,GreenD.Long-termneurodevelop- mental follow-up of children with congenital muscu- lar torticollis. J Child Neurol. 2013, 28(10):1215–1221.

[22] Ohman A, Beckung E. Children who had congenital

torticollis as infants are not at higher risk for a delay in motor development at preschool age. PM&R. 2013, 5(10):850–855.
[23] SeoSJ,YimSY,LeeIJ,HanDH,KimCS,LimH,etal. Is craniofacial asymmetry progressive in untreated congenital muscular torticollis? Plast Reconstr Surg. 2013, 132(2):407–413.
[24] Lee JY, Koh SE, Lee IS, Jung H, Lee J, Kang JI, etal. The cervical range of motion as a factor affecting out- come in patients with congenital muscular torticollis. Ann Rehabil Med. 2013, 37(2):183–190.
[25] Do TT. Congenital muscular torticollis: current concepts and review of treatment. Curr Opin Pediatr. 2006, 18(1):26–29.
[26] Ballock RT, Song KM. The prevalence of nonmuscu- lar causes of torticollis in children. J Pediatr Orthop. 1996, 16:500–504.
[27] Harries PG. Retropharyngeal abscess and acute torti- collis. J Laryngol Otol. 1997, 111:1183.
[28] Visudhiphan P, Chiemchanya S, Somburanasin R, Dheandhanoo D. Torticollis as the presenting sign in cervical spine infection and tumor. Clin Pediatr. 1982, 21:71.
[29] Craig FW, Schunk JE. Retropharyngeal abscess in children: clinical presentation, utility of imaging, and current management. Pediatrics. 2003, 111:1394.
[30] Mutsaers P, Fick M, Plötz FB. Acquired torticollis as the only initially presenting symptom in a child with a brainstem glioma. Eur J Pediatr.2007, 166:1075.
[31] Giffin NJ, Benton S, Goadsby PJ. Benign paroxys- mal torticollis of infancy: four new cases and link- age to CACNA1A mutation. Dev Med Child Neurol. 2002, 44(7):490–493.
[32] Crawford SC, Harnsberger HR, Johnson L, Aoki JR, Alley J. Fibromatosis colli of infancy: CT and sonographic findings. AJR Am J Roentgenol. 1988, 151:1181–1183.
[33] Lowry KC, Estroff JA, Rahbar R. The presentation and management of fibromatosis colli. Ear Nose Throat J. 2010, 89(9):E4–8.
[34] MortazaviM,GorePA,ChangS,TubbsRS,Theodore N. Pediatric cervical spine injuries: a comprehensive review. Childs Nerv Syst. 2011, 27(5):705–717.

儿童颈椎外科入路

14

Haemish A. Crawford，William Warner

前路

儿童颈椎前路用于治疗感染，先天性畸形和肿瘤，以及脊柱稳定。这些病症可能伴有神经损害，可以从前路减压受损的脊髓。不同类型的前路入路可以显露不同的颈椎水平，显露可分为3个范围：①颅底（斜坡）、寰椎和齿状突。②C3~C7。③C7和T1。

上颈椎的入路（C1–C2）

上颈椎前路（C1–C2）包括外侧咽后入路，经口入路，经口联合分离舌和下颌骨入路。通常优选咽后入路，因为经口入路增加伤口并发症和感染的发生率。

有报道用内镜从前方切除齿状突。内镜可经鼻、经口、经颈前路到达C1前弓和齿状突（图14.1a~c）[1–4]。

Fang和Ong描述了显露C1前弓和齿状突的经口入路[5]。这种入路可最直接地显露斜坡、C1前弓和C2椎体的病变。这种入路宽度不应超过C1–C2侧块关节的外缘，以避免损伤椎动脉。

由于这种入路增加感染风险，可根据术前鼻咽培养给予预防性抗生素。使用不塌陷的插管进行气管内插管，如果预期进行广泛的显露，应行气管切开术。通过触诊识别椎体，并使用嘴塞来挡开舌头。

局部的解剖标志有C1前弓中线的前结节，C2、C3椎间盘的隆起。通过咽后中线的纵向切口，软腭可以在中线切开，这样可减少牵拉引起的麻痹，或者将软腭自身反折牵开。

沿中线向深处显露至骨面，两侧软组织可分离至枢椎侧块外缘。超出外缘的分离可能损伤椎动脉。软组织瓣可以用长的缝线牵开（图14.2a，b）。手术完成后，灌洗伤口并用可吸收缝线间断松散缝合。由于这种入路术后感染的风险高，建议手术后至少连续3天使用抗生素。

Spetzer等[6，7]建议使用自留式McGarver三环牵开器，使嘴唇和牙龈分开，舌头和气管插管向尾端牵开。两个小的红色橡胶导管通过鼻孔插入口咽并缝合到悬雍垂。牵拉两个橡胶导管，将悬

H.A. Crawford, FRACS
Starship Children's Hospital, Auckland, New Zealand
W.Warner, MD (*)
LeBonheur Children's Hospital, University of Tennessee/Campbell Clinic, Germantown, TN, USA
e-mail: wwarner@campbellclinic.com

J.H. Phillips et al. (eds.), *The Management of Disorders of the Child's Cervical Spine*,
https://doi.org/10.1007/978-1-4939-7491-7_14

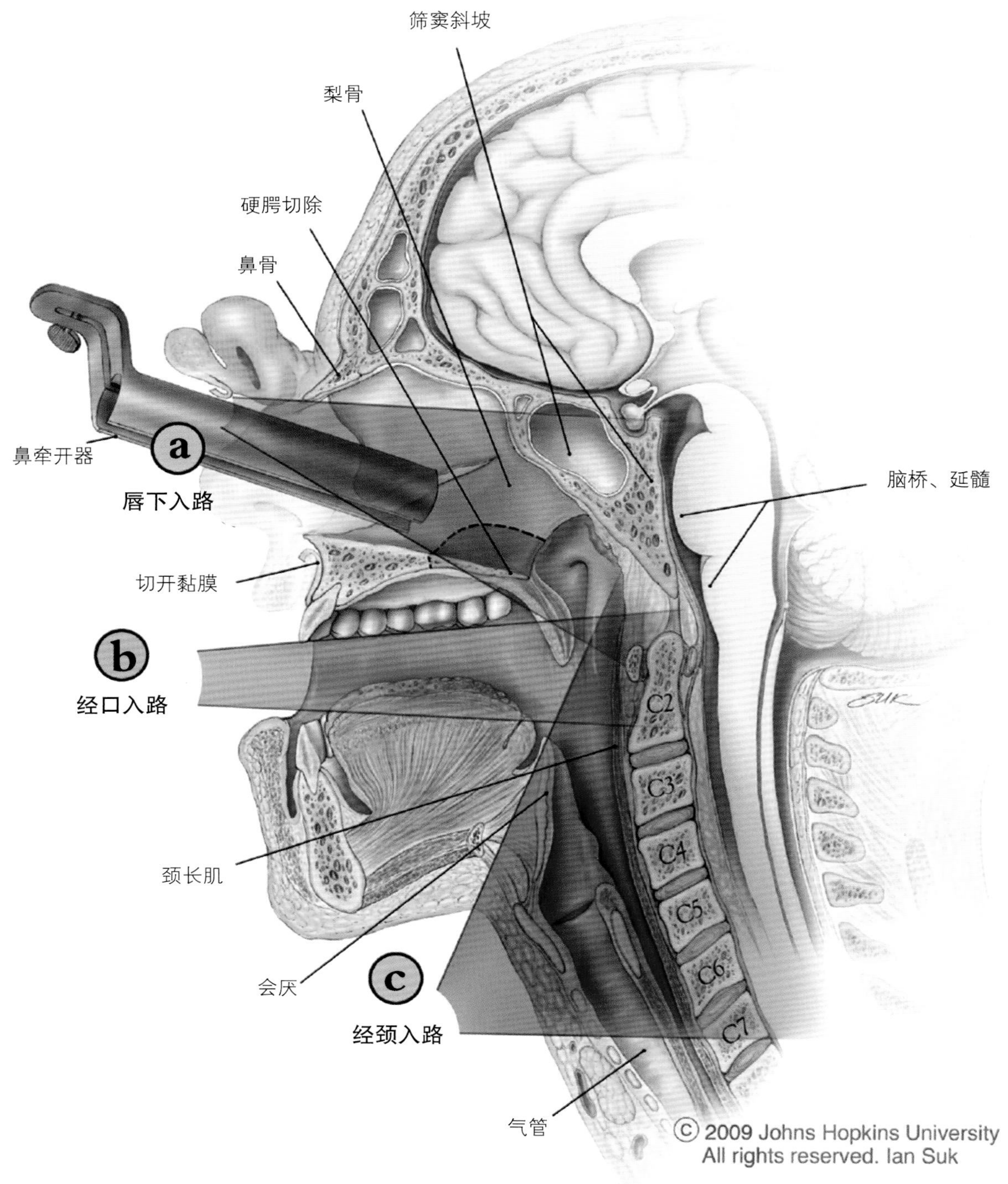

图14.1 上颈椎内窥镜入路的相关正常解剖和手术角度：（a）唇下入路。（b）经口入路。（c）经颈入路（经Bettegowda等[1]许可转载）

雍垂和软腭拉至鼻咽部。这种方法能更广泛地显露咽后壁，通常可避免气管切开。

经口联合劈下颌骨和舌入路

Hall，Denis和Murray[8]描述了劈下颌骨和舌的经口入路。与单纯经口入路相比，这种联合入

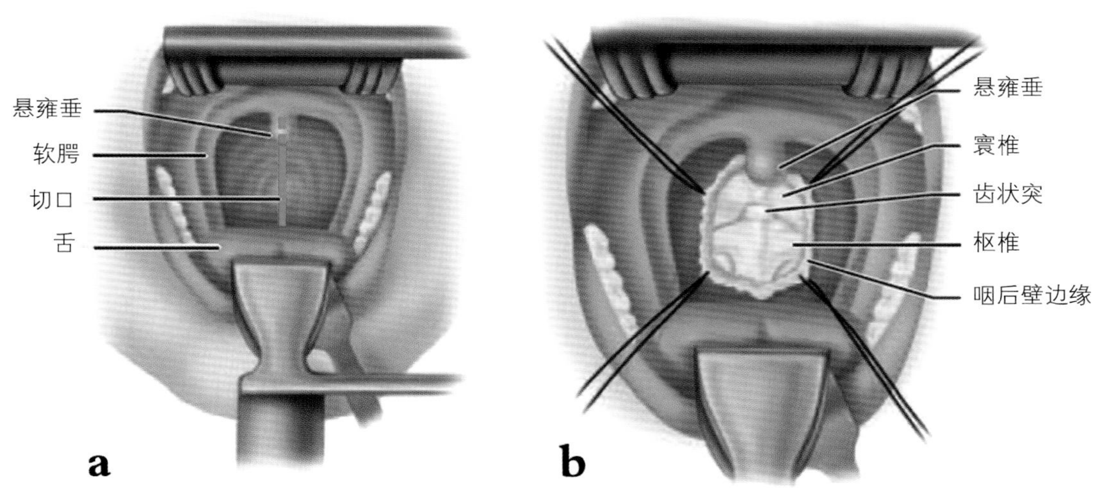

图14.2 (a，b) 用于显露寰枢椎前方的上颈椎经口入路（转载自Warner[17]，经Elsevier许可）

路可以更广泛地显露上颈椎。Hall等建议仅在特殊情况下使用此入路，因为该方法并发症多，技术难度大。

在手术前通常需要进行Halo架固定和气管切开。切口从前牙龈边缘穿过下唇的两个表面并沿着下颌骨的中部向下到达舌骨软骨。用牵引缝合线可更好地显露中线。用电刀将舌头在中线纵向切开直到会厌。移除下切牙，用摆动锯切开下颌骨中。悬雍垂可折叠并缝合到软腭的顶部。下颌骨和舌头向两侧牵开扩大显露。切开口咽后壁黏膜，可显露C1~C5的上部。

在中线处打开前纵韧带并横向分离，可充分显露颈椎的前部。

关闭伤口时，用3-0铬缝线修复后咽部组织，可通过鼻放置插入咽部切口深处的引流管。舌用2-0和3-0铬缝线修复，下颌骨是在截骨两边钻孔插入导线进行固定的。用3-0铬缝线缝合舌下黏膜，皮下组织和皮肤。术前和术后建议使用抗生素（图14.3a~c）。

前方咽后入路

McAfee等[9]改良了Robinson和Smith显露颈椎的前入路。该方法可显露寰椎到C3，并且不需要解剖颈动脉鞘的后部或进入口腔。

患者保持清醒状态，颈部小心伸展，Gardner-Wells牵引弓采用4~5kg牵引力。标记安全伸展的最大点，并且在手术过程中的任何时候都不应超过该点。局部麻醉下进行光纤经鼻气管插管。当气道固定后，进行全身麻醉。患者的口腔必须保持没有任何管子，以避免下压下颌骨，从而影响手术显露。使用改良的横行下颌下切口，根据外科医生的偏好，切口可以在右侧或左侧。只要分离不向尾端延伸到C5，这种显露就远高于右侧喉返神经，不会损伤该结构。切口通过颈阔肌，皮肤和浅筋膜在颈阔肌平面以下活动度大。借助神经刺激器和结扎、解剖下颌下静脉来识别面神经的边缘下颌分支。下颌神经的分支通常在表面和上方穿过下颌下静脉。在下颌下静脉与颈内静脉接合处结扎这条静脉，当向上延伸显露时，保持解剖深度在静脉下方，可保护面神经的浅表分支。纵向切开颈深筋膜的浅层游离胸锁乳突肌的前缘。触诊识别颈动脉鞘。

切除下颌下唾液腺，缝合其导管以防止唾液瘘。确定甲状舌骨肌和二腹肌的后腹部。将二腹肌腱分开并标记以便稍后修复。二腹肌和甲状舌骨肌分离后，可向内牵开舌骨和下咽部。舌下神

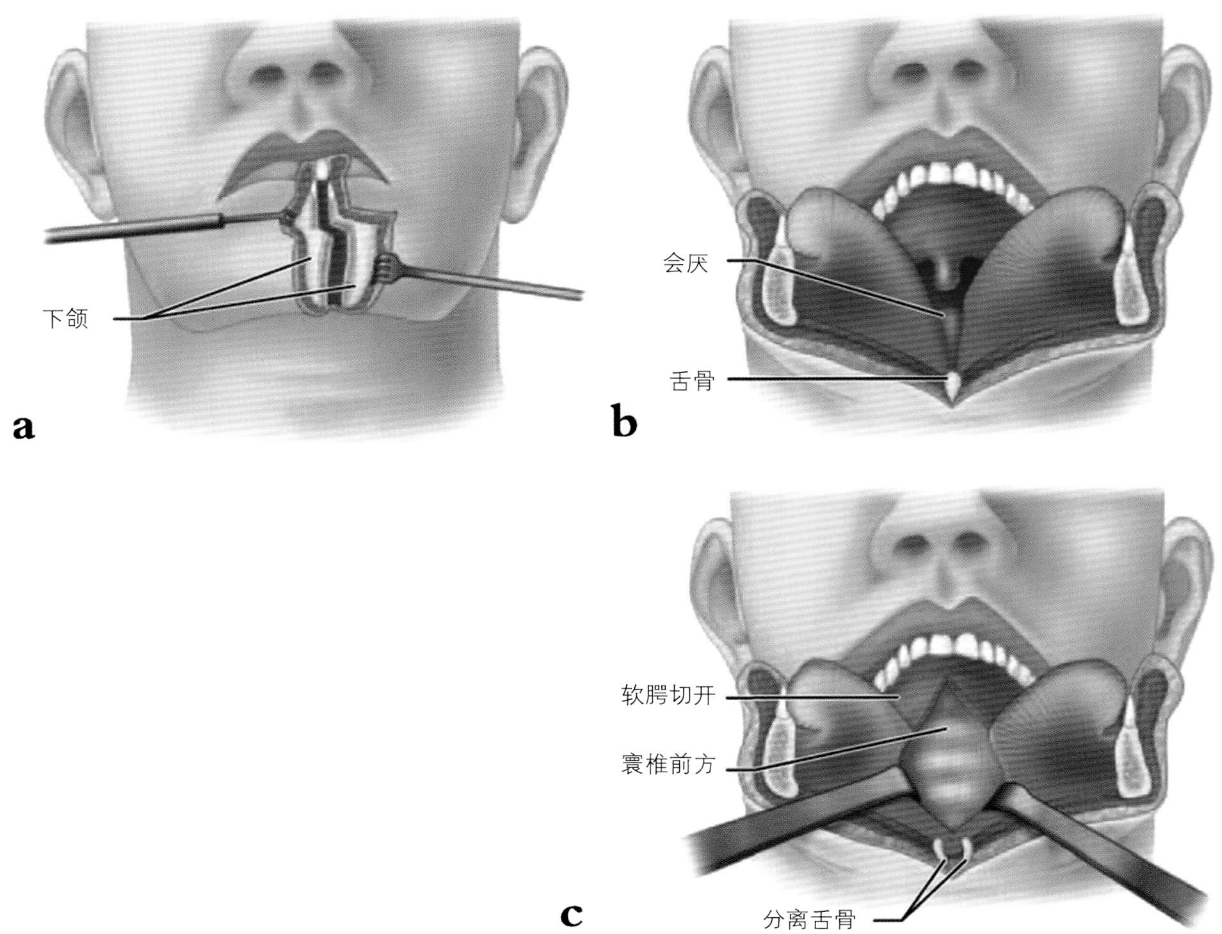

图14.3 (a~c)下颌和舌劈开的经口方法（转载自Warner[17]，来自Elsevier的许可）

经从颅底发出后行至舌下肌的前缘，并在整个手术的余下过程中向上牵开。

在外侧的颈动脉鞘与前内侧的咽喉、咽部之间继续进行解剖。从低位开始逐步向上显露，可能需要结扎几条动脉和静脉：甲状腺上动脉和静脉，舌动脉和静脉以及面动脉和静脉。

喉上神经发出后在结状神经节附近进入喉部。纵向切开翼状筋膜和椎前筋膜以显露颈长肌。可以通过观察两侧颈长肌在寰椎前结节会聚的附着点来确认中线。剥离颈长肌、前纵韧带，显露寰枢椎前表面。不应向外侧过度显露，以免损伤椎动脉。

入路闭合先缝合二腹肌腱。引流管放置在咽后间隙和皮下间隙。颈阔肌和皮肤以标准方式缝合。如果无意中进入下咽部，麻醉师应在术中插入鼻胃管，并用可吸收缝合线将孔封闭两层。除了常规的术后预防性抗生素，应静脉加用对厌氧菌有效的抗生素。将鼻胃管留置7~10天。头部骨牵引保持头部抬高30° 以减少下咽部水肿。鼻腔插管维持48h。如果在48~72h内不能拔管，可以进行气管切开术（图14.4）。

Cocke等[10]描述了一种扩展的上颌骨切除术和部分上颌骨切除术，可以良好地从前方显露颅底和上颈椎。这种方法，如Hall所描述的劈下颌和舌入路，只能在特殊情况下使用。

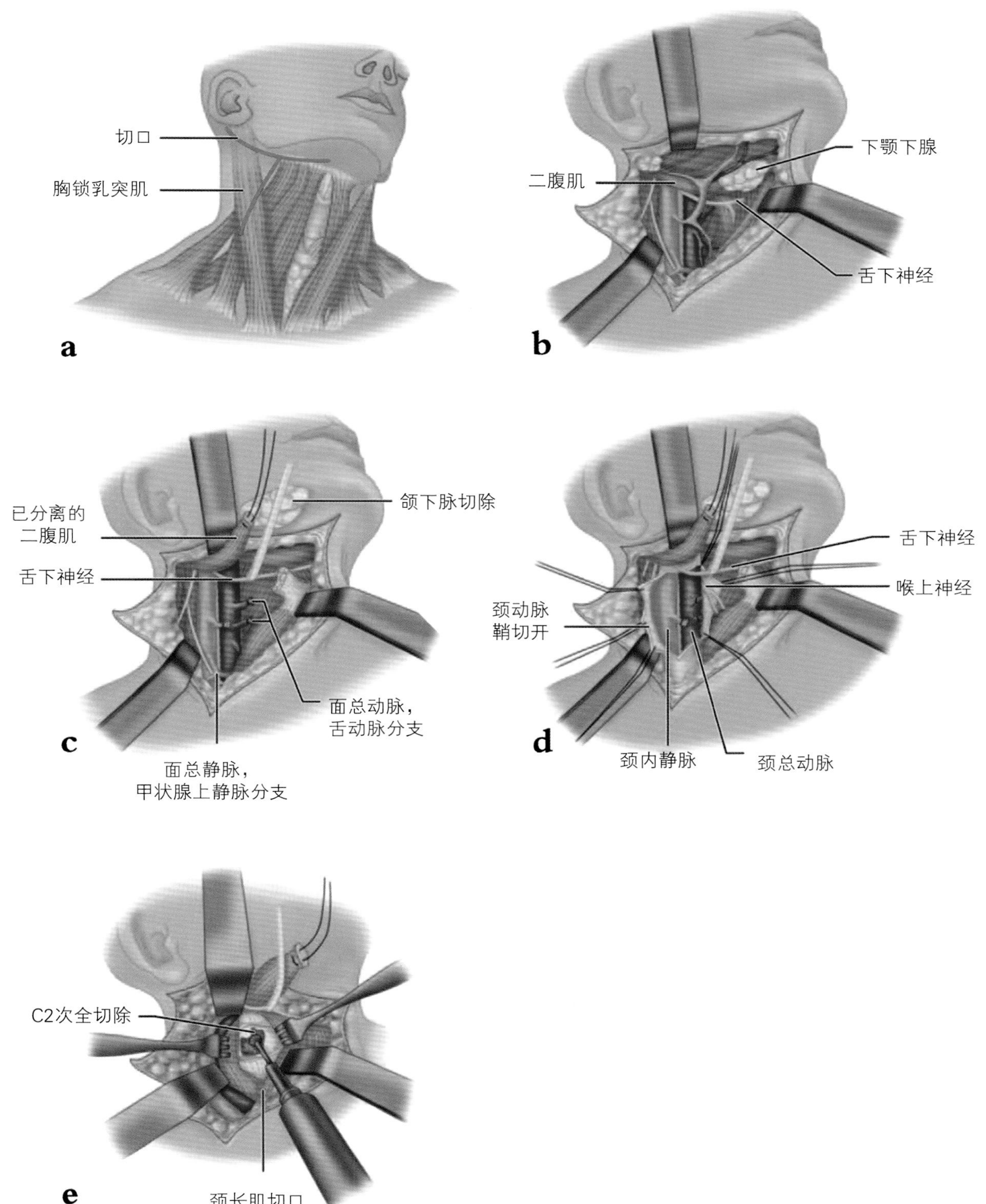

图14.4 颈椎颈前咽后入路。（a）下颌下切口，只有在必须显露椎体中部时才使用切口的纵行部分。（b，c）切除下颌下腺，分离二腹肌腱、甲状腺上动脉和静脉。（d）牵开舌下神经和喉上神经，向外牵开颈动脉鞘内容物，向内牵开下咽部。（e）横向解剖颈长肌以显露寰枢椎前部（转载自Warner[17]，获得Elsevier的许可）

侧方咽后入路

Southwick和Robinson描述的侧方咽后入路[11，12]是Henry 椎动脉经典入路的改良。该入路可显露C3~T1椎体前方。在这种入路中，胸锁乳突肌外翻并向外牵开，沿颈动脉鞘内侧平面和后面分离。

这种入路在接近颈椎前方的过程中，可能会损伤喉返神经。右侧喉返神经从颈部下方的外侧到内侧到达中线气管，使其在显露时比左侧喉返神经更容易受到伤害。这就是一些外科医生更喜欢左侧入路的原因。

在患者仰卧的情况下，可以在肩胛骨间放置小卷以确保颈部伸展。也可用枕颌带帮助显露。前方可触及的标志有助于识别颈部对应的适当椎骨水平。下颌骨下缘处于C2–C3水平。C3位于舌骨水平。C4~C5位于甲状软骨的水平，C6位于环状软骨和颈动脉结节的水平。

横切口美观，但如果需要更广泛地显露，可以沿着胸锁乳突肌前缘行纵向切口。分开颈阔肌以显露胸锁乳突肌的前缘。分开覆盖胸锁乳突肌的筋膜，胸锁乳突肌向外牵开，显露由颈动脉、颈静脉和迷走神经组成的颈动脉鞘。在颈动脉鞘的内缘和中线结构之间分离进入。向外牵引颈动脉鞘和胸锁乳突肌，向内牵引胸骨舌骨肌、胸骨甲状肌、气管和食道，显露颈长肌和椎前筋膜。在确定椎骨水平后，切开前纵韧带至骨面，然后进行骨膜下剥离以显露椎体。手术结束时，将伤口灌洗并在咽后间隙放置引流管，分层缝合（图14.5a，b）。

Hodgson[13]、Whitesides[14]和Henry[15]描述了略微不同的颈椎前路。在Henry的经典入路和Whiteside的入路中，胸锁乳突肌向外侧牵拉，颈动脉鞘向内侧牵拉，在胸锁乳突肌和颈动脉鞘之间的间隙分离进入。Hodgson描述了一种类似的入路，该方法先分离胸锁乳突肌的后缘，然后将该肌肉和颈动脉鞘向内侧牵拉（图14.6a，b）。

劈胸骨入路

Mirpuri等[16]描述了一种显露颈胸交界的劈胸骨入路，可用于儿童颈胸交界区的复杂脊柱畸形。该方法需要心胸外科医生的帮助。标准的颈椎前入路向胸骨延伸。显露的上部使用纵向切口对下颈椎进行标准的侧方咽后入路。切口沿着胸骨肌的内缘继续向下延伸到胸骨切迹。胸锁乳突肌与血管神经鞘向外牵引，包括颈动脉、颈静脉和迷走神经。分离肩胛舌骨肌、胸骨舌骨肌和胸骨甲状肌有利于显露。切口的远端延伸为胸骨中线切开术。胸骨后软组织用手指钝性分离推开。

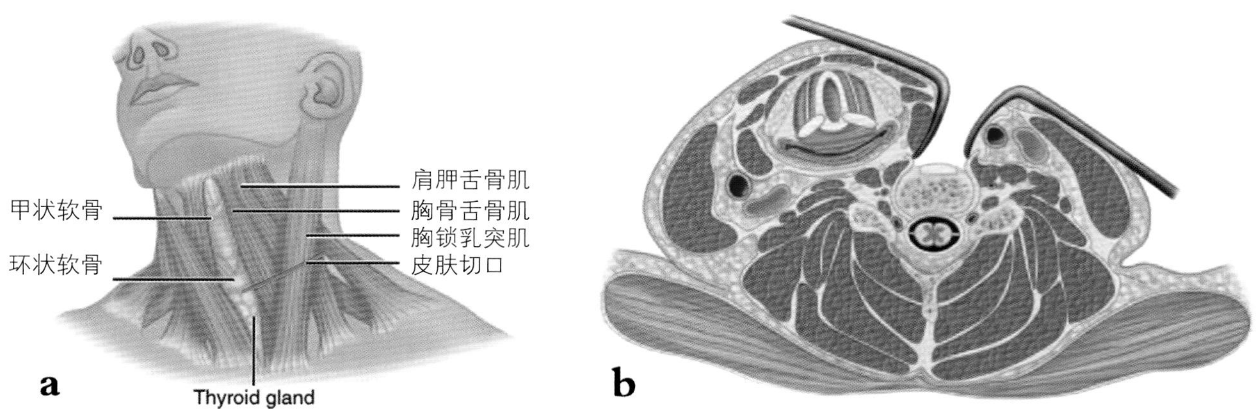

图14.5 侧方咽后入路。（a）切口。（b）甲状腺，气管和食道已牵向内侧，颈动脉鞘及其内容物已牵向外侧（转载自Wood[18]，经Elsevier许可）

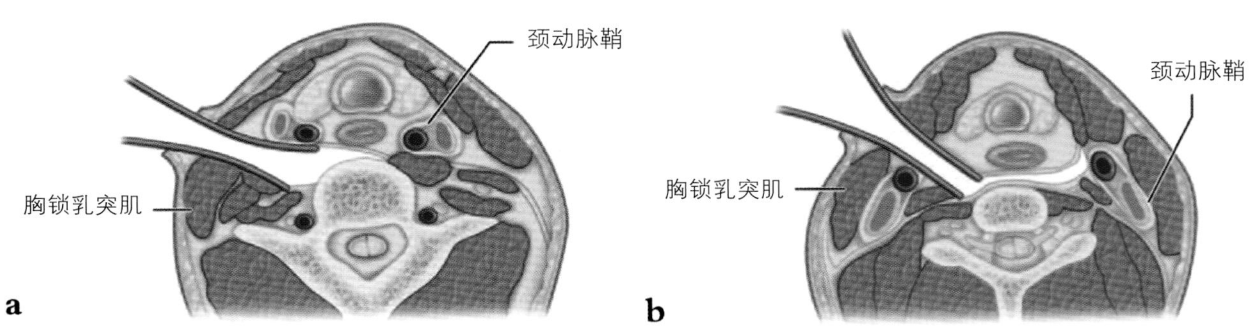

图14.6 （a）Whitesides和Kelly入路在胸锁乳突肌前方和颈动脉鞘后面进入。（b）入路在胸锁乳突肌前侧和颈动脉鞘前内侧（转载自Warner[17]，获得Elsevier许可）

用胸骨锯劈开胸骨。一旦胸骨分开，可切除胸腺以更好地显露动脉头臂干。此时可显露颈椎和邻近上胸椎的前方。必要时，可打开心包以增加头臂干的活动性；然而，即使不打开心包，分离头臂干也可引起心包反射。使用直角牵开器将气管和食道从中线牵开。另一个直角牵开器放置在无名动脉下面，根据需要向前和向下拉动，以提供进入下颈椎和上胸椎的通路。此时显露的远端范围取决于患者的解剖结构和畸形；在大多数患者中，此时可显露T4，并且可以安全地完成椎间盘摘除和内固定安装。进一步的远端显露将使喉返神经受到牵引，必须小心操作。因为左侧的喉返神经行程长，通常优选左侧颈前路，但Mulpuri等使用右侧入路，游离头臂动脉干，通过内移头臂动脉干可在右侧更充分地显露胸椎。完成手术后，根据儿童的年龄，用钢丝或缝合线闭合胸骨。修复胸骨甲状肌和胸骨舌骨肌止点，颈部以常规方式闭合（图14.7a~d）。

颈椎后入路

儿童的颈椎后路手术非常具有挑战性。儿童脊柱的解剖学和病理学特征使其与成人颈椎略有不同。儿童的颈椎较小，椎骨可以是软骨质的，可以存在先天性异常，并且骨发育不良可以使解剖看起来非常奇特。与身体的其他部位相比，头部不成比例地大，使得儿童更难显露上颈椎。

开始显露颈椎前，必须先了解儿童中存在多种脊柱病理。许多畸形都是综合征，必须考虑重要的麻醉因素。彻底的术前评估对于围术期护理至关重要。术前颈椎成像很有意义。薄层（2 mm）CT扫描和3D重建可以帮助准确辨识骨骼结构（图14.8a，b）。CT可协助辨别椎板未闭、异常椎间孔、先天性融合、旋转异常、椎体半脱位、薄椎板和测量枕骨厚度、椎弓根以及小关节角度。MRI扫描对于观察软组织，尤其是观察脊髓可用空间（SAC）更有用。屈曲/伸展MRI扫描可以发现颈部的最佳位置，以便在出现不稳和狭窄时尽量减少脊髓压迫。在旋转半脱位、先天性异常和骨发育不良的患者中，CT或MRI血管造影对于确定椎动脉的位置也非常有用。

显露是任何外科手术的重要组成部分。组织的精细处理和牵开器的精确放置使外科医生能在儿科颈椎的具有挑战性且通常危及生命的条件下安全地进行手术和内固定。患者的体位至关重要，麻醉条件必须是最佳的，合适的手术设备随时备用，头灯和放大镜有助于术野的显示。需要考虑所有这些因素并将它们结合起来以完成最佳操作。有时，让同事协助可能会有所帮助，特别是在进行一些困难的术中决策时。同样地，神经外科医生可以带来一个完全不同的手术技能，这可能对少见的病例有用，特别是当脊髓或神经根受压时。

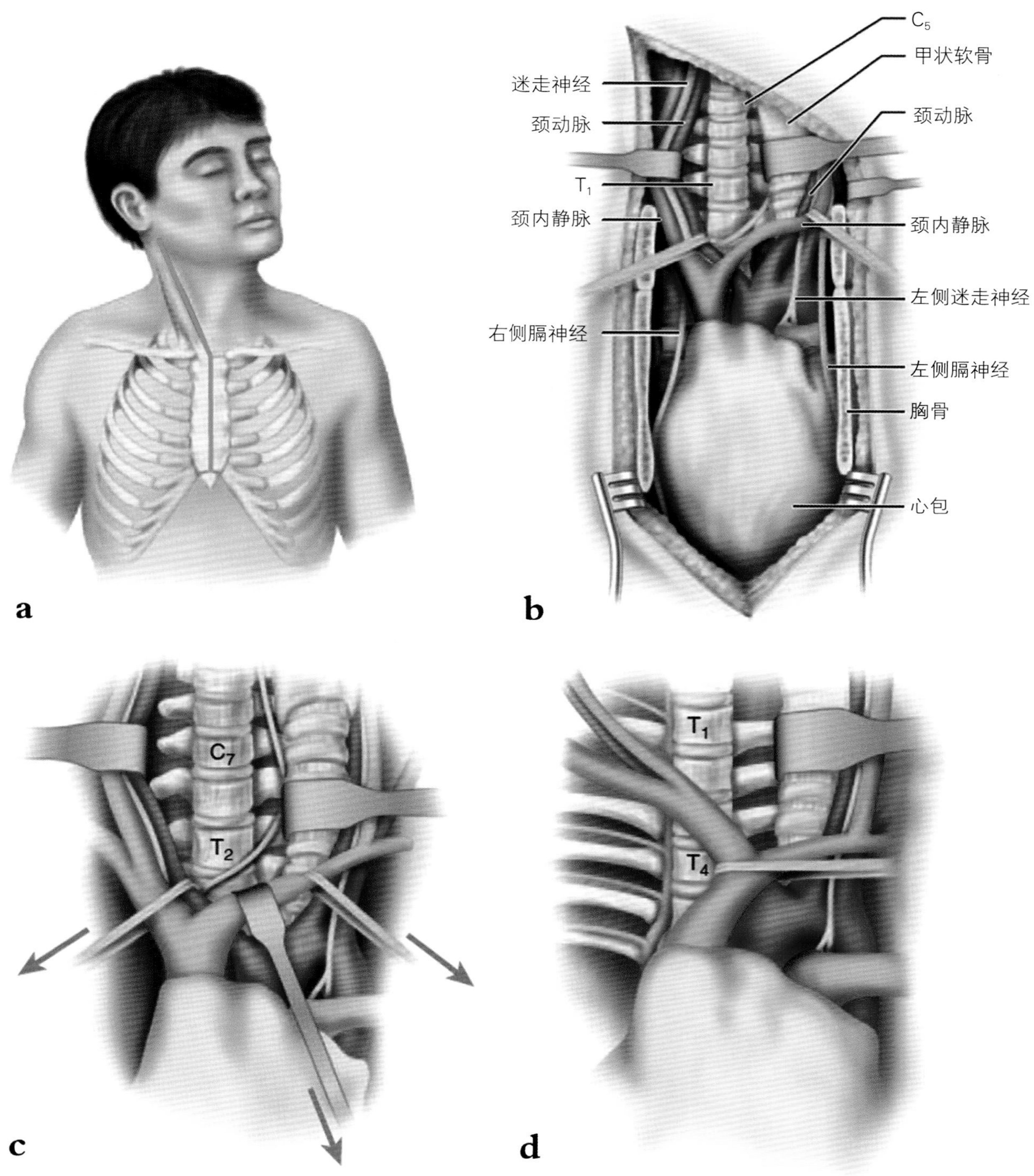

图14.7 Mulpuri等胸骨劈开显露颈胸交界的入路。(a)右侧切口。(b)劈开胸骨，切除胸腺，游离头臂动脉，进入颈椎和上胸椎前面。(c)牵开气管、食管和无名动脉，可显露下颈椎和上胸椎。(d)向中线牵开头臂动脉可显露更远端的胸椎(转载自Warner [17]，获得Elsevier的许可)

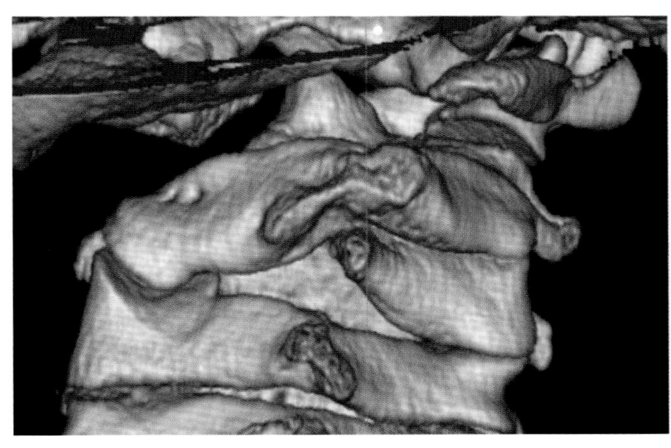
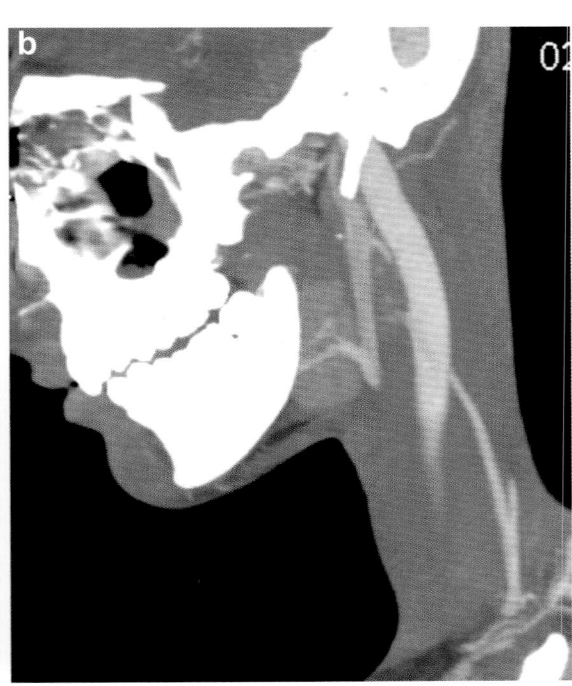

图14.8 （a）一名12岁男孩的三维CT扫描，C1和C3半椎体以及疼痛的斜颈。（b）可以同时进行CT血管造影以评估椎动脉的走行和直径

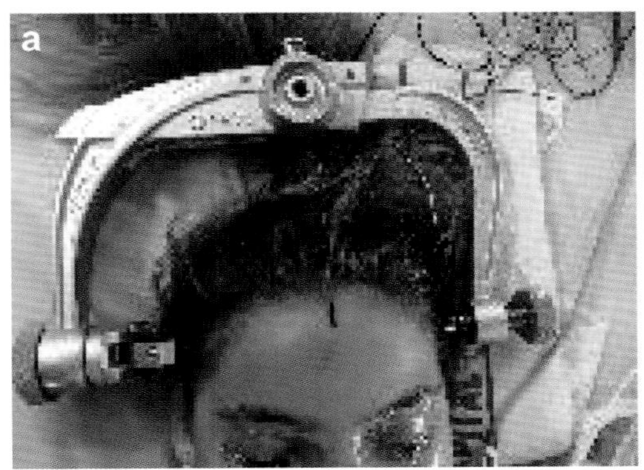
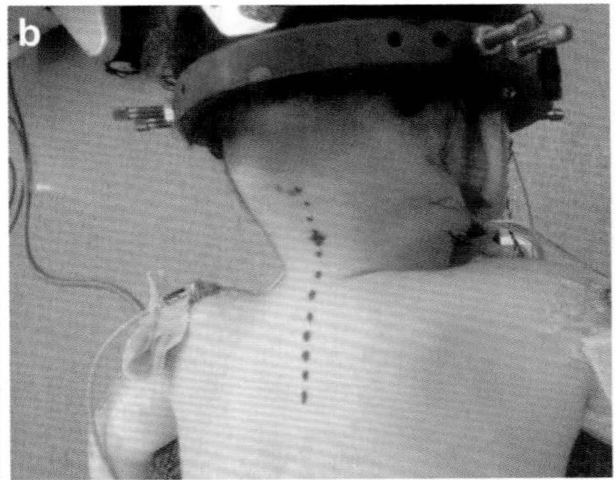
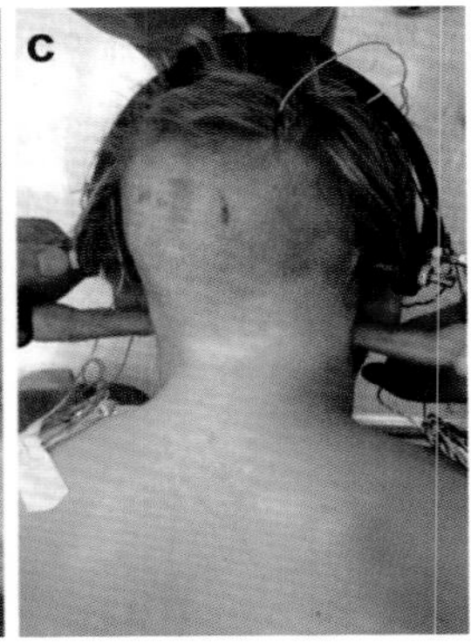

图14.9 （a）Mayfield架应用于“止汗带”区域，避开颞肌。（b）一名患有Larsen病的21个月大的婴儿佩戴有8个用手指拧紧螺丝的头环，在针对后凸畸形的颈椎减压和融合术后，将头环换成头环背心（Halo架）。（c）一名患有先天性斜颈的12岁男孩佩戴头环。注意头环可以获得良好的显露，将手指放在乳突上有助于评估旋转对齐

体位

当使用神经监测时，应先安装电极，记录基线，再摆体位。对于减少神经损伤，神经监测是至关重要的。当孩子转向俯卧位时，就可能立即引起神经系统改变。摆放孩子体位可能很困难，然而这是外科手术中非常重要的初始步骤。外科医生应组织手术室内所有人员有序站位，这包括麻醉师、外科助手、洗手护士、神经监测技师和放射技师。儿童脊柱周围的空间非常有限，在切口之前的透视是有帮助的。

头部需要用Mayfield架（Integra公司生产）或Halo架（图14.9a~c）牢固固定。Mayfield架不能用于5岁以下的儿童，因为颅骨太薄、太软。这些年幼的孩子应该用装有多个（8个或更多）钉脚的Halo架，这些钉达到用手指拧紧的力量就行。然后将它们连接到手术台上，并将头颈部摆在合适的位置。当进行颈椎融合时，这个位置特

别重要。另一种方法是将儿童先装上Halo架并连上背心组件，然后安全地转动患儿成俯卧位，将背心后片取下进行手术。这是一种非常安全的摆体位方法，特别是在不稳定或已存在脊髓缺陷的情况下。

头部相对于身体有3个方位：矢状面（屈曲和伸展）、冠状面（侧向倾斜）和旋转。在最终拧紧外固定装置时必须考虑所有这些方面。实际上，患儿的耳朵应与肩尖对齐，眼睛应直视前方，头颈部不应有侧向倾斜。术前成像，尤其是屈曲/伸展MRI，有助于将颈部定位在脊髓受压最少的位置。允许在手术中调整颈部的Mayfield架位置。这有助于上颈椎融合，头部可以稍微弯曲更容易显露上颈椎和枕骨。术前透视确认头颈部的正确力线。调整Mayfield架时，最好由外科医生握住头部，助手松开所有外固定关节，这样可以适当地调整头颈部。仅松开外固定的一部分关节难以调整头颈部。

孩子的头部最好用Mayfield架或Halo架固定。 Mayfield架是5岁以上儿童的临时固定装置，应用于颅骨尾侧的直径最大的“止汗带”区域，这有助于防止术中固定装置的滑动。钉脚放置应避开颞肌。施加在夹具上的扭矩量取决于儿童的年龄和骨骼的强度。在骨量良好的成人或青少年患者中，可以应用60磅*英寸（6.78N*mm）；年龄较小的孩子可能需要更小的力量。在夹紧后确定夹具的稳定性，以确保夹具在外科手术过程中不会滑动。如果外科医生想用Halo架或支具术后固定，则建议在孩子仰卧时使用，然后再转动它们进行体位摆放。冠状Halo优于环形Halo，因为它可以显露更大面积的皮肤以利于手术，尤其是上颈椎（图14.9）。对于6岁以下的儿童，通常需要10~12个螺钉才能实现足够的Halo固定。在婴幼儿，螺钉只能用手指拧紧或不超过2磅*英寸（0.23N*mm）。超过8岁，除非骨骼异常柔软或细小，否则可以像成年人一样对待儿童。偶尔可以在术中对颅骨施加牵引以帮助颈椎复位。使用这种技术时必须非常小心，因为此时头部比严格握持时更不稳定。牵引可以使显露更容易；然而，此时头部和脊柱更容易移动，所以必须非常小心地显露，特别是使用骨剥和刮匙按压椎板和侧块时。

在需要枕骨胸椎融合或有明显的全脊柱矢状面畸形需要枕颈融合时，试验头部的位置可以防止将它们融合在不良的位置。试验是这样进行的，术前在Halo架中调整头颈部于想要的位置固定，经过一段时间来验证是否能完成临床功能。如果患者能够很好地耐受该位置，那么在融合手术时可以将该位置锁定并移除后部背心，这样可确保正确的融合力线。

枕颈交界的后路

插管并在转向俯卧之前将所有管路固定到患者身上。放置脊髓监测电极并在移动患者之前记录基线读数。安全地使用Halo架，转向俯卧。然后将Halo连接到支架上，患者的头部通过带有凝胶的马蹄形头圈支撑在手术床上。临床评估最佳的头颈部位置，通过透视再次确认并进行调整。然后在手术之前进行神经监测，以确认在摆体位时没有发生神经系统的恶化。

后部的头皮、颈部与骨移植部位一起备皮。即使不计划使用自体骨移植，也建议该部位备皮，以防万一。手术前更容易对肋供区或髂后嵴备皮。用电动剃须刀剃头以避免用标准剃刀刀片产生微创伤，并用氯己定和聚维酮碘彻底清洁该区域。铺巾，用手术夹或缝线将手术巾的边缘固定在皮肤上。在准备之前，建议用酒精、肥皂擦洗铺巾边缘的皮肤，进一步减少感染机会。

中线切口由枕骨粗隆到颈中部。通常需要比预期更长的切口。用利多卡因和肾上腺素注射到真皮层和皮下组织以帮助止血。然后使用尖锐的手术刀或电刀通过皮下组织和深筋膜暴露到正中缝。通过骨膜下剥离相对容易地显露枕骨。用骨蜡封堵骨面滋养孔的出血。由于颈椎活动度大，偶尔难以显露寰枢椎。用尖锐的布巾钳穿过C2的棘突并让助手握住，可以使寰枢椎稳定，便于解剖。此外，在切口的任一端放置两个深的多齿自动撑开器有助于绷紧软组织，间接稳定脊柱。

如果要穿过枕骨进行枕下钢丝的操作，则需要显露枕骨大孔。同样，如果需要枕骨大孔减压，则需要良好地显露该区域。在某些情况（软骨发育不全，成骨不全）下，枕骨可能会内陷，在钻除一大块枕骨后才能显露枕骨大孔。在其他情况下，必须切除C1后弓才能接近枕骨大孔。然后可以使用神经剥离子和角度刮匙将硬脑膜从枕骨的前表面抬起，进一步显露枕骨大孔。有时在枕骨大孔水平的硬脑膜瓣中有残余的静脉窦，如果一旦静脉窦被撕裂，可以压迫止血。一旦硬脑膜抬起，就可以用椎板咬骨钳扩大枕骨大孔。所有局部取下的骨应保留用于后期植骨。

C1的解剖可能是最困难的，特别显露C1侧块螺钉的入点。C1的后弓与C2椎板前缘的距离是变化的。头部的轻微屈曲和牵引有助于C1后弓的显露。椎动脉在后弓的腹侧表面上的椎动脉沟中走行。椎动脉沟内缘是一个重要的解剖标志，因为接近它的解剖可能导致椎动脉（VA）穿孔。成人VA的内侧面距中线约1.5cm，儿童可接近1cm。当椎动脉进入枕骨大孔时，VA从C1后弓前方的外侧位置走行到中线。在C1后弓的最后部通常有一个小结节，有助于识别中线。椎动脉位于C1后弓的颅侧，在侧方解剖时，注意避免颅侧解剖。椎板通常非常薄且软，因此必须精细地进行解剖。施加于解剖器械的压力太大会破坏椎板并损伤脊髓。手指可安全地从C1后弓横向扫过，将软组织推向外侧（图14.10）。

如果要在C1穿椎板下钢丝，后弓可以用剥离子和刮匙在骨膜下显露，并且不需要切除黄韧带。如果需要，在C2下方的黄韧带上开个小窗以允许环扎钢丝通过。韧带最好用手术刀打开，然后用一系列的椎板咬骨钳来扩大。

C1–C2侧块关节的显露是VA易损伤的另一个区域。VA走行在C2和C1的椎间孔之间，紧邻C1–C2侧块关节的外面。C1–C2关节的显露对于关节软骨的安全去除以及C1–C2螺钉的准确植入都很重要。除了VA紧靠侧块关节外侧，C2神经根及其神经节横过关节囊（图14.11）。C2神经根后支的主要分支是枕大神经，损伤它会使枕骨区域感觉丧失。也可能发生痛性神经瘤。保留神经和神经节是理想的；但是，如果仅通过牵拉无法实现安全显露，那么切除它也是可以接受的。在C2椎板，椎弓根和C1–C2关节的背侧是静脉丛，可导致大量出血。这种较暗的低压出血经常与VA出血混淆，通常用电凝、吸收性明胶海绵（Pharmacia和Upjohn）和棉片控制。如果大量出血使得进一步显露困难，可以先压紧这一侧，做

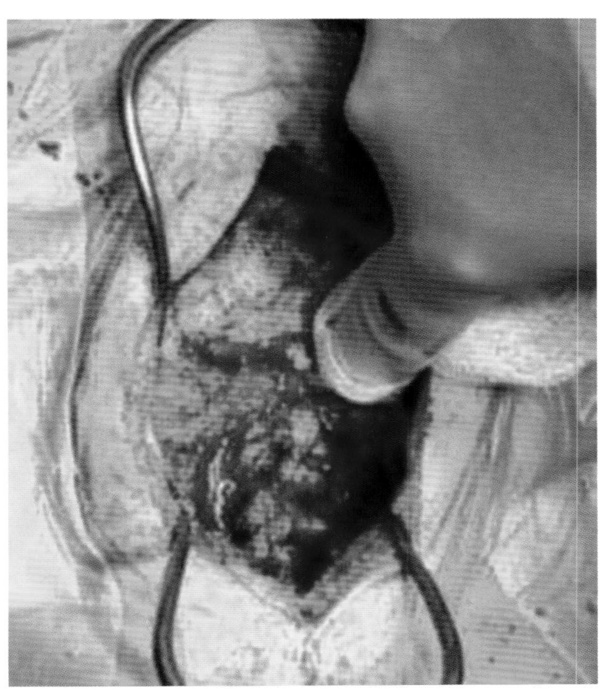

图14.10 在C1后弓上方手指分离软组织是显露后弓的一种有效而安全的方法

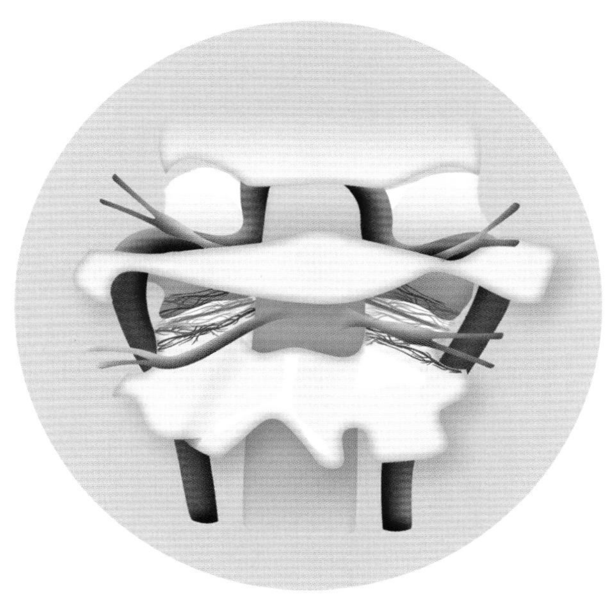

图14.11 椎动脉在上颈椎的迂曲走行。注意C2神经根和神经节周围的静脉丛。C2神经根和静脉丛位于C1–C2侧块关节上方

另一侧C1–C2关节的解剖。IsoCool（Codman）电凝可以最大限度地减少组织粘在镊子末端，这对解剖静脉丛和实现止血非常有用。用双极锋利的镊子反复电凝静脉组织可能是有益的。最好在出血之前就预防性细致地电凝任何静脉结构。一旦实现止血，显露需要摆放3个牵开器。将钝的神经剥离子放置在侧块关节的侧面，保护VA。一个小的神经钩向下牵拉C2神经根，一个钝的牵开器放在侧块关节的内侧，以保护硬膜。这样，侧块关节充分显露以用于关节软骨的切除和器械的安全通过。

在先天性异常、骨发育不良和旋转半脱位患者中，上颈椎解剖结构可能非常扭曲，术前CT以及偶尔的血管造影MRI对于在手术显露前辨别解剖结构非常重要。

C2通常具有分叉的棘突和相对厚的椎板。通过在棘突上夹布巾钳来稳定C2可有助于骨膜下剥离。当韧带和肌肉从骨膜下被剥离时，无论外科医生还是助手都可以握住布巾钳。

下颈椎显露

在进行如上所述的俯卧体位、消毒和铺巾准备之后，行从枕骨的基部至C7下方的中线切口。局部麻醉剂和肾上腺素注射皮下组织以帮助止血。然后使用手术刀或电刀切至无血管中线区。中线不像胸椎和腰椎那样明确。在颈椎它的形态可能更曲折，需要密切关注它，因为偏入椎旁肌会导致大量出血。一旦棘突显露，可将布巾钳或金属针插入椎板，并透视检查节段。必须注意仅显露所需的节段，因为过多显露将导致在所需区域上下的自发融合。

在下颈椎的两侧进行骨膜下剥离，直至椎板的基底。婴儿和儿童骨骼的软骨成分多，使用电刀比骨剥更方便剥离。细致的电刀操作对柔软的软骨成分多的骨骼更有效，对颈椎的压力也小得多。与成人相比，儿童的椎板间距不成比例地宽，因此必须注意避免无意中进入椎管。希望在术前影像可辨别椎板未闭的情况。如果没有发现，可能会导致误入椎管并损伤脊髓。可对侧块关节的外缘进行解剖。在切除侧块关节时，可以在侧块旁边放置一个狭窄、光滑的剥离子，以保护VA（图14.12）。侧块关节囊很容易被移除后，就可以清楚地观察关节软骨。可用钻头、骨锉或刮匙去除软骨以利于融合。当植入侧块螺钉时，可以将光滑的剥离子插入侧块关节以帮助定向。

总结

儿童颈椎疾病的手术治疗可以从前路、后路或联合入路进行。手术成功取决于安全有效的显露，这允许充分看清解剖结构。只有熟知外科解剖学，才能成功地实施减压、固定和融合。

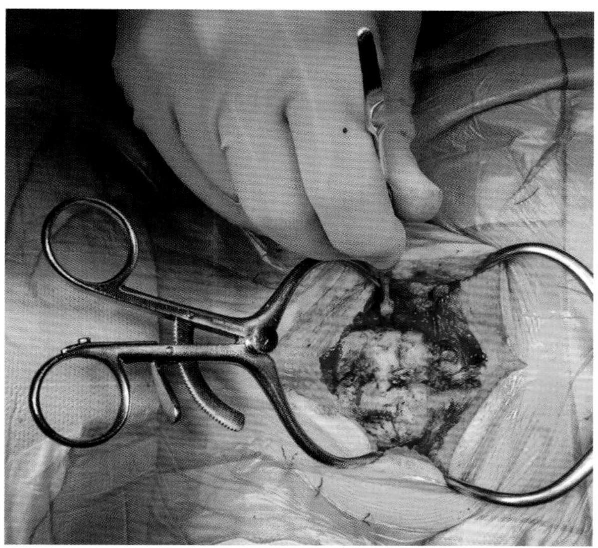

图14.12 下颈椎的显露。平滑的剥离子可以放置在侧块和关节旁边，以保护软组织

参考文献

[1] Bettegowda C, Shajari M, Suk I, Simmons OP,Gokaslan ZL, Wolinsky JP. Sublabial approach for the treatment of symptomatic basilar impression in a patient with Klippel-Feil syndrome. Neurosurgery. 2011, 69((1 SupplOperative):ons):77–82.

[2] LengLZ,AnandVK,HartlR,SchwartzTH.Endonasal endoscopic resection of an os odontoideum todecom-press the cervicomedullary junction: a minimal access surgical technique. Spine (Phila Pa 1976). 2009, 34:E139–143.

[3] McGirt MJ, Attenello FJ, Sciubba DM, Gokaslan ZL, Wolinsky JP. Endoscopic transcervical odon- toidectomy for pediatric basilar invagination and cra- nial settling. Report of 4 cases. J Neurosurg Pediatr. 2008, 1:337–342.

[4] Wolinsky JP, Sciubba DM, Suk I, Gokaslan ZL. Endoscopic image-guided odontoidectomy for decompression of basilar invagination via a stan- dard anterior cervical approach. Technical note. J Neurosurg Spine.2007, 6:184–191.

[5] Fang HS, Ong GB, Hodgson AR. Anterior spinal fusion: the operative approaches. Clin Orthop Relat Res. 1964, 35:16–33.

[6] Spetzler RF, Hadley MN, Sonntag VK. The transoral approach to the anterior superior cervical spine. A review of 29 cases. Acta Neurochir Suppl (Wien). 1988, 43:69–74.

[7] Spetzler RF, Selman WR, Nash CL Jr, Brown RH. Transoral microsurgical odontoid resection and spinal cord monitoring. Spine (Phila Pa 1976). 1979, 4:506–510.

[8] HallJE,Denis F,MurrayJ.Exposure of the upper cer-vical spine for spinal decompression by a mandible and tongue-splitting approach. Case report. J Bone Joint Surg Am.1977, 59:121–123.

[9] McAfee PC, Bohlman HH, Riley LH Jr, Robinson RA, Southwick WO, Nachlas NE. The anterior retro- pharyngeal approach to the upper part of the cervical spine. J Bone Joint Surg Am.1987, 69:1371–1383.

[10] Cocke EW Jr, Robertson JH, Robertson JT, Crook JP Jr. The extended maxillotomy and subtotal max- illectomy for excision of skull base tumors. Arch Otolaryngol Head Neck Surg.1990, 116:92–104.

[11] Robinson RA, Southwick WO. Surgical approaches to the cervical spine. Instr Course Lect. 1960, 17:299–330.

[12] Southwick WO, Robinson RA. Surgical approaches to the vertebral bodies in the cervi- cal and lumbar regions. J Bone Joint Surg Am. 1957, 39-A:631–644.

[13] Hodgson AR. An approach to the cervical spine (C-3 to C-7). Clin Orthop Relat Res. 1965, 39:129–134.

[14] Whitesides TE Jr, Kelly RP. Lateral approach to the upper cervical spine for anterior fusion. South Med J. 1966, 59:879–883.

[15] Henry AK. Extensile exposure 2nd ed. E &S Livingsone, LTD: Edinburgh;1957.

[16] Mulpuri K, LeBlanc JG, Reilly CW, Poskitt KJ,Choit RL, Sahajpal V, et al. Sternal split approach to the cervicothoracic junction in children. Spine (Phila Pa 1976). 2005, 30:E305–310.

[17] WarnerWCJr.Pediatric cervical spine.In:Canale ST, Beaty JH,editors.Campbell's operative orthopaedics. 12th ed. Philadelphia: Elsevier; 2013, p.1667.

[18] WoodGWII.Spinal anatomy and surgical approaches. In: Canale ST, Beaty JH, editors. Campbell's opera- tive orthopaedics. 12th ed. Philadelphia: Elsevier; 2012, p. 1536.

儿童颈椎手术的脊髓监测

15

Jonathan H. Phillips，Michael Isley

概述

自从Nash和Brown在脊柱侧凸手术中利用皮层诱发电位作为脊髓监测的方法以来，对脊髓生理的多个水平的监测（感觉和运动、术中、神经生理学）已经成为常规[1]。Nuwer等基于SRS数据库研究后，首次提出通过监测脊柱侧凸手术期间的体感诱发电位（SSEPs）可减少术后神经功能损害[2]。该研究深刻地塑造了神经监测的概念，并使该概念被广泛地接受和传播。尽管如此，技术进步后仍存在一些问题，如预测术后神经功能损害的重要警报标准是什么，哪些手术需要监测，如何将一个年龄组患者所积累的经验应用到其他年龄组。儿童颈椎手术的脊髓监测的研究文献数据较少。相比之下，成人颈椎手术中的神经监测已经被作为常规使用。尽管如此，这些技术并没有在文献报道中获得广泛共识。因此，在儿童颈椎外科这一领域中，神经监测技术应用的原则和观念需要进一步研究。

感觉和运动诱发电位监测与肌电图的相对重要性

术中波形变化的报警标准以及诱发、记录和监测的技术都已建立。如上所述，在脊柱外科手术中第一种被普遍认可用于评估脊髓功能并且旨在评估早期损伤的技术是监测SSEPs。然而，SSEPs确实存在一些局限性，如所谓的假阴性结果（例如，选择性，脊髓腹侧的损伤而显示持续正常的SSEPs）[3，4]。然而，许多人并不认为这是一个假阴性结果，原因是SSEPs直接监测背侧脊髓的功能，而仅能推测脊髓腹侧运动通路的功能。事实上，运动诱发电位（MEPs）作为主要

J.H. Phillips (*)
APH Center for Orthopedics, Orlando Health, Arnold Palmer Hospital, Orlando, FL, USA
e-mail: jonathan.phillips@orlandohealth.com

M. Isley, PhD
Intraoperative Neuromonitoring Department, Orlando Regional Medical Center and Arnold PalmerHospital for Children, Orlando, FL, USA

J.H. Phillips et al. (eds.), *The Management of Disorders of the Child's Cervical Spine*,
https://doi.org/10.1007/978-1-4939-7491-7_15

的神经监测方式用于评估运动损伤的可能性，与感觉监测相比也许更令人沮丧。但是，由于运动诱发电位的形态学本身变异较大，特别是在面对挥发性麻醉剂[5]和血压变化时，使得这项技术在重大警报标准上始终难以达成一致。

尽管如此，感觉和运动诱发电位与儿童颈椎外科手术密切相关，建议推广到所有的儿童脊柱外科手术。监测技术细节的变化、各种报警阈值的设定以及该领域研究进展都相当重要。而且SSEPs和经颅MEPs都已成为脊柱畸形手术的常见神经监测方式，是因为它们可以潜在地监测脊髓最头侧的范围，这一范围是外科医生进行颈椎手术经常涉及的区域。另一种神经监测技术也在颈椎手术中得到了广泛应用，即自发和触发肌电图技术（Free-Run Trigger Electromyography），用以监测神经根功能。

定义

脊髓由延髓延伸到脊髓圆锥（通常位于L1或L2水平）的连续排列的神经组织所组成。在末端，它会变成像马尾一样的神经根。脊髓的神经通路包括多种感觉、反射及运动功能。传统的解剖学描述简单，将这些脊髓束分为前部和后部。主要的运动通路位于皮质脊髓前外侧束，而主要的感觉通路位于背侧束。这两条通路在功能上和解剖学上都是术中脊髓监测的重点。

体感诱发电位

SSEPs在脊柱畸形手术的脊髓监测中已经有20年的历史。其他手术（包括主动脉瘤）也受益于它的使用，但本次讨论将集中于脊柱外科。体感诱发电位需要刺激神经才能诱发，这是该技术的一个缺点。

刺激通过施加在下端和上端的标准位置的经皮电极施加。通常应用波宽为100-300μs的双相方波，这足以引起局部肌肉群的可见抽搐。胫神经和正中神经通常用两个相隔约2cm的电极进行刺激。在这些电极上施加连续的串刺激，通过读取电极在近侧的标准位置(皮层下反应、皮层反应)来检测上升脉冲。头皮上也有一些标准的监测位置（例如，N25、P60和N80）。

几分钟内的脉冲信号在计算机内处理，并最终显示在计算机屏幕上。因此，即刻出现的功能缺陷，需要几分钟后才能在屏幕上看到。在术中很难确认哪个具体操作导致了信号变化，因此需要术者暂停手术，并将几分钟内的手术操作逐步取消，这会进一步掩盖所观察到波形改变的原因。此外，体感诱发电位用更少的解剖定位点监测了更多的脊髓功能。监测很多皮质节段是可能的，对远端少量节段的刺激也不可避免。将体感诱发电位与运动诱发电位结合起来是一种标准技术，但监测设备上可用通道是有限的，这实际上限制了被监测的解剖点的数量，尤其是术中椎弓根刺激肌电图也在进行评估时。

运动诱发电位

和SSEPs一样，MEPs也是诱发电刺激所引出的波形。最初是在脊髓水平进行刺激，目前该技术已经发展到包括运动皮层水平的监测，进而可以区分四肢，这是脊髓刺激不能提供的。刺激被施加在运动皮层上的两个头皮电极之间，由上肢和下肢肌肉内电极记录波形。监测的典型肌群包括上肢的拇短展肌、下肢的腓肠肌内侧头和踇展肌。MEPs和SSEPs之间的一个主要区别是，前者是非叠加的技术产生的单一事件，是在术中的某一关键步骤之后诱发的。而后者是在背景中或多或少持续进行的叠加电位。可以类比为，船的雷达是不断地扫描周围的环境，而潜艇的声呐则需要发出“砰”来从目标获得回波响应。这两种仪器都可以被打开和关闭，都需要熟练地翻译屏幕上的波形，但是声呐只有在需要时才被激活，以避免暴露潜艇的位置。

相对而言，运动皮层电刺激也存在局限性，它可能会破坏癫痫病灶的稳定性，虽然这点罕见，仅有<0.03%的可能会诱发癫痫。通常在几百伏特的强度下，应用5~9个串刺激，脉宽为50~75ms的电刺激。由这种技术诱发的复合肌肉动作电位的范围可以从最远端细肌群记录的简单的两相反应到更近端、更浅的大肌群记录的非常复杂的多相电位。下面来讨论干预的报警标准。

报警标准

SSEPs监测中警报标准已经确立，即“50/10”规则，最近被美国神经生理学监测协会再次审查。简单地说，皮层下和/或皮层波形的振幅>50%的下降和>10%的潜伏期增加被认为有显著临床意义。然而，任何持续的显著的波形变化都应该立即报告给外科小组。有时令人关注的是导致这种变化的原因是什么，例如特定的机械操作、红细胞压积的缓慢降低或不稳定的血压。但是SSEPs的缺点是报告时间滞后几分钟，以及无法明确术中具体哪个操作导致波形变化。

虽然目前还没有达成一致意见，但已经提出了几个关于MEPs的警报标准。这些标准包括：

（1）波幅标准包含在一个肌肉或肌肉群中abMEP波形存在或不存在（“全”或"无"）标准及波幅降低>80%标准[6]。

（2）阈值水平标准，即1h内MEPs阈值比基线阈值增加≥100V[7]。

（3）波形标准识别形态的显著变化，例如，随着电压阈值的变化，从多相到双相的形态变化[8]。

我们对正常与异常的解释将主要取决于波形的缺失或存在，即全或无的标准。这是唯一达成共识的标准[9]。然而，相比于基线的持续性变化都应立即报告给外科团队。

经颅MEPs的禁忌证可包括最近癫痫发作、皮质损伤、颅骨缺损、颅内电极、起搏器和其他植入式生物电装置。串脉冲刺激引起癫痫的发生率为0.03%[10]。最后，应特别注意在口腔双侧适当放置软性咬合垫，因为在刺激期间颌骨收缩可导致口腔创伤，例如舌头咬伤、唇部损伤和/或颊部撕裂(0.63%)[11]。适当放置咬合垫应能够防止牙齿咬伤舌头，并且咬合块是固定的，以便最大限度地减少移位的机会。

然而就MEPs而言，假如有适当的可以识别的事件以及引出的刺激，就可以检查手术中的每一步是否安全。运动反应的变化通常只需要几分钟，并且可以更加肯定与手术事件相关。这种技术的问题是对何种情况才构成重要警报缺乏共识。70%~80%的波幅降低通常被认为是有意义的。有人认为“全”或“无”的方法是恰当的，而且这种观点由于失去反应的肌肉群数量不同而进一步复杂化。在这两种方法中，问题仍然是测量多相运动波形的哪一部分，是正负波峰的差值，还是曲线下的总面积？我们注意到上述学派认为需要增加电压以引起远端反应。Calancie[8]提出100V持续增加1h或更长时间是有意义的。对于潜在灾难性事件的延迟报告显然是这种方法的局限性。最近，一些人认为波形形态具有意义，包括记录波形的相位和长度。DD Languloo等[9]很好地回顾分析了这些概念。

前面的讨论强调了脊柱手术中感觉和运动监测的极大复杂性。然而，外科医生仍必须进行复杂的颈椎手术，这需要术者对监测参数有良好的理解能力。

在此，我们举例说明严重警报标准，这是一名具有1号染色体重复的6岁女性患者（图15.1~图15.4）。她接受了几个简单的垂直可延长人工钛肋（VEPTR），以治疗严重的早期脊柱侧凸

（EOS）。余下的细节在图表中解说。最终，枕颈融合术是必需的，以稳定她的颈髓，以便进一步治疗她的下方的进展性脊柱侧凸（图15.5）。

报警标准的反应策略

随着1~2级证据的研究文献越来越多，我们能够更可靠地做出关于治疗安全性的决定。然而，伦理困境妨碍了脊髓监测警戒反应的真正的随机试验，因为允许患者遭受神经损伤的警报标准在手术中是不可能得到满足的。因此，回顾研究、动物研究和外科医生的经验是我们最好的依靠，但这类只是4~5级证据。对于需要复杂手术

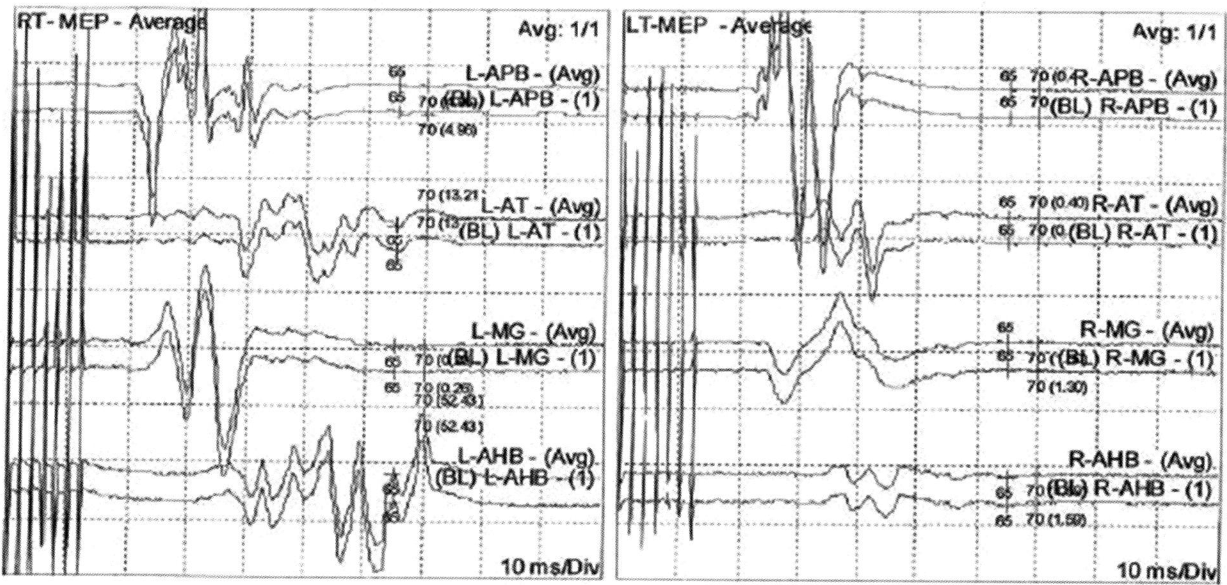

图15.1 一名6岁重度EOS行常规VEPTR延长的女性患者的基线MEP。拇短展肌（APB）、胫前肌（AT）、内侧腓肠肌（MG）和踇短展肌（AHB）。注意这些多相波形的强烈波动。每帧左侧的7个尖峰序列是在头皮电极上施加的经颅刺激，随后的波形是由经皮肌肉针电极记录的外周反应

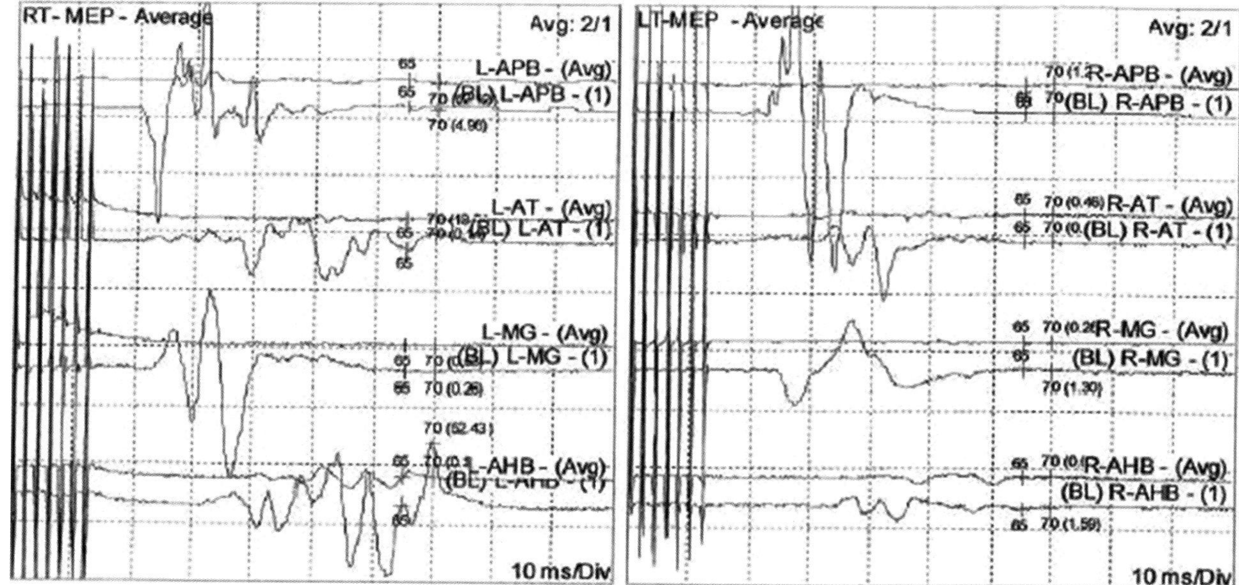

图15.2 双侧APB、AT和MG的电位完全消失，两侧足部几乎完全消失。在这个屏幕上看到的可见波形是先前记录的基线，最新结果显示波形完全消失了。通过右侧MG轨迹可以较好地看出，波形变为平坦的直线。这些数据是在病人俯卧位且进行任何外科手术之前获得的。

的患者来说，这很难确保他们安全。尽管最近有数项研究[12-14]报道的接受颈椎手术的患者人数众多，但是都是关于20世纪50年代中期成人的报道，对儿童颈椎手术的适用性尚存在疑问。

警报标准的处理流程经常被提出，参照了在航空工业中经常使用的流程图。对于儿童颈椎手术经验较少的外科医生，该方法有很好的指导作用，因为如果手术过程中电位突然消失，术者压力会很大，这容易导致术者行无效的手术操作延误最佳修正机会。这类流程在之前的文章已有提及。早期提出的一种流程是被推荐的[9]。然而，尽管有这些警报检查流程，术中仍有可能出现各种意外，而且它们不能取代熟悉手术程序和有经验的麻醉师、神经生理学家和外科医生团队。文献中充满了在大中心和经验丰富的外科医生所做出的好的外科结果。儿童颈椎手术的特殊之处在于手术病例非常少，但是风险却非常高。因此，我们应该在儿童颈椎手术中常规采用这些警报标准和处理流程。

脊髓监测电位还有另一个问题。一个处理流程通常会有详细的提示，例如，如果出现X情况，那么做Y步骤。目前还不清楚儿童的颈髓能忍受多长时间的严重缺血。可能是几分钟或更长时间。如果逐步按照处理流程操作所花费的时间比脊髓的耐受时间长，那么逐步的方法可能具有潜在的破坏性。在我们的架构中，团队的3个组成部分（麻醉师、神经生理监测师和手术医生）在监控报警时将立即同步采取措施。当监视数据有下行趋势时，在达到任何警报阈值之前，术者凭直觉就可以行主动的保护性策略。这可能会减少脊髓损伤的发生率和严重程度，减少了整个团队的压力。在这里列出了策略：

麻醉师： 在任何可能引起脊髓缺血的操作前均应该升高血压。检查血细胞比容，评估失血量，并时刻关注在循环系统中是否存在挥发性麻醉剂。

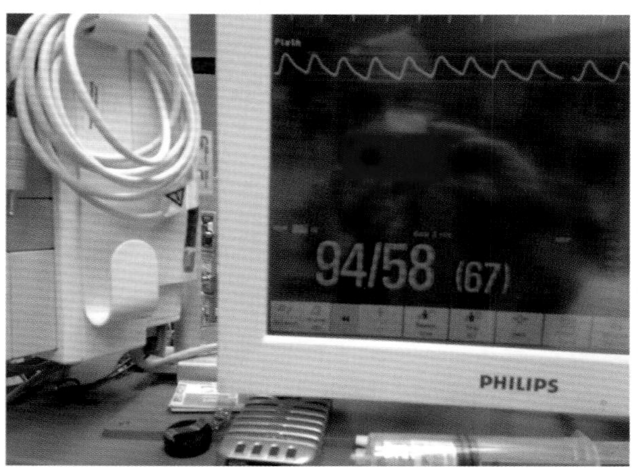

图15.3 尽管检查了患者的位置，确保了血压，并检查了技术监测问题，但MEPs没有回归正常，手术中止

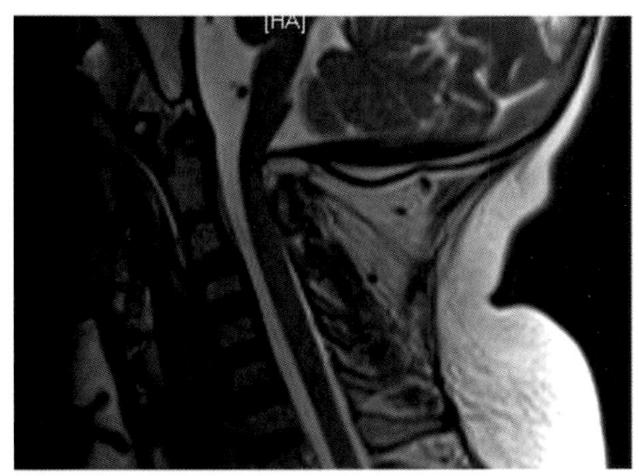

图15.4 麻醉复苏后立即进行MRI检查，显示脊髓后部在枕大孔边缘的撞击（3年前的MRI检查正常）

神经生理监测师： 监测是否有松动的电极，互相参考SSEPs和MEPs（通常需要从一个计算机程序切换到另一个）。判断这是假阳性还是在几分钟或几小时内逐渐下降。

手术医生： 撤销最后一次操作，取出拉钩，用温盐水冲洗。进行透视检查，判断颈部是否屈曲（这通常是危险的位置，但并非总是）。

同步方法的优点是电位恢复快。缺点是刺激事件可能会被多个同时的措施所掩盖。鉴于颈椎手术可能造成的神经损伤非常严重，同步的方法较于逐步的方法更加合理。外科医生术前评估影像学资料，麻醉师了解患者的内科合并症（如

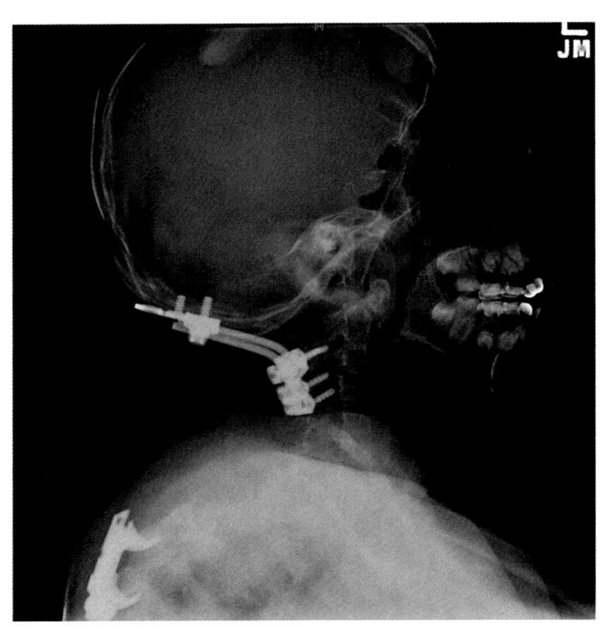

图15.5 患者接受了枕大孔减压和两次成功的VEPTR延长手术，18个月后监测警报消失，证实了枕颈减压和融合的有效性。预计在撰写本文时患者将进一步行VEPTR手术。

先天性心脏病），进行细致的神经生理监测，都将使报警率和假阳性率降至最低。通过上述的干预措施，可以预期波形的恢复。如果脊髓监测电位不能通过适当的恢复策略回归正常，那么通常需要拆除内固定物。如果仍然没有恢复，就必须放弃手术了。对于外科医生来说，这是难以接受的，并且这些经验主要来自胸腰段脊柱侧凸矫形的经验，因此这些建议的合理性值得怀疑。然而，儿童颈椎手术的情况可能是不同的。在这一罕见的领域中所做的大部分工作是治疗脊柱不稳。去除稳定的内固定可能造成脊髓功能恶化或者不可逆的脊髓损伤。建议在麻醉状态下立即进行MRI检查并进行唤醒试验检查神经功能情况，或许可以发现一些不易发觉的内固定问题。或者，可以让患者完全从麻醉中复苏，并在临床和放射学上进行重新评估。在术前安装Halo架有助于颈椎的稳定，因此建议这类患者在术前常规安装Halo架。等到手术成功后，架子可以很容易去除，如果没有Halo架，而且术中脊髓电位不稳定，将会非常棘手且难处理。

对警报的处理建议有主动处理，也有被动应对。如果我们认真制定了术前计划，可以避免被动应对。

脊髓监测的风险

我们正在讨论的技术风险远远大于手术本身的风险。然而，有两个主要的风险领域应该评估。第一是质量和准确性问题，第二是监测本身常见的小并发症。

由于MEPs可能诱发癫痫，因此最初不愿意刺激大脑。随着时间的流逝，发现癫痫发生率极低，因此被广泛接受。除了癫痫，还可能会造成电极片局部烧伤、出血和感染。如果使用适当的咬合块，舌头咬伤也是非常罕见的。

更大的问题是数据的质量和准确性，以及它是如何被分析的。有充分证据表明，监测团队的经验越多，对数据的解释就越好，预期的手术效果越好。Nuwer等[2]进行的一项多中心研究探讨了在脊柱侧凸手术中SSEPs监测是否具有整体效益。具体而言，他们评估了具有丰富经验和频繁使用神经监测的外科医生与其他有限或没有使用神经监测的外科医生的结果。将173名美国外科医生（均是脊柱侧凸研究学会成员，SRS）15年来的数据同历史数据进行比较。其中88%的医生表示在所有的或者是部分病例使用SSEPs监测，数量为97 586例。应用术中SSEPs监测，严重的神经并发症如瘫痪或截瘫的发生率减低了60%以上。根据本次研究[2]，使用SSEPs监测最多的外科医生术后神经功能障碍发生率最低。Schwartz等证实了术中神经监测技术的有效性，他说："SSEPs在识别即将发生的神经损伤方面已经取得了显著的成功，尤其是从由极度不同的一组监测人员监测的数千个病例的角度来看……"[15]。例如，Nuwer等研究发现，SSEPs作为唯一监测方式的51 263例脊柱病例的假阴性率为0.063%。此外，阴性预测值（即在存在稳定的SSEPs的情况下脊髓功能正常的可能性）是令人印象深刻的99.93%[2]。

当有丰富的经验时，监测模式会影响其准确性，其本质我们已经讨论过了。准确性的降低可能受到电极放置不良、监测电缆的机械分离或患者（例如脑瘫或已经患有脊髓病的儿童）的不良电生理基线的影响。通常机械问题非常明显，在诱导麻醉和消除挥发性麻醉剂后，可以评估基线不良的生理状态。然后我们可以评估是否可以依靠有限的可用数据对神经损伤进行神经电生理监测，很少有需要放弃监测的病例，通常可以保留一种方式（如SSEPs），而尽管另一种方式不可靠。因此在面对临床问题时，应当谨慎对待数据并且去解释它。在这种情况下，最好避免应用限制出血的低血压麻醉技术，注意患者的体位，并且设置非常低的暂停手术的警报阈值。偶尔电生理数据在手术过程中会被改善，这可能是由于脊髓减压的原因。至少我们术中目标应该是维持基线阈值，一旦发现变化，我们应该按照前文所述流程立即处理。

理想情况

理想情况下，接受颈椎手术的儿童，无论是前路手术还是后路手术，都应该由有丰富经验的麻醉师、神经生理监测师、护士和外科医生实施操作。在诱导麻醉和插管后，仰卧位获得基线SSEPs和经颅MEPs。在脊柱极度不稳定时使用Halo架，记录第二组基线电位。用尽可能低的电压刺激MEPs，以减少肌肉阵挛性抽搐以及由此导致的对于脊髓的刺激。如果监测是令人满意的，更倾向于后路手术，并将患者俯卧位置于手术台上。由于俯卧位会造成电位缺损，需要另外记录一条基线[16]。手术将能顺利进行，颈椎获得稳定并将达到融合。如果有Halo架的话将在手术结束时移除，患儿醒来以后神经功能完整。

总结

前面提到了目前脊髓监测的大体思路、儿童脊柱畸形手术的特殊性以及儿童颈椎手术的含义。在为准备本章节进行文献检索时，只找到了一篇关于儿童颈椎手术中脊髓监测的英文参考文献[16]。然而，在矫形手术和神经外科手术过程中脊髓的神经生理学监测的原则已经确立，而且在治疗儿童颈椎病时确实应该遵循这些原则。

参考文献

[1] Nash CL, Lorig RA, Schatzinger LA, Brown RH.Spinal cord monitoring during operative treatment of the spine. Clin Orthop Relat Res.1977, 126:100–105.

[2] Nuwer MR, Dawson EG, Carlson LG, Kanim LE, Sherman JE. Somatosensory evoked potential spinal cord monitoring reduces neurologic deficits aftersco- liosis surgery: results of a large multicenter survey. ElectroencephalogrClinNeurophysiol.1995, 96:6–11.

[3] Lesser RP, Raudzens P, Luders H, Nuwer MR,Goldie WD, Morris HH, et al. Postoperative neurological deficits may occur despite unchanged intraopera- tive somatosensory evoked potentials. Ann Neurol. 1986, 19:22–25.

[4] GinsbergHH,ShetterAG,RaudzensPA.Postoperative paraplegia with preserved intraoperative somatosen- sory evoked potentials. Case report. J Neurosurg. 1985, 63:296–300.

[5] Burke D, Bartley K, Woodforth IJ, Yakoubi A, Stephen JPH. The effects of a volatile anaesthetic on the excitability of human corticospinal axons. Brain. 2000, 123:992–1000.

[6] Langeloo DD, Lelivelt A, Journee HL, Slappendel R, de Kleuver M. Transcranial electrical motor-evoked potential monitoring during surgery for spinal defor- mity: a study of 145 patients. Spine (Phila Pa 1976). 2003, 28(10):1043–1050.

[7] Calancie B, Harris W, Broton JG, Alexeeva N, Green BA. “Threshold-level” multipulse transcranial elec- trical stimulation of motor cortex for intraoperative monitoring of spinal motor tracts: description of method and comparison to somatosensory evoked potential monitoring. J Neurosurg.1998, 88:457–470.

[8] Quinones-Hinojosa A, Lyon R, Zada G, Lamborn KR, Gupta N, Parsa AT, et al. Changes in transcranial motor evoked potentials during intramedullary spi- nal cord rumor resection correlate with postoperative motor function. Neurosurgery.2005, 56:982–993.

[9] Langeloo DD, Journee HL, Kleuver M, Grotenhuis JA. Criteria

for transcranial electrical motor evoked potential monitoring during spinal deformity sur- gerya review and discussion of the literature. J Clin Neurophysiol.2007, 37:431–439.
[10] MacDonald DB. Safety of intraoperative transcranial electrical stimulation motor evoked potential monitoring. J Clin Neurophysiol.2002, 19:416–429.
[11] Tamkus A, Rice K. The incidence of bite injuries associated with transcranial motor-evoked potential monitoring. Anesth Analg.2012, 115:663–667.
[12] Smith PN, Balzer JR, Khan MH, Davis RA, Crammond D, Welch WC, et al. Intraoperative somatosensory evoked potential monitoring during anterior cervical discectomy and fusion in nonmyelo- pathicpatients:areviewof1039patients.Spine(Phila Pa 1976).2007, 7:83–87.
[13] Resnick DK, Anderson PA, Kaiser MG, Groff MW, Heary RF, Holly LT, et al. Electrophysiological monitor- ing during surgery for cervical degenerative myelopathy and radiculopathy. J Neurosurg Spine.2009, 11:245–252.
[14] Ayoub C, Zreik T, Sawaya R, Domloj N, Sabbagh A, Skaf G. Significance and cost-effectiveness of somatosensory evoked potential monitoring in cervi- cal spine surgery. Neurol India.2010, 58(3):424–428.
[15] Schwartz DM, Drummond DS, Schwartz JA, Wierzbowski LR, Sestokas AK, Pratt RE Jr, et al. Neurophysiological monitoring during scoliosis sur- gery: a multimodality approach. Semin Spine Surg. 1997, 9:97–111.
[16] Ofiram E, Lonstein JE, Skinner S, Perra JH. “The disappearing evoked potentials”: a special problem of position patients with skeletal dysplasia. Spine (Phila Pa 1976).2006, 31(14):E464–470.

儿童颈椎的外固定

16

Michael B. Johnson，Leah McLachlan

前言

几个世纪以来，一系列的外部装置被用于固定或在某些情况下用于矫正或改变儿童的颈椎。本章旨在描述现代支具在儿童颈椎疾病治疗中的应用、禁忌证和并发症。儿童外形和生物力学方面有特殊的解剖学差异，这些差异对外固定的选择有直接的影响。

在缺乏针对儿童颈椎特定数据的情况下，有必要从成人文献中进行一些推断。文献报道成人的很多解剖数据和证据方面没有统一，特别是在外固定的有效性方面。因此，在外固定的指征、固定时间或选择方面几乎没有共识。

有两种类型的固定装置：提供支撑或固定的装置和具有矫正功能的装置。外固定支具广泛适用于创伤性、发育性和后天获得的颈椎疾病，但详细的适应证将在本书的其他章节讨论。

解剖和生物力学

应用颈椎支具时需要了解儿童存在的解剖学和生物力学差异。头部和颈部的大小和比例在整个童年期间都在发生变化（图16.1）。

表16.1为颅骨大小的变化。儿童的颅骨构成了整个身体一个很大的部分。到5岁时，颅骨已达到成年颅骨尺寸的95%。

较大的颅骨增加枕骨偏移量，枕骨偏移量是颅骨相对于躯干后侧面向后突出的部分。枕部偏移和枕颈角度随生长发育而变化（图16.1）。将儿童颈椎置于中立位是固定的关键原则，这需要增加幼儿的枕骨偏移量，所需的平均偏移量为25mm[1]。中立位置也确保气道位于适当的位置。因为颈椎支具在不考虑偏移的情况下会导致颈椎

M.B. Johnson (*)
Department of Orthopedics, Royal Children's Hospital, Parkville, VIC, Australia
e-mail: Michael.johnson@rch.org.au

L. McLachlan
Department of Orthotics and Prosthetics, Royal Children's Hospital, Parkville, VIC, Australia
e-mail: leah.mclachlan@rch.org.au

J.H. Phillips et al. (eds.), *The Management of Disorders of the Child's Cervical Spine*,
https://doi.org/10.1007/978-1-4939-7491-7_16

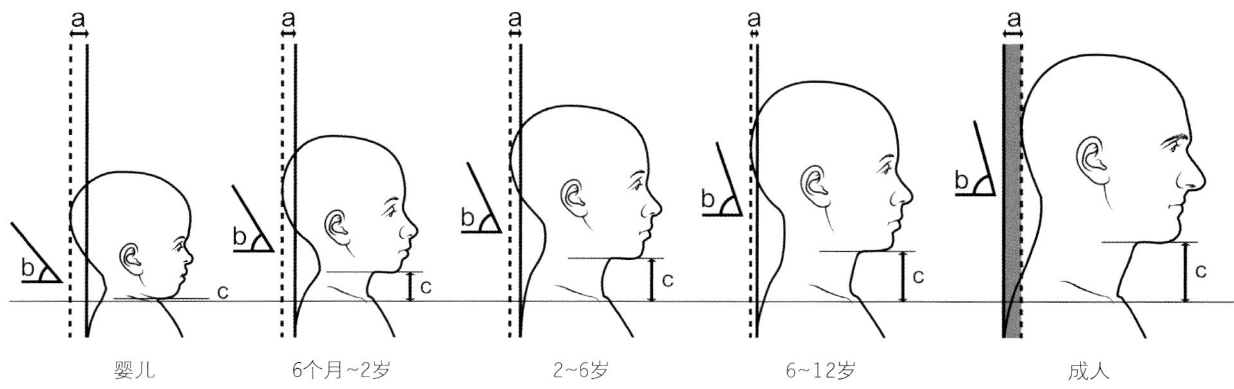

图16.1 儿童期颅骨大小和枕骨偏移。（a）表示相对于躯干后部的枕骨偏移，这从婴儿期的2.7cm减少到成人的负偏移量。（b）枕骨角在婴儿时期形成锐角。（c）下颏相对于胸骨的偏移量在儿童时期稳步增加

后凸和阻塞气道。

骨强度是由骨厚度（总厚度、皮质厚度）和骨密度决定的。这些参数在儿童（表16.1）中很低。通过CT扫描（图16.2）[4，5]可以看出，儿童的颅骨厚度随着年龄的增加而增加，直到16岁才达到成人颅骨的厚度。同样，在青春期开始之前，骨密度并没有显著增加。用支具固定骨骼，需要考虑到儿童较低的骨强度。

儿童总体关节活动度较大。在颈椎中，由于相对平坦的小关节和缺乏钩突关节，活动范围较成人更大[8]。与脊髓相比，脊柱关节的灵活性更大，牵引力主要作用于脊柱关节，而非脊髓，这也是使用牵引的解剖基础。颅神经走形于延髓至眼部，是牵引损伤的最大风险所在。

生物力学上，儿童颈椎的运动中心高于成人。婴儿在C2–C3水平，到5岁时为C3–C4水平。青春期为C5–C6水平，与成人[8]相同。年轻患者的颈椎不稳更常见于上颈椎水平，这意味着对成人标准的硬质颈托并不适用，儿童颈椎固定范围需要从颅骨到胸部。

一般来说，矫形支具的作用是保持中立位置并对抗可能会导致其移位的力量。这些力量源自于颅骨重力、肌肉收缩，以及由跌倒、汽车旅行导致的外力等。颈椎支具并不能对颈椎的各个运动节段施加直接作用力，主要是因为周围软组织的限制。支具的固定力被施加在枕骨、下颌骨和胸部等硬质结构上。硬颈托通过两半部分的连接来实现控制颈椎。例如，硬颈托的前半部分从下颌骨连到胸骨，限制颈椎的屈曲活动，并且通过尼龙粘贴和扣带与后半部分相连，限制颈椎向前移位[9]。

颈胸支具延伸到枕骨上方和躯干上，增加了接触表面积，并且使支具的刚性力线远离颈椎旋转中心。这增加了力矩和由此产生的刚性。颈胸支具有两种延伸方法。一些支具，如SOMI和Minerva，分别安装到胸背心上。许多预制的颈托具有预制的伸展功能。很少有证据表明这种支具优于传统的颈胸支具（SOMI，Minerva）。

许多颈椎支具存在一种常见的现象，称为蛇行现象。例如，头部的屈曲运动被颈圈阻挡，导致上颈椎伸展，同时允许颈胸交界处[10]屈曲（图16.3）。蛇行现象可以通过在颈托下垫入软垫或将支具从颅骨延伸到躯干来得到缓解，例如CTLSO支具[9]。

各种方法已被用于评估颈椎支具的生物力学效果。一些研究使用电影放射学（或者更近的三维运动分析[11，12]和电测角术[13]）描述成年正常志愿者中支具对每个节段运动的影响。这些研究对儿童颈椎外固定有很大的局限性。此外，该运动是由志愿者在单个运动平面中产生的，而没有

表16.1 儿童颅骨尺寸与成人平均尺寸的比较

	平均横径 cm（%）[a]	平均纵径 cm（%）[a]	颅骨厚度（mm）[b]	骨密度（成年正常人 %）[c]	
年龄				男性	女性
0	10.2 (72%)	13.7 (72%)	1.8	N/A	N/A
1	12.5 (88%)	16.3 (86%)	2.0~3.7	N/A	N/A
5	13.4 (96%)	17.9 (95%)	3.0~4.8	65%	69%
10	13.8 (98%)	18.3 (97%)	3.0~6.1	74%	74%
15	14.1 (99%)	18.6 (98%)	6.0	92%	97%
17	14.2 (100%)	18.9 (100%)	>6.0	99%	100%

a：平均颅顶区直径[2,3]。
b：平均颅骨厚度（内板和外板）。注意到相当大的可变性[4-6]。
c：全身骨密度（DEXA），不含4岁以下[7]。

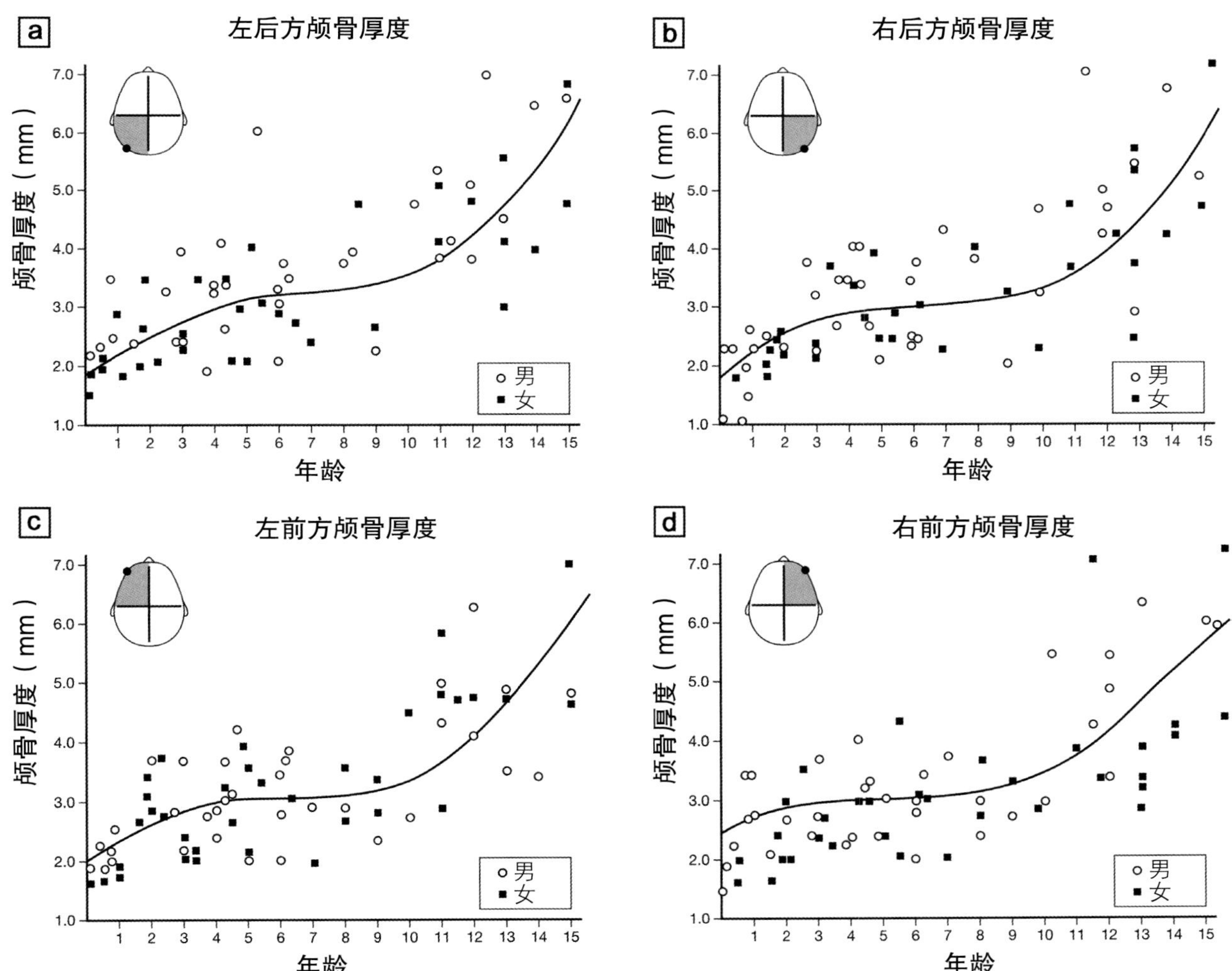

图16.2 儿童期CT扫描颅骨厚度。从CT扫描测量的颅骨厚度，按年龄、性别和位置分层：（a）左后部。（b）右后部。（c）左前部。（d）右前部[经英国骨与关节外科编辑学会[4]的许可和版权复制（图16.4）]

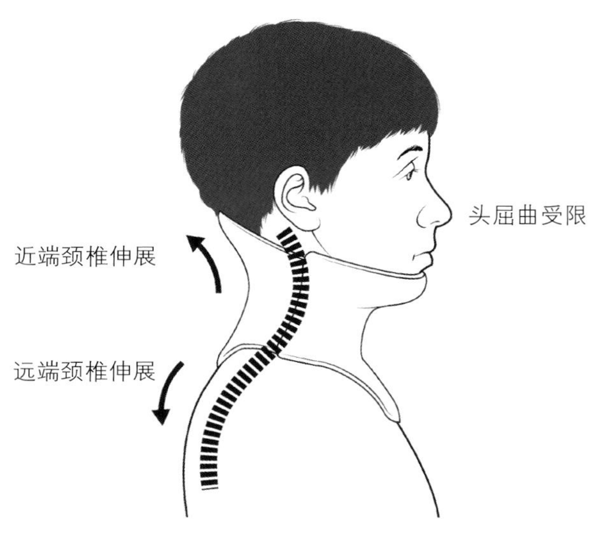

图16.3 硬颈托在颈椎中的蛇行现象。当受试者尝试头部屈曲时，由于颈托的抵抗产生上颈椎伸展和远端颈椎的屈曲

考虑到施加到支具上面的力量。某些研究为了避免这类应用缺陷，使用解剖模型来研究支具功能[14]。还有的研究使用尸体模型来模拟颈椎不稳。

特定矫形支具：类型/材料。

- 软颈托。
- 动态支撑：MBrace。
- 硬颈托（颈椎支具）：
  —— Aspen™；
  —— Philadelphia™；
  —— Miami J™；
  —— Stifneck。
- 颈胸椎支具：
  —— SOMI；
  —— Minerva；
  —— Pinless halo；
  —— Halo-thoracicvest；
  —— Papoose™。

软颈托通常是由泡沫构成的。它们对颈椎运动仅有非常小的限制能力（表16.2）。因此，这种支撑的主要作用是作为刚性支具的辅助治疗。作为一种止痛装置，它可以提供一些温暖和舒适。

MBrace是一种专门用来限制过伸而允许正常屈曲的颈托。这只在过伸损伤中应用，因此只可能适用于年龄较大的青少年组[25]。

硬颈托（Aspen™、Miami J™、Philadelphia™）由于由更硬的材料构成而增加了固定稳定性，从上胸骨到枕骨形成了一个刚性的柱子（图16.4a，b）。在前正中线上有一个开口，在过伸时可以减轻气管压力，并为气管切开提供空间。它可以防止屈曲伸展运动，但对防止侧向弯曲和旋转效果较差。硬颈托的合适程度对颈椎活动度有影响。增加颈托高度增加了所有固定平面的刚度，但也增加颈椎的伸展和增加对下颏的压力[13]。颈托的制作和设计显示了整体刚度的变化：按照刚度的增加顺序，它们是Philadelphia™、Aspen™、Miami J™和NecLoc（表16.2）[22]。Miami J™和Aspen™的颈托在枕骨皮肤上产生较少的接触压力，这在预防溃疡方面是可取的，并且可能是改善舒适度的原因[21, 23, 26, 27]。

颈胸支具包括SOMI（胸骨枕下颌支具）、Minerva（图16.5a，b和图16.6a，b）和延伸到胸部部件的硬颈托[14]。采用更多的刚性材料并延长至胸部，从而更多地限制活动。这些装置限制颈椎旋转能力较差。胸片的配合，特别是胸片的前后半部连接的强度，决定了防止旋转的效果。

SOMI有一个前撑杆和两个后撑杆，后撑杆从枕骨到前胸片。SOMI支具在C0–C1水平上的一些蛇行现象已被报道，因为它限制下颈椎活动而不限制C0–C1水平颈椎活动[28, 29]。尽管延伸到胸部，但在C7–T1以下没有有效的固定。SOMI限制伸展活动的能力较差，因为后支柱承受的是弯曲载荷，而不是轴向载荷[9]。

Minerva是一个四件式颈胸支具。与SOMI相反，后支柱延伸到更硬的后胸部分。这提供了更好的抗伸展力。Minerva支具的最初设计是采用注模胸部组件。现代材料使用的是预制的胸腔组

表16.2 普通预制支具对枕骨到C7运动限制的比较

矫形器	屈伸 C0–T1	屈伸 C0–C1	侧曲	轴向旋转	参考文献
正常运动范围(度)	135 ± 16	20	99 ± 12	145 ± 20	[11,15]
软颈托	5%~20%		5%~14%	10%~17%	[6,16－20]
硬颈托					
Philadelphia™	49%~71%		26%	29%~56%	[11,16,17,21]
Aspen™	62%~77%		34%~62%	38%~59%	[10,11,21－23]
Miami J ™	68%~73%		31%~43%	50%~65%	[21－23]
NecLoc	83%		51%~60%	73%	[22]
Miami J with Occian back	63%		35%	64%	[21]
颈胸支具					
SOMI	44%~89%	异常增加	34%~80%	50%~66%	[16,17,19,23]
Minerva	87%		50%~79%	69%~82%	[17,23,24]
Pinless halo	86%		84%	81%	[23]
Halo	96%		96%	99%	[16,17]

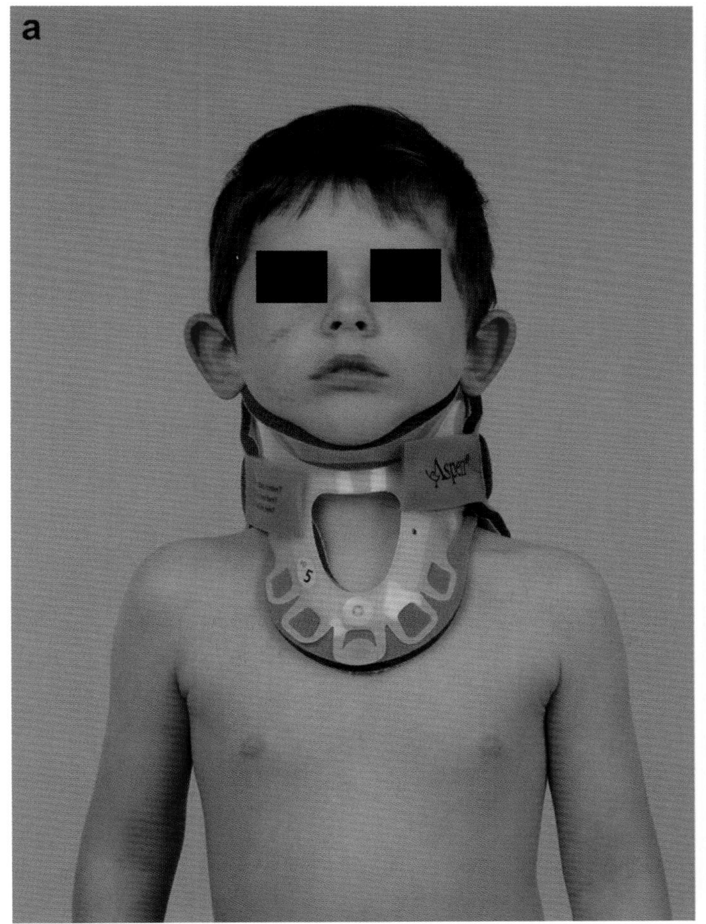

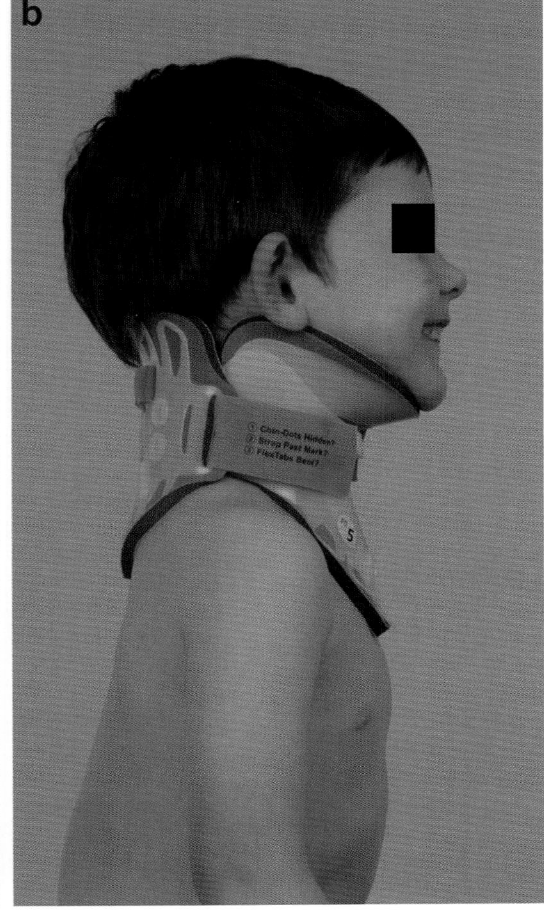

图16.4 Aspen颈椎支具。演示一个典型的两件式预制颈椎支具由硬性和软性泡沫部分构成。（a）正面视图。（b）侧视图

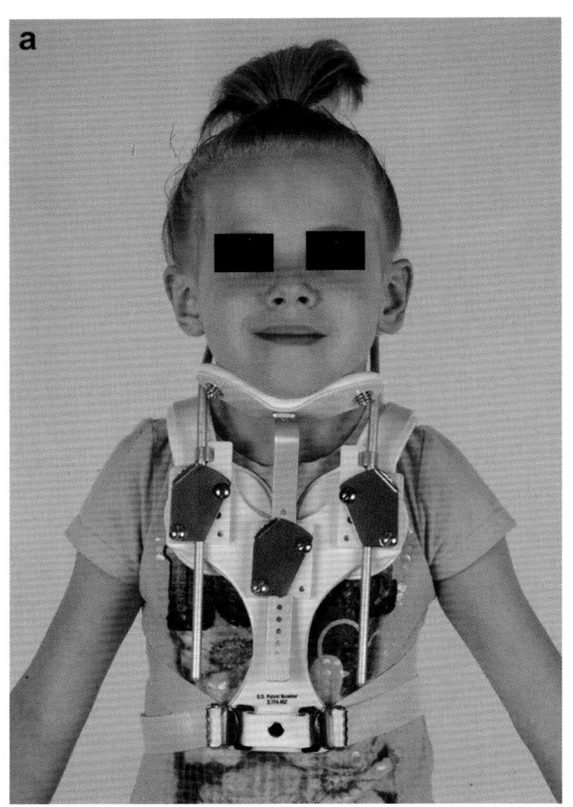

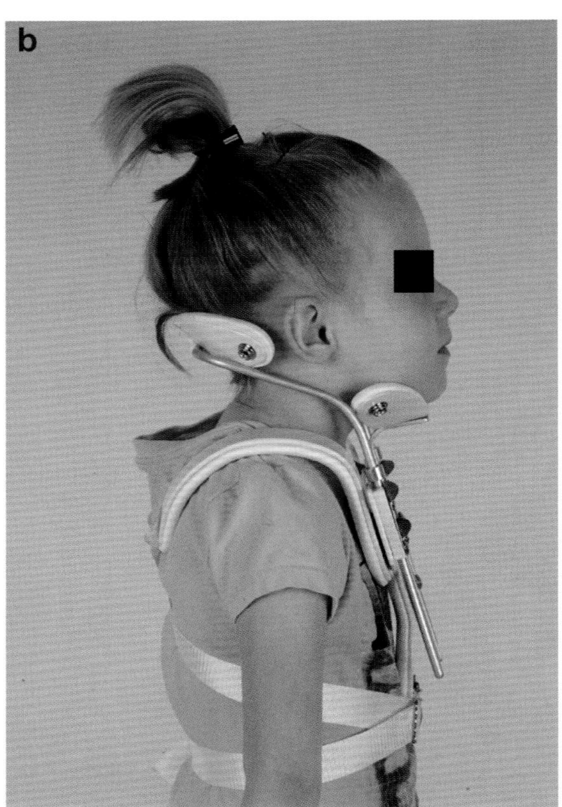

图16.5 SOMI（胸骨枕下颌支具）。（a）前视图和（b）侧视图。演示后柱与单独安装的背心的前部相连

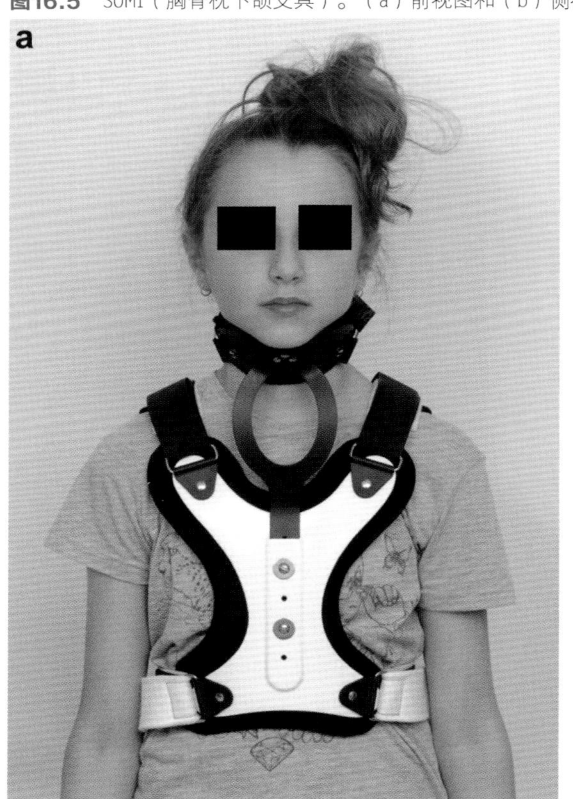

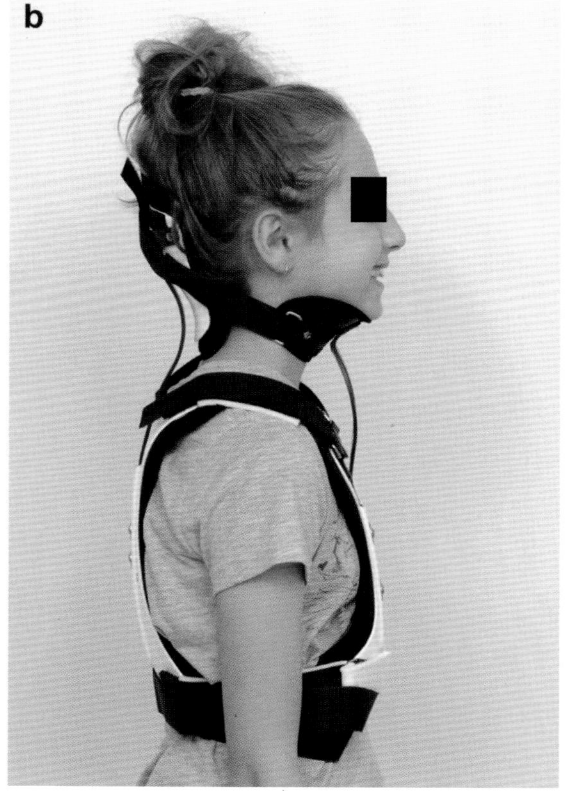

图16.6 Minerva颈胸支具。（a）前视图和（b）侧视图，与SOMI相比，通过后方的支柱连接枕部部分与颈胸部分，提高了其对过伸活动的限制

件，相当于Halo–胸部装置中使用的，连接在下巴和枕骨片上，能够刚性直立。

需要颅颈稳定的婴儿的支具制作是一个特别的挑战。Papoose™是一个预制的模制外壳，将颅骨、颈椎和躯干合并在一个单元中，并具有适当的枕骨偏移。除了前额上的带子之外，支具前半片还可以用来进一步抑制屈曲。这种装置适合于0~3个月大的婴儿，但是对于5岁以下的更小的早产儿也可以制作类似的定制模具（图16.7）。非卧床患者最理想。没有关于该装置的生物力学数据。从理论上讲，这将类似于Minerva支具所取得的结果。

Halo架在所有水平和所有方向上提供最大的整体运动限制，特别是在最上面的颈部运动节段（图16.8a，b）。所获得的稳定性是由于钉子插入皮肤并固定在颅骨外侧皮质。这些将弯曲力转换为附在胸壁上的支柱上的轴向载荷，这些支柱远离旋转轴，因此提供非常强大的力矩。与其他支具相比，旋转控制得到很大改进，但仍然取决于胸部部件的配合质量。蛇行运动可发生，尤其是宽松背心或俯卧或仰卧位时[30]。参见下面的Halo架应用技术。无针Halo环包括头部周围的环，皮肤上有接触，前额和枕骨上有硅复合垫。下颌骨周围的环控制旋转。这已被成功地用于儿童骨折治疗和术后治疗（融合、斜颈、寰枢椎旋转半脱位）。Skaggs等报道成功治疗30名儿童中的29名[31]。并发症包括皮肤溃疡、依从性差、自我或家庭成员的摘除。一例失败导致质疑这种支具是否能在最严重的不稳定脊柱中提供足够的支撑。Sawers等报道19例成人病例枕部溃疡1例，2例依从性差，自己调整肩带[32]。

在许多情况下，在列出的每个类别中都有预制支具，这将适合各个级段年龄患者。然而，对于年龄在3个月到2岁之间的儿童来说，很少有预制颈胸支具的。Halo架可以适合年龄大于18个月的儿童。对于非常小的婴儿和儿童，需要个性化解决方案。即使存在适当尺寸的预制支具，也可能需要对支具进行修改，这要求良好的支具后续服务。

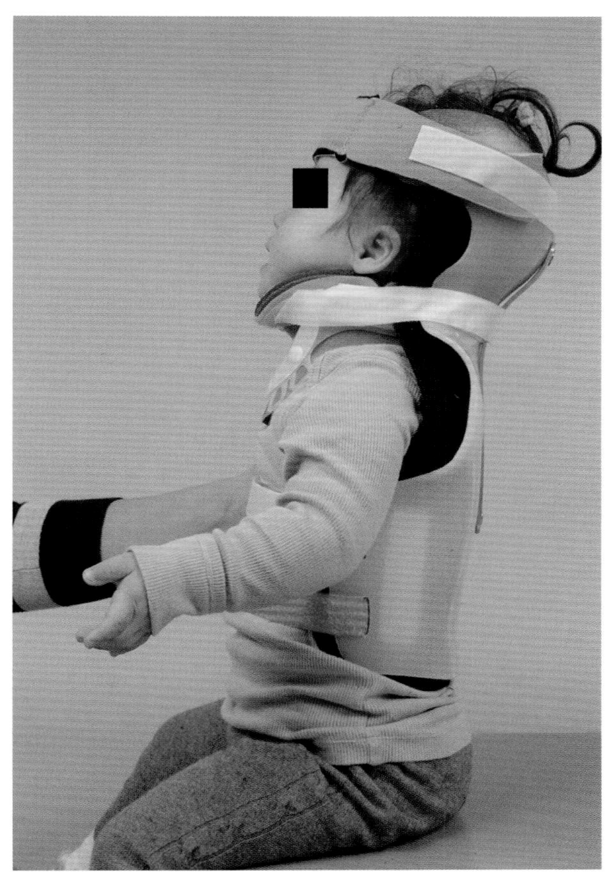

图16.7 定制Papoose™。这种定制的后壳已经安装到一名2岁患儿的Aspen™组件上。注意后囊膜铸模中的枕骨偏移

支具的应用

提供外部固定：不稳定性

颈椎不稳定患者选择外固定需要解决的几个关键问题包括不稳定的原因、位置、方向和可能的持续时间、患者年龄大小和依从性，以及潜在的并发症。在许多情况下存在多种支具可供选择，但缺乏使用经验和供货短缺可能影响外固定支具的选择。

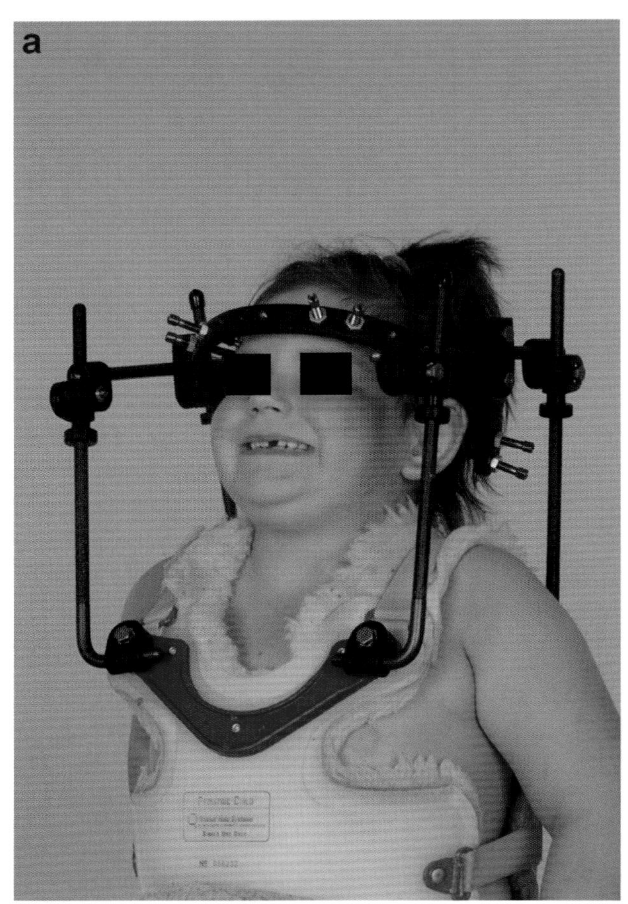
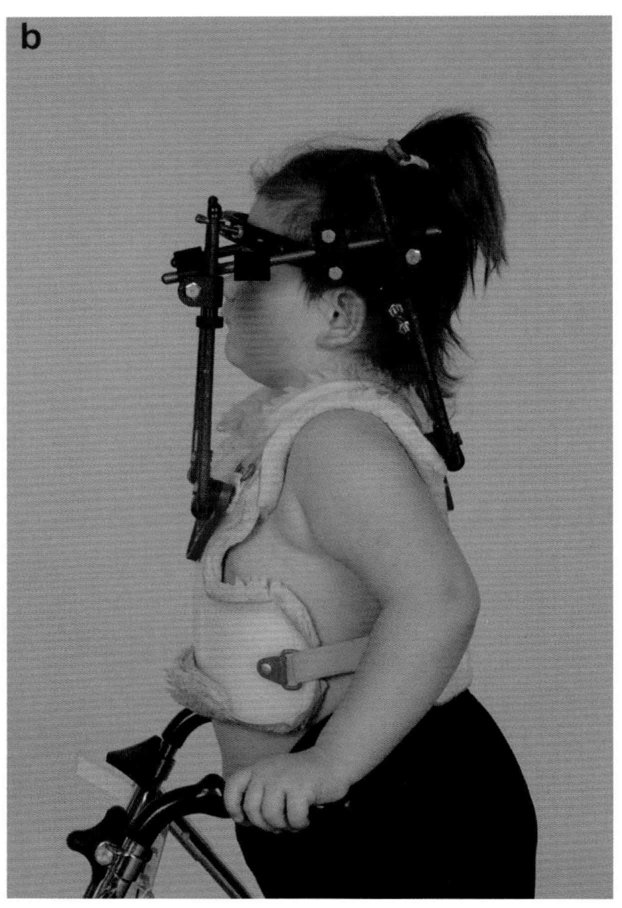

图16.8 Halo-胸部背心。图中为5~12岁儿童典型的8针结构。（a）正面显示针脚插入眼眶的外2/3上方。（b）侧视图，显示病人的活动情况。这些组件可被调整到期望的屈曲/伸展的角度

创伤初期管理

在创伤初期，颈椎的固定可以在入院前进行。适当的固定包括使用脊柱板，脊柱平板可以使头向枕侧偏移并抬高躯干。沙袋贴在短板上可以提供入院前最有效的固定。对这3种方法的评估表明，由于难以固定胸廓，颈部仍可发生显著的横向运动[33-35]。不考虑颅骨大小的刚性颈椎支具可以对颅骨施加明显的屈曲和牵拉力。由于在高速减速损伤中枕颈分离的发生率很高[36]，因此对非常年轻的患者尤其不希望受到牵拉和屈曲力。在文献中有一些争论是关于硬支具是否应该在这个创伤中应用[37]。这些反对意见指出，硬支具没有明显益处并且造成其他困难，如延迟从车辆中救出和插管困难[38]。一些支具会引起过度后凸，气道压迫和皮肤受压，从而造成真正的伤害。

到医院后，继续枕侧偏移或躯干抬高（图16.9a~d）。这可以根据孩子身材的大小和年龄采用专门的产品，例如，Occian AirWay PAD，或者简单地在躯干下增加一个薄床垫。一个尺寸图，如Broselow Luten系统，可以起到帮助。判断偏移量是否足够，一个粗略的经验是观察耳朵与肩膀是否在一条线上，特别是在CT和MRI扫描仪中经常被忽略的偏移量。全脊椎预防措施包括增加硬颈托和沙袋等效物，以防止侧向或旋转运动。为了减少仰卧位和硬性颈椎支具相关的并发症，到医院后需要尽早去除不必要的防止脊柱位移的临时固定装置。

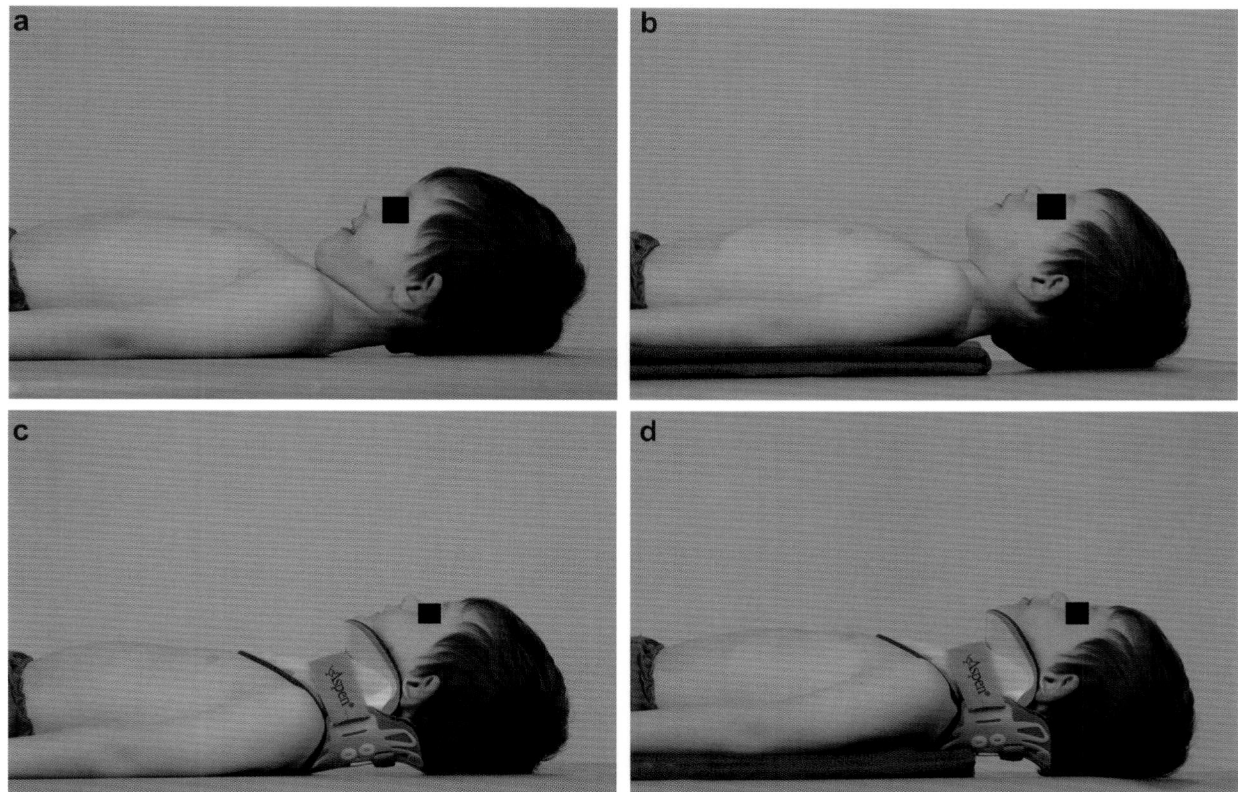

图16.9 枕骨偏移在儿童颈椎中立位中的重要性。一名5岁儿童躺在坚硬的表面上的图解，（a）没有垫子。（b）有垫子，产生的枕骨偏移。（c）仅提供颈椎支具不足以避免颈椎过度屈曲和气道扭曲。（d）体位改善产生合适的枕骨偏移

创伤后期管理

颈椎支具可被用作外伤性不稳定的最终治疗方法，期望愈合。不稳定程度，无论是外伤性的还是非外伤性的，强烈地影响着不稳定的潜在方向。生物力学研究有助于确定最佳矫正选择，以减少在特定的方向上的运动。牵张力尤其难以抵消。甚至Halo架在仰卧位[39]中也会产生显著的牵张力。

创伤后创伤矫正治疗所需的时间取决于愈合率、恢复正常稳定性以及并发症的发生率。

手术后治疗

矫形支具作为辅助颈椎手术的手段在成人中是有争议的。与颈托相关的并发症包括手术部位感染的增加[40]、吞咽困难[41]和呼吸道损害。

儿童手术后使用支具的支持者指出儿童行为控制的困难，他们可能太早活动，对植入相对薄弱骨骼的有限内固定物施加过重的负荷[42]。外固定在骨发育不良中可能是必不可少的[43]。

斜颈有许多种，其中许多不适合于支具治疗。矫正支具常在胸锁乳突肌挛缩引起的肌性斜颈松解术后采用。用于此目的的支具通常具有不对称的设计，在前凹侧具有更多刚性材料。

- 寰枢椎旋转半脱位。
- 发育不稳定性。
- 先天性颈椎异常。
- 发育不良。

各种矫正支具已用于寰枢椎旋转半脱位的治疗。在大多数情况下，在通过牵引和肌肉松弛剂达到复位后使用矫正支具固定[18]。Philadelphia

颈托能很好地维持复位[44]，但是研究者更喜欢采用抗轴向旋转较好的支具。可以使用侧带对Minerva支具进行修改，或者无针Halo架是合适的替代[31]。Halo架能严格控制旋转功能，并已报道通过观察C1-C2小关节重塑成功治疗难治性寰枢椎旋转半脱位[45, 46]。合适的Halo架在旋转控制中至关重要。

虽然严重的非外伤性上颈椎不稳通常是手术稳定的一个指征，支具只起到临时固定的作用。在这种情况下，支具可以控制不稳，防止进一步的神经症状加重，同时获得进一步的生长。我们应谨慎行事，因为并非所有的条件下均能维持稳定。神经损害随时可能发生[47]。

牵引和支具组合使用的方法已被报道用于脊柱后凸非手术治疗。Katz等总结他们的经验，继发于Larsen综合征的脊柱后凸的结果是不可预测的[48]。使用支具支撑预防椎板切除术后脊柱后凸仍然存在争议，很少有证据支持[49]。

矫形力：牵引

矫正（主要牵引）力可应用于颈椎。这些可以通过在下颌/枕骨下，或通过夹具，或Halo固定架。在考虑牵引的作用时，需要考虑患者的年龄和身材大小、畸形的性质、矫正的可能性、达到减少所需的时间以及可能的并发症。通常牵引一段时间后再应用矫形器上一段时间。

畸形的性质决定了牵引的角度。例如，寰枢椎旋转半脱位的矫正需要一个相对于屈曲/伸展的中性角度。这进一步要求枕骨偏移被考虑并应用适当的躯干抬高。脊柱后凸畸形需要适应牵引角度的扩展组件。

Halter牵引仅适用于短期、低牵引力的应用，如治疗痉挛性斜颈。通过Halter可应用的力是1~2kg。需要注意枕骨和下颌下的皮肤。

应用Halo架或夹具可以提供更大的牵引力。适应证包括寰枢椎旋转性半脱位[46]的矫正，单侧或双侧小关节脱位，以及后凸或脊柱侧凸畸形的缓慢矫正。护理需要多关注钉孔和神经系统，尤其是当张力增加时，最大牵引力不应超过1/3体重。颅神经有麻痹的风险，尤其是外展神经和动眼神经。在牵引过程中应该定期观察是否有侧视麻痹[46]。

技术

衣领尺寸

个别产品有尺寸建议和技术要求。Broselow-Luten系统是在急诊科常用的儿科测量指南，用于避免常见的药物剂量错误。在急性创伤的设置中，它可以用来为枕骨偏移量以及颈椎支具的正确大小提供指导。一些矫形支具商会根据这套系统测量制作合适的支具。

儿童 Halo 架的应用

在儿童Halo架的应用中需要采取重要的预防措施。特别需要注意颅骨的大小、形状和厚度。MRI兼容的材料是容易获得的，并且比铁磁材料更可取。大多数Halo架依照颅骨的形状设计以利于安装。如果Halo架和颅骨直径之间的差距很大，那么需要更长的针进行固定。

5岁以后，儿童头骨尺寸迅速接近成人，因此可以使用小号成人环（表16.1）。建议在成年人群中，以8磅*英寸（0.90N*mm）的扭矩压力插入4个销钉可以降低销钉松动和感染率[50、51]。儿童颅骨的厚度和骨密度有显著的变异性（图16.2）。这需要增加销钉的数量和减小扭矩压力[5, 52]。Mubarak等推荐在3岁以下年龄组使用10~12钉（25.4~30.48cm），其扭矩力为2磅*英寸（0.23 N*mm）[52]。在应用销钉之前，应该行CT检查，避免销钉进入颅骨较薄的区域[4]。增加钉的数量增加了在非理想位置的概率，Halo环的位置应该低于颅骨的最大直径，高于耳朵[50]。理想位置是，在眶外侧2/3的上方1cm处插入前外侧钉。这些钉应避开眶内侧1/3以上的区域，以避开眶上神经和额窦，并应避开颞骨以避免对颞肌和颧颞神经的干扰。在18个月以下儿童中，未闭合的前囟门非常危险，应该避开。后外侧钉应该置于耳郭后面的枕骨上。

Halo头环与胸廓连接有4个支柱。通过耳郭与肩膀对齐来定位，达到合适的枕侧偏移。在儿童Halo背心使用中应注意的特殊步骤：

- 获得有限的CT扫描。
- 测量/模板尺寸的环。
- 测量胸部大小，估计背心大小。
- 估计钉的长度和所需数量。
- 除最符合年龄的患者外，全身麻醉。
- 闭上眼睛。
- 必要时剔除乳突上的毛发。
- 定位Halo背心（临时固定）。
- 准备溶液（清洁眼周时，避免使用含有酒精或肥皂的溶液）。
- 通过需要的孔将针导入皮肤。
- 局部麻醉注射。
- 顺序拧紧以减少扭矩（对角交替）。
- 带锁紧螺母的钉。
- 在第二天，只检查一次扭矩，如果螺丝完全拧紧后螺钉无法达到所需扭矩，则停止拧紧。

并发症

使用硬质矫正支具可能产生的并发症，包括皮肤压迫坏死、颅内压力增加、吞咽和呼吸的影响、椎旁肌肉萎缩、失去弹性，不正确的佩戴无法达到治疗目的、位置或丢失，依从性差、长期佩戴牵引支具导致的心理因素不容忽视。

压力增加的常见区域包括下巴、下颌、胸骨和枕骨下。对于平卧或者意识减退，尤其是闭合性颅脑损伤的患者，压疮风险更大[26]。因此，在早期就要去除不必要的固定装置[53]。

Hunt等描述了继发于佩戴刚性矫正支具后的显著的颅内压升高的现象，这在头部外伤患者中具有重要临床意义[54]。最近研究发现，颅内压升高的情况下建议摘除或至少重新调整围领[55，56]。

关于Halo外固定架的并发症发生率文献报道高达44%。所报道的并发症包括钉道感染、瘢痕形成、神经损伤、硬膜穿透伴脑脊液漏、脑脓肿[57]、癫痫发作、吞咽困难、真菌或虱子感染、肌肉萎缩和听力损失[58]。在一个大型的回顾性综述中，Bramsford等报道了在342例患者中有12例（＜16岁）使用Halo架。他们报道了71%的儿科患者完成了约12周的Halo架治疗，并发症发生率为44%[59]。

Halo架最常见的并发症是感染（13%），其中1/3仅用口服抗生素和针道护理即可处理，50%可通过拔针和清创来处理。钉的移除会导致结构稳定性的下降。需要手术清创和静脉抗生素的严重感染较少见（5%）。在6周的Halo应用后，感染变得更为常见[59]。

钉头松动可因感染而发生。Fleming等监测了整个Halo架治疗周期中固定钉的压迫力，发现后期固定钉的力量减小了83%[60]。重新拧紧钉对儿童是危险的，增加了钉穿透的风险。

儿童气道因过度屈曲而弯曲。应用硬质围领时[61]在全身麻醉中插管是更危险的。Halo背心的刚性造成插管的更大问题。儿科患者可能无法耐受清醒状态下插管[62]，这时可以尝试荧光引导镜辅助插管，它能更少引起上颈椎的活动[63]。

Ono等用CT扫描显示胸锁乳突肌和颈背肌萎缩，Halo架治疗12周后肌肉萎缩达15%~22%，但后来发现这是可逆的[64]。

Halo架的并发症导致复位丢失，融合失败，和/或持续不稳定是最严重的。这类并发症的发生率为9%~15%[59]。此外，不正确的装配会显著降低固定效果。

总结

了解解剖学和生物力学的差异，对于在儿童颈椎疾病中正确应用矫正支具极其重要。固定至胸的Halo背心可用于儿童，但需要特殊的护理和注意细节，以避免并发症。简而言之，缺乏证据基础来指导儿童使用这类支具装置。

参考文献

[1] NypaverM,TreloarD.Neutral cervical spine positioning in children.Ann Emerg Med.1994, 23(2):208–211.
[2] Waitzman AA, Posnick JC, Armstrong DC.Craniofacial skeletal measurements based on computed tomography. Part I. Accuracy and reproducibility.Cleft Palate Craniofac J.1992Mar, 29(2):112–117.
[3] Waitzman AA, Posnick JC, Armstrong DC, Pron GE.Craniofacial skeletal measurements based on computed tomography: part II. Normal values and growth trends. Cleft Palate Craniofac J.1992, 29(2):118–128.
[4] Letts M, Kaylor D, Gouw GA. iomechanical analy- sis of halo fixation in children. J Bone Joint Surg Br. 1988, 70(2):277–279.
[5] Garfin SR, Roux R, Botte MJ, Centeno R, Woo SL-Y. Skull osteology as it affects halo pinplacement in children. J Pediatr Orthop. 1986, 6(4):434–436.
[6] Wong W, Haynes R. Osteology of the pediatric skull. Considerations of halo pin placement. Spine (Phila Pa) 1976.1994, 19(13):1451–1454.
[7] Boot AM, de Ridder MA, Pols HA, Krenning EP, de Muinck Keizer-Schrama SM.Bone mineral density in children and adolescents: relation to puberty, calcium intake,and physical activity.J Clin Endocrinol Metab. 1997, 82(1):57–62.
[8] Lustrin ES, Karakas SP,Ortiz AO, Cinnamon J, Castillo M, Vaheesan K, et al. Pediatriccervi-cal spine: normal anatomy, variants, and trauma. 1. Radiographics. 2003, 23(3):539–560.
[9] Convery P. Orthoses for head and neck. In: BowkerP, Condie D, Bader D, Pratt D, editors. Biomechanical basis of orthotic management. Oxford: Butterworth- Heinemann; 1993, p. 219–233.
[10] Hughes SJ. How effective is the Newport/Aspen col- lar? A prospective radiographic evaluation in healthy adult volunteers. J Trauma.1998, 45(2):374–378.
[11] Evans NR, Hooper G, Edwards R, Whatling G, Sparkes V, Holt C, et al. A 3D motion analysis study comparing the effectiveness of cervical spine ortho- ses at restricting spinal motion through physiological ranges. Eur. Spine J. 2013, 22(Suppl1):S10–15.
[12] Zhang S, Wortley M, Clowers K,Krusenklaus J. Evaluation of efficacy and 3D kinematic char- acteristics of cervical orthoses. Clin Biomech. 2005, 20:264–269.
[13] Miller CP, Bible JE, Jegede KA, Whang PG, Grauer JN. The effect of rigid cervical collar height on full, active, and functional range of motion during fifteen activities eof daily living. Spine (Phila Pa) 1976. 2010, 35(26):E1546–1552.
[14] Ivancic PC. Do cervical collars and cervicothoracic orthoses effectively stabilize the injured cervical spine?A biomechanical investigation.Spine(PhilaPa 1976). 2013, 38(13):E767–774.
[15] Arbogast KB, Gholve PA, Friedman JE, Maltese MR, Tomasello MF, Dormans JP. Normal cervical spine range of motion in children 3–12 years old. Spine (Phila Pa 1976).2007, 32(10):E309–315.
[16] Fisher SV. Proper fitting of the cervical orthosis.Arch Phys Med Rehabil.1978, 59(11):505–507.
[17] Johnson RM, Hart DL, Owen JR, Lerner E, Chapin W, Zeleznik R. The Yale cervical orthosis: an evalua- tion of its effectiveness in restricting cervical motion in normal subjects and a comparison with other cervical orthoses. Phys Ther.1978, 58(7):865–871.
[18] Subach BR, McLaughlin MR, Albright AL, Pollack IF. Current management of pediatric atlantoax- ial rotatory subluxation. Spine (Phila Pa 1976). 1998, 23(20):2174–2179.
[19] Althoff B, Goldie IF. Cervical collars in rheumatoid atlanto-axial subluxation: a radiographic comparison. Ann Rheum Dis. 1980, 39(5):485–489.
[20] Kaufman WA,Lunsford TR, Lunsford BR, Lance LL. Comparison of three prefabricated cervical col- lars. Orthot Prosthet. 1986, 39(4):21–28.
[21] Tescher AN, Rindflesch AB, Youdas JW, Jacobson TM, Downer LL, Miers AG, et al. Range-of- motion restriction and craniofacial tissue-interface pressure from four cervical collars. J Trauma. 2007, 63(5):1120–1126.
[22] Askins V, Eismont FJ. Efficacy of five cervical ortho-sesinrestrictingcervicalmotion.Acomparisonstudy. Spine (Phila Pa 1976).1997, 22(11):1193–1198.
[23] Schneider AM, Hipp JA, Nguyen L, Reitman CA.Reduction in head and intervertebral motion provided by 7 contemporary cervical orthoses in 45 individuals. Spine (Phila Pa 1976).2007, 32(1):E1–6.
[24] Sharpe KP, Rao S, Ziogas A. Evaluation of the effec- tiveness of the Minerva cervicothoracic orthosis. Spine (Phila Pa 1976).1995, 20(13):1475–1479.
[25] Zapletal J, Van Duijn MA. Mechanical efficacy of the mobilising cervical support device (Mbrace). Prosthetics Orthot Int. 1999, 23(3):274–277.
[26] PowersJ,DanielsD,McGuireC,HilbishC.The incidenceof skin breakdown associated with use of cervi- cal collars. J Trauma Nurs.2006, ;13(4):198–200.
[27] Plaisier B, Gabram SG, Schwartz RJ, Jacobs LM. Prospective evaluation of craniofacial pres- sure in four different cervical orthoses. J Trauma. 1994, 37(5):714–720.
[28] Hartman JT, Palumbo F, Hill BJ. Cineradiography of the braced normal cervical spine. A comparative study of five commonlye used cervical orthoses. Clin Orthop Relat Res. 1975, 109:97–102.
[29] Johnson RM, Hart DL, Simmons EF, Ramsby GR, Southwick WO. Cervical orthoses. A study com- paring their effectiveness in restricting cervical motion in normal subjects. J Bone Joint Surg Am. 1977, 59(3):332–339.
[30] Ivancic PC, Telles CJ. Neck motion due to the halo- vest in prone and supine positions. Spine (Phila Pa 1976). 2010, 35(10):E400–406.
[31] Skaggs DL, Lerman LD, Albrektson J, Lerman M, Stewart DG, Tolo VT. Use of a noninvasive halo in children. Spine (Phila Pa 1976).2008, 33(15):1650–1654.
[32] Sawers A, DiPaola CP, Rechtine GR. Suitability of the noninvasive halo for cervical spine inju- ries: a retrospective analysis of outcomes. Spine J. 2009, 9(3):216–220.
[33] Perry SD, McLellan B, McIlroy WE, Maki BE, Schwartz M, Fernie GR. The efficacy of head immobilization techniques during simulated vehicle motion. Spine (Phila Pa 1976).1999, 24(17):1839–1844.
[34] Podolsky S, Baraff LJ, Simon RR, Hoffman JR, LarmonB,AblonW. Efficacy of cervical spineimmo- bilization methods. J Trauma.1983, 23(6):461–465.
[35] ClineJR,ScheidelE,BigsbyEFA.omparison of methods of cervical immobilization used in patient extrica- tion and

transport. J Trauma.1985, 25(7):649–653.
[36] Eleraky MA, Theodore N, Adams M, Rekate HL, Sonntag VK. Pediatric cervical spine injuries: report of 102 cases and review of the literature. JNeurosurg. 2000, 92(1 Suppl):12–17.
[37] Plumb JOM, Morris CG. Cervical collars: prob- ably useless; definitely cause harm! J Emerg Med. 2013, 44(1):e143.
[38] KomatsuR,KamataK,SesslerDI,OzakiMA.ompar- ison of the Airway Scope and McCoy laryngoscope in patients with simulated restricted neck mobility. Anaesthesia. 2010, 65(6):564–568.
[39] Fukui Y, Krag M, Huston D, Ambrose T, Vaccaro AR. Halovest dynamic loads: full crossovercom-parison of three vest types. Spine (Phila Pa 1976). 2002, 27(3):241–249.
[40] Barnes M, Liew S. The incidence of infection after posterior cervical spine surgery: a 10 year review. Global. Spine J. 2012, 02(01):3–6.
[41] Stambolis V, Brady S, Klos D, Wesling M, Fatianov T, Hildner C. The effects of cervical bracing upon swallowing in young, normal, healthy volunteers. Dysphagia. 2003, 18(1):39–45.
[42] Madera M, Crawford A, Mangano FT. Management of severe cervical kyphosis in a patient with Larsen syndrome. Case report. J Neurosurg Pediatr. 2008, 1(4):320–324.
[43] Lekovic GP,Mariwalla NR, Horn EM, Chang S, Rekate HL, Theodore N. Skeletal dysplasia involv- ing the subaxial cervical spine. Report of two cases and review of the literature. Neurosurg Focus. 2006, 20(2):E8.
[44] Landi A, Pietrantonio A, Marotta N, Mancarella C, Delfini R. Atlantoaxial rotatory dislocation (AARD) inpediatricage:MRI study on conservative treatment with Philadelphia collar--experience of nine consecu- tive cases. Eur Spine J. 2012, 21(Suppl1):S94–99.
[45] Tauchi R, Imagama S, Kanemura T, Yoshihara H, Sato K, Deguchi M, et al. The treatment of refractory atlanto-axial rotatory fixation using a halo vest:results of a case series involving seven children.JBoneJoint Surg Br.2011, 93(8):1084–1087.
[46] Chazono M, Saito S, Liu K, Marumo K. Continuous skull traction followed by closed reduction in chronic pediatric atlantoaxial rotatory fixation. Acta Neurochir.2011, 153(7):1443–1445.
[47] Lekovic GP,Rekate HL, Dickman CA,Pearson M. Congenital cervical instability in a patient with camptomelic dysplasia. Childs Nerv Syst. 2006, 22(9):1212–1214.
[48] Katz DA, Hall JE, Emans JB. Cervical kyphosis associated with anteroposterior dissociation and quadriparesisinLarsen'ssyndrome.JPediatrOrthop. 2005, 25(4):429–433.
[49] Deutsch H, Haid RW, Rodts GE, Mummaneni PV. Postlaminectomy cervical deformity. Neurosurg Focus.2003, 15(3):E5.
[50] BotteMJ,ByrneTP,AbramsRA,GarfinSR.Thehalo skeletal fixator: current concepts of application and maintenance. Orthopedics. 1995, 18(5):463–471.
[51] Botte MJ, Byrne TP, Abrams RA, Garfin SR. Halo skeletal fixation: techniques of application and pre- vention of complications. J Am Acad Orthop Surg. 1996, 4(1):44–53.
[52] Mubarak SJ, Camp JF, Vuletich W, Wenger DR, Garfin SR. Halo application in the infant. J Pediatr Orthop. 1989, 9(5):612–614.
[53] AcklandHM,CooperDJ,MalhamGM,Kossmann T. Factors predicting cervical collar-related decubitus ulceration in major trauma patients. Spine (Phila Pa 1976). 2007, 32(4):423–428.
[54] Hunt K, Hallworth S, Smith M. The effects of rigid collar placement on intracranial and cerebral perfu- sion pressures. Anaesthesia.2001, 56(6):511–513.
[55] Ho AMH, Fung KY, Joynt GM, Karmakar MK,Peng Z. Rigid cervical collar and intracranial pres- sure of patients with severe head injury. J Trauma. 2002, 53(6):1185–1188.
[56] Mobbs RJ, Stoodley MA, Fuller J. Effect of cervical hard collar on intracranial pressure after head injury. ANZ J Surg.2002, 72(6):389–391.
[57] Kameyama O, Ogawa K, Suga T,Nakamura T. Asymptomatic brain abscess as a complication of haloorthosis:report of a case and review of the literature. J Orthop Sci. 1999, 4(1):39–41.
[58] Davies-HusbandCR,PhillipsJS,InnesAJ.Fluctuating hearing loss associated with Halo vest application. J Laryngol Otol. 2009, 123(1):e5.
[59] Bransford RJ, Stevens DW, Uyeji S, Bellabarba C, Chapman JR. Halo vest treatment of cervical spine injuries: a success and survivorship analysis. Spine (Phila Pa 1976).2009, 34(15):1561–1566.
[60] Fleming BC, Krag MH, Huston DR, Sugihara S. Pin loosening in a halo-vest orthosis: a biomechanical study. Spine (Phila Pa 1976).2000, 25(11):1325–1331.
[61] Komatsu R, Nagata O, Kamata K, Yamagata K, Sessler DI, Ozaki M. Intubating laryngeal mask air- way allows tracheal intubation when the cervical spine is immobilized by a rigid collar. Br J Anaesth. 2004, 93(5):655–659.
[62] Fuchs G, Schwarz G, Baumgartner A, Kaltenbock F, Voit-Augustin H, Planinz W. Fiberoptic intubation in 327neurosurgical patients with lesions of the cervical spine. J Neurosurg Anesthesiol.1999, 11(1):11–16.
[63] Maruyama K, Yamada T, Hara K, Nakagawa H, Kitamura A. Tracheal intubation using an AirWay Scope in a patient with Halo-Vest Fixation for upper cervical spineinjury.BrJ Anaesth.2009, 102(4):565–566.
[64] Ono A, Amano M, Okamura Y, Numazawa T, Ueyama K, Nishikawa S, et al. Muscle atrophy after treatment with Halovest. Spine (PhilaPa). 2005, 30(1):E8–12.

儿童颈椎后路融合术

17

Daniel J. Hedequist，Anthony Stans

前言

创伤、先天畸形、结缔组织等疾病常导致儿童颈椎的畸形与不稳，需要后路颈椎融合内固定治疗。传统上，融合需要内植物来辅助固定。既往是使用各种缆线或捆绑技术，其将缆线穿过或绕过棘突、小关节突或椎板下方进行捆绑固定。从生物力学方面来说，捆绑后颈椎在多个平面的运动中并不稳定，但儿童颈椎天生具有成骨性，所以大部分的捆绑得以成功。对于低龄儿童，或者单纯的捆绑不足以保持稳定直至颈椎融合的情况下，Halo-vest架可作为一个备用的手段。

许多研究者指出，刚性钉棒固定可以用于儿童颈椎疾病的治疗[1-4]。这些在成年患者中成熟的技术，已经用于治疗儿童疾病，并且相当有效。颅颈交界处和寰枢椎复合体是儿科人群中常见的病变部位，由于这些部位的固有韧带松弛及获得成功融合需要较大的植骨面积，因此该部位的融合率要比下颈椎低。尽管使用钉棒系统辅助固定在大多数儿童中是可行的，但基于解剖学原因，现代螺钉技术的使用仍存在一定的局限性，这些局限存在于整个颈椎。本章重点介绍脊柱内固定术在儿童中的应用。

术前考虑

成功的外科治疗需要对患者全面的了解，并准备不同的器械以备选择。X线检查仍然是诊断评估儿童颈椎疾病的标准，对于所有患者，不仅需要X线片来诊断，还需要对其颈椎的整体解剖和序列有一个总体了解。过屈过伸动力位X线片常有助于了解手术节段的稳定性，并避免遗漏邻近节段的不稳。这在先天畸形和Klippel-Feil患者中最为重要，上述患者在先天颈椎融合节段的相

D.J. Hedequist (*)
Orthopedic Surgery, Children's Hospital Boston/
Harvard Medical School, Boston, MA, USA
e-mail: Daniel.Hedequist@childrens.harvard.edu

A. Stans
Division of Pediatric Orthopedics, Mayo Clinic,
Rochester, MN, USA

J.H. Phillips et al. (eds.), *The Management of Disorders of the Child's Cervical Spine*,
https://doi.org/10.1007/978-1-4939-7491-7_17

邻节段可能存在不稳。

为了评估颈髓，大多数患者需要做磁共振成像（MRI）。MRI在识别神经受压区域以及由于颈椎不稳定而出现的髓内信号改变方面是有用的。而且，其对了解肿瘤软组织的侵犯区域也十分有用。磁共振血管造影（MRA）可作为严重失稳、结缔组织病或肿瘤侵犯、累及椎动脉患者的有用辅助检查手段。在外伤性横突孔损伤的患者中，MRA可以评估椎动脉的损伤情况。

计算机断层扫描仍然是患者术前评估最重要的检查。能否行螺钉植入，依赖CT图像可获得骨性结构解剖学特点。在儿科指南规定的最小辐射范围内进行的CT薄层（1/2mm）扫描，应该被用于所有可能行螺钉固定的年轻患者，并且包括轴位和矢状位图像。三维重建有助于术前全面了解颈椎的解剖特点。

手术注意事项

在手术开始之前，有几个问题需要强调，第一个是在气管插管和体位的摆放过程中脊柱的稳定性。需要手术治疗的患者的插管技术可以从常规插管到清醒状态下光纤插管。在进入手术室之前，了解脊柱的稳定性并与麻醉师进行探讨，能够避免不必要的手术伤害和推迟手术。一旦插管完成，就需要进行患者体位的摆放，合适的体位对于手术安全和术中透视非常重要。颈椎严重不稳定的患者，在翻身和摆放体位时，需要佩戴Halo-vest架固定。一旦Halo-vest架和背心佩戴完成，就可以翻身至俯卧位，且不用担心颈椎稳定性丢失。如果术后仍使用Halo-vest架，则可以做标准的针道放置；如果仅将其用作体位摆放，则可将前侧的针置于前外侧发际线，在提供稳定性的同时，又可以做到美观。患者背心的后半部可以移除，仅佩戴头环和背心的前半部进行手术。

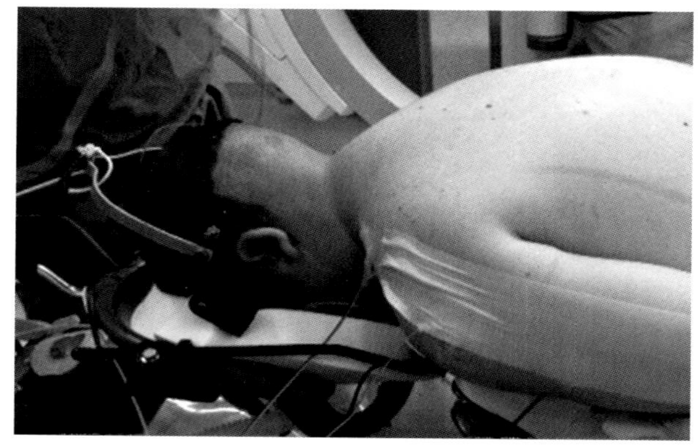

图17.1 术中照片显示了正确的体位摆放。注意患者双手的位置且肩膀向下绷紧，以便在螺钉植入期间有充足的透视空间

背心的支柱可以松到较小的张力，可以放置患者在较小的牵引下保持颈椎稳定。摆放体位时也可以选用Mayfield头架或颈椎头架。

将患者的手臂夹在两侧并将肩膀下拉，为C臂定位和颈椎透视提供空间（图17.1）。必须注意不要用太大的力量牵拉肩膀，这可能会导致臂丛神经麻痹。然后行透视检查，以便充分显示脊柱，同时将监视器放置在外科医生方便的位置以便行螺钉植入。在备皮和覆盖头部之前，检查透视图像并确保充分的可视化，以保证技术可行。

对所有患者均需要进行神经电生理监测，同时使用运动诱发电位（MEPs）和体感诱发电位，连续肌电图监测也是有益的。在摆放体位之前，将患者仰卧在推车上测得的信号作为基线，然后在摆放体位后重新监测，以确认在摆放过程中有无脊髓损伤，并在手术开始前确认可测出的所有信号。

C1 螺钉固定

C1的侧块是一个四边形区域，即使对于年龄最小的患者来说[5-7]，侧块螺钉固定也是最佳的。侧块内侧与脊髓交界，前外侧区与椎动脉交界，椎动脉从颅底下行，沿C1外侧的上面通过。利用计算机断层扫描获得C1侧块前后、内外和头尾端尺寸的形态学研究已经完成[8, 9]。在最近的一项研究中，Geck发现即使只有2岁的患儿，侧块的解剖学参数显示也能够接受螺钉固定[9]。

侧块螺钉的植入完全依赖于侧块的显露。与C2和下颈椎进钉点相比，C1侧块螺钉入点位置更靠前，因此显露更加困难。暴露螺钉入点的首要问题是静脉丛的识别和双极止血。由于静脉丛分布较弥散，必须充分控制才能为植钉提供充足的可视空间（图17.2）。侧块螺钉入点可通过剥离C1后弓的下缘，并沿其外侧走行，在转向并朝腹侧进入C1侧块时找到。由于椎动脉位于C1环的上表面，在手术剥离C1环外侧时，必须保持在下缘操作以避免损伤椎动脉。C1侧块螺钉的入点在后弓和侧块交界的正下方，偶尔稍偏内侧，这取决于计算机断层扫描所看到的解剖结构（图17.3）。C2背侧神经根可能位于侧块螺钉进入点上，但在切除还是保护C2神经根方面，外科医生并无共识[10]。

一旦进钉点显露完成，螺钉植入的钉道是可以预测的。在钻孔之前，我们建议使用开路锥开口，这将有助于在钻孔初期控制钻头。有时，C1环的下表面必须被打磨掉，以便于放置钻头。用磨钻开口是有益的，因为后弓与侧块连接处的进钉点往往是坚硬的皮质骨。使用魔钻开口可以避免钻孔时向前部过大的压力。钻头根据侧位透视图像中C1前弓的方向进钻。钻头方向应向头侧倾斜15°，并朝向前弓影像中下20%~40%部分。如果高于该部位，就存在将螺钉植入寰枕关节[11]的风险。钉道应向内倾斜15°[11]。向前外方向上，椎动脉有损伤的危险，因此钉道总是朝向内侧。

钻头的深度不应超过C1环前方投影的后缘，因为螺钉不是双皮质的。穿破双层皮质会使舌下神经和颈内动脉处于危险状态，因此应进行透视检查，避免穿破[12]。一旦钻孔完成，在进针点对皮质骨攻丝，创建一个安全的松质骨通道，引导螺钉沿着正确的方向植入是至关重要的。用测深尺测量侧块内的钉道长度，然后根据患者颈

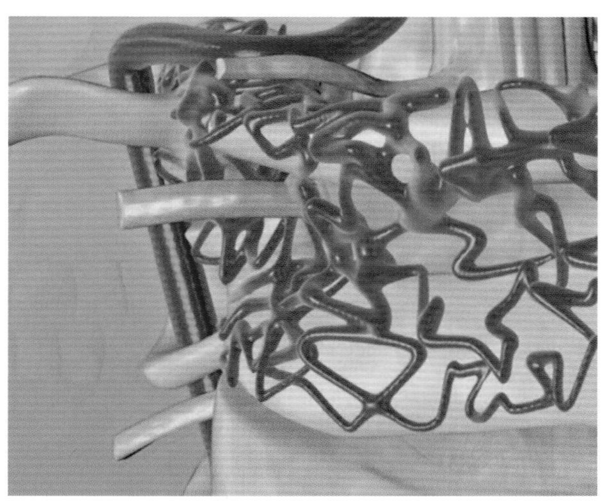

图17.2 在C1和C2暴露时遇到的弥漫性静脉丛的示意图

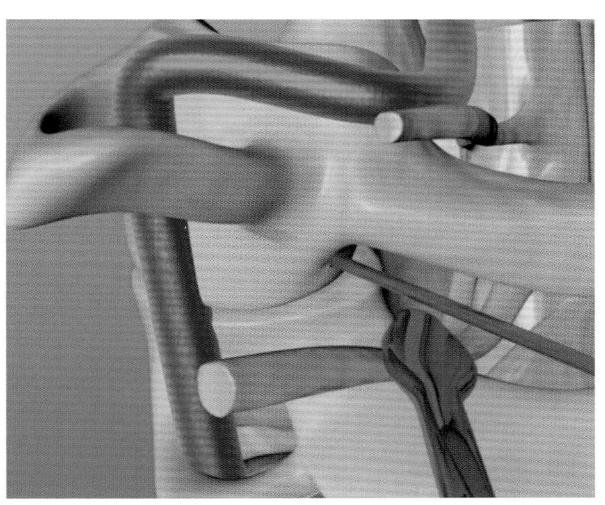

图17.3 C1侧块进钉点的示意图。注意C2神经根的回缩保护和进钉点相对于C1弓的位置

椎的大小，决定螺钉的长度。C1侧块螺钉与C2或其他椎体螺钉相比，必须额外增加6~10mm的长度，以弥补进针点位置靠前。因此，C1螺钉的尾部位于骨质之外的6~10mm处，以便与其他螺钉对齐（图17.4）。在显露过程中保留C2神经根的患者，可使用半螺纹的螺钉，这样在C2神经根处有一个光滑的柄，从理论上讲，可以降低神经损伤的发生率。

C2 螺钉内固定

根据患者的个体解剖特点，对于C2椎体有

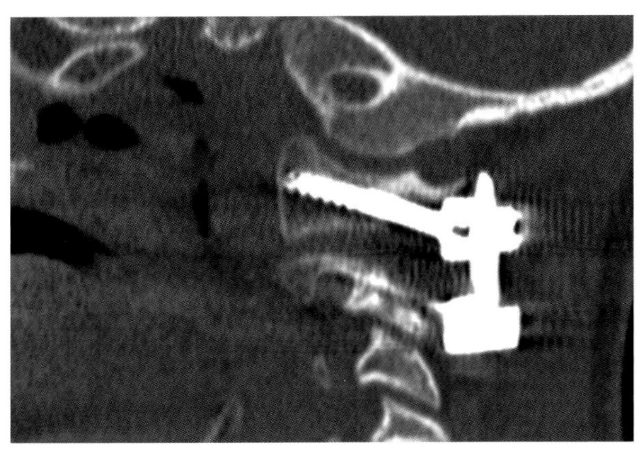

图17.4 一名C1-C2内固定术后的患者CT矢状位图像。注意C1螺钉在C1弓下的位置，使用半螺纹螺钉避免对C2神经根的刺激，以及螺钉尾部与螺钉进入点的距离

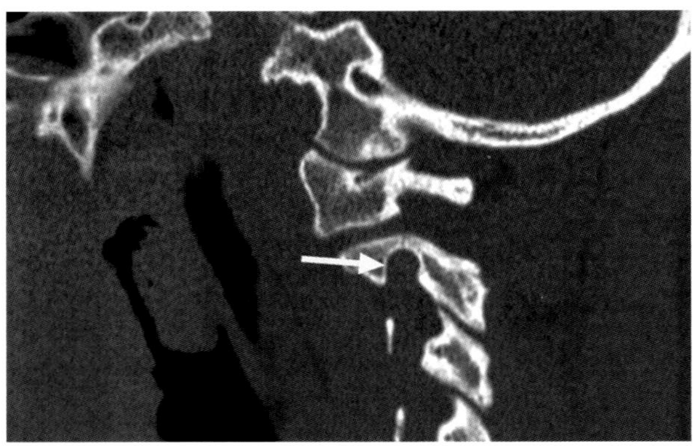

图17.5 根据CT矢状位图像进行术前解剖学评估。注意箭头指向的椎动脉与C2峡部高骑跨的位置关系，禁止经关节植入螺钉

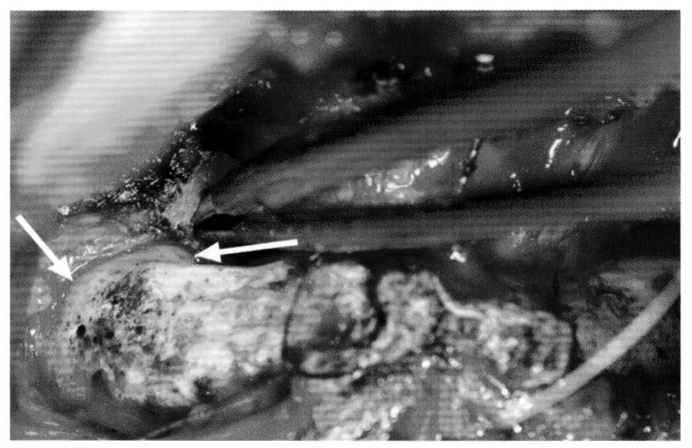

图17.6 术中剥离C2峡部的照片。箭头指出的是峡部的轮廓，双极在C1-C2关节的近侧。

多种固定螺钉可选。C2螺钉固定在儿科人群中很重要，因为它是颅颈结构以及寰枢椎不稳定[2、13-15]中固定的关键锚点。C2峡部是管状区域，其内侧与脊髓相邻，并且与椎动脉关系存在变化，这在确定螺钉选择方面起重要作用。峡部螺钉和椎弓根螺钉的植入经常互换，因为两个螺钉共用C2峡部骨质，但是进针点和钉道不同。椎动脉的走行是变化的，必须通过术前研究来确定其解剖特点，因为椎动脉的高跨程度越高，或者向内走行越多，螺钉植入就越危险（图17.5）[15]。

植入C2峡部螺钉或椎弓根螺钉的关键步骤仍然是C2峡部的背侧和内侧边界的剥离。该操作沿着椎板向下至C1-C2关节面和C2-C3关节面之间，然后在骨表面向近端和内侧剥离，同时电凝静脉丛(图17.6)。峡部完全显露后可以直视钉道内外侧，从而保护椎管内部。螺钉的头尾角度必须在透视下观察。一旦峡部充分暴露，那么进钉点和钉道方向将根据螺钉类型而变化。峡部螺钉于C2-C3关节头侧进钉，朝头侧C1-C2关节的方向，其在内外侧方向上直接穿过峡部。椎弓根螺钉进钉点更偏向头侧和外侧，方向紧贴内侧峡部，在侧位透视下直接进入C2体内。两枚峡部螺钉必须在直视下植入，并配合侧位透视，以避免穿破椎管内壁和损伤椎动脉（图17.7）。钉道钻完后，在植入螺钉前，必须用探针探查和攻丝（图17.8）。椎动脉损伤表现为大量出血。为了压迫损伤，植入螺钉是恰当的措施。如果怀疑一侧椎动脉损伤，那么另一侧就不要行螺钉植入了，因为一旦损伤双侧椎动脉，将导致灾难性的后果。

C2椎板螺钉植入在临床、形态学和生物力学方面都有研究报道[16-18]。这些螺钉易于放置，具有良好的结构强度，没有椎动脉损伤的风险，在大多数儿童和成人患者中是可行的。椎板螺钉的进钉点在对侧棘突的根部。通常，双侧螺钉交叉植入，所以两枚螺钉的进入点必须是一个偏头侧，一个偏尾侧。进钉点在使用开口器开口后，沿椎板背侧导向，使用开路锥向椎板内间隙进入。通过在C2椎板下方腹侧放置一个小的神经

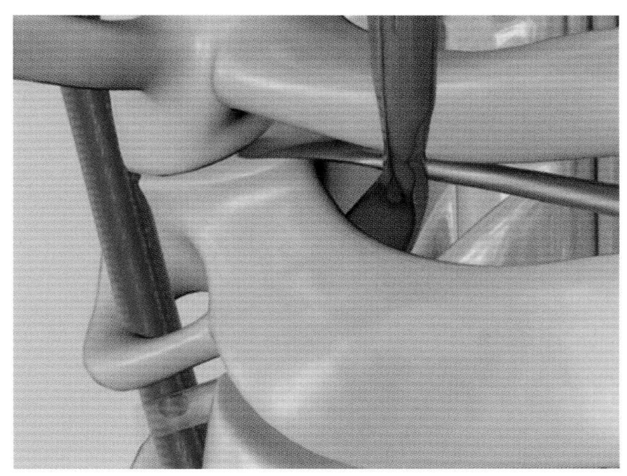

图17.7 C2峡部的识别和显示的示意图。术中在峡部内侧使用神经剥离子可以完整识别解剖结构，这对于C2螺钉植入至关重要

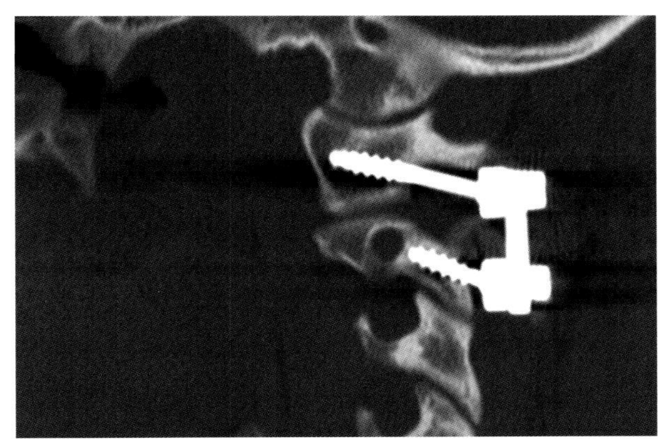

图17.8 一名接受C1-C2重建的患者CT，注意在C2处的峡部螺钉，终止在椎动脉以外

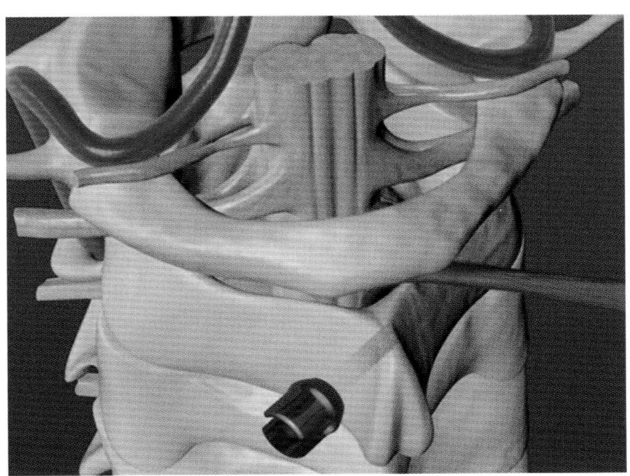

图17.9 图示C2上的经椎板螺钉。注意神经剥离子的放置以帮助确定C2椎板的腹侧

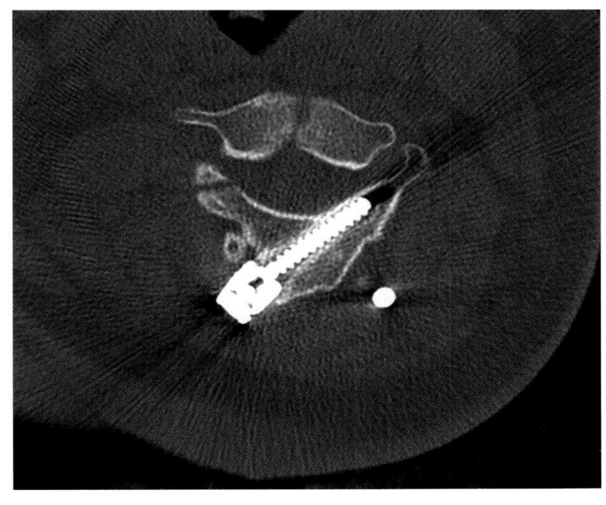

图17.10 C2椎板螺钉的术后CT，显示了螺钉的包容及合适的长度和位置

剥离子作为引导，可以将螺钉放置的误差最小化（图17.9）。然后可以用探针探查通道并在开口处用攻丝扩大，最后植入螺钉。螺钉的长度可以测量，但术前就需要预估合适的范围。对儿童的CT数据分析表明，大多数儿童C2椎板具有合适的宽度和长度进行螺钉植入（图17.10）[9，19]。螺钉尾部紧靠棘突后方。因此，考虑到侧块螺钉的起点更偏外侧，若将椎板螺钉向头侧或尾侧与其连接，可能需要偏置连接器。

C1-C2 经关节螺钉

对精心筛选后的患者使用经关节螺钉是有效的[1，20]。这些螺钉具有优异的生物力学强度，其穿过C2峡部、 C1-C2关节进入C1椎体的侧块。因为椎动脉存在变异，螺钉的轨道必须在术前的影像学上仔细研究[21]。CT矢状面可以显示椎动脉与峡部的关系，冠状面可以显示C1落点的方向。多项研究表明，椎动脉的变异使得许多患者的螺钉植入变得不安全。有些患者因椎动脉解剖变异，使一侧螺钉可以植入但对侧不行。为了正确放置经关节螺钉，C1-C2关节必须复位，如果关节畸形或关节不复位（如旋转半脱位），则应使用其他固定方法。

一旦术前扫描显示解剖结构足以安全放置螺钉，就应仔细暴露C2峡部和C1-C2关节。峡部的暴露对于正确放置螺钉至关重要，就像放置C2峡部螺钉时一样，二者拥有共同的轨道，只不过C2峡部螺钉终止在C1-C2关节突附近。在放置经关节螺钉时，C1-C2关节的剥离和将神经剥离子放入关节内是关键步骤。经关节螺钉植入的初始步骤是将导针穿过C1-C2关节，并且通过触摸穿过关节的导针来确认正确位置（图17.11）。

螺钉放置的首选方法是在将导针穿过复位的关节突后，进钉点是使用磨钻开口，并且正好在C2-C3关节的头侧，通过侧位透视图像引导螺钉头尾方向，该钉道朝向C1前弓中间轮廓的中线位置。放置螺钉偏上或偏下均有误置的风险。通常，当螺钉上倾角加大时，为了获得最佳钉道，需要在切口外的远端再戳孔。直视峡部将指导螺钉内外侧朝向，头侧的朝向可以由透视引导。双侧导丝正确位置的判定可以通过触摸小关节中的导丝以及前后位透视图像确认其在C1侧块中的正确位置来完成。在测量螺钉长度后，沿导针钻孔并植入螺钉（图17.12）。对于存在椎动脉损伤的罕见病例，最好先钻该侧钉道并植入螺钉。如果怀疑一侧存在椎动脉损伤，应当在该侧植入螺钉压迫止血，而另一侧避免植入螺钉以避免双侧椎动脉同时受损[22]。

对于解剖变异或植钉困难的患儿，单个螺钉的植入也是有效的（图17.13）。目前经关节螺钉直径有4.0mm，并且没有尾帽，因此如果螺钉被用作钉棒系统的一部分，那么可以使用标准的颈椎内植物螺钉；然而，这些螺钉不是中空的。当使用钉棒系统时，使用空心系统对于放置导丝、钻孔、探查、移除导丝并植入一枚非中空的带有尾帽的螺钉是有益的。在C1-C2之间用缆线捆绑植骨，可以提高融合率和生物力学强度。

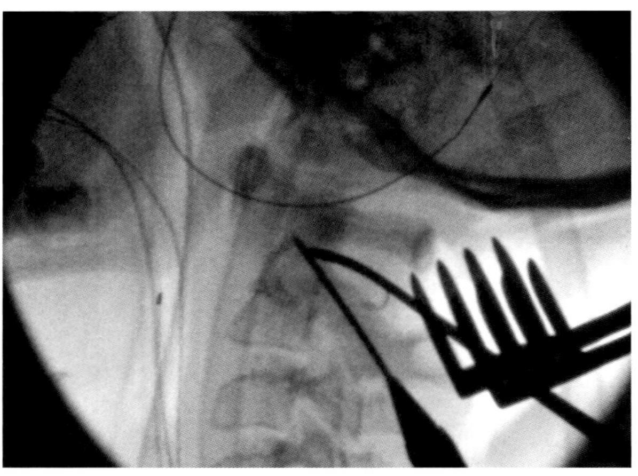

图17.11 术中透视显示经关节螺钉植入导针正确的轨道。C1-C2关节中的神经剥离子可触及导针

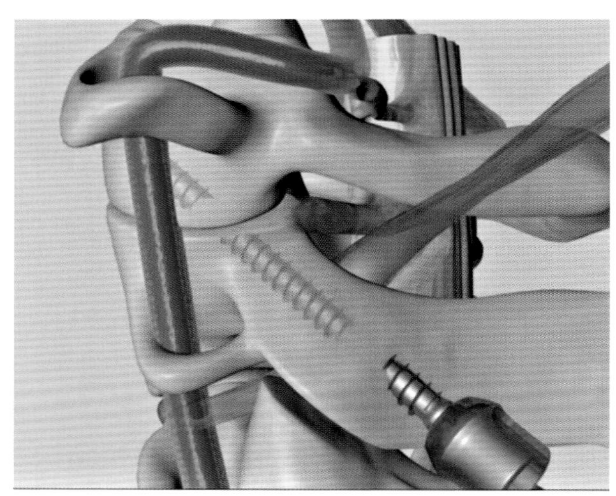

图17.12 经关节螺钉的正确放置示意图，在峡部内侧神经剥离子为正确钉道提供保护和引导

C1-C2 缆线固定

C1-C2处的缆线固定既可以作为主要的固定手段，也可以作为内固定和固定C1-C2之间植骨块的辅助手段。术语缆线指的是可以拉紧的钛缆；本文中的金属线是指不锈钢金属线技术。由于钛缆与磁共振成像兼容，且与钛质钉棒相容，因此将优先考虑缆线技术。生物力学上，单独的缆线固定不能使所有运动平面的固定强度同螺钉固定一样。然而，在非常年轻或低龄的患者中，使用缆线固定可能是唯一的手术选择。此外，在C1-C2行螺钉固定的患者中，后方植骨、缆线固定已被证明可以改善稳定性并促进融合（图

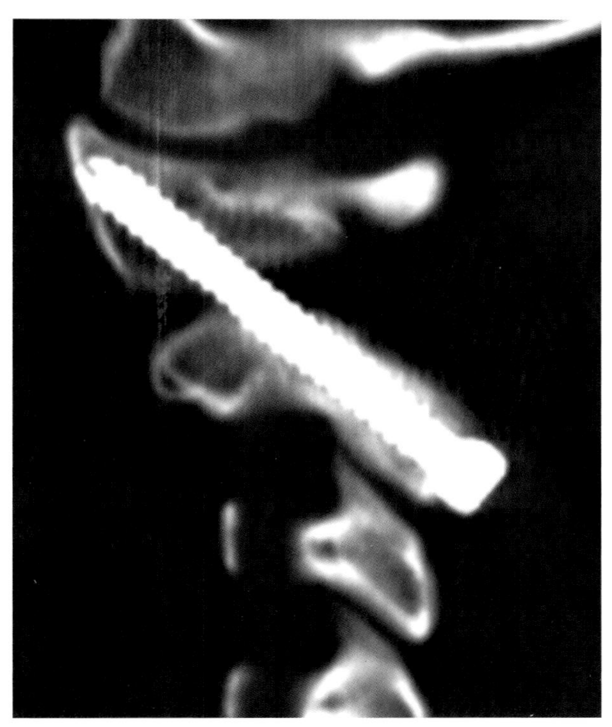

图17.13 CT扫描显示了C1-C2经关节螺钉的正确位置

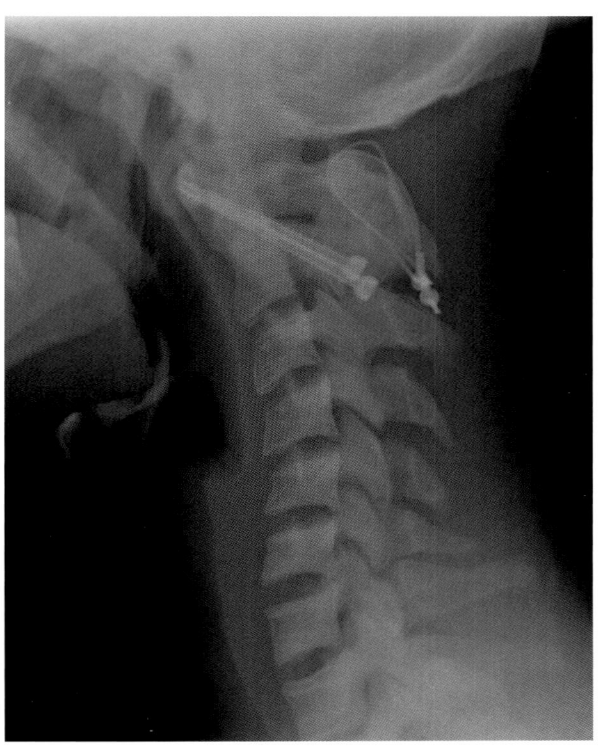

图17.14 经关节螺钉植入及缆线捆绑髂骨治疗骨质疏松1年后的齿状突骨不连患者的侧位X线片，注意C1和C2后方融合的影像学证据

17.14）[23]。

缆线须小心地穿过椎板下方和C1后弓。术前必须认真评估C1解剖结构以确保其完整，否则将极大地影响缆线的稳定性并增加其拔出时的风险，特别是当缆线被用作主要的固定形式而不是辅助螺钉固定时。在完全暴露C1环时，注意其外侧和上方，避免可能引起椎动脉损伤。C1在完全骨膜下剥离后，可以在椎板下方放置一个合适的直角钳，牵拉、穿过0号丝线，最后用丝线将缆线引导通过C1后弓下方。C2的缆线固定有多种方式，如从椎板下方绕过棘突，或从棘突穿过。如果从C2椎板下方穿过缆线，脊髓损伤的风险更大，因为与C1相比，C2椎板处的脊髓空间要小很多。

传统上，通过左、右两侧的椎板以增加缆线固定强度。在经典的Brooks型融合术中，缆线在中线的任意一侧，首先穿过C1弓的下方，然后穿过C2的椎板下面，最后将 C1和C2之间植入的大小合适的髂骨包绕、固定。必须注意不要过度拉紧缆线，为避免C1在C2上过度复位，使用足够大小的骨块将有助于防止过度复位。

C2的叉状棘突是一个可以允许缆线通过的较大骨性结构。在Gallie型融合术中，来自C1弓下方的缆线穿过C2的棘突，固定C1和C2之间的马蹄形骨块。缆线穿过棘突时，需在棘突的任意一侧开一个小孔，并使用布巾钳将孔打通。之后，缆线很容易穿过该通道。

并发症

使用内置物的手术并发症主要与周围的解剖结构有关。目前尚无报道与儿童植入物相关并发症的大型临床研究，但使用螺钉固定确实具有潜在的风险。在采用螺钉固定的儿童颈椎病患者中，最常见的并发症是椎动脉损伤。椎动脉

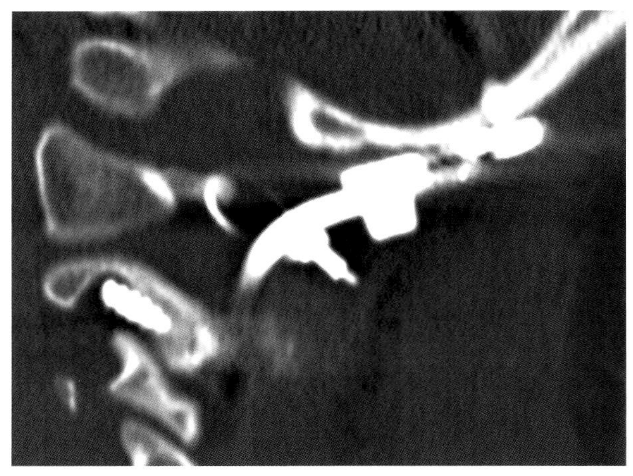

图17.15 CT显示C2峡部螺钉位置不佳，挤压椎动脉

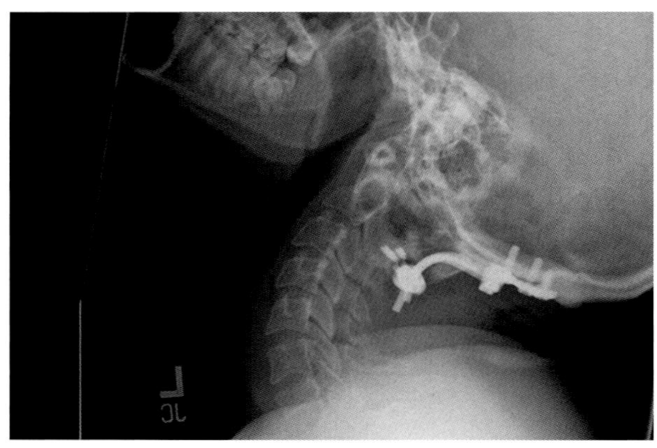

图17.16 内植物失败和假关节形成患者的X线片。注意C2型椎板螺钉断裂

出枕骨大孔后，沿C1弓外侧的上缘走行，然后向头侧转向，并与C1侧块及C2横突孔关系密切（图17.15）。因此，椎动脉损伤多见于上颈椎固定中，尤其是经关节螺钉[22]。降低并发症风险主要通过术前仔细研究患者CT图像和解剖学特点。椎动脉在C2处更偏内侧或在C2峡部下方高跨时，植入螺钉是存在风险的。如果术前影像学解剖表明有利于螺钉通过峡部，那么充分显露峡部对于减少钉道异常至关重要。无论是放置经关节螺钉或C2螺钉，峡部的显露对于避免螺钉误植都很重要。幸运的是，儿童颈椎内固定融合术后的假关节形成并不常见，但一旦发生，常常伴有内植物的失败或断裂（图17.16）。

在患儿中，与螺钉放置有关的神经并发症是罕见的，在多个研究中，并没有相关报道。对于螺钉穿入椎管这种罕见的并发症，也可以通过精细的手术技术进行避免[12，24]。对于下颈椎侧块螺钉的放置需要了解解剖结构和熟悉正确的手术技术[25]。在固定时不需要为了充分固定将螺钉穿过双侧皮质骨。螺钉向前侧和外侧部穿透皮质骨，可能会损伤出口处的神经根和椎动脉。在植钉前利用探针探查钉道可以降低上述风险。在植入螺钉期间进行透视检查，有助于将螺钉准确植入患儿颈椎小侧块内。除了神经损伤外，螺钉植入位置不当可能穿破邻近小关节，导致晚期疼痛或关节炎。

下颈椎螺钉固定

由于儿童颈椎解剖结构小、节段活动度大、韧带较松弛、骨矿化程度低，其内固定治疗较成人患者更具挑战性[3]。许多因颈椎解剖异常行颈椎融合术的患儿有先天或遗传异常。儿童和青少年C3~T1节段的颈椎病变，与枕骨到C2的病变不同。枕骨到C2疾患的病因通常是先天性的或发育性的，并且往往倾向于低龄儿童，而C3以下的病变往往以大龄儿童和青少年为主，其病因主要为获得性疾病，如创伤[26]。对于原发病位于上胸椎的患者，也可以使用下颈椎内固定器械，固定颈胸交界处对于维持脊柱的平衡和稳定是必要的。

解剖与CT特点

Al-Shamy等对儿童和青少年侧块螺钉植入进行了形态学测量分析[8]。他们分析了56个男孩、14个女孩的CT图像，年龄从2个月至16岁不等。结果显示男性和女性之间没有显著差异。最大尺寸来源于自下关节突后缘到上关节突前缘的矢状面对角线。对于4岁以上的所有下颈椎节段和1岁以上的大多数下颈椎节段，该矢状面对角线测量值至少是10mm。考虑到市售最短的螺钉是10mm，几乎所有4岁及4岁以上的儿童形态学上都可以接受侧块螺钉。从C3以下，关节面的平均角度减小，侧块的高度增加，提示与成人相比，儿童患者植入侧块螺钉时，需要更陡的钉道。对于骨骼解剖结构非常小的幼儿，来自足部或下颌系统的非脊椎内植物，也已被成功地使用。

技术

CT扫描对于术前计划是非常有用的，可以确保患者是否适合市面上的侧块螺钉。对于有先天性异常的患者，CT扫描对于确定侧块螺钉进针点，识别非典型解剖结构以及不适合螺钉固定的椎体特别有用。在先天性畸形或翻修手术的病例中，使用CT扫描数据和三维打印机创建三维模型非常有助于理解异常的颈椎解剖结构，并可促进术中安全、有效植入螺钉。对于进行C2融合的患者，应获得该区域的薄层CT扫描，以显示椎动脉与峡部之间的关系[4]。

在手术室摆放体位前，需先监测运动诱发电位（MEPs）和体感诱发电位（SSEPs）信号，还可以使用肌电图监测。患者俯卧至手术台上，必要时其头部可以使用Halo环或牵引弓固定。MEPs和SSEPs信号在进行手术操作之前应再次监测。皮肤中线切口，使用骨膜下剥离子将后方结构显露至侧块的外缘。

一种改进的Magerl技术用于螺钉植入[27, 28]，确定侧块的内侧、外侧和上、下边界，勾勒出矩形。在这个矩形中心偏内、偏下1mm位置，完成磨钻开口。在侧面可以使用透视来确认正确的进针点，并确认钉道平行于关节面。使用一个限深装置来控制深度，钻头向外侧成角30°、头侧成角30°。限深装置通常在儿童中设置限深为10mm，在青少年中限深为14mm。探针探查钉道深度，并确认在骨质内。几乎在所有患者中，单皮质螺钉就可以提供足够的固定强度。攻丝后，植入直径3.5mm的多轴螺钉。为了充分利用多轴螺钉，螺钉头不与骨表面齐平。如果螺纹孔深度被测量为8mm，那么通常使用10mm螺钉。然后用横向透视检查螺钉位置和长度。一旦所有的螺钉都安全地放置后，将一个适当长度的连接杆固定在螺钉上。手术部位后方去皮质化，并使用自体骨移植来实现融合。必要时可以使用横连[4]（图17.17和图17.18）。

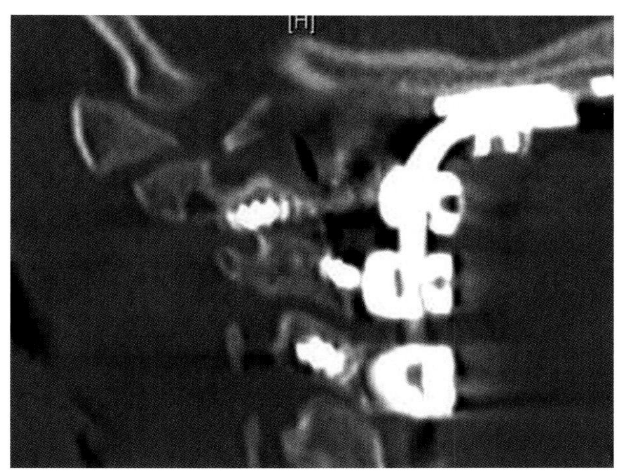

图17.17 C4侧块螺钉CT矢状面

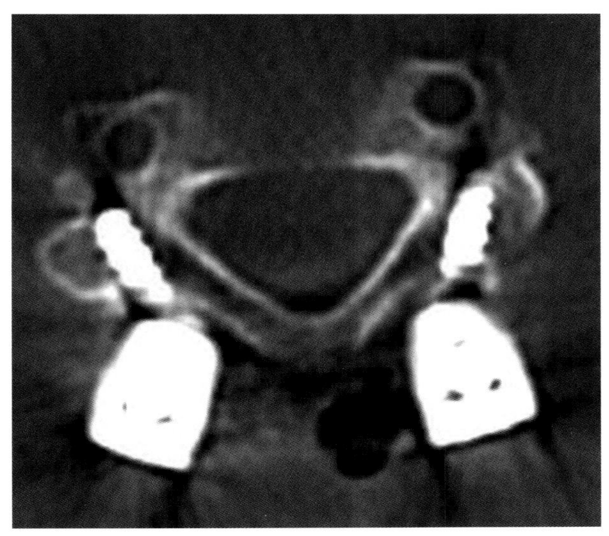

图17.18 侧块螺钉横断面

临床研究

Hwan及其团队报道了行后路内固定融合的880余名患儿的临床治疗效果，其中既包括文献回顾也含有他们治疗的患儿。结果显示总体融合率高达94%，但是使用钢丝或钛缆与使用螺钉相比有显著差异，尤其在行下颈椎手术的患儿中，差异更为明显。尽管枕颈融合率在钢丝组（95%）和螺钉组（99%）中都很高，但在下颈椎内固定治疗的患儿中，钢丝组（83%）较螺钉组（99%）显著降低。与钉棒组(15%)相比，钢丝组（54%）的并发症发生率和严重度显著升高，且差异有统计学意义（$P<0.05$）。钉棒固定患者的并发症包括感觉异常、非计划融合节段延长、后凸畸形、假关节、棒移位和感染，而钢丝捆绑患者的并发症包括死亡、脊髓损伤、四肢瘫痪、短暂的神经根病、骨移植物吸收、假关节、钢丝移位、血肿、脑脊液漏和固定不牢靠。与钢丝捆绑固定患者相比，使用钉棒固定的患者需要较少的外部辅助固定，因为钢丝捆绑固定的患者更可能使用Halo-vest架外固定术治疗[29]

钛缆和钢丝

钉棒固定用于下颈椎固定时，几乎已完全取代了钛缆和钢丝。最简单的颈椎后路捆绑技术采用张力带原理和棘突间捆绑。该固定不是刚性固定，常常融合一个节段时最成功。理想的适应证是外伤致后方韧带断裂或小关节脱位的儿童。在识别出正确的融合水平之后，使用钻头朝向要融合节段上方棘突的底部钻一个孔[30]。直径为0.8~1.2mm的钢丝穿过钻孔，然后绕过融合节段下方的棘突基底部，使棘间韧带保持完整。使用高速电钻将后方去皮质化，将H形自体皮质-松质骨植于棘突的钢丝下方。通过扭转末端拧紧钢丝，将松质骨块固定于去皮质的侧块上。

后路钢丝技术的并发症包括钢丝断裂、折断、假关节，以及意外的融合节段延伸。该技术不能应用于因骨折或病变导致的椎弓根受损的患者。

植骨

相比其他植骨材料，自体骨移植是金标准。由于病例数相对较小且混杂变量众多，因此很难在移植材料之间进行统计学的比较。

重组人骨形成蛋白的潜在益处是多方面的，包括减少失血、减少手术时间、减少供区发病率、消除同种异体骨移植的潜在感染传播、降低假关节发生率、不限量以及即刻可用性。其应用的潜在困难包括成本较高、致癌风险、非计划融合节段延长、挤压椎管的大量骨形成、与暴露的硬脑膜的相互作用、局部毒性，以及对远处器官的潜在影响。因为没有统计学上的对比，移植材料的选择主要由外科医生决定。

总结

儿童颈椎内固定的使用可以提高手术部位的稳定性、矫正畸形以及促进颈椎病变的融合。后路颈椎内固定技术依赖于外科医生对解剖结构的理解以及对上、下颈椎的不同固定方式的熟悉。通过熟练掌握危险区域的解剖结构和精细的手术技术，可以避免内固定相关并发症。

参考文献

[1] BrockmeyerDL,YorkJE,ApfelbaumRI.Anatomical suitability of C1-2 transarticular screw placement in pediatric patients. J Neurosurg. 2000, 92(1 Suppl):7– 11. PubMed PMID: 10616051. Epub2000/01/01.

[2] Haque A, Price AV, Sklar FH, Swift DM, Weprin BE, Sacco DJ. Screw fixation of the upper cervical spine in the pediatric population.Clinicalarticle.J Neurosurg Pediatr. 2009, 3(6):529–533. PubMed PMID: 19485741. Epub 2009/06/03.

[3] Hedequist D, Hresko T, Proctor M. Modern cervical spine instrumentation in children. Spine (Phila Pa 1976).2008,

33(4):379–383.PubMedPMID:18277868.

[4] HedequistD,ProctorM,HreskoT.Lateral mass screw fixation in children.JChildOrthop.2010;4(3):197–201. PubMed PMID: 21629379. Pubmed Central PMCID: 2866853. Epub 2011/06/02.

[5] Chamoun RB, Whitehead WE, Curry DJ, Luerssen TG,JeaA. Computed tomography morphometric analysis for C-1 lateral mass screw placement inchildren. Clinical article. J Neurosurg Pediatr. 2009, 3(1):20–23. PubMed PMID: 19119899. Epub2009/01/06.

[6] Desai R, Stevenson CB, Crawford AH, Durrani AA, ManganoFT. C-1 lateral mass screw fixation in children with atlantoaxial instability: case series and technical report. J Spinal Disord Tech. 2010, 23(7):474–479. PubMed PMID: 20124915. Epub2010/02/04.

[7] Jea A, Taylor MD, Dirks PB, Kulkarni AV, Rutka JT, Drake JM. Incorporation of C-1 lateral mass screws in occipitocervical and atlantoaxial fusions for children 8 years of age or younger. Technical note. J Neurosurg. 2007, 107(2 Suppl):178–183. PubMed PMID: 18459894. Epub 2008/05/10.

[8] Al-ShamyG,CherianJ,MataJA,PatelAJ,HwangSW, Jea A. Computed tomography morphometric analysis for lateral mass screw placement in the pediatric subaxialcervical spine.JNeurosurgSpine.2012, 17(5):390– 396. PubMedPMID:22978436.Epub2012/09/18.

[9] Geck MJ, Truumees E, Hawthorne D, Singh D, Stokes JK, Flynn A. Feasibility of rigid upper cer- vical instrumentation in children: tomographic analysis of children aged 2–6. J Spinal Disord Tech. 2014, 27(3):E110–117. https://doi.org/10.1097/BSD.0b013e318291ce46.

[10] Patel AJ, Gressot LV, Boatey J, Hwang SW, Brayton A, Jea A. Routine sectioning of the C2 nerve rootand ganglion for C1 lateral mass screw placement in chil- dren: surgical and functional outcomes. Childs Nerv Syst. 2013, 29(1):93–97. PubMed PMID: 23014949. Epub 2012/09/27.

[11] YeomJS,BuchowskiJM,ParkKW,ChangBS,LeeCK, RiewKD. Lateral fluoroscopic guide to prevent occipitocervical and atlantoaxial joint violation during C1lat- eral mass screw placement. Spine J.2009, 9(7):574–579. PubMed PMID: 19345614. Epub2009/04/07.

[12] HuY, Kepler CK,AlbertTJ,YuanZS, MaWH,YJG, et al. Accuracy and complications associated with the freehand C-1 lateral mass screw fixation technique: a radiographic and clinical assessment. J Neurosurg Spine. 2013, 18(4):372–377. PubMed PMID:23373564.

[13] Anderson RC, Ragel BT, Mocco J, Bohman LE, Brockmeyer DL. Selection of a rigid internal fixation construct for stabilization at the craniovertebral junc- tion in pediatric patients. J Neurosurg. 2007, 107(1 Suppl):36–42. PubMed PMID: 17644919. Epub 2007/07/25.

[14] Hankinson TC, Avellino AM, Harter D, Jea A, Lew S, PincusD,etal.Equivalenceoffusionratesafterrigidinternal fixation of the occiput to C-2with or without C-1 instrumentation. J Neurosurg Pediatr. 2010, 5(4):380–384. PubMed PMID: 20367344. Epub2010/04/07.

[15] Hedequist D, Proctor M. Screw fixation to C2 in children: a case series and technical report. J Pediatr Orthop. 2009, 29(1):21–25. PubMed PMID:19098639. Epub 2008/12/23.

[16] Chern JJ, Chamoun RB, Whitehead WE, Curry DJ, Luerssen TG, Jea A. Computed tomography mor- phometric analysis for axial and subaxial translami- nar screw placement in the pediatric cervical spine. J Neurosurg Pediatr. 2009, 3(2):121–128. PubMed PMID: 19278311. Epub 2009/03/13.

[17] Gorek J, Acaroglu E, Berven S, Yousef A, Puttlitz CM. Constructs incorporating intralaminar C2 screws provide rigid stability for atlantoaxial fixation. Spine (Phlia Pa 1976). 2005, 30(13):1513–1518. PubMed PMID: 15990665. Epub 2005/07/02.

[18] LehmanRAJr,DmitrievAE,HelgesonMD,SassoRC, Kuklo TR, Riew KD. Salvage of C2 pedicle and pars screws using theintralaminar technique:abiomechani- calanalysis. Spine(PhilaPa1976).2008, 33(9):960–965. PubMed PMID: 18427316. Epub2008/04/23.

[19] WangS,WangC,PassiasPG,YanM,ZhouH.Pedicle versus laminar screws:what provides more suitableC2 fixation in congenital C2-3 fusion patients? EurSpine J. 2010, 19(8):1306–1311. PubMed PMID: 20440519. PubmedCentral PMCID:2989187. Epub2010/05/05.

[20] Reilly CW,Choit RL. Transarticular screws in the management of C1-C2 instability in children. J Pediatr Orthop. 2006, 26(5):582–588. PubMed PMID: 16932095. Epub 2006/08/26.

[21] Gluf WM, Brockmeyer DL. Atlantoaxial transar- ticular screw fixation: a review of surgical indi- cations, fusion rate, complications, and lessons learned in 67 pediatric patients. J Neurosurg Spine. 2005, 2(2):164–169. PubMed PMID: 15739528. Epub 2005/03/03.

[22] Gluf WM, Schmidt MH, Apfelbaum RI. Atlantoaxial transarticular screw fixation: a review of surgical indications, fusion rate, complications, and lessons learned in 191 adult patients. J Neurosurg Spine. 2005, 2(2):155–163. PubMed PMID: 15739527. Epub 2005/03/03.

[23] Lapsiwala SB, Anderson PA,Oza A, Resnick DK. Biomechanical comparison of four C1 to C2 rigid fixative techniques: anterior transarticular, pos- terior transarticular, C1 to C2 pedicle, and C1 to C2 intralaminar screws. Neurosurgery. 2006, 58(3):516– 521; discussion 21. PubMed PMID: 16528192. Epub 2006/03/11.

[24] Yoshihara H, Passias PG, Errico TJ. Screw-related complications in the subaxial cervical spine with the use of lateral mass versus cervical pedicle screws: a systematic review. J Neurosurg Spine. 2013, 19(5):614–623. PubMed PMID:24033303.

[25] Baek JW, Park DM, Kim DH. Comparative analy- sis of three different cervical lateral mass screw fixation techniques by complications and bicorti- cal purchase: cadaveric study. J KoreanNeurosurgSoc. 2010, 48(3):193–198. PubMed PMID: 21082044.Pubmed Central PMCID: 2966718.

[26] McGrory BJ, Klassen RA. Arthrodesis of the cervi- cal spinefor fractures and dislocations in children and adolescents:along-termfollow-upstudy.JBoneJoint Surg.1994, 76A(11):1606–1616.

[27] Heller JG, Carlson GD, Abitbol JJ, Garfin SR. Anatomic comparison of the Roy-Camille and Magerl techniques for screw placement in the lower cervical spine. Spine (Phila Pa 1976). 1991, 16(Suppl 10):S552–557.

[28] Xu R, Ebraheim NA, Klausner T, Yeasting RA. Modified Magerl technique of lateral mass screw placement in the lower cervical spine: an anatomic study. J Spinal Disord.1998, 11(3):237–240.

[29] Hwang SW, Gressot LV, Rangel-Castilla L, Whitehead WE, Curry DJ, Bollo RJ, et al. Outcomes of instrumented fusion in the pediatric cervical spine. J Neurosurg Spine.2012, 17(5):397–409.

[30] Aebi M. Anterior and posterior cervical spine fusion and instrumentation.In:The pediatric spine:principles and practice. New York: Raven; 1994, p.1387–1393.

儿童颈椎前路融合术

18

Emmanuel N. Menga, Michael C. Ain, Paul D. Sponseller

前言

颈椎融合术最常用于治疗儿童颈椎不稳，其中大多数患者由于创伤或先天性原因的不稳定已经进行了颈椎后路融合术。儿童前路融合术的主要适应证是颈椎前方需要融合的病变或畸形，同时后路有可能无法固定或骨质量差的患者。例如严重的后凸畸形、椎板切除后的畸形和神经纤维瘤病等。颈椎前路融合术在成年人群中最常用于治疗颈椎间盘突出症和脊髓型颈椎病，但许多研究者也报道了该手术在儿童患者中的良好临床结果[1-6]。

颈椎前路融合并钢板固定是后路脊柱融合的辅助，可以提供更坚固的固定并减少外固定物的使用。前路手术的目标包括减压、增强骨融合和恢复力线，同时降低神经损伤的风险。标准前路手术，最早由Smith和Robinson[7]提出的标准前路手术，常用于颈椎前路暴露，在本书其他章节有详细描述。

儿童颈椎前路融合术的适应证

椎体较小、骨骼不成熟、骨化程度低，以及缺乏大小合适的手术器械，都是限制颈椎前路融合术治疗儿童颈椎畸形的原因，尤其是对小于8岁的低龄儿童[2, 3]。然而，到10岁时，儿童颈椎的骨骼解剖与成人相似，具有相似的预期术后效果[5, 8]。虽然在儿童患者中并不常见，但单独的颈椎前路融合术可能适用于有椎间盘突出、创伤、颈椎畸形、肿瘤和感染的儿童。融合节段的数量（单节段和多节段的椎间盘切除或椎体次全切除）和内固定的使用，取决于病变的位置和范

E.N. Menga
Department of Orthopedic Surgery, The Johns Hopkins University, Baltimore, MD, USA

M.C. Ain
Pediatric Orthopedics, Department of Orthopedic Surgery, Johns Hopkins Bloomberg Children's Center, Baltimore, MD, USA

P.D. Sponseller (*)
Division of Pediatric Orthopedics, Johns Hopkins Medical Institute, Bloomburg Children's Center, Baltimore, MD, USA
e-mail: psponse@jhmi.edu

J.H. Phillips et al. (eds.), *The Management of Disorders of the Child's Cervical Spine*,
https://doi.org/10.1007/978-1-4939-7491-7_18

围以及可使用的器械。结构性骨移植物或填充有颗粒骨的融合器可以增大融合床并恢复力线。关于骨形态蛋白(BMP)在儿童颈椎前路融合手术中应用的文献有限，然而，鉴于成人气道肿胀和气道损害等潜在不良后果的证据，不建议在儿童颈椎前路手术中使用BMP。

椎间盘突出症

尽管儿童椎间盘突出症很罕见[9]，但有报道称Klippel-Feil综合征患儿在未融合节段出现椎间盘突出症[10]。儿童椎间盘突出的真正原因尚不清楚，感染和创伤被认为是可能的原因[9]。

儿童椎间盘突出症的治疗通常是非手术治疗，手术指征是神经根和/或脊髓病变进行性加重。颈椎和胸椎间盘突出症占所有手术治疗椎间盘疾病患儿的比例不到1%[11]。像成人患者一样，颈椎前路椎间盘切除融合术是治疗儿童颈椎间盘突出症的一种可行的选择。有两篇个案报道的文献：1例Klippel-Feil综合征和症状性颈椎间盘突出症患者接受了颈椎前后路联合融合术，即前路颈椎间盘切除、椎体间三皮质自体骨移植和后路钢板固定[10]，以及一位患有Klippel-Feil综合征的5岁女孩接受了颈椎前路椎间盘切除和自体骨植骨融合术[12]。

创伤

大多数8岁以下儿童的脊柱损伤发生在枕骨、C1和C2。10岁以上儿童的外伤性颈椎损伤类似于成年人群中观察到的下颈椎(C3~C7)损伤，并且可以用相似的方式治疗。

对于儿科患者，大多数颈椎外伤无须手术治疗；对于那些需要手术干预的患者，颈椎后路内固定融合术是最常见的手术。然而，颈椎前路融合术可以单独存在或者作为后路固定的辅助。对于外伤性颈椎病变的外科治疗，Shacked等[13]建议尽可能采用前路，该入路具有前柱视野良好、有效地修复和稳定，患者早期活动，以及改善神经功能的优点。涉及前柱的系列损伤，范围从伴有椎体压缩和撕脱的严重过屈性损伤，伴有后部结构和椎间盘受累的椎体骨折脱位，到造成颈脊髓受压等主要解剖结构的损伤。

颈椎前路融合术已成功地应用于10岁以上的儿童患者。在病例系列和文献回顾中，Eleraky等[14]描述了30例因不稳定、神经功能恶化、不可复位骨折/脱位以及非手术治疗失败而接受外科治疗的颈椎损伤患者。其中18例（10~16岁）行颈椎前路固定和融合，包括齿状突螺钉固定、椎体切除、颈椎前路椎间盘切除和关节融合。这些研究者报道了6个月随访的确切融合结果，没有手术相关死亡或并发症的报道。他们在需要减压、稳定和融合的外伤患者中成功地施行了髂骨结构性自体骨移植的前路脊柱内固定融合术（图18.1a~d）。

在较不成熟的儿童脊柱中，较小的椎体和楔形椎体使得颈椎前路融合术比青少年患者更具挑战性。由于这种损伤在低龄儿童中很罕见，目前文献中尚无大宗病例报道。Li等[3]在对一个机动车事故后C3-C4损伤且严重不稳定的学龄儿童治疗时，采用颈椎前路用同种异体骨及颅面微型钢板固定、后路C3-C4关节融合并自体髂骨移植的手术方法。在两年的随访中，他们报道了良好的颈椎力线、融合以及稳定的神经功能。

虽然大多数儿童和青少年的齿状突骨折通常通过Halo架成功地进行了外固定治疗，但少数的Ⅱ型骨折患者可能需要外科治疗。Wang等[15]采用单枚螺钉内固定前路融合治疗齿状突骨折。在其16例寰枢椎不稳定患者中，他们报道了3位在机动车事故创伤后的儿童（3岁、10岁和14岁）成功应用螺钉治疗的不稳定Ⅱ型齿状突骨折。他们报道没有重大并发症；一位患者（14岁）出现了吞咽困难，在2周内完全消失。

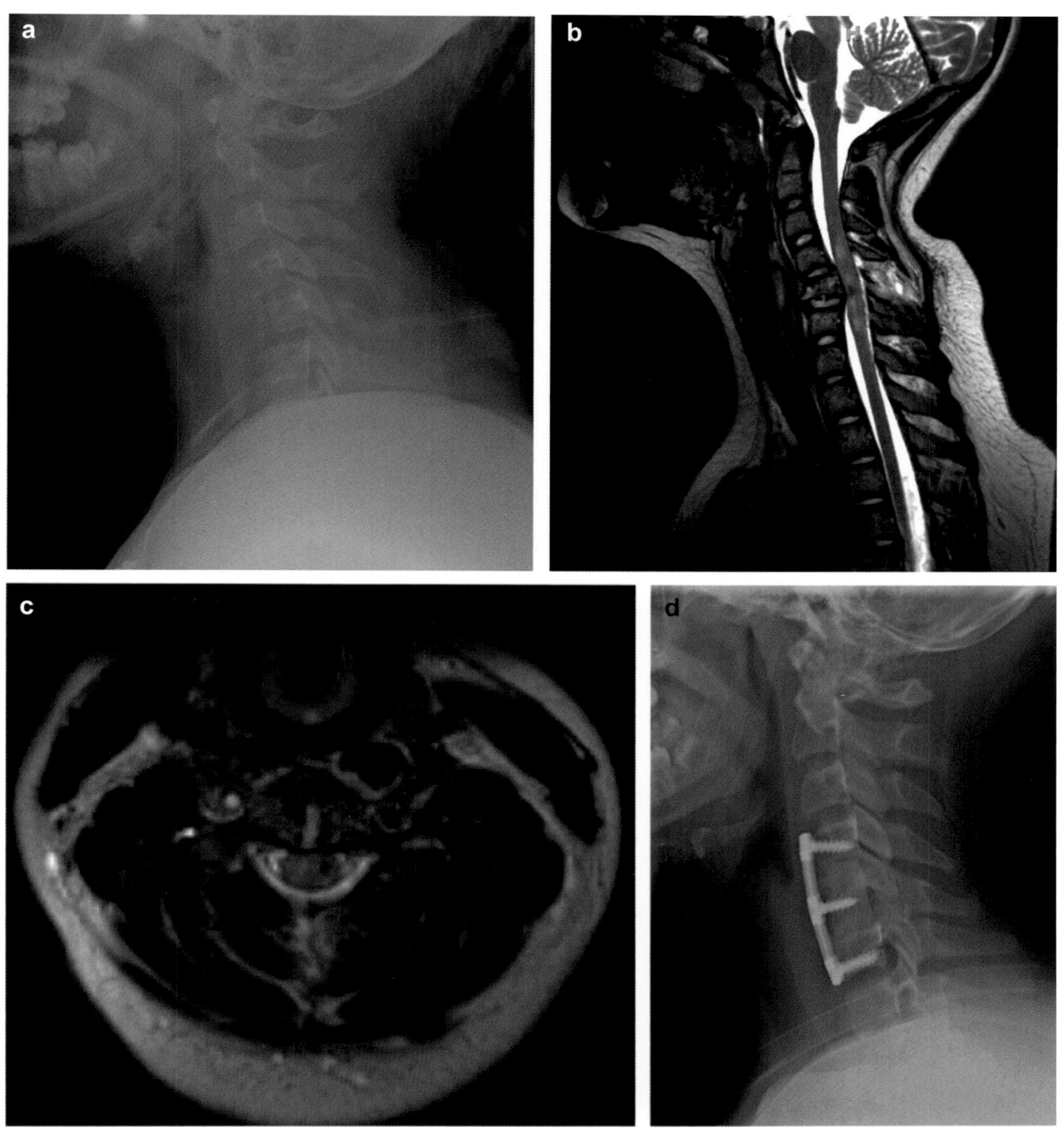

图18.1 一名12岁女孩的影像学资料。该患者C5椎体爆裂骨折合并四肢瘫痪，行C5椎体切除，邻近椎间盘切除，使用髂骨结构性自体骨移植和前路脊髓减压钢板内固定术。（a）术前侧位X线片显示C5爆裂骨折并相应水平后凸。（b）术前矢状位。（c）轴向磁共振图像显示脊髓挫伤和压迫、骨折、后方韧带损伤和右侧椎动脉闭塞。（d）术后3年随访的侧位片显示前路植骨已融合，矢状位力线良好

颈椎畸形

儿童患者中，颈椎畸形与多种疾病有关，包括创伤、发育不良、先天性脊柱畸形和医源性疾病[16]。关于儿童颈椎畸形的前路手术治疗的文献有限。前路、后路和前后路联合手术已用于各种颈椎畸形的治疗[17，18]。

颈椎前路手术可通过单个或多节段椎间盘切除进行前路松解，并同时进行椎体间植骨。单

椎体或多节段椎体次全切除术与结构性植骨或椎间融合器在颈椎畸形的治疗中也有一定的价值。Deburge和Briard[19]治疗了1例14岁C7半椎体的女孩，成功矫正了25° 畸形。这种矫正是通过分期手术实现的，包括单节段前路部分C7椎体切除加椎间盘切除，关节融合加前路钢板固定，然后进行后路手术[19]。

Francis和Nobel[1]描述了治疗儿童颈椎后凸的各种方法，包括：①对于后方结构缺失的患者，牵引和单节段前路松解、固定融合。②对于后方结构完整的患者，先术前牵引，然后在术中牵引下行后路截骨，再分期进行前路松解和固定融合。他们治疗了6例椎板切除术后的后方功能障碍患者以及3例前方功能障碍患者（1例是多节段前路半脱位，1例是患有Larsen综合征的继发性脱位，1例是颈椎滑脱），均获得了满意的效果。所有患者术后18周出现融合，功能水平提高[1]。根据我们的经验，我们发现前路手术对颈椎后凸畸形的治疗是有帮助的，特别是对患有Ⅰ型神经纤维瘤病的儿童（图18.2a，b和18.3a~d）。

肿瘤与感染

治疗颈椎肿瘤和感染的手术方法取决于病变的位置和范围。在儿童患者中，切除和清理异常病变后颈椎前路稳定和融合手术仍然是可行的选择。尽管在治疗上有局限性，最常见的是由于儿童发育不成熟的颈椎椎体较小，但多个研究已经成功报道通过颈椎前路减压及清创成功治疗儿童颈椎肿瘤和椎管内硬膜外脓肿，同时用或者不用内固定行融合手术[4, 6, 17, 18, 20]。为每个患者提供个性化的治疗方案，目标是实现充分的切除或清创、良好的神经减压、恢复脊柱的力线并稳定。

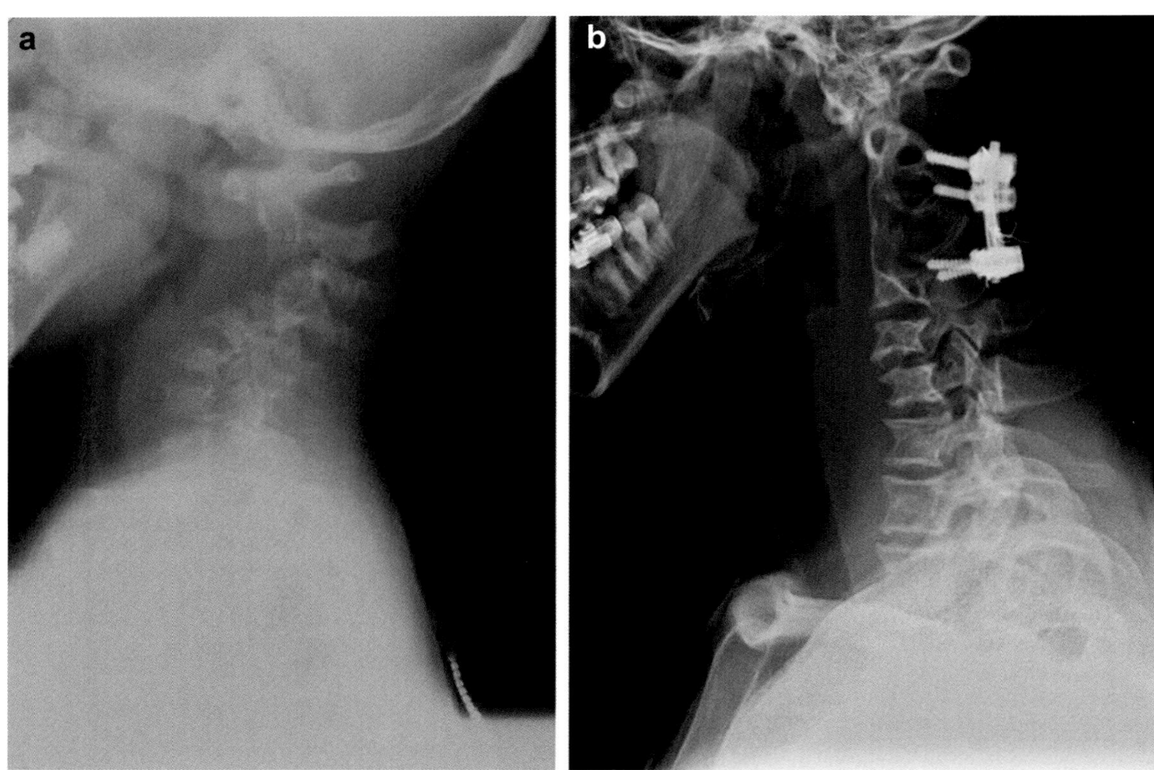

图18.2 一名Ⅰ型神经纤维瘤病6岁女孩的影像学资料。该患者有严重进展性的颈椎后凸畸形，行前路C4、C5椎体次全切除，C2~C5用自体肋骨结构性植骨融合，后路C2~C5髂骨结构性自体骨移植内固定，并辅助环形外固定架。（a）术前颈椎侧位X线片。（b）术后10年的侧位X线片显示：颈椎矢状位的力线维持良好，前后方融合确切

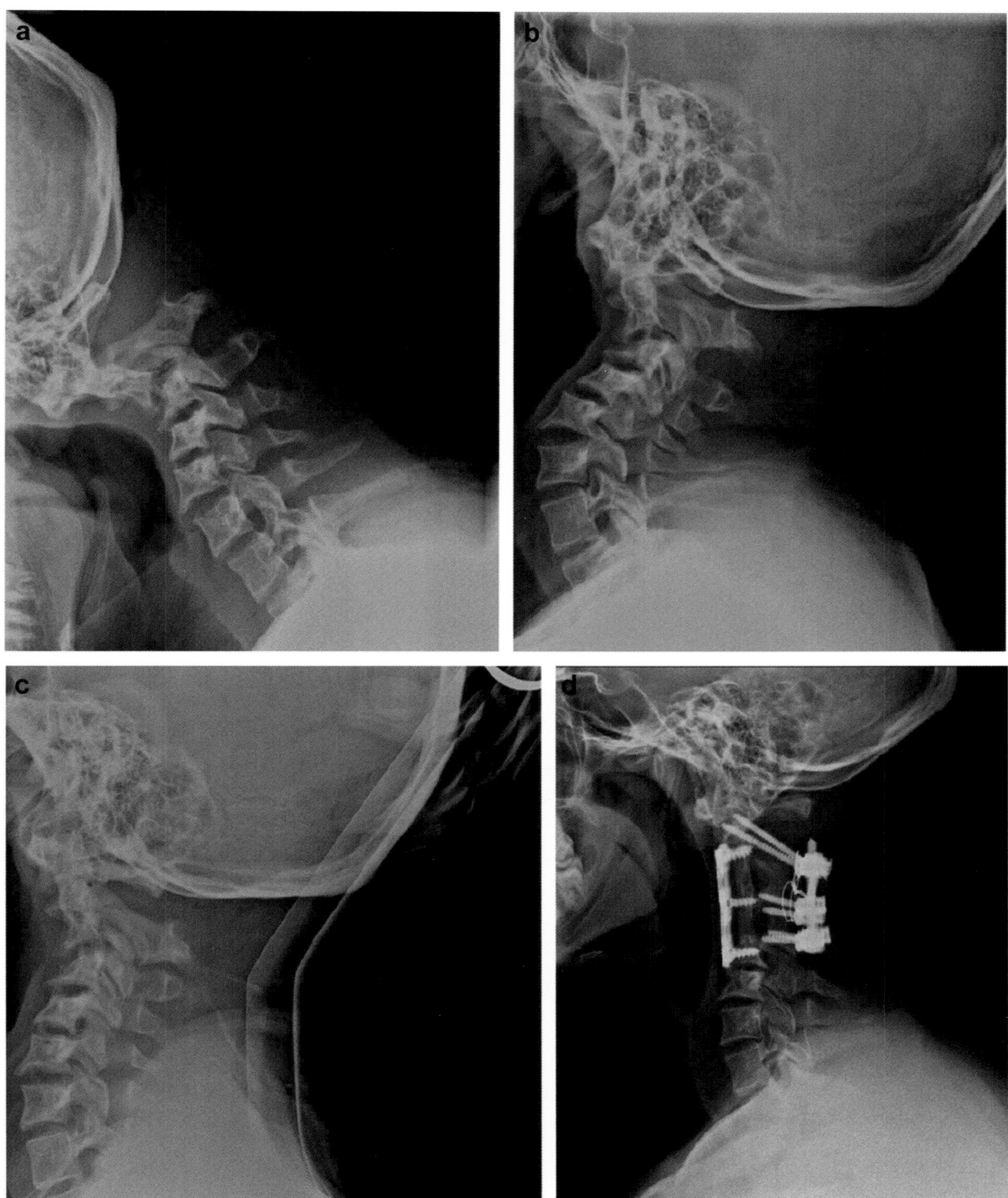

图18.3　一名Ⅰ型神经纤维瘤病16岁男性患者的影像学资料。发育性的颈椎后凸畸形，行前路C3椎体次全切除，自体肋骨结构性植骨融合内固定，后路C2~C4结构性自体肋骨移植内固定。（a）术前颈椎侧位屈曲位X线片。（b）术前颈椎侧位伸直位X线片。（c）牵引后X线片。（d）术后5年侧位X线片显示颈椎的固定及力线良好

我们成功地用颈椎前路融合术治疗青少年有症状的嗜酸性肉芽肿，病变涉及颈椎的前、中及后柱（图18.4 a，b），以及治疗有症状的骨样骨瘤（图18.5 a~e）。

手术入路

标准的前入路适用于大多数患者，并在外科手术解剖学章节进行了描述。由于颈部肌肉较小，活动范围大，该入路可向远侧延伸至T2。Micheli和Hood[21]描述了一种颈前外侧和后侧经胸膜联合入路，该入路允许从C3暴露到T9以治疗颈胸椎的严重结构畸形。他们报道的6名接受该手术的患儿均取得了成功融合及良好的后凸畸形矫正。Mulpuri等[22]还报道了6名患有严重颈胸后凸畸形的儿童，可利用器械成功地进入到颈胸交界处，并使用颈前入路和胸骨劈开的方法，从C5暴露至T6。

材料

骨移植物与生物制品

自体骨移植是儿童颈椎前路融合术中最常用的植骨方法。有许多使用自体髂骨、肋骨和腓骨移植融合的成功报道[4, 6, 17, 18]。然而，在使用骨移植物时，需要考虑取骨区的一些并发症，包括血肿、急性和慢性疼痛、股外侧皮神经损伤、腓神经损伤、运动障碍、应力性骨折和移植骨的质量（硬度和强度）等。和同种异体骨相比，自体骨移植具有良好的成骨性、骨诱导性和骨传导性以及较低的疾病传播和感染风险。

然而，同种异体骨移植仍然是可行的选择，非吸烟者的融合率与自体骨移植相当[7]。整体来说，同种异体骨的弯曲、扭转强度和压缩应力都

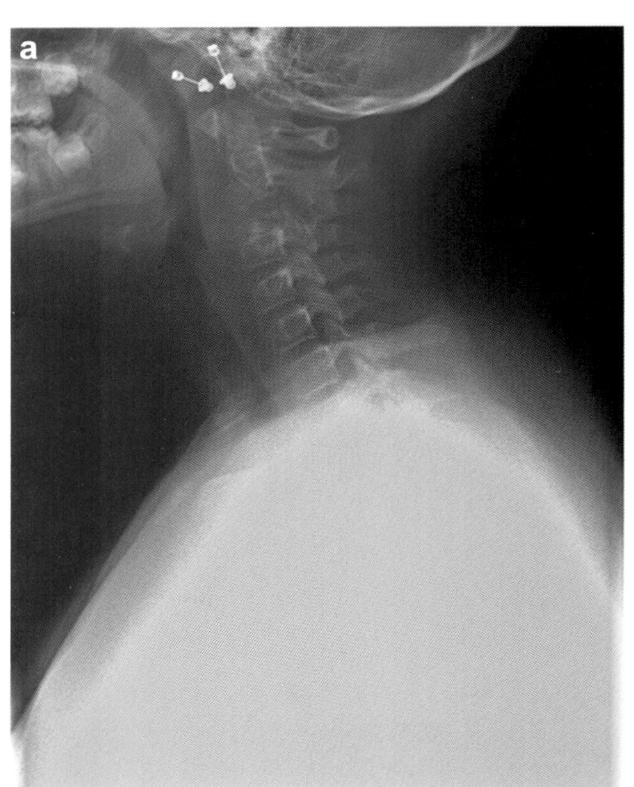

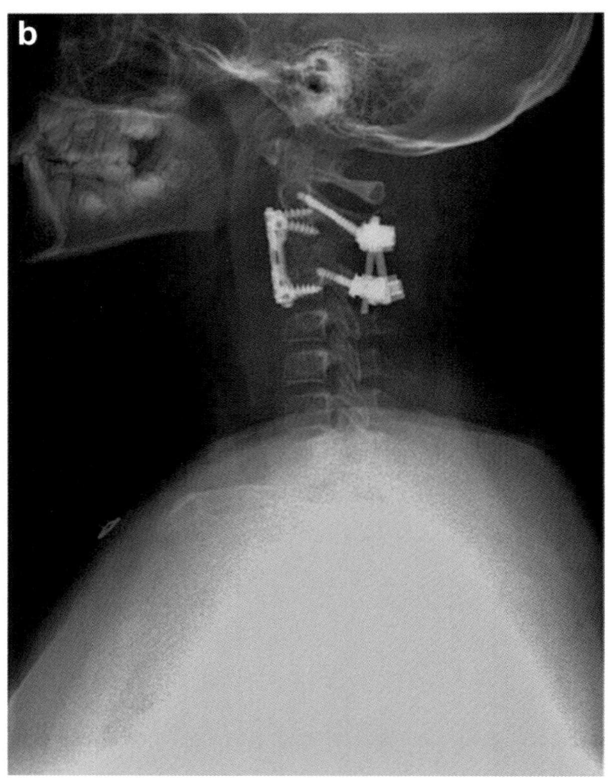

图18.4 一名9岁的女孩，患有涉及C3前、中、后柱的症状性的嗜酸性肉芽肿。前路行C3椎体的次全切除，自体髂骨的结构性植骨融合内固定，同时行后方的固定融合术。（a）术前的颈椎侧位X线片显示：C3椎体扁平。（b）术后3年的侧位X线片显示：前、后方的内固定位置及融合满意，矢状位力线良好

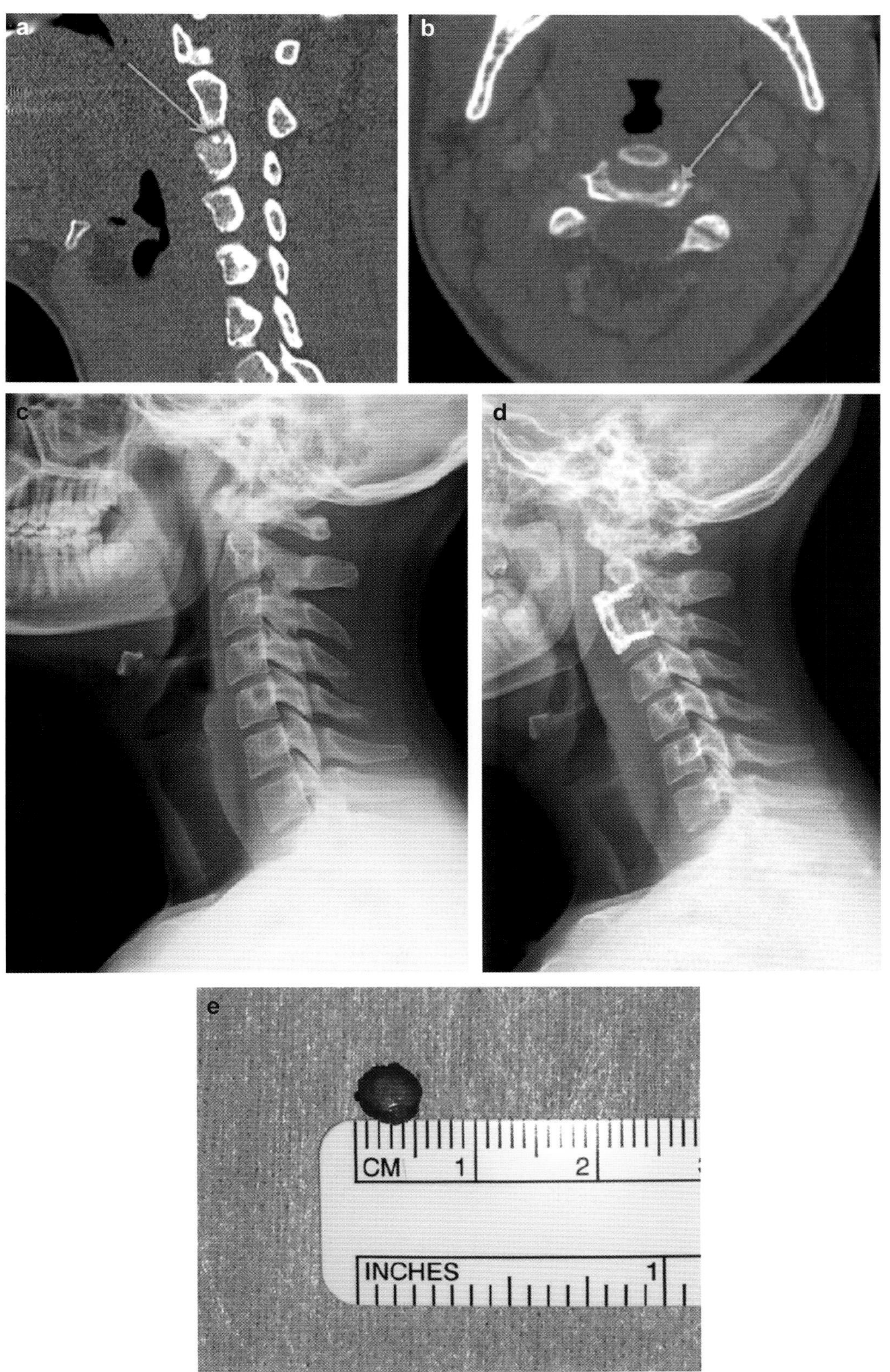

图18.5 一名青少年男性患者的影像资料，诊断为有症状的骨样骨瘤。（a）矢状位。（b）轴位的术前计算机断层扫描颈椎图像显示C3椎体的骨样骨瘤（见箭头）。（c）术前侧位X线片。（d）骨样骨瘤切除、前路C2-C3椎间盘切除、人工髂骨植骨融合内固定术后的侧位片。（e）切除的骨样骨瘤的大体图像

受到加工工艺的影响：新鲜冷冻同种异体骨的压缩强度降低了10%~20%，冻干同种异体骨的抗弯强度降低了55%，扭转强度降低了39%[16]；成人使用自体骨移植也有更高的融合率[23]。

关于使用颗粒状松质骨移植还是结构性骨移植，取决于支撑结构是否可以确保坚固的构造和融合床。与皮松质和皮质结构移植物相比，颗粒状松质骨多孔且有利于向内生长，但提供的结构性支持有限[24]。和颈椎后路植骨需要考虑成骨特性一样，当横跨多个节段时，特别是在采用有限内固定的患者中，结构性自体移植物可能是首选的。在儿童脊柱手术中使用重组人骨形态发生蛋白-2（rhBMP-2）的文献有限。Jain等[25]报道显示：从2003—2009年，rhBMP-2的使用显著增加。Boakye等[26]报道了24例成人颈椎前路椎间盘切除术，术中使用含rhBMP-2的聚醚酮融合，取得了很好的临床结果和坚强的融合。他们还提供了使用rhBMP-2填充的聚醚酮进行颈椎前路椎间盘切除和融合术患者颈前软组织肿胀的报道。很多的研究报道了在儿童脊柱中使用rhBMP-2引起的不良影响[27-29]。关于儿童颈椎手术中使用rhBMP-2需要进一步研究来证实。

内固定物

颈椎疾病的范围及严重程度决定了前路颈椎融合的数量、单节段还是多节段椎间盘切除术或椎体切除术的手术方式。低龄儿童患者椎骨很小，给脊柱外科医生带来了如何选择内固定等技术挑战。前路内固定物可以增强颈椎的稳定性和融合，防止移植物挤压移位，这对于接受多节段减压和融合的患者尤为重要。除了颈椎前路融合术外，后路颈椎融合术还可以用于增强颈椎的稳定性，并减少与多节段前路颈椎融合术相关的潜在并发症。

儿童颈椎前路融合术没有标准化植入物。Hedequist等[2]报道了使用标准成人前路钢板和前路椎间融合器进行单独颈椎前路融合术(1例患者)或联合颈椎前后路融合术(7例患者)治疗12岁以上儿童的成功结果(100%融合率)。有报道称在2岁[3]和7岁[6]患儿中成功地使用颅面微型钢板治疗颈椎不稳定，以及分别用于颈椎前路切除和融合术以适应儿童的小椎体。对于10岁以下的儿童，应提供多种内固定选择，应包括颅面部和骨科微型钢板，同时应该考虑用后路植入物和/或Halo背心来增强融合率。

总结

颈椎前路融合术为儿童颈椎前路畸形的治疗提供了有价值的选择。恰当的患者选择和术前计划是克服儿童颈椎生长和椎体较小的局限性的关键。现代颈椎内固定物在青少年患者中的使用和微型钢板在更小患儿中的使用已被证明是成功的治疗技术，具有良好的临床结果和融合率。考虑到椎体的大小和质量，对于年龄小的患儿，无论固定与否，术后都应该考虑使用Halo背心。

参考文献

[1] Francis WR Jr, Noble DP. Treatment of cervical kyphosis in children. Spine (Phila Pa 1976). 1988, 13(8):883–887.

[2] Hedequist D, Hresko T, Proctor M. Modern cervical spine instrumentation in children. Spine (Phila Pa 1976). 2008, 33(4):379–383.

[3] Li V, Lopes DK, Bennett GJ. Use of a craniofa- cial miniplate for internal fixation in a young child with cervical instability. Case report. J Neurosurg. 2001, 95(Suppl 1):128–131.

[4] Lidar Z, Constantini S, Regev GJ,SalameK. Absorbable anterior cervical plate for corpec- tomy and fusion in a 2-year-old child with neurofi- bromatosis. Technical note. J Neurosurg Pediatr. 2012, 9(4):442–446.

[5] Lustrin ES, Karakas SP,Ortiz AO, Cinnamon J, CastilloM,VaheesanK,etal.Pediatric cervical spine: normal anatomy,variants,and trauma.Radiographics. 2003, 23(3):539–560.

[6] SohnMJ,ParkHC,ParkHS,KimJJ,KimEY.Anterior cervical corpectomy and fusion using miniplate and screws in a 7-year-old child with eosinophilic gran- uloma of the cervical spine. Spine (Phila Pa 1976). 2001, 26(10):1193–1196.

[7] Smith GW, Robinson RA. The treatment of certain cervical-spine disorders by anterior removal of the intervertebral disc and interbody fusion. J Bone Joint Surg Am.1958, 40(3):607–624.
[8] Hall DE, Boydston W. Pediatric neck injuries.Pediatr Rev. 1999, 20(1):13–19; quiz20.
[9] Slotkin JR, Mislow JMK, Day AL, Proctor MR. Pediatric disk disease. Neurosurg Clin N Am. 2007, 18(4):659–667.
[10] Samartzis D, Lubicky JP, Herman J, Kalluri P, Shen FH. Symptomatic cervical disc herniation in a pediat- ric Klippel-Feil patient: the risk of neural injury asso- ciated with extensive congenitally fused vertebrae and a hypermobile segment. Spine (Phila Pa 1976). 2006, 31(11):E335–338.
[11] Lavelle WF, Bianco A, Mason R, Betz RR, Albanese SA. Pediatric disk herniation. J Am Acad Orthop Surg.2011, 19(11):649–656.
[12] Allsopp GM, Griffiths S, Sgouros S. Cervical disc prolapse in childhood associated with Klippel-Feil syndrome. Childs Nerv Syst. 2001, 17(1–2):69–70.
[13] Shacked I, Ram Z, Hadani M. The anterior cervical approach for traumatic injuries to the cervical spine in children. Clin Orthop Relat Res. 1993, 292:144–150.
[14] Eleraky MA, Theodore N, Adams M, Rekate HL, SonntagVKH. Pediatric cervical spine injuries:report of 102 cases and review of the literature. J Neurosurg. 2000, 92(Suppl 1):12–17.
[15] Wang J, Vokshoor A, Kim S, Elton S, Kosnik E, Bartkowski H. Pediatric atlantoaxial instability: management with screw fixation. Pediatr Neurosurg. 1999, 30(2):70–78.
[16] Baron EM, Loftus CM, Vaccaro AR, Dominique DA. Anterior approach to the subaxial cervical spine in children: a brief review. Neurosurg Focus. 2006, 20(2):E4.
[17] Levin DA, Hensinger RN, Graziano GP. Aneurysmal bone cyst of the second cervical vertebrae causing multilevel upper cervical instability. J Spinal Disord Tech. 2006, 19(1):73–75.
[18] Refai D, Holekamp T, Stewart TJ,Leonard J. Circumferential vertebrectomy with reconstruc- tion for holocervical aneurysmal bone cyst at C4 in a 15-year-old girl. Spine (Phila Pa 1976). 2007, 32(24):E725–729.
[19] Deburge A, Briard JL. Cervical hemivertebra exci- sion. Report of a case. J Bone Joint Surg Am. 1981, 63(8):1335–1339.
[20] Lee JK, Kim JH, Kim SH, Kim HW, Kim TS, Jung S, et al. Anterior cervical spinal epidural abscess in an infant. Childs Nerv Syst.1999, 15(2–3):137–139.
[21] Micheli LJ, Hood RW. Anterior exposure of the cervicothoracic spine using a combined cervi- cal and thoracic approach. J Bone Joint Surg Am. 1983, 65(7):992–997.
[22] Mulpuri K, LeBlanc JG, Reilly CW, Poskitt KJ,Choit RL, Sahajpal V, et al. Sternal split approach to the cervicothoracic junction in children. Spine (Phila Pa1976). 2005, 30(11):E305–310.
[23] Malloy KM, Hilibrand AS. Autograft versusallograft in degenerative cervical disease. Clin Orthop Relat Res. 2002, 394:27–38.
[24] Abu-Amer Y, Clohisy JC. The biologic response to orthopaedic implants. In: Einhorn TA, O'Keefe RJ, Buckwalter JA, editors. Orthopaedic basic science: foundations of clinical practice. 3rd ed. Rosemont: American Academy of Orthopaedic Surgeons; 2007, p. 365–377.
[25] Jain A, Kebaish KM, Sponseller PD. Factors associated with use of bone morphogenetic pro- tein during pediatric spinal fusion surgery: an analysis of 4817 patients. J Bone Joint Surg Am. 2013, 95(14):1265–1270.
[26] Boakye M, Mummaneni PV, Garrett M, Rodts G, Haid R. Anterior cervical discectomy and fusion involving a polyetheretherketone spacer and bone morphogenetic protein. J Neurosurg Spine. 2005, 2(5):521–525.
[27] Abd-El-Barr MM, Cox JB, Antonucci MU, Bennett J, Murad GJA, Pincus DW. Recombinant human bone morphogenetic protein-2 as an adjunct for spine fusion in a pediatric population. Pediatr Neurosurg. 2011, 47(4):266–271.
[28] Lindley TE, Dahdaleh NS, Menezes AH, Abode- Iyamah KO. Complications associated with recom- binant human bone morphogenetic protein use in pediatric craniocervical arthrodesis. J Neurosurg Pediatr.2011, 7(5):468–474.
[29] Oetgen ME, Richards BS. Complications asso- ciated with the use of bone morphogenetic pro- tein in pediatric patients. J Pediatr Orthop. 2010, 30(2):192–198.

儿童上颈椎经口咽入路

19

Joshua Gottschall，James Kosko

前言

1919年，Kanavel报道了使用经口咽入路从颈椎中取子弹，该入路目前是许多颈椎硬膜外病变的首选途径[1]。耳鼻喉科医生常用经口咽入路引流鼻咽术后的脓肿和切除口咽癌。经口咽入路是一种直达颈椎的途径，其并发症低于经颈部的开放入路。在这一章中，我们将介绍颈椎经口咽入路的解剖学、手术适应证、手术入路和并发症。

解剖

鼻咽、口腔和口咽是一个包含许多重要结构的复杂通道。行该部位的外科手术需要全面了解周围的血管、神经和肌肉骨骼标志物。鼻咽从后鼻孔开始，向下延伸到软腭，软腭是鼻咽和口咽的分界。口咽上缘为软腭，后缘为口咽后壁，前缘为腭舌肌（扁桃体前柱），下缘为会厌底部。

口咽的血供主要来自颈外动脉的上咽支，少量来自甲状腺上动脉、面神经扁桃体支和蝶腭动脉。舌咽神经和迷走神经是口咽部的主要支配神经。

口咽后壁有多个层次，这有助于保护头部和颈部的重要结构。如果细菌进入并繁殖在更深的筋膜层，感染将迅速播散，这将导致严重的问题，例如中耳炎。口咽黏膜层由非角化的扁平鳞状上皮构成。在黏膜层深部是咽基底筋膜，其延伸至颅底。筋膜层下的软组织结构为咽上缩肌，位于咽基底筋膜浅层和颊咽筋膜深层之间。上咽部的肌肉并不直接与颅底相连，正因为如此，这两个结构之间有一个缺口，叫作莫尔加尼窦。颊咽筋膜的深层是鼻翼筋膜。这两个筋膜层之间的疏松结缔组织层位于咽后间隙，其有潜在的感染

J. Gottschall
Florida Pediatric Associates, LLC, Orlando, FL, USA
J.Kosko (*)
Children's Ear Nose & Throat Associates,
Orlando, FL, USA
e-mail: jkosko@childrenentdocs.com

J.H. Phillips et al. (eds.), *The Management of Disorders of the Child's Cervical Spine*,
https://doi.org/10.1007/978-1-4939-7491-7_19

风险。下一层筋膜为椎前筋膜，在鼻翼筋膜后方与椎前筋膜前方有一个“危险空间”。危险空间是一个潜在的空间，其感染可以播散到纵隔。椎前筋膜覆盖前纵韧带，其位于椎体前方[2]。

颈椎由7个椎体（C1~C7）组成，最独特的是C1和C2。寰椎（C1）形成了颅底和颈椎之间的关节。C1的椎体和C2融合在一起，这使得C1可以在C2轴上旋转。枢椎（C2）有一个突出的齿状突（齿状部分），它从椎体向上延伸，是大多数经口咽颈椎外科手术的焦点。构成口咽后部的颈部结构主要是C1–C2；有时，根据显露情况，C3也可以包括在内。

口咽外侧是一些重要的神经血管结构，这些结构在经口入路到颈椎时通常没有危险，但必须认识到，由于意外医源性损伤的感染可能导致并发症。口咽后外侧是颈动脉鞘，内包含颈内静脉、颈内外动脉、迷走神经(CN X)，口咽上方有舌咽神经(CN Ⅸ)、副神经(CN Ⅺ)、舌下神经(CN Ⅻ)。

术前评估

多学科(耳鼻喉科、骨科、神经外科)的会诊在术前计划中对患者很有帮助。术前影像学检查(CT、MRI或两者兼有)对鉴别颈椎的异常病变至关重要。经口咽入路的适应证包括齿状突游离小骨、类风湿病、继发于唐氏综合征的寰枢椎不稳定、外伤性齿状突脱位、C1/C2假性痛风、后纵韧带骨化、Chiari畸形Ⅰ型的颅底凹陷和肿瘤(脊索瘤、巨细胞瘤、软骨瘤)[3]。在体格检查时，需记录所有的颅神经损伤。如果有明显的颅神经损伤，我们认为应在手术前进行气管切开。在术后护理期间，患者将无法经口进食，而通过鼻饲管进行营养供给。伤口愈合需要优化营养，以促进切口的愈合。口咽后切口有伤口裂开和感染的风险，并伴有严重的后遗症(将在术后并发症的部分中解释)，这需要在手术之前进行适当的营养评估和优化。

外科手术

术前15~30min推荐应用抗生素（头孢唑林），术后24h持续使用。不建议术中常规使用激素。根据外科医生的偏好，可采用经口或经鼻气管插管。然后使患者平卧在手术台上，头部稍微后伸放入马蹄式头枕或Mayfield头枕中。由于口腔内存在多种细菌菌群，故不被认为是无菌区，因此口腔准备是必需的。然后将一个自固定牵开器（Crowe–Davis，Dingman，FK牵开器）置入口中，悬挂于Mayo支架或其他伸展臂上（图19.1和图19.2）。再通过鼻孔放置导管用于向前牵拉软腭并用血管钳固定，用4×4纱布夹在每个导管边缘之间，以防腭翼坏死。然后触摸口咽后壁和椎体以识别标志。如果上方暴露不充分，则可切开软腭以提供进一步的通路。使用12号刀片在硬腭底部到悬雍垂中线切开一个切口，切口位于悬雍垂的侧面，以避免劈开悬雍垂。然后，将3–0缝线穿过软腭瓣，并将皮瓣牵向外侧 (图19.3)。然后再次触摸椎体，以确定标志物。沿咽后壁中线注射含1：100 000肾上腺素的1%利多卡因。文献中描述的切口有多种，包括U形的和垂直的切口（图19.4）[3，4]。我们建议使用I形切口。切口应在病椎上下各延长1~2cm。切开后，确定咽后肌筋膜层，并通过3–0丝线将皮瓣牵向两侧缝合。然后用骨膜剥离器将前纵韧带自椎体上分离。

一旦椎体显露清楚，可使用手术显微镜进一步操作。手术完成后，用生理盐水或杆菌肽灌注溶液充分冲洗口腔。用3–0 Vicryl线缝合闭合咽瓣，采用两层方法缝合肌层和黏膜层以达到紧

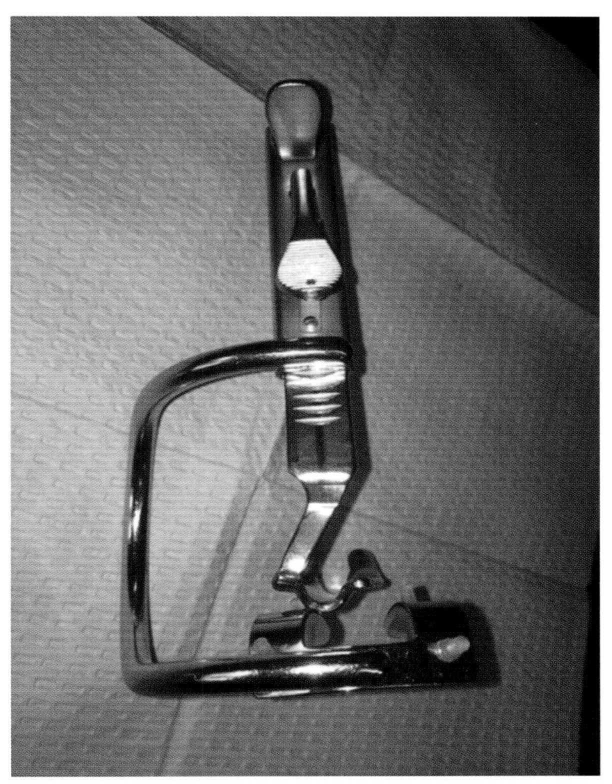

图19.1 自固定牵开器

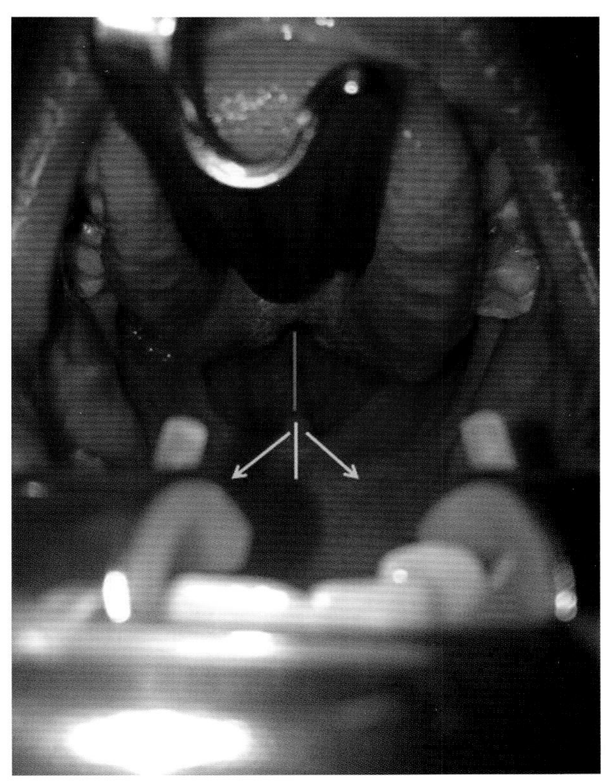

图19.2 置入牵开器，显露咽后壁

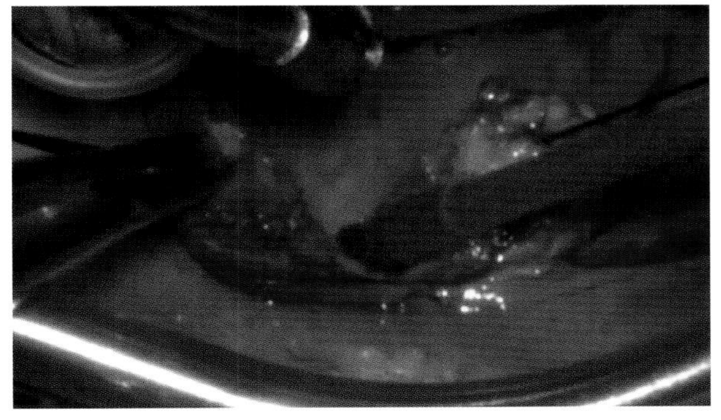

图19.3 向侧方牵拉软腭

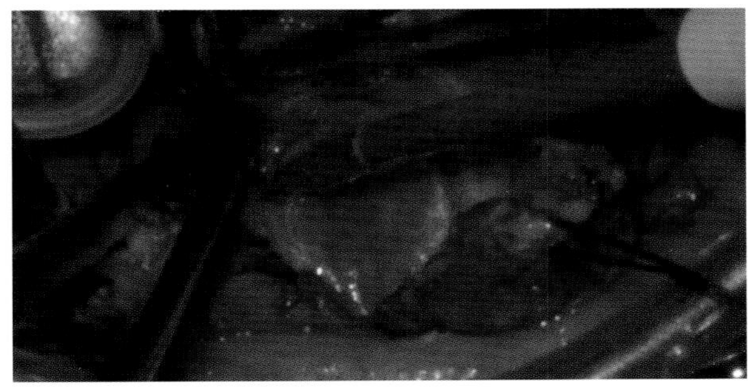

图19.4 掀起U形皮瓣

密闭合。如软腭被切开，软腭用3-0 Vicryl缝合线分3层（鼻咽黏膜、肌层、口腔黏膜）逐层缝合。安放鼻胃管用于术后营养。

最近，达·芬奇机器人已作为一种器械辅助手术。Lee 等[5]报道了机器人在经口齿状突切除术治疗颅底凹陷症中的应用。基于他们的结果和机器人的推广应用，这是在经口咽上颈椎入路中可考虑的一个工具，因为机器人能够为外科医生提供更高的操作精度、更广的视野和范围。

气道管理

是否行气管切开术与术后长期插管是手术计划过程的一个重要部分，需要在手术前做出决定。颅神经受损在颈椎病变中相对常见。如果存在明显的舌咽神经、迷走神经或舌下神经损伤，则需行气管切开术，因为这些患者术后将无法充分保护其气道。由于外用支具对患者气管及颈部的限制，面罩通气、直接喉镜检查及紧急气管造口术均受影响，因此须行气管切开术。气管切开的适应证包括口腔开度差、Mallampati分级高、颈围增加和小颌畸形。术后插管的时间为从手术室拔管到术后7天，大多数患者的术后插管时间为手术后24~48h[3，4]。我们建议在手术时对术后需要外固定器（即Halo）的所有患者进行气管切开。对于不需要术后外用支具的患者，我们建议在术后24h测试拔管参数，尤其是有严重套囊泄漏（取决于气管内管的大小）的患者。一旦患者满足拔管的条件，我们建议立即拔除气管内插管，因为它会摩擦和刺激咽后壁切口，使其有更高的裂开风险。

术后营养

术后患者只通过胃管进行肠内营养供给。我们建议在术后7天不经口进食任何食物，以保证咽后壁切口愈合。在术后第7天，我们建议对符合经口进食试验条件的患者进行床边吞咽来评估吸入功能。如果没有吸入功能的证据，我们建议从清流到软食缓慢改善饮食，软质饮食1周。

并发症

腭咽闭合不全（VPI）是该入路最常见的并发症，据报道，经腭入路的患者中VPI的发生率高达50%[3，6]。大多数VPI病例在术后1个月内症状自行消失[3]。另一种常见的并发症是吞咽困难，它通常是短暂的。咽后壁切口裂开是一种罕见的并发症，通常是由于在咽后壁的操作不当（口腔内器械使用不当）、感染或营养不良造成的。如果怀疑感染，则开始静脉注射抗生素，必要时进行脓肿的外科引流。大多数感染源于口腔菌群，如类杆菌、链球菌、葡萄球菌和棒状杆菌。据报道，吸入性肺炎在唐氏综合征患者中更为常见[2]。脑脊液漏（CSF）是术中硬膜受到侵犯时的一种潜在的并发症。虽然大多数病变位于硬膜外，但要特别注意这一罕见的并发症。由于术后无法保证气道安全，紧急气管切开术也常需要考虑在内，这也是在手术干预前识别可能需行气管切开术患者的原因。

总结

压迫、炎症和肿瘤引起颅颈交界区脊髓前方病变的处理面临着较多的困境。这一部位的显露对手术技术要求较高，可通过经口咽入路完成。该入路的显露有较多的并发症。但是对该部位解剖和显露中风险的细致掌握，可为这一挑战性区域带来良好的术野显露和手术治疗效果。

参考文献

[1] KanavelAB.Bullet locked between atlas and the base of the skull:technique for removal through the mouth. Surg Clin.1919, 1:361–366.

[2] Janfaza P, Nadol JB Jr, Galla R, Fabian RL, Montgomery WW. Surgical anatomy of the head and neck. Philadelphia: Lippincott Williams and Wilkins; 2001, p. 368–392.

[3] Kingdom TT, Nockels RP,Kaplan MJ. Transoral-transpharyngeal approach to the craniocervical junc- tion. OtolaryngolHeadNeckSurg.1995, 113:393–400.

[4] Landeiro JA, Boechat S, Christoph DH, Gonçalves MB,CastroID,LapentaMA,etal.Transoralapproach to the craniovertebral junction. Arq Neuropsiquiatr. 2007, 65(4B):1166–1171.

[5] LeeJY, LegaB,BhowmickD,NewmanJG,O'Malley BW Jr, Weinstein GS, et al. Da Vinci Robot-assisted transoral odontoidectomy for basilar invagination. ORLJOtorhinolaryngol RelatSpec.2010, 72(2):91–95.

[6] MenezesAH.Surgical approaches:postoperative care and complications "transoral-transpalatopharyngeal approach to the craniocervical junction". Childs Nerv Syst. 2008, 24(10):1187–1193.

Chiari 畸形与枕骨大孔狭窄

20

Christopher A. Gegg，Greg Olavarria

概述

19世纪90年代早期，位于布拉格的德国大学解剖病理学专家Hans Chiari教授将小脑畸形分为4种类型。基于40例尸检结果的分型方法阐述了不同程度的小脑疝出和小脑结构的畸形[1，2]。随着影像技术的进步，我们对Chiari畸形的认识也逐渐深入，Chiari畸形常常合并脊髓空洞、脊髓栓系、脊柱侧凸以及其他脊柱骨结构异常。本章重点讨论Ⅰ型和Ⅱ型Chiari畸形，并对Ⅲ型和Ⅳ型进行简单介绍。

流行病学

Ⅰ型Chiari畸形表现为小脑扁桃体疝入上颈椎椎管，大多数学者包括笔者均以小脑扁桃体尾端超过枕骨大孔6mm作为I型Chiari畸形的诊断标准，以与小脑扁桃体异位（<6mm）进行鉴别。由于多数病例没有临床症状，因此真实的发病率尚不清楚，但是随着MRI技术的进步，该病的诊出越来越常见。有研究证实，3%~12%的病例具有家族遗传因素（图20.1）[3，4，5]。

Ⅱ型Chiari畸形，枕骨大孔疝出的结构包括小脑扁桃体、小脑蚓部、脑干和第四脑室。静脉窦尤其是窦汇也可能疝出，这点在需要手术减压的时候应特别注意。Ⅱ型Chiari畸形常合并其他严重畸形，如脊髓脊膜膨出，脊髓纵裂，脑积水以及脊柱、肋骨和髋关节的骨性异常。这些通常需要手术矫正。

Ⅲ型和Ⅳ型Chiari畸形很少见。Ⅲ型Chiari畸形表现为小脑和脑干的枕骨下膨出，是最严重的一种Chiari畸形，由于这种畸形的致死性以及不能合并严重的神经功能障碍的特点， 使得涉及伦理的决定十分必要。Ⅲ型Chiari畸形和高颈段脊髓脊膜膨出鉴别非常重要，因为后者预后与

C.A. Gegg, MD, FAANS,FACS (*)
Pediatric Neurosurgery, Arnold Palmer Hospital,
Orlando, FL, USA
e-mail: christopher.gegg@orlandohealth.com
G. Olavarria, MD
Neurosurgery, Arnold Palmer Hospital for Children,
Orlando, FL, USA

J.H. Phillips et al. (eds.), *The Management of Disorders of the Child's Cervical Spine*,
https://doi.org/10.1007/978-1-4939-7491-7_20

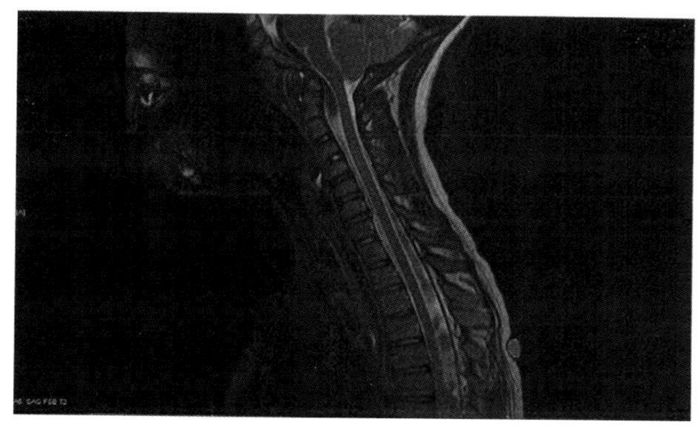

图20.1 Ⅰ型Chiari畸形，枕骨大孔“拥挤”，齿状突后倾

腰段脊膜膨出相似，较Ⅲ型Chiari畸形好。Ⅳ型Chiari畸形仅表现为小脑发育不全，不合并后脑结构的疝出（表20.1）。

Ⅰ型 Chiari 畸形的症状和体征

得益于MRI的普及，Ⅰ型Chiari畸形能够得到早期诊断。大多数的患者在门诊已经完成了MRI检查，并且已经得到了初步诊断。接近一半的患者在10岁以内得到诊疗，其他的患者在10~15岁明确了诊断[6]。

最常见的临床表现是全身不适感，根据我们的经验，额部疼痛是最常见的症状，而且这种疼痛在打喷嚏、咳嗽或尖叫时会加重，类似Valsalva动作引出的头痛。部分病例会伴随颈部不适感，但并不常见。对于无法自我表达的婴幼儿，无法解释的易怒或哭叫可能是不适感的唯一表现。

其他的症状或体征包括上背部或肩部不适感，上肢不适或感觉异常，以及共济失调/辨距不良，合并脊髓空洞者，这些症状更为常见。还有可能出现颅神经损害表现，根据我们的经验，最常见的症状是眼球震颤，吞咽困难或声带麻痹较为少见。在儿童或青少年时期，睡眠监测可能发现呼吸节律异常。Tubbs等发现大约5%的儿童患者伴随睡眠呼吸暂停[3]。

Ⅰ型Chiari畸形患者常常合并进行性的脊柱侧凸。既往研究发现Ⅰ型Chiari畸形病例中脊柱侧凸的发生率为25%~50%[1，7~9]，合并脊髓空洞症时发生率更高。脊髓空洞在Ⅰ型Chiari畸形病例中发生率为50%~76%，合并脊柱侧凸的Ⅰ型Chiari畸形病例中脊髓空洞发生率高达82%。脊柱侧凸也发生在无脊髓空洞的病例中[10]，在减压术后能够观察到脊柱正常生理曲线恢复或脊柱侧凸停止进展[10]。

Ⅰ型Chiari畸形合并脊柱侧凸的原因尚不清楚，可能与Valsalva动作引起的位移以及后脑的

Ⅰ型 Chiari 畸形的症状和体征

- 头痛（枕部或额部，可以是劳累性）。
- 眼球震颤。
- 上肢或肩部疼痛，伴随笨拙感。
- 睡眠呼吸暂停。
- 共济失调。
- 吞咽困难。
- 声音嘶哑，脊柱侧凸。
- 反复误吸。
- 低位颅神经异常。

表20.1 不同类型Chiari畸形的临床表现

Chiari Ⅰ型	小脑扁桃体下疝＞ 5mm	无脑干疝出	脑积水少见	无幕上结构异常	可见脊髓空洞
Chiari Ⅱ型	小脑蚓部、小脑扁桃体、四脑室疝出	脑积水和幕上结构异常多见	脊髓空洞多见	—	—
Chiari Ⅲ型	包括大部分后脑的脑膨出	伴随严重神经功能障碍	需要同高位颈椎脊髓脊膜膨出鉴别	—	—
Chiari Ⅳ型	脑发育不良或不发育	—	—	—	—

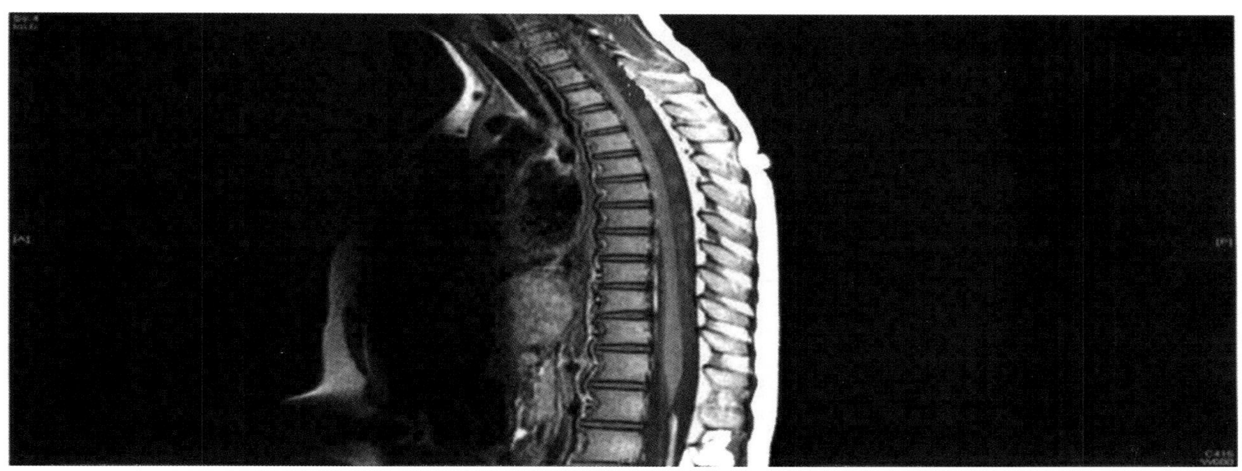

图20.2 Ⅰ型Chiari畸形终丝脂肪度以及腰段脊髓栓系

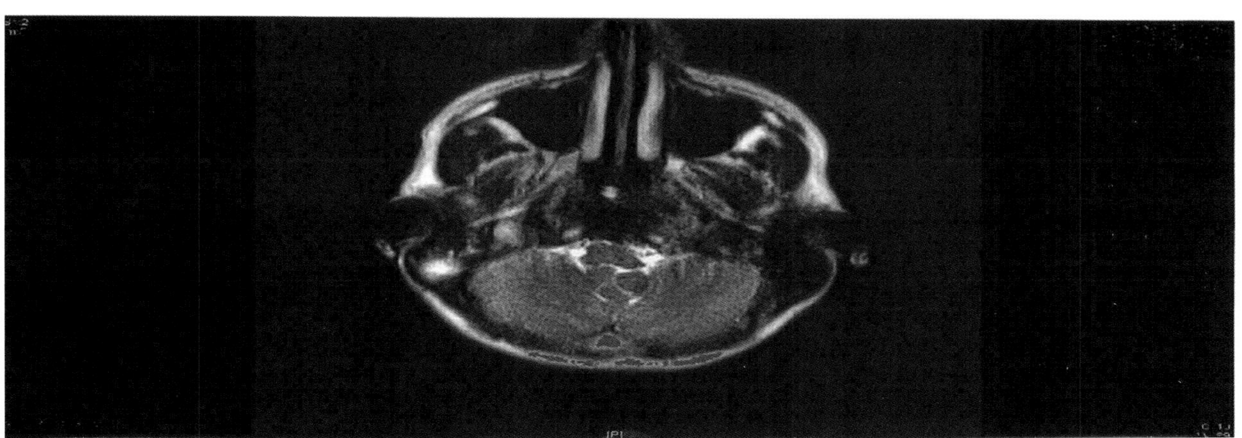

图20.3 小脑扁桃体挤压继发脑干不对称，右侧较左侧大

尾侧移位存在一定联系。已有明确的证据证实，早期减压手术可以避免高风险的脊柱侧凸矫形手术[11-18]。

Ⅰ型Chiari畸形可以合并下腰部不适，需要检查是否存在脊髓栓系，尤其当合并脊柱侧凸时，可能存在终丝增厚、增粗或低位脊髓圆锥的影像学表现。虽然这种现象并不多见，但是我们已经发现二者存在一定关联（图20.2）。

根据现有的理论，无论是否存在空洞，最常见的病理机制是经过枕骨大孔的压力梯度异常导致脑脊液循环改变[11-14, 17-21]。这种变化可能导致矢量力间歇性地向尾侧传导，进而影响轴向序列导致脊柱侧凸以及其他前述的症状和体征。有证据证实Ⅰ型Chiari畸形病例的脊柱侧凸多表现为凸向左侧[6, 20, 21]。

我们发现假性脑瘤（不伴随脑室增大的颅内脑脊液压力增高）患者同Ⅰ型Chiari畸形具有较强相关性，表现为慢性头痛，可能合并视盘水肿。其他伴随的疾病包括：9.6%合并脑积水；5%合并Ⅰ型神经纤维瘤病，偶见合并颅缝早闭和Klippel-Feil综合征。Tubbs等研究发现儿童患者3%合并颅底凹陷，这种情况提示局部不稳定，需要手术干预。

Ⅰ型 Chiari 畸形的影像学表现

小脑扁桃体疝的判断标准为超过枕骨大孔

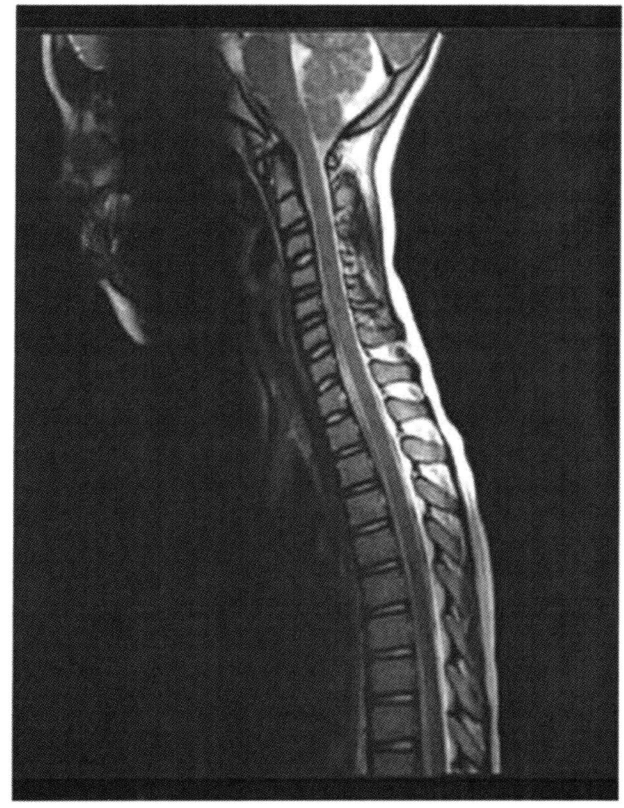
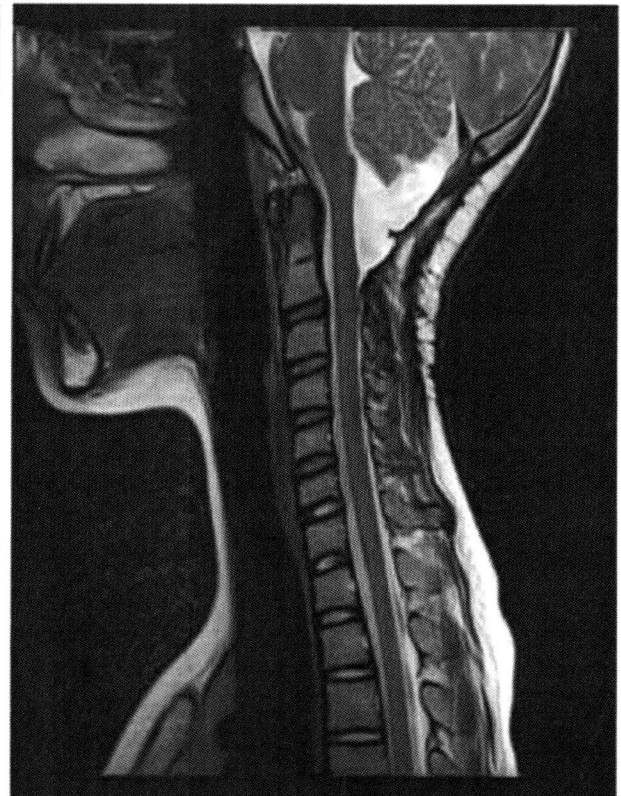

图20.4 Ⅰ型Chiari畸形减压（免缝合硬膜成形技术）前、后对比，显示后颅窝容积增大；注意减压后可见闩

5mm。Barkovich等研究了200例健康成人及儿童，发现正常的小脑扁桃体位于枕骨大孔上方1mm，几乎所有的有症状的患者小脑扁桃体下疝超过3~5mm的范围[3，8]。一侧扁桃体比另一侧疝出长也较常见。

有研究发现正常儿童的小脑扁桃体在10岁以前可能移位超过6mm，但随着年龄的增长小脑扁桃体逐渐上移至正常水平。我们偶然也会遇到这样的情况，应该考虑到无症状的患者存在这种变异情况的可能。

一个重要的影像学征象是枕骨大孔狭窄伴脑脊液消失。在枕骨大孔水平的横断面MRI上最为明显（图20.3）。影像学对手术方式的选择具有一定意义，尤其是小脑扁桃体可能是尾侧移位边界的情况下。

一些学者建议术前行过伸和过屈位X线检查，然而Oakes等的大宗病例研究结果未发现Ⅰ型Chiari畸形减压术后出现局部不稳定的情况。MRI中常常能发现齿状突延长和后倾，然而如果不存在颅底凹陷，手术减压不会引起局部不稳定，如图20.1所示[3，9]。

少数病例存在颅后窝狭小。Schady等研究表明这种情况发生率为23%。我们的经验是这种情况在Ⅰ型Chiari畸形的MRI影像中不明显，但在术中可能发现颅后窝狭小。Badie对比了20例Ⅰ型Chiari畸形患者和20例对照病例，发现Ⅰ型Chiari畸形颅后窝与幕上容积之比小于对照组，和临床症状存在相关性（图20.4）[6，22]。50%~76%患者存在脊髓空洞，因此对Ⅰ型Chiari畸形患者进行包括颈椎和胸椎的MRI检查很有必要。这对发现伴随的可能引起脊柱侧凸的脊髓栓系也很有帮助，可以进行单独的手术治疗。

脊髓空洞产生的原因尚不明确，较为经典的是1965年Gardner提出的流体动力理论。他推测第四脑室与脊髓中央管之间持续的脉冲式流动导致空洞的发生，称为“水锤”效应。Oldfield等提出了基于MRI的理论，他们推测小脑扁桃体的活塞样运动引起脑脊液的收缩性脉冲波，这种脉冲波作用于脊髓导致脑脊液渗漏至间质和血管外间隙[23, 24]。空洞可以同时伴随脊髓变薄，即使这样，患者仍然可能不伴有脊髓功能损害的表现。通常这种情况是需要手术减压的指征。

Ⅰ型 Chiari 畸形的手术设计

手术减压是Ⅰ型Chiari畸形的主流治疗方式。小脑扁桃体超越枕骨大孔5~6mm即可诊断为Ⅰ型Chiari畸形，然而如果不合并脊髓空洞或其他症状（表20.1）的情况下可以保守治疗。我们推荐每年复查影像学直至出现明显的症状。如果小脑扁桃体疝合并脊髓空洞、头痛、眼球震颤或颈部不适等症状或体征，需要考虑进行减压手术。

对于同时存在脑积水和伴随脊髓空洞的Ⅰ型Chiari畸形这种少见的情况，需要先处理脑积水并观察至症状改善6~8个月。如果症状或体征仍存在，方可考虑行减压手术。

前文已述，通过MRI评估腹侧压迫情况很重要，因为枕骨减压手术可能破坏上颈椎的稳定性。这在大多数病例中不多见，严重的腹侧压迫大多归类于颅底凹陷，评价的标准是齿状突尖超过斜坡线，这在伴随节段性畸形的Klippel-Feil综合征或韧带松弛的Down综合征病例中更为常见。这些病例需要进行固定、融合手术。依据笔者经验，对不伴随颅底凹陷的因后倾或延长的齿状突造成的轻度和重度腹侧压迫可以进行枕骨大孔减压和寰椎后弓切除[3, 9]。

一旦准备进行减压手术，需要采取全麻下气管插管，俯卧位、颈部充分屈曲方便显露枕骨区，我们通常会使用马蹄形的头圈。枕骨隆突至C2后正中切口，骨膜下显露寰椎后弓以及枕骨隆突至寰椎的枕骨大孔区。将枕骨大孔区的侧方通过骨膜下剥离显露至双侧移行处，使用钻和咬骨钳进行枕骨切除。对于年轻患者，枕骨大孔减压的范围为3cm，对于老年患者，减压范围可以达到3.4~4cm。使用2#的神经剥离子将骨膜剥离至减压的外侧边缘。

将骨质移除后下一步就是处理硬膜。我们设计了一种独特的硬膜分离技术，通过5年以上的临床观察，效果非常好。我们称之为“免缝合硬膜成形技术”，这种技术是一次性地将硬膜分离至仅剩很薄的透明硬膜层。在显微镜下，我们能够在不使用超声的情况下看到硬膜和小脑扁桃体的搏动。这种技术的关键是从小脑半球的正中，硬膜较厚的部分开始分离至C2上部。使用这种方法没有出现假性脑膜膨出的并发症，症状和体征的改善率为97%。Litvack等使用类似的入路进行减压，其改善率＞90%[25]。

枕骨大孔狭窄的减压方式类似。大多数情况下，对于软骨发育不良的病例，是通过枕骨大孔部位的颅骨切除术来解除延髓-颈髓交界区的压迫的（图20.5）。这种方式不会导致不稳定，是一种安全的方式，通过这种手术能够预防睡眠呼吸暂停以挽救患者的生命。睡眠监测对手术方案的设计以及术后改善的观察都是很有帮助的[26–28]。

大多数患者的脊髓空洞或脊柱侧凸能够稳定或改善，再次开放修补率大约为1%（图20.6a，b）。Brockmeyer等报道脊髓空洞减小程度和脊柱侧凸的改善无明显关联[7, 29]。不进行硬膜切开的脊柱侧凸改善率仍在研究中，需要更大宗的病例报道，不过，我们的研究早期效果是令人满意的[7]。

对于严重的小脑扁桃体移位和脊髓空洞，切开硬膜并检查蛛网膜粘连是必要的。Litvack等研究发现对症状严重的病例切开硬膜、补片移植后，有伴随症状的假性脑膜膨出发生率为

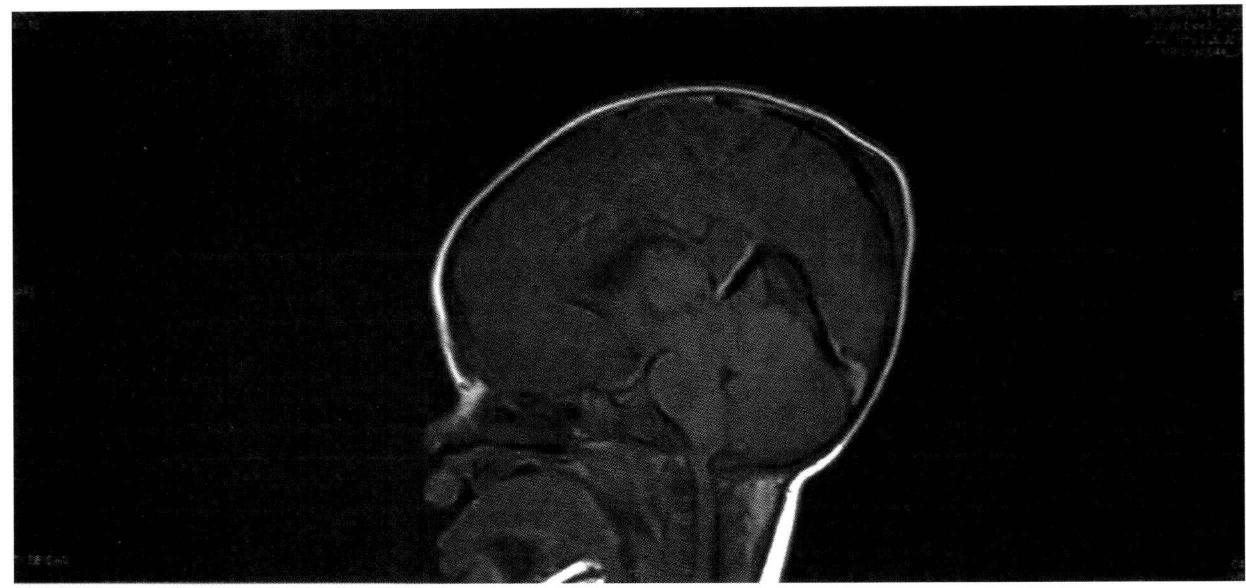

图20.5 软骨发育不良合并严重枕骨大孔狭窄，延髓-颈髓交界区受压

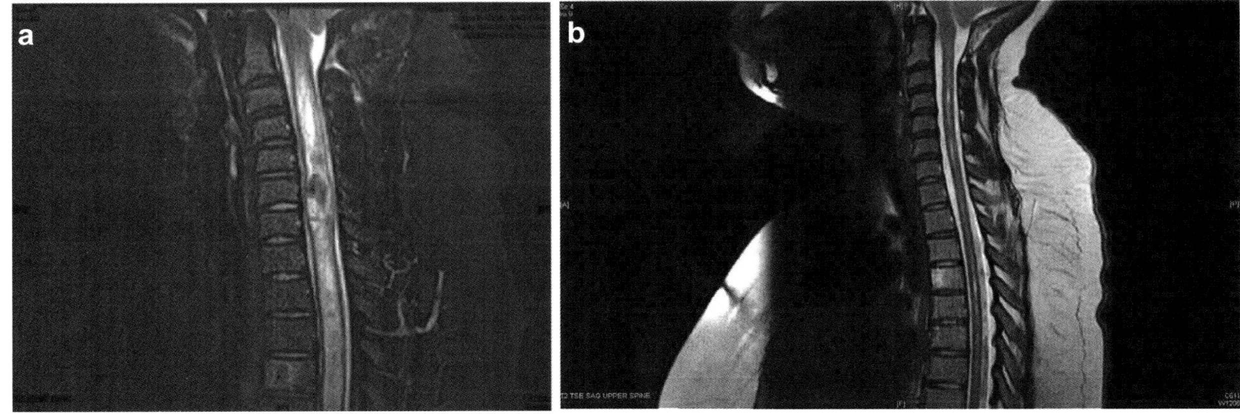

图20.6 （a）继发于Ⅰ型Chiari畸形的严重脊髓空洞，空洞内形成假性肿瘤。（b）硬膜分离不缝合技术减压后，脊髓空洞明显好转，患者不需要开放的补片移植手术

1.5%，化学性脑膜炎发生率为6%，但是分离不切开组没有上述并发症发生。Hankinson等研究称硬膜修复组影像学表现提示有明显假性脑膜膨出的发生率为17%，而其他脑脊液相关并发症发生率为7%[30]。植入物的材料通常使用颅骨膜或牛心包膜，并将其缝合至切开的硬膜的边缘，硬膜的静脉窦使用双极电凝烧灼。当硬膜切开后，可以观察硬膜的粘连情况并使用显微镜进行分离操作。

随访

术后常规住院时间为3天，2周后门诊复查，术后3个月复查头部和颈椎或胸椎的MRI。早期脊髓空洞可能没有明显改善，可能需要1年以上的随访才能观察到明显的变化，但是能够观察到空洞不再进展，临床症状改善。不伴有假性脑膜膨出的感染非常少见，即使出现感染，大多是缝线处脓点或浅表感染，可以通过口服抗生素治愈。小脑扁桃体可能没有上升，我们也发现了这一点。更重要的是，术后后颅窝以及延髓-颈髓交界区脑脊液空间变大，第四脑室的闩可见，提示第四脑室压力减小（图20.4）。骨回植技术并不常用，对于＜5岁的儿童可以回植。总的来说，治疗Ⅰ型Chiari畸形时对每个病例需要个体化的治疗，需要结合患者以及其家庭的意愿，对每个病例进行个体化治疗。

Ⅱ型Chiari畸形：临床表现，诊断以及手术治疗

临床表现和病理生理学

Ⅱ型Chiari畸形与Ⅰ型Chiari畸形的不同之处在于其合并脊髓脊膜膨出。小脑扁桃体疝是I型Chiari畸形的特征性病变，但是仅仅是Ⅱ型Chiari畸形中脑和脊髓多种复杂畸形中的一个表现。这些畸形的发生原因可以用一种统一的理论解释。在胚胎发育关键期，腰椎部分缺损使脑脊液没有形成封闭的循环，引起脑室扩张不足，从而导致颅后窝内容物向尾侧疝出。脑室扩张不足不仅仅影响脑干和小脑，还会导致幕上脑结构异常[31]。同时还会抑制脑间叶组织的发育，进而导致颅后窝发育性狭小以及内容物受压。第四脑室流出量减小引起脑积水。研究者认为，Ⅱ型Chiari畸形引起的脑积水是导致儿童神经并发症的最大的潜在风险因素（图20.7和图20.8）。

Ⅱ型Chiari畸形的症状在各个年龄节段有其特点。婴儿脑积水表现为颅缝增宽、头围快速增大以及囟门隆起。腰椎缺损闭合后常常会进展，但是出生后数小时即可发现异常。严重病例伴有心率过缓以及呼吸不平稳。脑室分流术是最常用的治疗方式（见下文）。大一点儿的儿童会表现为分流异常、头痛、恶心、呕吐以及精神状态改变。虽然婴幼儿表现的症状很少，但可能出现呼吸暂停、喘鸣、吞咽困难以及吸入性肺炎。上肢肌张力减低常伴随上述症状。这些症状产生的

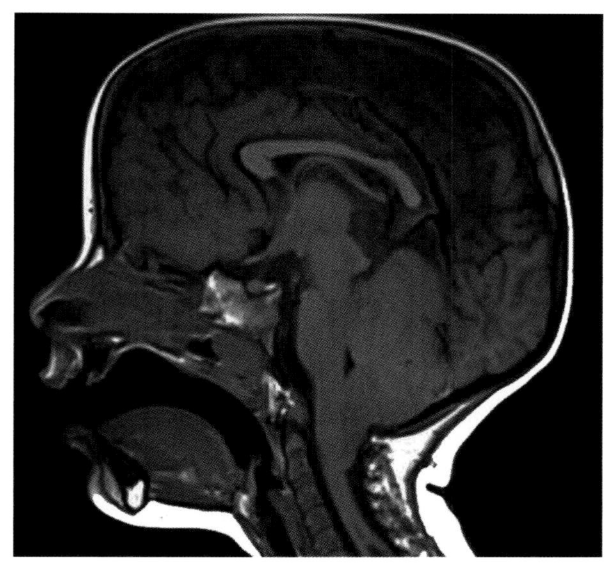

图20.7 Ⅱ型Chiari畸形的典型病例1

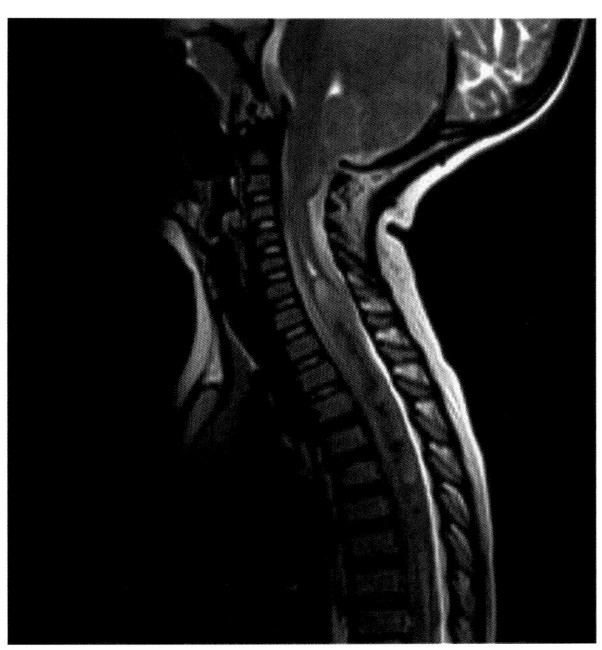

图20.8 Ⅱ型Chiari畸形的典型病例2

原因可能是颅神经或脑干疝出和压迫或脑干内在生理学异常。这些相互矛盾的理论对手术方式的选择有一定影响。脑积水治疗后可以改善上述症状，避免手术干预。大龄儿童表现为头痛，共济失调，上肢和下肢无力，视觉模糊，由于大多数患者在婴幼儿期就有症状，因此这些症状的发生较少[32]。分流障碍、颅内压增高是导致晚期恶化

的原因。大龄儿童伴随脊髓脊膜膨出可以同时出现脊髓栓系。症状表现为背痛、腿痛、下肢无力以及膀胱功能障碍。

诊断

对于婴幼儿，在进行仔细的神经查体后，首选的检查手段是超声评估脑室容量，接着进行头部及脊柱MRI检查，特别是对出生后早期即出现Ⅱ型Chiari畸形症状的病例。除了小脑扁桃体疝外，Ⅱ型Chiari畸形还存在脑干疝入枕骨大孔的情况。窦汇和横窦较正常位置低，可以接近枕骨大孔水平，有手术指征。其他表现还包括脑积水、中脑顶盖鸟嘴征和枕骨大孔增大。可出现脊髓空洞，尤其是在未治疗的脑积水、分流障碍和脊髓栓系病例中。颅骨异常包括颅骨缺损、变薄，后颅窝狭小，小脑幕低垂以及斜坡短小。脑异常包括多小脑回、脑异位、可以导致癫痫的脑胼胝体发育不良。脊髓空洞的原因可以是分流障碍，也可以是Ⅱ型Chiari畸形或脊髓栓系，因此需要鉴别脊髓空洞的发生原因[33]。

手术治疗及预后

手术的干预主要针对前述的病变。脊髓脊膜膨出的封闭是最先采用的手术方式，有时候对婴幼儿可以一期行分流术。如果没有一期分流，需要超声及MRI的紧密观察，神经外科、骨科和泌尿外科的多学科会诊可以获得较好的预后。

接受分流手术的患儿，当出现新的神经症状时，排除分流障碍非常关键，如果忽视这种情况，可能导致不必要的手术干预。一旦排除了分流障碍，治疗就要针对畸形及后颅窝本身了，无论是否存在空洞以及脊髓栓系。Chiari畸形的手术包括颈椎椎板切除术，由于这类患儿枕骨大孔较大，因此通常不需要进行枕骨大孔开大术。标准的手术方式包括上颈椎椎板切除，硬膜切开，粘连松解并打开第四脑室以及硬膜成形[32]。部分学者建议仅行骨性减压而不进行硬膜切开、粘连松解开放第四脑室和硬膜成形[32]。还有部分学者建议进行骨性减压，不行硬膜切开而进行硬膜外系带切除[34, 35]。手术并发症如静脉丛出血、硬膜内瘢痕形成以及脑脊液漏等，都可以避免，预后良好。大多数病例症状能得到很好恢复。

脊髓空洞和脊柱侧凸常合并存在，治疗时需要特别关注。La Marca和McLone报道了一组病例，描述了症状、部位以及空洞的类型。排除分流障碍后的治疗指征是喘鸣、吞咽困难和颈痛；脊髓栓系合并膀胱功能障碍，背痛或下肢无力。手术方法需根据影像学表现和空洞的类型（全脊髓或节段性）来选择。脊柱侧凸手术由骨科医生完成，对于合并空洞的患者，需要神经外科医生根据症状关注分流、Chiari畸形和脊髓栓系的情况。进展性的脊柱侧凸患者合并的脊髓空洞常常不需要神经外科手术干预，除非合并神经症状[36]。在脊柱侧凸矫形手术中推荐使用神经电生理监测。广泛性椎板切除术后可能出现颈椎后凸畸形，因此在广泛的椎板切除术时需要进行关节突关节融合。

胎儿的脊髓脊膜膨出修复术可以减少脑积水分流手术和Ⅱ型Chiari畸形矫正手术的概率[37]。理论上讲，在宫内早期闭合可以防止脑干和小脑扁桃体的下移，进而防止随后的一系列有害的病理、生理变化。长期随访的结果值得期待。

小结

上颈椎的压迫可以导致脑干功能障碍、脊髓病，如果不治疗，最终可以导致死亡。Chiari畸形和枕骨大孔狭窄可以由一系列病因引起，如果不治疗，可以导致患儿严重的病变。清楚地了解解剖学、自然史和治疗选择能够使外科医生成功地治疗这些病变。

参考文献

[1] Chairi H. Uber veranderungen des kleinhirns, des pons und der medulla oblongata infolge von con- genitaler hydrocephalie des gross hirsn. Deutsche Medizinische Woschenschrift. 1891, 17:1172–1175. [German].

[2] Chiari H. Uber veranderungen des kleinhirns, des pons und der medulla oblongata infolge von congeni- taler hydrocephalie des grosshirns. Denkschriten der Akademieder Wissenschaften Wien.1986, 63:71–116. [German].

[3] Tubbs RS, Beckman J, Naftel RP, Chern JJ, Wellons JC 3rd, Rozzelle CJ, et al. Institutional experi- ence with 500 cases of surgically treated pediatric Chiari malformation type I. J Neurosurg Pediatr. 2011, 7(3):248–256.

[4] Dauser RC, DiPiertro MA, Venes JL. Symptomatic Chiari I malformation in childhood; a report of 7 cases. Pediatr Neurosci. 1988, 14:184–190.

[5] Milhorta TH, Chou MW, Trinidad EM, Kula RW, Mandell M, Wolpert C, et al. Chiari I malforma- tion redefined: clinical and radiographic find- ings for 364 symptomatic patients. Neurosurgery. 1999, 44(5):1005–1017.

[6] Iskandar BJ, Oakes J. Chiari malformations. In: Albright AL, Pollack IF, Adelson PD, editors. Principles and Practice of Pediatric Neurosurgery. New York: Thieme; 1999, p.165–187.

[7] Hankinson T, Tuibbs RS, Wellons JC. Duraplasty or not? An evidence-bases review of pediatric Chiari I malformation. Childs Nerv Syst. 2011, 27:35–40.

[8] Barkovich AJ, Wippold FJ, Sherman JL, Citrin CM. Significance of cerebellar tonsillar position on MR. AJNR Am J Neuroradiol.1986, 7(5):795–799.

[9] TubbsRS,WellonsJC3rd,BlountJP,etal.Inclination of the odontoid process in the pediatric Chiari I mal- formation. J Neurosurg. 2003, 98(1Suppl):43–49.

[10] Sl B, Drvaric DM, Roberts JM, et al. Scoliosis in syringomyelia. Orthopedics. 1989, 12:335–337.

[11] VegaA,QuintanaF,BercianoJ.Basichoondrocranium anomalies in adult Chiari type I malformation: a mor- phometric study. J Neurol Sci.1990, 99:137–145.

[12] Williams B. Pathogenesis of syringomyelia. In: Batzdorf U, editor. Syringomyelia: current concepts in diagnosis and treatment. Current neurosurgical practiceseries,vol.4.Baltimore: Williams&Wilkins; 1991, p. 59–90.

[13] Williams B. Simultaneous cerebral and spinal fluid pressure records 2. Cerebrospinal dissociation with lesions at the foramen magnum. Acta Neurochir [Wein].1981, 59:123–142.

[14] Williams B. Syringomyelia. Neurosurg Clin N Am. 1990, 1:653–685.

[15] Oakes WJ, Tubbs RS. Chiari malformation. In: Winn HR, editor. Youmans neurological surgery: a com- prehensive guide to diagnosis and management of neurological problems. Ed 5 ed. Philadelphia: WB Saunders; 2003, p. 3347–3361.

[16] Oldfield EH, Muraszko K, Shawker TH, Patronas NJ. Pathophysiology of hydrosyringomyelia asso- ciated with Chiari I malformation of the cerebel- lar tonsils. Implication of diagnosis and treatment. J Neurosurg.1994, 80(1):3–15.

[17] Pillay PK, Awad IA, Little JR, Hahn JF. Symptomatic Chiari malformation in adults: a new classifica- tion based on magnetic resonance imaging with clinical and prognostic significance. Neurosurgery. 1991, 28(5):639–645.

[18] Tubbs RS, Shoja MM, Ardalan MR, Shokouhi G, Loukas M. Hindbrain herniation: a review of embryological theories. Ital J Anat Embryol. 2008, 113(1):37–46.

[19] Ogiwara H, Morota N. Surgical decompression without dural opening for symptomatic Chiari type Ⅱ malformation in young infants. Childs Nerv Syst. 2013, 29:1563–1567.

[20] Isu T, Chono Y, Iwasaki Y, Koyanagi I, Akino M, Abe H, et al. Scoliosis associated with syringo- myelia presenting in children. Childs Nerv Syst. 1992, 8(2):97–100.

[21] Muhonen MG, Menezes AH, Sawin PD, Weinstein SL. Scoliosis in pediatric Chiari malformations with- out myelodysplasia. J Neurosurg.1992, 77(1):69–77.

[22] Badie B, Mendoza D, Batzdorf U. Posterior fossa volume and response to suboccipital decompression in patients with Chiari I malformation. Neurosurgery. 1995, 37:214–218.

[23] Gardner WJ. Hydrodynamic mechanism of syrin- gomyelia: its relationship myelocele. J Neurol Neurosurg Psychiatry.1965, 28:247–259.

[24] Penfield W, Coburn DF. Arnold-Chiari malformation and its operative treatment. Arch Neurol Psychiatr. 1938;40:328–336.

[25] Litvack ZN, Lindsay RA, Selden NR. Dura splitting decompression for Chiari I malformation in pediat- ric patients: clinical outcomes, healthcare costs, and resource utilization. Neurosurgery.2013, 72:922–929.

[26] Horton WA,Hall JG, Hecht JT. Achondroplasia. Lancet. 2007, 370(9582):162–172.

[27] Bagley CA, Pindrik JA, Bookland MJ, Camara- Quintana JQ, Carson BS. Cervicomedullary decompression for foramen magnum steno- sis in achondroplasia. J Neurosurg. 2006, 104(3 Suppl):166–172.

[28] Keiper GL Jr, Koch B, Crome KR. Achondroplasia and cervicomedullary compression: prospective evaluation and surgical treatment. Pediatr Neurosurg. 1999, 31(2):78–83.

[29] Brockmeyer D, Gollogly S, Smith JT. Scoliosis asso- ciated with Chiari I malformations:effect sofsuboc-cipital decompression on scoliosis curve progression: a preliminary study. Spine. 1976, 28:2505–2509.

[30] Attenello FJ, McGirt MJ, Garces-Ambrossi GL, Chaichana KL, Carson B, Jallo GI. Suboccipital decompression for Chiari I malformation: out- come comparison of duraplasty with expanded polytetrafluoroethylene dural substitute ver- sus pericranial autograft. Childs Nerv Syst. 2009, 25(2):183–190.

[31] McLone DG, Dias MS. The Chiari II malfor- mation: cause and impact. Childs Nerv Syst. 2003, 19:540–550.

[32] StevensonKL.CharitypeIImalformation:past,pres- ent and future. Neurosurg Focus.2004, 16(2):1–7.

[33] LaMarca F, Herman M, Grant JA, McLone DG. Presentation and management of hydromyelia in children with Chairi type II malformation. Pediatr Neurosurg.1997, 26(2):57–67.

[34] Akbari SH, Limbrick DD Jr, Kim DH, Narayan P, Leonard JR, Smyth MD, et al. Surgical man- agement of symptomatic Chiari II malforma- tion in infants and children. Childs Nerv Syst. 2013, 29(7):1143–1154.

[35] James HE, Brant A. Treatment of Chiari malforma- tion with bone decompression without durotomy in children and young adults. Childs Nerv Syst. 2002, 18(5):202–206.

[36] Samdani AF, Fine AL, Sagoo SS, Shah SC, Cahill PJ, Clements DH, et al. A patient with myelomeningo- cele: is untethering necessary before scoliosis correc- tion? Neurosurg Focus.2010, 29(1):E8.

[37] Adzick NS, Thom EA, Spong CY, Brock JW 3rd, Burrows PK, Johnson MP, et al. A ran- domized trial ofprenatal versus postnatal repair of myelomeningocele. N Engl J Med. 2011, 364(11):993–1004.

儿童头颈其他疾病

21

David Miller

概述

头颈部畸形在从新生儿到青少年的整个儿童年龄阶段都可能出现，其首要原因包括：胚胎退化残留物(如甲状舌管囊肿、鳃残端异常、胸腺囊肿)；感染(如淋巴结炎、淋巴结脓肿、猫抓病、EB病毒淋巴结病)；原发性和转移性肿瘤(如淋巴瘤、横纹肌肉瘤、神经母细胞瘤）和代谢性疾病（如并发甲亢的甲状腺肿）。有时此类疾病只需通过病史和体格检查即可诊断，且许多可以通过其特征性位置、外观和出现时的年龄来准确诊断。然而，有些疾病却需要复杂的影像学检查和实验室检验，以及外科医生的参与才能得出正确的诊断。

一般来说，这些病变大部分在组织学上是良性的，但它们也可以表现为恶性或威胁生命，并侵犯相邻的重要结构。一个新生儿病例——巨大先天性畸胎瘤导致上气道阻塞可以很好地说明这一点（图21.1）。

颈部只占据儿童全身相对较小的区域，但在这个狭小的、局限的空间内，解剖结构却很复杂，会让没有经验的外科医生很困惑。了解颈部区域的解剖、胚胎学和发育过程是至关重要的。切除甲状腺舌管囊肿而不切除舌骨中部几乎肯定会导致复发。

良性病程可能与下列特征和标准有关：①中线位置。②囊性。③炎症，即压痛、红斑、疼痛和肿胀。④慢性病史。⑤猫抓病史。

长期以来，检查和诊断的方法始于对患者病史的询问。早期发热和短暂或长期的病史可能提示为良性病变进程。在检查中，病变可能为波动性或囊性表现。如果不易确定，超声有助于区分囊性病变和实性肿瘤，而后者更可能是恶性肿瘤。虽然大多数头颈部病变是良性的，但恶性肿瘤在婴儿期和儿童期都可见。以下特征提示恶性肿瘤：①低位颈部或锁骨上淋巴结。②持续发热>38°C超过1周。③体重减轻。④胸部X线(CXR)或计算机轴位断层扫描(CAT)影像显示纵隔淋巴结肿大。⑤局部特征，即肿块无压痛，位置

D. Miller (*)
Children's Surgical Associates, Orlando, FL, USA
e-mail: dmiller@orlandopedsurg.com

J.H. Phillips et al. (eds.), *The Management of Disorders of the Child's Cervical Spine*,
https://doi.org/10.1007/978-1-4939-7491-7_21

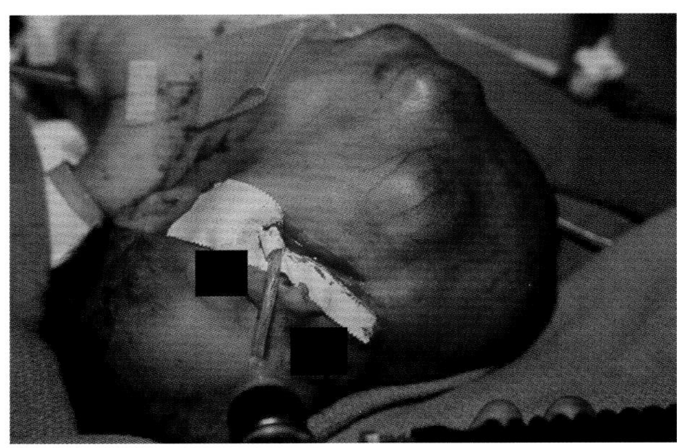

图21.1 颈部巨大畸胎瘤伴上气道阻塞

固定，质硬。⑥有或无抗生素治疗，观察4~6周后肿块未见缩小。⑦肝脾肿大。⑧淋巴结直径>3cm。

影像学研究

彩色多普勒超声可显示常见血管瘤和偶发的动静脉瘘。无明显血流的多囊性病变可能提示淋巴管瘤。尽管CAT扫描是一个极好的检查工具，但是由于电离辐射的潜在影响，以及继发恶性肿瘤的风险，它应该被权衡收益与风险后审慎使用。磁共振成像（MRI）在评估儿童复杂头颈部病变中变得越来越流行。它在评估软组织病变方面是出色的，但由于运动伪影的问题，需要在深度镇静甚至全身麻醉下进行。甲状腺核素扫描有助于评估甲状腺肿块，特别是在结合多普勒超声的使用时。不要忘记基本的CXR检查，它是淋巴瘤的第一线索，可显示出纵隔淋巴结病变或甲状腺癌的转移性病变。

良、恶性颈部病变

颈中线区良性病变：

- 甲状舌管囊肿。
- 正中异位甲状腺。
- 表皮样囊肿。
- 颏下淋巴结肿大。
- 甲状腺峡部结节。
- 颈正中裂。

颈部侧方良性病变：

- 鳃残存异常。
- 淋巴结肿大、淋巴结炎、淋巴结脓肿。
- 甲状腺和甲状旁腺腺瘤/囊肿。
- 淋巴管瘤。
- 颈部畸胎瘤。
- 斜颈。

其他颈部良性病变：

- 血管瘤。
- 颈部胸腺。
- 舌下腺。
- 甲状旁腺肿瘤。
- 涎腺肿瘤。
- 甲状腺囊肿、腺瘤、甲状腺肿。

恶性颈部病变：

- 淋巴瘤。
- 横纹肌肉瘤。
- 神经母细胞瘤。
- 甲状腺癌。
- 涎腺肿瘤。

甲状舌管囊肿

新生儿颈部中线区域肿块少见且一般为良性，但可因气管压迫而造成气道阻塞。临床上甲状腺舌管囊肿通常在6~12个月的时候才出现，囊肿由于积聚特征性黏液样液体而逐渐增大。其在胚胎发育的过程中与甲状腺、舌骨和舌的发育密切相关。甲状腺起初是一个憩室，从舌根部的盲孔延伸到下颈的中线，同期舌骨由第二鳃弓形成。甲状舌管下降时紧贴（并不通过）舌骨。一旦达到最终下降点，甲状舌管或“索带状管道”即退化并消失。完全下降失败导致甲状腺位于舌根部，作为唯一有功能的甲状腺组织，它产生的甲状腺激素往往不足，患儿通常甲状腺机能减退。部分下降可导致横跨气管的中度异位甲状腺形成，其为中线区实心肿块，也可能为唯一的有功能的甲状腺组织。甲状腺扫描或超声检查有助于诊疗，评估甲状腺功能指标——血清T3（三碘甲状腺原氨酸）、T4（甲状腺素）和TSH（促甲状腺激素）水平可能有助于指导治疗。最后，在下降过程中，甲状舌管可能继续存在并形成囊肿。它通常位于中线或中线附近，并沿头侧方向穿过舌根部（盲孔）。囊肿内上皮组织分泌凝胶状黏液样物质[1]。

建议通过体格检查和相关发现做出诊断。在中线部位、舌骨水平可触及随吞咽及伸舌动作上下移动的质软囊性肿块（图21.2）。对于对抗的、不合作的2岁患儿，这并不容易辨认。超声可能有助于区分它与其他实质肿块，如淋巴结或正中异位甲状腺。其通常无压痛，表面皮肤清晰且完整。然而，由于与咽后部连通，囊肿可发生感染并转变为脓肿。

治疗包括完全切除囊肿和至舌根部的舌管（图21.3）。Sistrunk（梅奥诊所）认为术后复发率很高，并提倡同时切除舌骨中1/3，这是公认的标准方法[2]。舌管头端在舌骨处的定位并不容易。事实上，可能存在多个管道，有约10%的手术切除后复发率，特别是对于有术前感染病史的患儿[3，4]。如果患儿出现脓肿，应引流脓肿并给予抗生素，手术推迟到感染消退。

甲状舌管囊肿也可能包含异位甲状腺组织，在日后(在第五或第六个10年)与甲状腺癌有关，这是需要切除的另一个指征[5–8]。

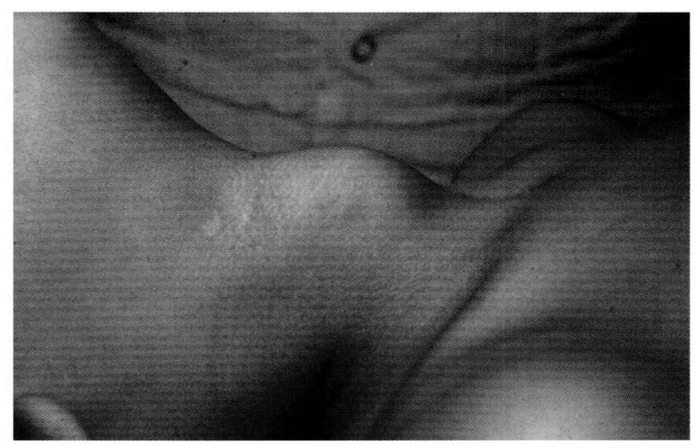

图21.2 甲状舌管囊肿

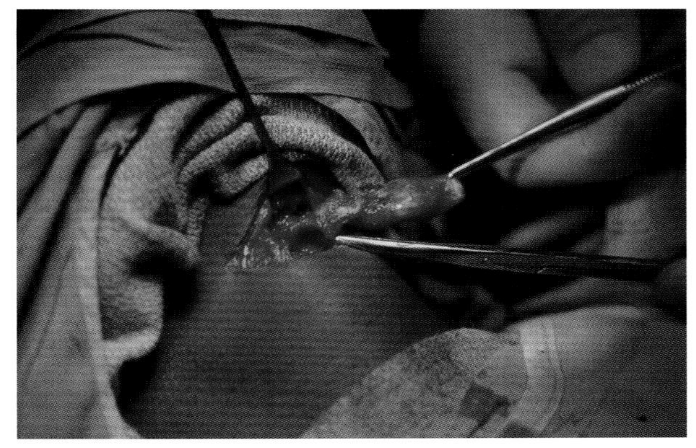

图21.3 Sistrunk手术：甲状舌管囊肿及舌骨中段切除术

正中异位甲状腺与舌甲状腺

颈中线区实性肿块也可能为正中异位甲状腺。这通常是患儿唯一有功能的甲状腺组织，而患儿往往有甲状腺功能减退。术前评估甲状腺功能可以确定患儿是否需要补充甲状腺激素。如果患儿甲状腺功能正常，可以暴露异位甲状腺，将其中线分为两半，保留从侧方进入腺体的血液供应；将腺体的每一半重新固定在同侧胸锁乳突肌之下[9]。对于甲状腺功能减退症患儿，切除腺体、终身服用甲状腺激素并不是不合理的方法。同样，舌异位甲状腺可在舌根处被找到，如上所述，是唯一的甲状腺组织。

皮样和表皮样囊肿

在发育过程中，外胚层可能沿融合线埋藏在皮肤表面之下，导致包涵囊肿的形成，可能含有毛囊、汗腺和结缔组织。表皮包涵囊肿位于舌骨附近的中线区，术前可能无法与甲状舌管囊肿鉴别。在外科探查中，其内容物与甲状舌管囊肿有很大的不同，含有皮脂质，与舌骨之间缺乏紧密的联系。简单的囊肿切除就能满足治疗需求。同样，可以探查气管或颏下淋巴结并切除以进行组织学证实和诊断。如果在探查时发现病变为甲状腺结节，则需要活检。如果怀疑甲状腺病变，则术前的细针吸取活检（FNA）是首选的方法，因为冰冻切片不能区分滤泡癌和良性滤泡腺瘤[10]。

颈正中裂

这些先天性颈裂代表鳃弓融合失败，导致颈前部靠近中线的皮肤不完全上皮化。这在新生儿中是易于被发现的。垂直方向的裂隙长度不同，通常包含潜在的纤维化，可能导致颈部伸展受限，并造成明显的容貌畸形和挛缩（图21.4）。皮肤大多位于下方颈阔肌表面。裂缝通常为红色至堇色。起初，可表现为“流泪”，保持湿润，但往往会随着时间推移而变干。小病灶切除后行一期缝合，大病灶切除后行Z形缝合[11, 12]。

鳃残存异常

颈部的鳃残余是胚胎结构发育不成熟或异常造成的[13]。出生后胚胎鳃器的残留物造成耳和颈部外侧的各种异常。在婴儿期常有鼻窦、瘘管和软骨残余形成。囊肿可能要到幼儿期才出现，其内包裹液体以形成明显的肿块。在妊娠4~8周，一对发育良好的嵴（鳃弓）演变为胎儿的颈面部外侧区。鳃弓由成对的外侧沟（鳃裂）分开，内部与咽囊袋（咽囊）相对应。每一个弓包含间充质组织（中胚层），发育成肌肉、血管、骨和软骨。弓的外部被鳞状上皮（外胚层）覆盖，内层被立方上皮（内胚层）覆盖。完全性瘘管比盲端窦道更常见。临床上不常看到真正意义上的鳃裂囊肿。

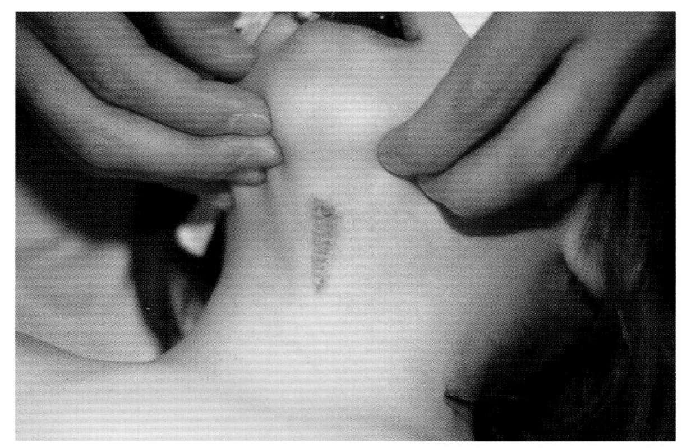

图21.4 先天性颈裂

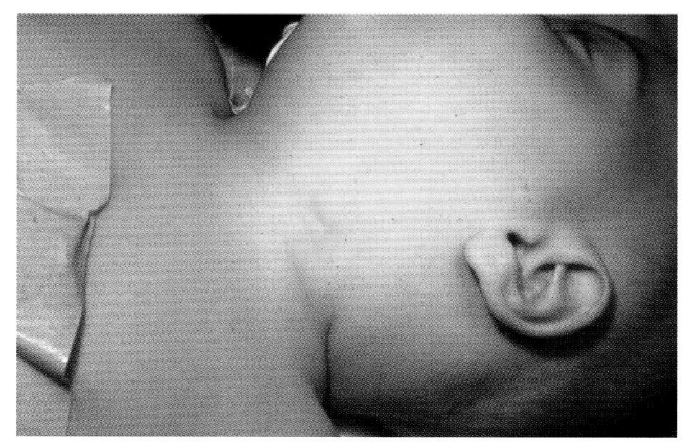

图21.5 位于胸锁乳突肌前缘中下1/3交界处的第二鳃裂瘘

第一鳃弓异常少见，正如Robert Gross博士收集的大量患儿数据显示，其中308名患儿中只有1名具有真正的第一鳃弓残留[14]。耳前囊肿、鼻窦和瘘管不包括在内，因为它们随着鳃弓的结合发生异常上皮内折和卡压。第一个鳃瘘从颈部穿过，刚好在下颌角的下方，于外耳道开口。手术切除时需要仔细注意，以避免损伤位于附近的面神经和腮腺[15]。

到目前为止，最普遍的是第二鳃残余，瘘管比囊肿更常见[16]。在婴儿时期，瘘管表现为沿胸锁乳突肌（SCM）前缘中下1/3交界处的微小开口（图21.5）。然后于肌肉深部潜行，沿着颈动脉鞘上升，穿过颈内外动脉分岔处，进入扁桃体窝的后咽部。间歇性排出黏液或痰样液体很常见，鳃残体偶尔可伴感染，需要切开引流。切除瘘管可以治愈，但可能需要两个独立的平行或“阶梯形”切口，以便向头侧分离达到咽部。在瘘管表面分离时看不到及颈动脉血管。将亚甲基蓝染料注射到瘘管中有助于解剖分离。

第三鳃残余畸形目前越来越常见。梨状窦瘘是一种罕见的畸形，它几乎总出现于左侧颈部[17]。瘘管起始于梨状窦或隐窝，向下延伸至同侧甲状腺叶的上极。它常表现为化脓性甲状腺炎，因其终止于腺体内或腺体附近时可引起炎症。甲状腺扫描通常显示患侧的腺体摄取减少，患儿临床甲状腺功能测定正常（图21.6）。它通常表现为脓肿，切开引流后给予至少6周的抗生素治疗，直到炎症消退。随后，以舌骨和梨状窦水平为重点的钡餐食道造影研究，可以显示小窦管向下延伸至甲状腺（图21.7）。为了防止复发，必须进行手术探查并切除梨状窦的整个通道。术中需非常小心分离并保留喉上神经外侧支和喉返神经。有时需要行甲状腺部分切除或甲状腺叶切除以确保瘘管切除完全[18–20]。

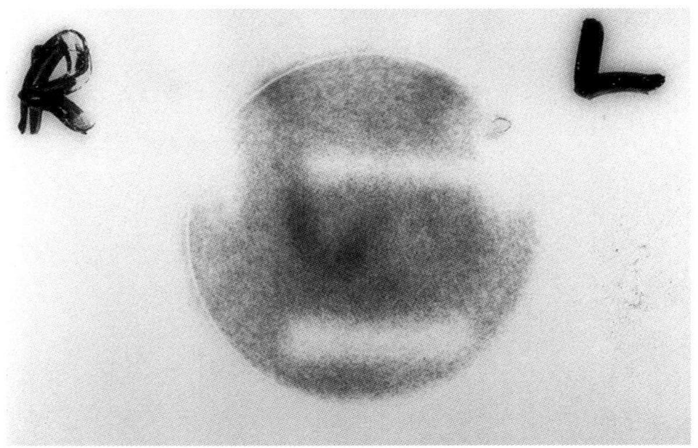

图21.6 继发感染的梨状窝瘘累及左侧甲状腺叶；甲状腺扫描显示左侧摄取减少

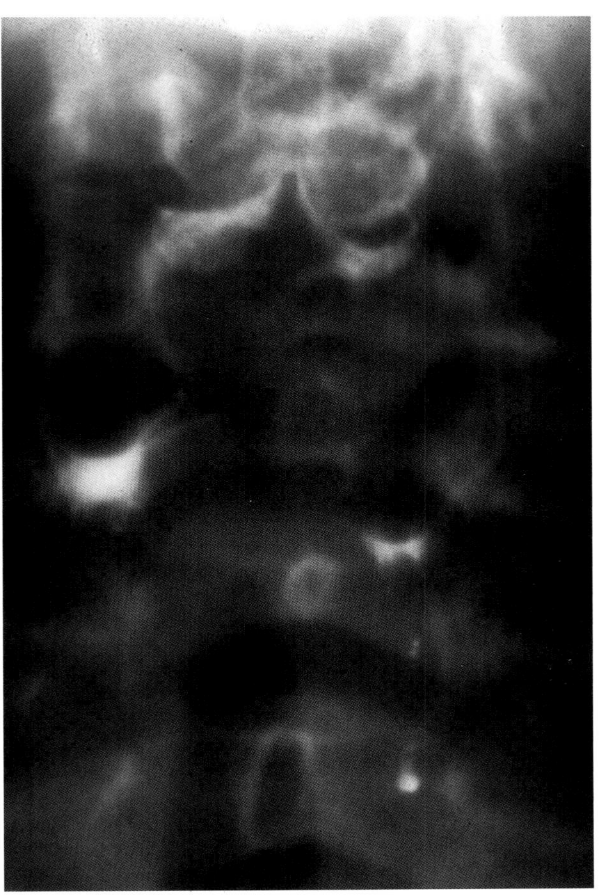

图21.7 梨状窝炎症消退后数周，食道钡餐造影显示出从梨状窝到甲状腺上叶区域的窦道

淋巴结病与淋巴结炎

大多数儿童在1岁以上时颈部淋巴结明显可见。临床医生的目标是识别和诊断那些有严重疾病的患儿。淋巴结肿大是指淋巴结直径大于1cm的。最常见的原因是反应性增生，其次是肉芽肿性疾病（即猫抓病和非典型分枝杆菌淋巴结炎），肿瘤（即淋巴瘤）和慢性淋巴结炎[21–25]。每个肿大的颈淋巴结都活检是不切实际的。建立特定的活检标准有助于识别那些有严重基础疾病高风险的患者[26]。锁骨上淋巴结肿大可能与淋巴瘤（霍奇金病或非霍奇金淋巴瘤）有关。首先应该做CXR，以排除由于肿瘤肿块和淋巴结病变引起的纵隔扩大（图21.8）；其次，发热38°C以上超过1周提示淋巴瘤或播散性细菌或真菌感染；最后，在缺乏全身症状的情况下，应追寻具体原因。血清学检查用于EB病毒、巨细胞病毒（CMV）和猫抓病（Bartonella滴度）的诊断结。做结核菌素皮试的同时，一定要对患者进行无反应性测试，以避免假阴性结果[27]。耐甲氧西林的金黄色葡萄球菌（MRSA）已成为医院和普通人群感染的主要问题[28]。皮肤感染往往导致

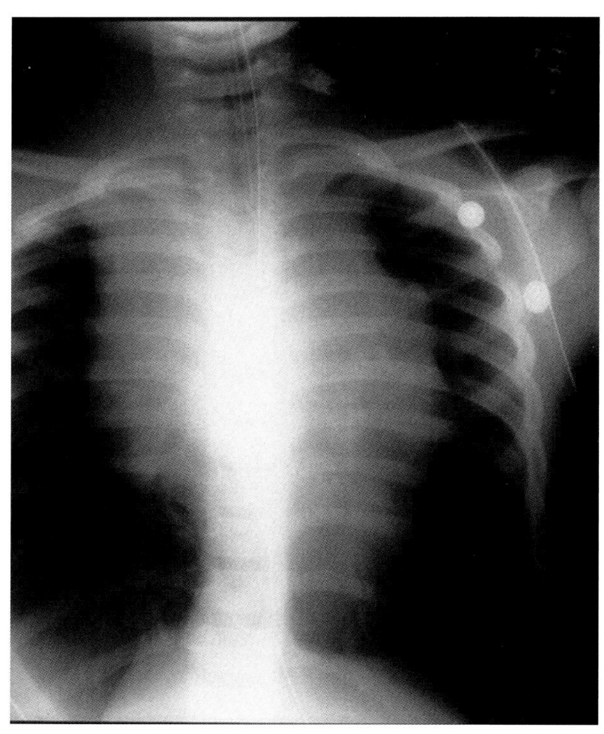

图21.8 淋巴瘤伴纵隔淋巴结肿大、气管压迫、空气潴留导致肺过度扩张；锁骨上淋巴结活检阳性

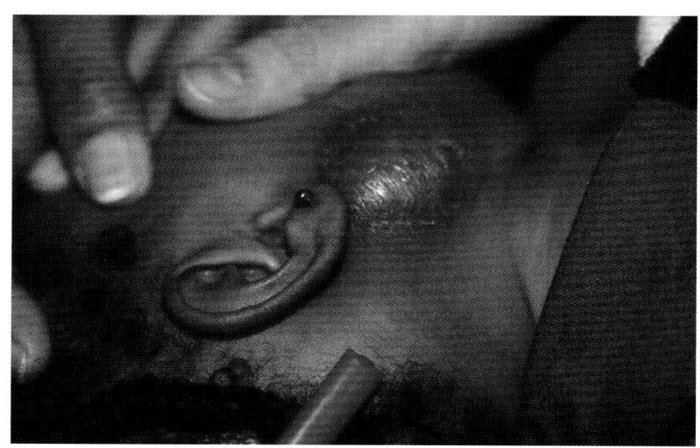

图21.9 继发于MRSA的化脓性淋巴结脓肿

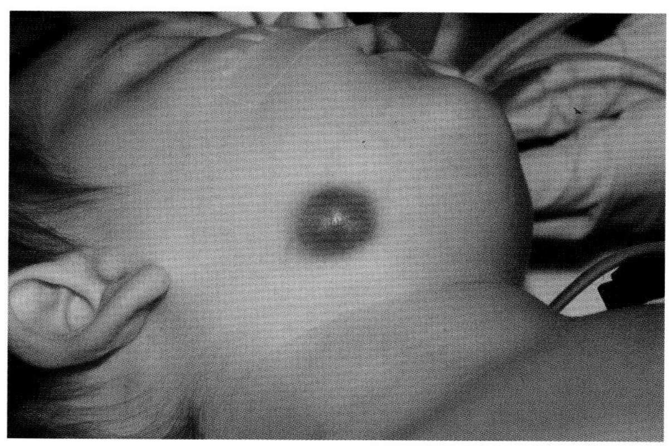

图21.10 非典型分枝杆菌淋巴结炎发展超过4周，并累及上覆皮肤

沿淋巴液回流通路的淋巴结炎和淋巴结肿大。急性颈淋巴结脓肿采用切开引流及适当抗生素治疗[29]。使用引流管环形引流可以最大限度地减少术后护理，并避免每天更换敷料从而简化治疗。脓肿局限化和皮肤羊皮样变容易被识别（图21.9）。深部淋巴结需要超声检查以确定是否存在脓液、是否适于引流或针吸。非典型分枝杆菌淋巴结炎是一种无痛性、缓慢进展的疾病，往往侵及下颌下淋巴结。感染经覆盖的皮肤扩散导致病程长达数周甚至数月（图21.10）。手术切除受累的淋巴结和皮肤可以治愈，但应谨慎处理，以避免损伤面神经的下颌支[30-32]。如果肿大的淋巴结或肿块质硬、无痛，并固定于周围组织，则应考虑为恶性肿瘤。此外，任何2周内体积增大或持续超过4周而没有缩小的实性结节都应考虑活检[33]。

淋巴管瘤

这种良性、罕见的囊性病变起源于希腊语“水瘤”，它的出现是由于原始淋巴囊不能融合而形成与静脉无沟通，独立于淋巴系统之外的结构。以前被称为囊性水瘤，在出生时甚至产前超声检查中容易发现。有时巨大淋巴管瘤可导致难产，需要通过剖宫产分娩。如果发生于口底和舌侧可产生气道压迫（图21.11）[34]。大体表现为柔软、分散的囊性肿块，无压痛，透光试验阳性。它主要分布于颈部外侧（75%）和腋部（20%），其余则分布于腹膜后、腹股沟和骨盆（图21.12）。男性和女性发病率相同。上呼吸道感染后其可能突然肿大，自发性消退很少见。出生后几个月到1年，行切除手术是最好的治愈机会[35]。术中有时需要气管切开提供安全气道。病变可以由微囊、大囊或两者同时构成。有些病灶只挤压相邻组织，更容易被切除，而另一些病灶则趋向于浸润和蔓延，包裹主要神经、血管和肌肉，使完全切除变得不可能，但这些发病率较

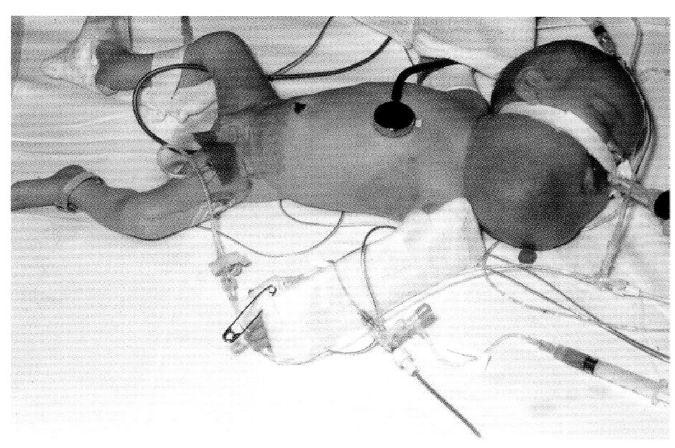

图21.11 口底及舌部浸润性淋巴管瘤

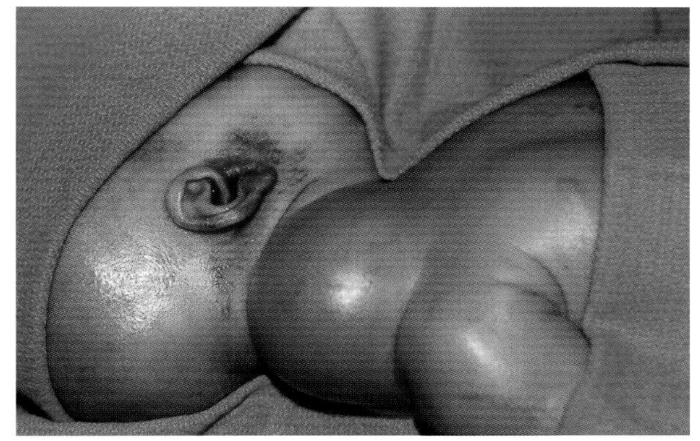

图21.12 淋巴管瘤的典型部位

小。术后复发较为常见，需再次手术。这些手术通常困难且具有挑战性，并且术后并发症很常见如复发、感染和神经损伤。病灶较小的患者，有时可以随诊观察，而无须手术干预[36]。如果只切除颈部肿物，纵隔淋巴管瘤可能会突然增大。X线、MRI扫描和/或CT扫描将有助于确诊颈部肿物延伸到纵隔的病例。如果需要，可以通过胸骨正中切口将颈部切口延伸到胸部。

由于该病反复发作，并且经常不能切除病变以治愈，因此有研究尝试其他治疗方法。用博莱霉素和OK-432（人源化脓链球菌A组或“吡西巴尼”冻干培养混合物）进行硬化治疗作为主要治疗方式或用于复发病例[37-40]。最近，LigaSure血管密封系统（LVSS）已经被成功应用，它可以封闭淋巴管，减少淋巴囊肿的形成[41]。

颈部畸胎瘤

颈部畸胎瘤从希腊语的词汇“畸形生长”而来，婴儿颈部这种毁容性肿瘤可能非常巨大，以至于在分娩时引起难产和威胁生命的气道阻塞，如图21.1所示。如果产前检测到，可以计划通过宫内产前治疗（EXIT）程序[42-45]选择性分娩。这需要与麻醉医生、新生儿医生、产科医生和儿科外科医生协调，多学科联合实施。婴儿行剖宫产头肩部分分娩，不夹脐带。这可以维持胎盘循环，并通过插管或气管切开为建立气道争取时间。这些肿瘤包含所有3种胚胎细胞（内胚层、外胚层和中胚层细胞），因此，可以在瘤体内找到任何组织。常见的钙化是由于骨和软骨的残余。尽管畸胎瘤在组织学上不代表恶性肿瘤，但它的存在可能导致气道不通畅，甚至导致死亡。畸胎瘤潜在病因不明，可能与甲状腺干细胞异常发育有关。以前，这些肿物被称为甲状腺畸胎瘤。手术切除可以治愈[46]。

斜颈（参见第 11 章）

在描述亚历山大大帝时，普鲁塔克首次以拉丁语的“Tortus”（扭曲的）和“Collum”（颈部）描述这种畸形。在儿童期有诸多原因，如颈椎半椎体、眼肌失衡[47]、颈淋巴结炎[48]、急性筋膜炎、Sandifer综合征[49]、神经轴异常、寰枢椎旋转脱位[50]、颈椎损伤[51, 52]、硬膜外血肿[53]、口咽炎症、颅缝早闭[54]、假性脑瘤[55]、后颅窝肿瘤[56]和颈椎肿瘤[57]。然而，最常见的类型见于出生后2~8周，其根本原因尚不清楚。这些患儿中只有20%存在臀先露，因此不能认为创伤性分娩是大多数患儿的根本原因[58]。另一种理论是产前胸锁乳突肌损伤，导致出血、肌肉萎缩和瘢痕形成，随后发生纤维化和肌肉缩短[59]。它可以表现为一个孤立肿块或瘢痕弥漫性分布于整个肌肉（图21.13）。其他与新生儿斜颈形成相关的疾病包

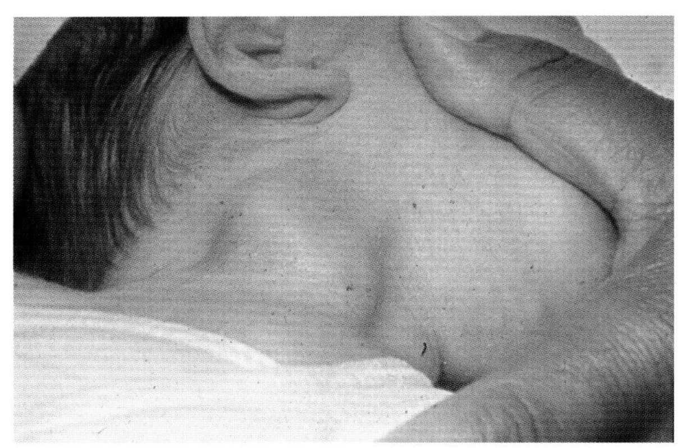

图21.13 斜颈：胸锁乳突肌孤立的肿块

括多胎、孕产妇小骨盆和羊水过少。患侧的头部和耳朵被拉向肩部，颏部和脸部旋转到对侧（健侧）。如果不及时治疗，这会导致斜颈畸形和面部偏侧发育不良。早期，物理治疗应该从被动伸展和活动范围练习开始[60]。鼓励父母改变婴儿的睡眠姿势，增加“俯卧时间”，调整床的方向，以鼓励婴儿向患侧看。据报道，头颈部石膏或支具的使用是有益的，既可以用作主要保守治疗，也可以在手术后使用[61]。然而，结果不尽相同[62]。头颈部外固定通常在6个月左右使用效果最好。手术绝对指征是非手术方式失败，并发偏侧发育不良[63-65]。横断胸锁乳突肌中1/3的肌肉和下面的颈部筋膜（图21.14），然后进行术后物理治疗和/或头颈部外固定。对于大一点儿的孩子，在手术之前，排除颈椎不稳定和上述众多其他原因很重要。

血管瘤

血管畸形是婴幼儿头颈部最常见的病变之一。由于缺乏一个完整和有序的分类系统，其治疗方式不一且令人困惑。Fine[66]及Mulliken[67]等提出一种有助于正确识别这些病变的系统，从而提高正确治疗此类疾病的可能性。Greene及其同事将其分为血管瘤（包括常见的婴儿血管瘤）和脉管畸形如毛细血管畸形、静脉畸形、淋巴管畸形和动静脉畸形[68]。深入研究这个复杂的问题，

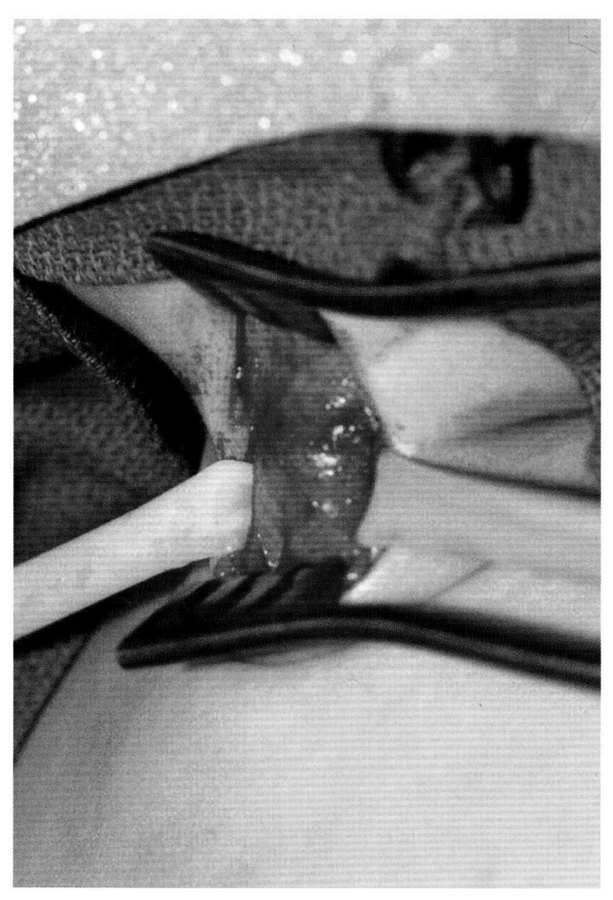

图21.14 斜颈：胸锁乳突肌和颈部筋膜的分离

超出了本章的范围。但是，骨科医生应该认识到这些病变种类繁多，各有特点。过去一系列的治疗方式表明此病处理困难、疗效不可预测。治疗方式具体包括治疗方式手术切除、放射治疗、结扎或栓塞血管、注射硬化溶液、脉冲染料激光、压迫、使用心得安和α干扰素。

先天性血管病变的临床表现各不相同，从小的、无害的、可自发消退的婴儿血管瘤到大的先天性血管畸形，这些畸形可伴有血小板滞留、血小板减少和因弥散性血管内凝血、Kasabac-Merritt综合征导致的出血[69，70]。其他血管病变可发生在气管内或气管周围，引起严重气道阻塞。产前超声检查对于鉴别这些患儿很有用，在出生后可能需要立即依照EXIT流程开放气道。[71]。

最常见的血管病变是良性婴儿血管瘤。通

常在出生时不可被辨认，一般出现在出生后2~4周。最初的临床表现可能类似于皮肤色斑或脉管痕。在接下来的几个月里，深部病变变得明显。回流静脉凸起是其特征之一，经过长达1年的增殖期，然后开始缓慢退化，这个过程可以持续5~10年（图21.15）。最初的处理是观察，并确定是否会自行消退或更为严重。即使是婴儿血管瘤，如果位于眼周或脸上，则可能是一个棘手的问题。在这种情况下，可能需要早期干预以避免毁容和干扰视轴。病变内部注射类固醇已证明有助于缩小病变，并允许切除（如果需要）[72-74]。在退化期，溃疡、出血和感染是常见的问题。简单的措施，如局部压迫、抗生素和细致的观察可能就足够了。使用普萘洛尔也取得了良好的结果[75]。对皮质类固醇反应不佳的患儿，干扰素α-2是第二线治疗策略[76-78]。应密切关注其副作用。类固醇和干扰素的作用似乎与抑制血管生成肽-血管内皮生长因子（VEGF）和碱性成纤维细胞生长因子（bFGF）[79]有关。

如果婴儿或儿童出现喘鸣，并伴有身体其他部位的血管瘤，则应怀疑在声门下气管的血管瘤或涉及气道的血管病变。喉镜检查和支气管镜检查用于诊断，同时可以行多次激光治疗，以及类固醇治疗。放射科医生也可以帮助诊断这些病变。彩色多普勒超声、CT扫描和MRI扫描可确定解剖范围并有助于制订治疗计划[80]。

手术切除在这些病变的治疗中占有一席之地。如果是局部病变，并且能够在不牺牲重要结构或造成明显畸形的情况下切除，则该病可以被治愈。切除作为一种重要的辅助手段，也可与其他种类治疗方法联用[81]。

总而言之，这些血管病变的大部分可以由主治医生处理，偶尔可有诸如血液学家、皮肤学家或外科医生之类的专家的参与。观察是首选方法，其次是口服或局部注射糖皮质激素。然后，还可以采用包括使用心得安和干扰素在内的其他治疗方法，在动静脉畸形的情况下，可能需要栓塞供血血管[82]。在最严重的情况下，可能需要深低温暂停循环[83]。更复杂病变的治疗需要多学科团队合作，可能包括大多数儿科专业领域。成功的结果需要耐心、对每个血管病变的自然病程的理解和正确识别，以及愿意请该领域的专家参与的意愿，并在适当的时候将患儿转至国家血管畸形中心[79]。

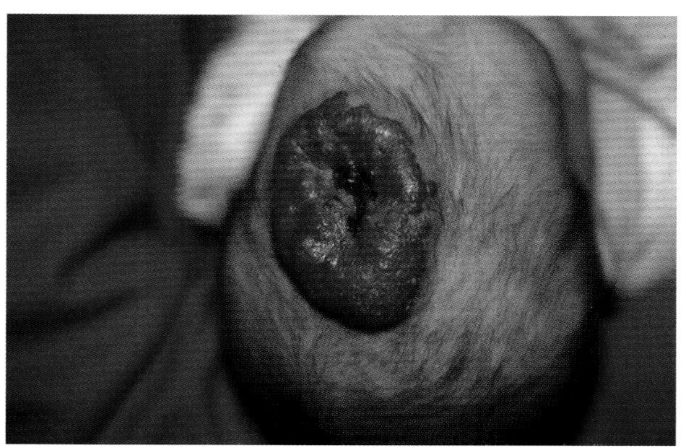

图21.15 正在退化的婴儿头皮血管瘤

异位颈部胸腺

在胎儿发育的第六周，第三个咽囊开始分裂成背侧和腹侧支。背侧支产生下甲状旁腺，而腹侧支是胸腺的前体。实性胸腺芽形成并沿甲状腺咽管尾侧移至前纵隔。有关胚胎发生的理论是多种多样的。大多数胚胎学家认为异位胸腺囊肿是由Hassall小体的囊性变性形成的[84]。异位实性胸腺由腺体下降失败导致，因此导致颈部胸腺的形成[85]。颈部囊性异位胸腺比实性胸腺常见得多，通常无症状，除非有囊肿内潜在的感染或出血因素。这些病变一般无压痛，可存在于从下颌骨水平到胸腔入口的颈部任何地方。随着接近青春期，肿块体积逐渐增大，并且生长迅速。肿块增大到足以引起喘鸣、呼吸困难、吞咽困难或颈部疼痛等症状也很少见。肿块常位于左颈部，并且通常与纵隔的胸腺存在某种形式的关联。有研究者还报道了婴儿实性异位胸腺病例。术前影像学检查需包括CXR、MRI扫描和/或CAT扫描。由于暴露于电离辐射，CAT扫描较少使用。通过切除组织的最终病理学检查才能最终明确诊断。由于有报道称颈部异位胸腺存在恶变潜能，因此建议手术切除[86，87]。

舌下腺

舌下腺分泌管破裂后，口腔底部形成黏液囊肿或黏液滞留性假性囊肿（缺乏上皮内衬）。它也可能起源于异常胚胎的先天性病变。临床表现为孤立的囊性肿块，内有唾液和黏液，一般无症状，但可引起感染。一般类型为局限于口腔内舌下的位置。下垂的舌下腺延伸穿过下颌舌骨肌，在下颌骨下方的颈前外侧部表现为隆起的囊性肿块（图21.16）。“舌下腺”这个词来自拉丁语“青蛙的肚子”，描述十分形象[88]。CAT扫描有助于诊断，尤其对于鉴别鳃残留或淋巴管瘤[89]。经口途径切除假性囊肿和伴随的舌下腺就可以治愈[90，91]。最近，直接注射如O-K、432等硬化剂已被用作初始治疗，可能避免进行手术[92]。

甲状旁腺

骨科医生非常熟悉钙磷代谢和甲状旁腺在垂体影响下产生甲状旁腺激素的过程[93]。高钙血症可由多种原因引起，如结节病、慢性肾功能不全和长期制动等[94]。原发性甲状旁腺功能亢进可导致高钙血症，孤立甲状旁腺腺瘤也可引起该病，此腺瘤具有自主功能，并且对垂体-甲状旁腺轴的正常反馈调节不敏感。甲状旁腺探查定位手术往往令人畏缩，因其小而又不可触及。随着99m锝-甲氧基异丁基异腈扫描的引入，可以在侵袭性腺瘤表面做一个小切口，同时使用伽马射线检测器，可以切除受累的甲状旁腺[95]。术中要进行PTH的测定。有时，广泛的骨再矿化，即“骨饥饿综合征”，会在手术后进展，导致严重的低钙血症，甚至手足抽搐。术后密切监测血清离子钙

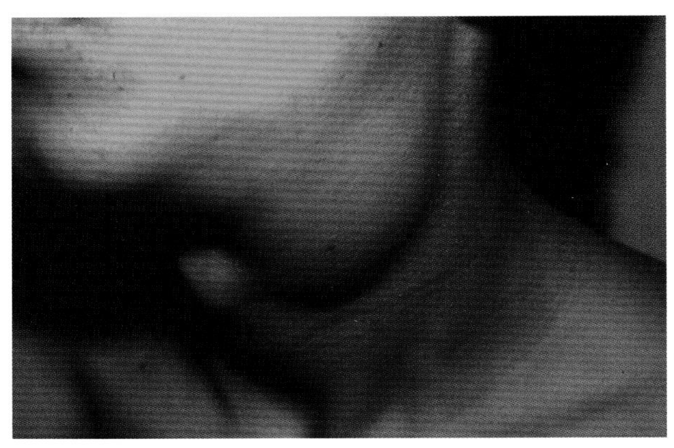

图21.16 左侧下颌骨区：舌下腺下坠

水平很重要[96]。如果4个甲状旁腺全部增生和肥大，可以切除其中3个腺体，将剩下的腺体移植到前臂肌肉中[97，98]。有报道描述了由于腺体增生导致的婴儿期原发性甲状旁腺功能亢进症[99]。

涎腺疾病

唾液腺疾病在儿童中较罕见，当出现时通常是良性的。最常见的良性病变是血管瘤，其次是淋巴管瘤和多形性腺瘤（良性混合瘤）。这些肿瘤大多累及腮腺，但下颌下腺较少见[100]。血管瘤在婴幼儿期发病，并容易通过彩色多普勒超声诊断。大多数血管瘤在没有干预下逐渐自发消散并吸收，偶尔也可快速生长和突然增大。这些血管瘤对全身应用类固醇和干扰素α-2a[101]反应良好。淋巴管瘤可浸润腮腺并累及周围神经血管等软组织结构而不会自发消退，通常需要手术切除，甚至需要切除腮腺。熟悉解剖并谨慎操作是获得良好结果和避免损伤面神经及其分支的必要条件[102]。多形性腺瘤在腮腺中表现为质硬、生长缓慢、无压痛的肿块，需要手术切除。这些肿瘤绝大多数是良性的，尽管也有恶变的报道。如果病变比较表浅，腮腺浅层切开并切除面神经外的所有腺体可以治愈[103]。术前检查包括详细地询问病史和体格检查以及影像学检查，包括超声、MRI扫描、CAT扫描[104]和经皮细针抽吸活检[105]。其他良性病变包括炎症性疾病（病毒性和细菌性涎腺

炎）和慢性涎腺炎[106]。病毒性腮腺炎通常是自限性的，通常在几周内消退。应对细菌感染需要使用抗生素，应对任何脓肿都需引流（图21.17）。

涎腺肿瘤并不常见，腮腺和颌下腺的恶性肿瘤更不常见。大多数涎腺恶性肿瘤累及腮腺，在组织学上表现为黏液表皮样癌，腺泡癌少见[107]。这些与早期的恶性肿瘤如白血病或淋巴瘤的放疗有关。腮腺实性非血管性肿瘤突然肿大，无压痛，伴有皮肤凹陷，应怀疑恶变。面神经麻痹令人忧虑。治疗需要切除所有受累的组织，这通常意味着腮腺的全部（浅叶和深叶）切除，要特别注意避免损伤面神经及其分支[108]。如果面神经受累，可能需要切除部分神经并进行术中神经移植。横纹肌肉瘤也可发生于腮腺内，通过活检确诊，后行化疗和/或放疗[109]。治疗并发症包括面神经损伤、瘘、弗雷综合征（患侧面部出汗）和肿瘤复发。患有良性腮腺肿瘤儿童的生活质量较好。青少年恶性腮腺肿瘤的预后并不令人满意。Allan及其同事的研究报道患有腮腺恶性肿瘤的青少年5年生存率为96%，20年生存率下降到83%，预后比15岁以下腮腺恶性肿瘤患儿差[107]。

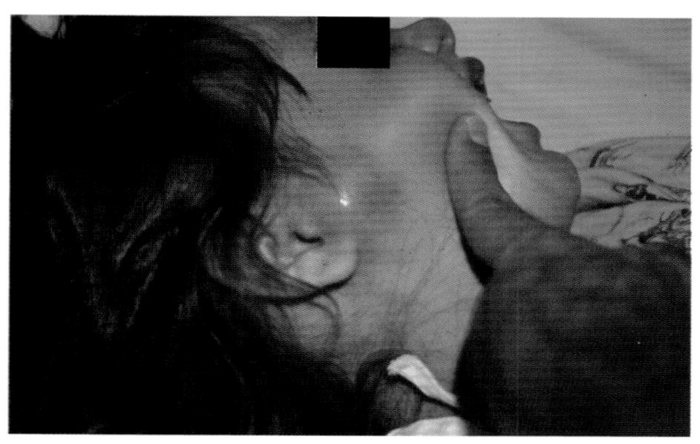

图21.17 腮腺脓肿

淋巴瘤与非霍奇金淋巴瘤

霍奇金病，即霍奇金淋巴瘤通常发生于淋巴结或中枢淋巴器官（脾脏、胸腺、扁桃体、肠道和骨髓）。其最早描述于1832年，特征是具有大核仁的多核巨细胞，即所谓的Reed–Sternberg细胞[110]。它约占儿童期恶性肿瘤的5%，并且与既往感染EB病毒有关。它可以来源于身体任何部位的淋巴组织，但大多数（75%）始于纵隔，可蔓延至颈部和锁骨上淋巴结。触诊时，结节通常坚韧、有弹性、无压痛，通常固定或融合，表层皮肤光滑，外观正常。锁骨上窝结节的存在是淋巴瘤的诊断依据之一。因为经皮活检不能提供足够的组织用于诊断[111, 112]，所以必须进行手术活检。在活检之前，需对胸部、腹部和骨盆进行彻底的CXR和CT检查。纵隔疾病可以压迫心脏，而气管的肿瘤包绕可导致严重后果，因为患者需接受麻醉诱导[113]。由于无法通过胸部被动回缩排出二氧化碳，二氧化碳分压上升至致死水平，常伴有心律失常和停搏。这种情况在非霍奇金淋巴瘤中更为常见。对于严重的上气道阻塞，可能需要在局部麻醉下进行活检，甚至完全放弃活检，并开始治疗（使用类固醇和化疗）[114, 115]。

根据分期确定治疗方案。以往患者需行剖腹探查手术进行分期，包括脾切除、腹腔多淋巴结活检和骨活检[116, 117]。目前，由于几乎所有患者都接受化疗，且临床分期是通过影像学检查（胸部、腹部和骨盆的CXR和CT扫描）确定的，所以不再需要手术进行分期。最近，正电子发射断层扫描（PET扫描）已被提倡用于分期[118]。在活检过程中，通常放置中心静脉装置（Broviac型导管或输液器）用于化疗。患者分期可以进一步被分为亚组：A亚组（无症状）和B亚组（有症状——发烧>38℃、盗汗、瘙痒、不适，以及前6个月体重减轻超过10%）[110]。

手术的作用是确认诊断[119]。霍奇金淋巴瘤有4种不同的组织学表现：结节性硬化型（最常见）、淋巴细胞为主型（预后最佳）、混合细胞形和淋巴细胞减少型（预后最差）。其总体预后良好，5年生存率接近90%。然而，霍奇金淋巴瘤存在与治疗毒性相关的特殊风险，表现为心脏毒性、继发性恶性肿瘤、生长迟缓和骨生长迟缓。其他治疗方案还包括放疗，可导致肺损伤、不育、继发性甲状腺癌和心肌损伤[120]。脾切除术后脓毒症已不再是一个问题，因为已经停止剖腹手术用于肿瘤分期[121]。

非霍奇金淋巴瘤在儿童期也有发现，其检查和评估与霍奇金淋巴瘤类似。Burkitts淋巴瘤常表现为腹腔内肿块，需要剖腹探查诊断。治愈率很高，因为肿瘤对化疗反应良好。淋巴母细胞淋巴瘤起源于纵隔并蔓延至锁骨上和颈淋巴结，可表现为上腔静脉综合征（头和上肢水肿、静脉扩张、呼吸困难和喘鸣）。如上所述，如果气道压迫严重，可能需要在活检之前进行治疗[110]。

横纹肌肉瘤

横纹肌肉瘤是儿童最常见的软组织肉瘤，大多数发生在十一二岁，主要发病于头颈部和生殖泌尿道，可以源自除骨以外的几乎所有部位。四肢病例占15%~20%。眼眶肿瘤通常伴有眼球突出和眼肌麻痹。在鼻窦和鼻腔中出现的肿瘤可引起黏液引流障碍。临床诊断检查包括影像、骨扫描、骨髓活检和肿瘤的开放活检。头颈部横纹肌肉瘤通常为胚胎细胞型，预后良好，尤其是眼眶病变。这些对化疗极其敏感的肿瘤，应避免进行大部手术切除，特别是当手术切除可能会导致复发时。局部淋巴结转移是不常见的。这与脑膜旁组织起源的肿瘤不同，后者具有早期淋巴转移和较差的预后。切口活检后进行化疗，在某些情况下行放疗。可能需要二次手术切除[122-124]。

神经母细胞瘤

神经母细胞瘤是儿童期最常见的颅外实体恶性肿瘤，最常发病于10岁。70%的病例起源于神经嵴组织，见于肾上腺、椎旁神经节组织和主动脉分叉附近的腹膜后腔（Zuckerkandl岛）。在颈部（2%）和胸部（20%）区域也有发现。在胸部，位于后纵隔，靠近胸腔入口，并可以出现霍纳斯综合征（上睑下垂、瞳孔缩小和无汗），表明肿瘤累及星状神经节[125]。对于上纵隔后部的神经母细胞瘤，如果最初不存在这些症状，那么有很大概率会在手术切除后出现[126]。头颈部大部分神经母细胞瘤是从其他部位转移的，因此，找到原发病灶和检测其他继发病灶是必要的。检查包括CXR、骨髓活检、CAT扫描、骨扫描和尿儿茶酚胺测定[127]。典型病变表现为实性，无压痛的颈旁肿块。其他临床特征可有眼阵挛（舞蹈眼）和高血压。尽管最终目标是切除所有肿瘤，但手术不应该导致如臂丛、膈神经和迷走神经以及主要血管（颈动脉和锁骨下动脉）等结构的损伤或缺失。位于胸、头和颈部的肿瘤比膈下肿瘤具有更好的预后[128]。辅助治疗（化疗和放疗）有助于二次手术。

位于头颈部区域的神经母细胞瘤预后最好。影响预后因素包括发现时的年龄（年龄越小预后越好）、分期（远处转移者预后差）和特定的基因突变。N-myc扩增(>10拷贝)、等位基因缺失(1p36位点)和等位基因增益(17q位点)与预后不良有关[129]。

甲状腺肿瘤

在过去，甲状腺肿瘤相对不常见，但如今其患病率却越来越高，这很可能跟放射成像技术的进步有关。儿童甲状腺实性结节存在恶性肿瘤的可能应引起担忧[130]。临床评估，应一如既往从详细的询问病史和体格检查开始。然后，应确定患儿甲状腺功能是否正常，T3、T4和TSH的测定可作为首选检查。如果存在多发性内分泌肿瘤（MEN）综合征的家族史，则要特别关注甲状腺髓样癌的可能性，因此还需测量血清降钙素水平[131]。既往有恶性肿瘤如横纹肌肉瘤或淋巴瘤的放疗史，并可触及甲状腺结节的存在，应怀疑继发性甲状腺癌[132，133]。切尔诺贝利核电站的灾难导致患甲状腺癌的俄罗斯儿童数量大大增加[134]。CXR有助于确定是否存在肺转移，但不如MRI或CT准确。甲状腺超声可确定病灶是否为囊性或实性，实性肿瘤更可能是恶性。甲状腺扫描可区分功能性和非功能性结节。

在成人中，细针吸取活检（FNA）的准确性得到了很好的证实。然而，在儿童中，它的作用并不明确[135]。儿童们往往更害怕和恐惧，因此深度镇静或全身麻醉可能是必需的。儿童相比成人，甲状腺实性结节更可能是恶性的。此外，许多结节是复杂的，包含实体和囊性成分。FNA可能遗漏恶性部分，错误地将结节诊断为良性。

甲状腺手术在良、恶性病变的治疗中都具有一定的作用[10，136，137]。患有难治性Graves'病的儿童或桥本甲状腺炎患者对甲状腺切除反应良好。越来越多的甲状腺手术正在开展，包括甲状腺叶切除术和全甲状腺切除术[138]。这些手术可以在患者量较大并且有熟练经验外科医生的机构中安全地开展。为了避免对喉上、下神经和甲状旁腺的损伤，手术时必须始终小心。

单侧乳头状癌可以用腺叶切除术治疗，但是滤泡状甲状腺癌经常是多灶性的，应该采取甲状腺全切/次全切及术后Ⅰ-131消融治疗。此外，因滤泡状甲状腺癌的确诊需要病理发现血管侵犯的证据，所以在颈部探查术中进行快速冰冻切片病检不能确诊这种肿瘤。

在患有MEN-2综合征（甲状腺髓样癌、甲状旁腺增生和嗜铬细胞瘤）的儿童中存在一种独特的情况。髓样癌由滤泡旁的C细胞发展而来，并在很小的年龄出现，在出生后最初几年中就可能被发现。为防止这种100%会最终进展的癌症发生，应该在儿童早期进行预防性甲状腺切除术。最近有报道甚至主张在1周岁时行甲状腺切除术[139–141]。RET原癌基因的检测有助于识别高危患儿[142，143]。无论恶性肿瘤的类型如何，分化良好的甲状腺癌患者预后良好，即使其存在转移[144，145]。患者对甲状腺切除联合术后针对残留甲状腺组织的I-131消融治疗具有很好的耐受性。如果担心甲状旁腺的血液供应受损，那么可以将它移植到相邻的胸锁乳突肌或前臂的肌肉中。

总结

许多不同的疾病发生在儿童的颈部，其诊断可能给小儿骨科或神经外科医生带来困难。虽然耳鼻喉科医生和小儿普通外科医生熟悉这些主要出现在颈前部的病变，但本章可以作为其他学科医生的入门知识。如果意识到它们的重要性，就可以实现合适的转诊和治疗。

参考文献

[1] Chou J, Walters A, Hage R, Zurada A, Michalak M, Tubbs RS, et al. Thyroglossal duct cysts: anat- omy, embryology and treatment. Surg Radiol Anat. 2013, 35:875–881.

[2] Sistrunk WE. The surgical treatment of cysts of the thyroglossal tract. Ann Surg.1920, 71:121–124.

[3] Horisawa M, Niinomi N, Ito T. What is the optimal depth for core-out toward the foramen cecum in a thyroglossal duct cyst operation? J Pediatr Surg. 1992, 27:710–713.

[4] Ein SH, Shandling B, Stephens CA, Mancer K. The problem of recurrent thyroglossal duct remnants. J Pediatr Surg.1984, 19:437–439.

[5] Saharia P. Carcinoma arising in thyroglossal duct remnant:case reports and review of the literature.Br J Surg.1975, 62:689–691.

[6] Yoo KS, Vassem U, Chengazi R, O'Mara RE.Thyroglossal duct cyst with papillary carcinoma inan11-yearoldgirl. JPediatrSurg.1998, 33:745–746.

[7] Jaques DA, Chambers RG, Oertel JE. Thyroglossal tract carcinoma-a review of the literature and addition of eighteen cases.AmJSurg.1970, 120:439–446.

[8] Forest VI, Murali R, Clark JR. Thyroglossal duct cyst carcinoma: case series. J Otolaryngol Head Neck Surg.2011, 40(2):151–156.

[9] Haller JA, Williams GR. Isolated midline thyroid in the thyroglossal tract. Surgery.1959, 46:437–439.

[10] Scholz S, Smith JR, Chaignaud B, Shamberger RC, Huang SA. Thyroid surgery at Children's Hospital Boston: a 35-year single-institution experience. J Pediatr Surg.2011, 46:437–442.

[11] MaddalozzoJ,FrankelA,HolingerLD.Midline cer- vical cleft. Pediatrics. 1993, 92:286–287.

[12] van der Staak FH, Pruszczynski M, Severijnen RS, vandeKaaCA,FestenC.The midline cervicalcleft. J Pediatr Surg.1991, 26:1391–1393.

[13] Skandalakis JE, Gray SW, Todd NW. The pharynx and its derivatives.In:SkandalakisJE,GraySW,edi- tors. Embryologyforsurgeons.2nded.Philadelphia: Williams & Wilkins; 1995, p.17–64.
[14] Gross RE. Cysts, sinuses and other anomalies of the branchial apparatus.In:GrossRE,editor.The surgery of infancy and childhood. Philadelphia: Saunders; 1953, p. 946–959.
[15] Shaw A, Santulli TV, Rankow R. Cysts and sinuses of the first branchial cleft and pouch. Surg Gynecol Obstet. 1962, 115:671–676.
[16] Gaddikeri S, Vattoth S, Gaddikeri RS, Stuart R, Harrison K, Young D, et al. Congenital cystic neck masses: embryology and imaging appearances, with clinicopathological correlation. Curr Probl Diagn Radiol. 2014, 43(2):55–67.
[17] Miller D, Hill J, Sun CC, O'Brien DS, Haller JA. The diagnosis and management of pyriform sinus fistulae in infants and young children.JPediatr Surg.1983, 18:377–381.
[18] Vidyadhar PM, Prabhakaran K. Recurrent acute thyroid swellings because of pyriform sinus fistula. J Pediatr Surg.2008, 43:E27–30.
[19] Franciosi JP,Sell LL, Conley SF, Bolender DL. Pyriform sinus malformation: a cadaveric rep- resentation. J Pediatr Surg.2002, 37(3):533–538.
[20] ChinAC,RadhakrishnanJ,SlattonD,GeisslerG. Congenital cysts of the third and fourth pharyn- geal pouches or pyriform sinus cysts. J PediatrSurg. 2000, 35:1252–1255.
[21] Klotz SA, Ianas V, Elliott SP. Cat-scratch disease. Am Fam Physician.2011, 83(2):152–155.
[22] Munson PD, Boyce TG, Salomao DR, Orvidas LJ.Cat scratch disease of the head and neck in a pediatric population: surgical indications and outcomes. Otolaryngol Head Neck Surg.2008, 139:358–363.
[23] Carithers HA. Cat-scratch disease: notes on its his- tory. Am J Dis Child.1970, 119(3):200–203.
[24] Sigalet D, Lees G, Fanning A. Atypical tuberculosis intheped iatricpatient:implications for the pediatric surgeon. J Pediatr Surg.1992, 27:1381–1384.
[25] Harris BH, Webb HW, Wilkinson AH, Santelices AA. Mycobacterial lymphadenitis. J Pediatr Surg. 1982, 17:589–590.
[26] Knight PJ, Mulne AF, Vassy LE. When is lymph node biopsy indicated in children with enlarged peripheral lymph nodes? Pediatrics.1982, 69:391–396.
[27] Belin RP, Richardson JD, Richardson DL, Vandiviere HM, Wheeler WE, Jona JZ. Diagnosis and management of scrofula in children. J Pediatr Surg.1974, 9:103–107.
[28] GussJ,KazahayaK.Antibiotic-resistantStaphylococcus aureus in community-acquired pediatric neck abscesses. Int J Pediatr Otorhinolaryngol.2007, 71:943–948.
[29] Wiswell TE, Miller JA. Infections of congenital cervical neck masses associated with bacteremia. J Pediatr Surg.1986, 21:173–174.
[30] Altman RP, Margileth AM. Cervicallymphadenopa- thy from atypical mycobacteria:diagnosis and surgical treatment. J Pediatr Surg.1975, 10:419–422.
[31] MacKellarA.Diagnosis and management of atypical mycobacterial lymphadenitis in children. J Pediatr Surg.1976, 11:85–89.
[32] ConleyJ,BakerDC,SelfeRW.Paralysis of the mandibular branch of the facial nerve. Plast Reconstr Surg.1982, 70:569–577.
[33] Wang J, Pei G, Yan J, Zhao Q, Li Z, Cao Y, et al. Unexplained cervical lymphadenopathy inchildren:predictive factors for malignancy. J Pediatr Surg. 2010, 45:784–788.
[34] Lille ST, Rand RP, Tapper D, Gruss JS. The surgical management of giant cervicofacial lymphatic mal- formations. J Pediatr Surg.1996, 31:1648–1650.
[35] Alqahtani A, Nguyen LT, Flageole H, Shaw K, Laberge JM. 25 years experience with lymphangio- mas in children. J Pediatr Surg.1999, 34:1164–1168.
[36] Dasgupta R, Adams D, Elluru R. Noninterventional treatment of selected head and neck lymphatic mal- formations. J Pediatr Surg.2008, 43:869–873.
[37] Erikci V, Hosgor M, Yildiz M, Ornek Y, Aksoy N, Okur O. Intralesional bleomycin sclerother- apy in childhood Lymphangioma. Turk J Pediatr. 2013, 5:396–400.
[38] Okazaki T, Iwatani S, Yanai T, Kobayashi H, Kato Y, MarusasaT.Treatment of lymphangioma in children: our experience of 128 cases.JPediatr.2007, 42:386–389.
[39] Ogita S, Tsuto T, Nakamura K, Diguchi E, Tokiwa K, Iwai N. OK-432 therapy for lymphangioma in children: why and how does it work? J Pediatr Surg. 1996, 31:477–480.
[40] Mikhail M, Kennedy R, Cramer B,SmithT. Sclerosing of recurrent Lymphangioma using OK-432. J Pediatr Surg. 1995, 30:1159–1160.
[41] OnoS,TsujiY,BabaK,UsuiY,YanagisawaS,MaedaK. A new operative strategy for refractory microcys- tic lymphangioma. Surg Today. 2014, 44:1184–1187.
[42] Hirose S, Sydorak RM, Tsao K, Cauldwell CB, Newman KD, Mychaliska GB, et al. Spectrum ofintrapartum management strategies for giant fetal cervical teratoma. J Pediatr Surg.2003, 38:446–450.
[43] Leva E, Pansini L, Fava G, Maestri L, Pansini A, Selvaggio G. The role of the surgeon in the case ofa giant neck mass in the EXIT procedure. J Pediatr Surg.2005, 40:748–750.
[44] LazarDA,OlutoyeOO,MoiseKJ,IveyRT,Johnson A, Ayres N. Ex-utero intrapartum treatment proce- dure for giant neck masses-fetal and maternal out- comes. J Pediatr Surg.2011, 46:817–822.
[45] Bouchard S, Johnson MP, Flake AW, Howell LJ, Myers LB, Adzick NS, et al. The EXIT procedure: experience and outcome in 31 cases. J Pediatr Surg. 2002, 37:418–426.
[46] Gundry SR, Wesley JR, Klein MD, Barr M, Coran AG. Cervical teratomas in the newborn. J Pediatr Surg.1983;18:382–386.
[47] Nucci P, Kushner BJ, Serafino M, Orzalesi N. A multi-disciplinary study of the ocular, orthopedic, and neurologic causes of abnormal head postures in children. Am J Ophthalmol.2005, 140(1):65–68.
[48] Grisaru-Soen G, Komisar O, Aizenstein O, Soudack M, Schwartz D, Paret G. Retropharyngeal abscess in children-epidemiology, clinical fea- tures and treatment. Int J Pediatr Otorhinolaryngol. 2010, 74:1016–1020.
[49] Lehwald N, Krausch M, Franke C, Assmann B, Adam R, Knoefel WT. Sandifer syndrome–a mul- tidisciplinary diagnostic and therapeutic challenge. Eur J Pediatr Surg.2007, 17(3):203–206.
[50] Pang D. Atlantoaxial rotary fixation. Neurosurgery. 2010, 66:161–183.
[51] AuYong N, Piatt J. Jefferson fractures of the imma- ture spine. Report of 3 cases. J Neurosurg Pediatr. 2009, 3(1):15–19.
[52] Leonard JC, Kuppermann N, Olsen C,Babcock- Cimpello L, Brown K, Mahajan P, et al. Factors associated with cervical spine injury in children after blunt trauma. Ann Emerg Med.2011, 58(2):145–155.
[53] Cuvelier GD, Davis JH, Purves EC, Wu JK. Torticollis as a sign of cervico-thoracic epidural haematoma in an infant with severe haemophilia A. Haemophilia. 2006, 12:683–686.
[54] Raco A, Raimondi AJ, De Ponte FS, Brunelli A, Bristot R, Bottini DJ. Congenital torticollis in asso- ciation with craniosynostosis. Childs Nerv Syst. 1999, 15(4):163–168.
[55] Straussberg R, Harel L, Amir J. Pseudotumor cere- bri manifesting as stiff neck and torticollis. Pediatr Neurol. 2002, 26:225–227.
[56] Gupta AK, Roy DR, Conlan ES, Crawford AH. Torticollis secondary to posterior fossa tumors. J Pediatr Orthop. 1996, 16:505–507.
[57] Shafrir Y, Kaufman BA. Quadriplegia after chiro- practic manipulation in an infant with congenital torticollis caused by a spinal cord astrocytoma. J Pediatr.1992, 120:266–269.

[58] Jona JZ. Posterior cervical torticollis caused bybirth trauma. J Pediatr Surg.1995, 30:1526–1527.

[59] Lee YT, Yoon K, Kim YB, Chung PW, Hwang JH, ParkYS,etal. Clinicalfeaturesandoutcomeofphys- iotherapy in early presenting congenital muscular torticollis with severe fibrosis on ultrasonography: a prospective study. J Pediatr Surg.2011, 46:1526–1531.

[60] Kaplan SL, Coulter C, Fetters L. Physical therapy management of congenital muscular torticol- lis: an evidence-based clinical practice guideline: from the section on pediatrics of the American Physical Therapy Association. Pediatr Phys Ther. 2013, 25:348–394.

[61] Yamada N, Kim WC, Hosokawa M, Yoshida T, Mouri H, Oka Y, et al. Use of a rugby helmet for postoperative treatment of muscular torticollis. Orthopedics. 2011, 34:E659–663.

[62] van Wijk RM, van Vlimmeren LA, Rgoothuis- Oudshoorn CG, van der Ploeg CP,Izerman MF, Boere-Boonekamp MM. Helmet therapy in infants with positional skull deformation: randomized con- trolled trial. BMJ. 2014, 348:g2741.

[63] Cheng JC, Tang SP, Chen TM, Wong MW, Wong EM. The clinical presentation and outcome of treatment of congenital muscular torticollis in infants-a study of 1,086 cases. J Pediatr Surg. 2000, 35:1091–1096.

[64] Shim JS, Jang HP. Operative treatment ofcongenital torticollis. J Bone Joint Surg Br.2008, 90:934–939.

[65] Lee JK, Moon HJ, Park MS, Yoo WJ, Choi IH, Cho TJ. Change of craniofacial deformity after sterno- cleidomastoid muscle release in pediatric patients with congenital muscular torticollis. J Bone Joint Surg Am.2012, 94(13):E93.

[66] Finn MC, Glowacki J, Mulliken JB. Congenital vas- cularlesions:clinical application of a new classification. J Pediatr Surg.1983, 18:894–900.

[67] Mulliken J, Glowacki J. Hemangiomas and vascu- lar malformations in infants and children: a classi- fication based on endothelial characteristics. Plast Reconstr Surg.1982, 69:412–422.

[68] Greene AK, Liu AS, Mulliken JB, Chalache K, Fishman SJ. Vascular anomalies in 5621 patients: guidelines for referral. J Pediatr Surg. 2011, 46:1784–1789.

[69] Kasabach HH, Merritt KK. Capillary hemangioma with extensive purpura: report of a case. Am J Dis Child. 1940, 59:1063–1070.

[70] Larsen EC, Zinkham WH, Eggleston JC, Zitelli BJ. Kasabach-Merritt syndrome: therapeuticconsid- erations. Pediatrics. 1987, 79:971–980.

[71] Schwartz MZ, Silver H, Schulman S. Maintenance of the placental circulation to evaluate and treat an infant with massive head and neck hemangioma. J Pediatr Surg.1993, 28:520–522.

[72] Edgerton MT. The treatment of hemangiomas: with special reference to the role of steroid therapy. AmSurg.1976, 183:517–532.

[73] Chen MT, Yeong EK, Horng SY. Intralesional cor- ticosteroid therapy in proliferating head and neck hemangiomas: a review of 155 cases. J Pediatr Surg. 2000, 35:420–423.

[74] Iwanaka T, Tsuchida Y, Hashizume K, Kawarasaki H, Utsuki T,Komuro H. Intralesional corticoste- roid injection with short-term oral prednisolone for infantile hemangiomas of the eyelid and orbit. J Pediatr Surg.1994, 29:482–486.

[75] Kim LH, Hogeling M, Wargon O, Jiwane A, Adams S.Propranolol:useful therapeutic agent for the treatment of ulcerated infantile hemangiomas. J Pediatr Surg.2011, 46:759–763.

[76] WhiteCW.Treatment of hemangiomatosis with recom- binant interferon alfa.Semin Hematol.1990, 27:15–22.

[77] Hatley RM, Sabio H, Howell CG, Flickinger F, Parrish RA. Successful management of an infant with a giant hemangioma of the retroperitoneum and Kasabach-Merritt syndrome with a-interferon. J Pediatr Surg.1993, 28:1356–1359.

[78] EzekowitzRA,PhilD,MullikenJB,Folkman J. Interferon alfa-2a therapy for life-threatening hemangiomas of infancy. N Engl J Med. 1992, 326:1456–1463.

[79] KlementG,FishmanSJ.Vascularanomalies:heman- giomasandmalformations.In:GrosfieldJL,O'Neill JA,CoranAG,FonkalsrudEW,editors.Pediatricsur- gery.6thed. St.Louis:Mosby;2006, p.2094–2110.

[80] Huston J, Forbes GS, Ruefenacht DA, Jack CR, Lie JT, Clay RP. Magnetic resonance imaging of facial vascular anomalies. Mayo Clin Proc. 1992, 67:739–747.

[81] WeberTR,ConnorsRH,TracyTF,BaileyPV.Complex hemangiomas of infants and children: individualized managementin22cases.ArchSurg.1990, 125:1017–1021.

[82] DesPrez JD, Kiehn CL, Vlastou C,Bonstelle C. Congenital arteriovenous malformation of the head and neck. Am J Surg. 1978, 136:424–429.

[83] Mulliken JB, Murray JE, Castaneda AR, Kaban LB. Management of a vascular malformation of the face using total circulatory arrest. Surg Gynecol Obstet. 1978, 146:168–172.

[84] Reiner M, Beck RA, Rybak B.Cervicalthymiccysts in children. Am J Surg.1980, 139:704–707.

[85] Clark JJ, Johnson SM. Solid cervical ectopicthymus in an infant. J Pediatr Surg.2009, 44:E19–21.

[86] Welch KJ, Tapper D, Vawter GP. Surgical treatment of thymic cysts and neoplasms in children. J Pediatr Surg.1979, 14:691–698.

[87] Wang J, Fu H, Yang H, Wang L, He Y. Clinical man- agement of cervical ectopic thymus in children. J Pediatr Surg.2011, 46:E33–36.

[88] Suresh BV, Vora SK. Huge plunging ranula. J Maxillofac Oral Surg.2012, 11:487–490.

[89] Charnoff SK, Barbara LC. Plunging ranula: CT diagnosis. Radiology.1986, 158:467–468.

[90] Haberal I, Gocmen H, Samim E. Surgical man- agement of pediatric ranula. Int J Pediatr Otorhinolaryngol. 2004, 68:161–163.

[91] Pandit RT, Park AH. Management of pediatric ran- ula. Otolaryngol Head Neck Surg.2002, 127:115–118.

[92] Rho MH, Kim DW, Kwon JS, Lee SW, Sung YS, Song YK, et al. OK-432 sclerotherapy of plunging ranula in 21 patients: it can be a substitute for sur- gery. Am J Neuroradiol.2006, 27:1090–1095.

[93] Ayala L. Anatomy and physiology of the parathy- roids: a practical discussion for surgeons. World J Surg.1977, 1:691–699.

[94] Firor HV, Moore ES, Levitsky LL,GalvezM. Parathyroidectomy in children with chronic renal failure. J Pediatr Surg. 1972, 7:565–572.

[95] Martinez DA, King DR, Romshe C, Lozano RA, Morris JD, O'Dorisio MS. Intraoperative identification of parathyroid gland pathology:anewapproach. J Pediatr Surg.1995, 30:1306–1309.

[96] KaleN,BasaklarAC,SonmezK,UluogluO,Demirsoy S. Hungry bone syndrome in a child following para- thyroid surgery. J Pediatr Surg. 1992, 27:1502–1503.

[97] MoazamF,OrakJK,FennellRS,RichardG,Talbert JL. Total parathyroidectomy and autotransplantation for tertiary hyperparathyroidism in children with chronicrenalfailure. JPediatrSurg.1984, 19:389–393.

[98] WhalenTV,BrennanLP.Secondary hyperparathyroid- ism in children and adolescents:treatment with subtotal parathyroidectomy. Intern Pediatr.1991, 6(3):285–287.

[99] Ross AJ, Cooper A, Attie MF, Bishop HC. Primary hyperparathyroidism in infancy. J Pediatr Surg. 1986, 21:493–499.

[100] Fang QG, Shi S, Li ZN, Zhang X, Liu FY, Sun CF. Epithelial salivary gland tumors in children: a twenty-five-year experience of 122 patients. Int J Pediatr Otorhinolaryngol.

2013, 77:1252–1254.
[101] Blei F, Isakoff M, Deb G. The response of parotid hemangiomas to the use of systemic interferon alfa-2a or corticosteroids. Arch Otolaryngol Head Neck Surg. 1997, 123:841–844.
[102] Woods JE. Parotidectomy: points of technique for brief and safe operation.AmJSurg.1983, 145:678–683.
[103] Chong GC, Beahrs OC, Chen ML, Hayles AB. Management of parotid gland tumors in infants and children. Mayo Clin Proc. 1975, 50:279–283.
[104] Casselman JW, Mancuso AA. Major salivary gland masses: comparison of MR imaging and CT. Radiology.1987, 165:183–189.
[105] Megerian CA, Maniglia AJ. Parotidectomy: a ten- year experience with fine needle aspiration and frozen section biopsy correlation. Ear Nose Throat J. 1994, 73:377–380.
[106] Kaban LB, Mulliken JB, Murray JE. Sialadenitis in childhood. Am J Surg.1978, 135:570–576.
[107] Allan BJ, Tashiro J, Diaz S, Edens J, Younis R, ThallerSR. Malignant tumors of the parotid gland in children: incidence and outcomes. J Craniofac Surg. 2013, 24:1660–1664.
[108] WoodsJE,BeahrsOH.Atechniquefortherapidper- formance of parotidectomy with minimal risk. Surg Gynecol Obstet. 1976, 142:87–89.
[109] Rogers DA, Rao BN, Bowman L, Marina N, Fleming ID,SchroppKP,etal.Primary malignancy of the sali- vary gland in children. J Pediatr Surg.1994, 29:44–47.
[110] La Quaglia MP, Su WT. Hodgkin's disease and non-Hodgkin's lymphoma. In: Grosfield JL, O'Neill JA, Coran AG, Fonkalsrud EW, editors. Pediatric sur- gery. 6th ed. St. Louis: Mosby; 2006, p.575–592.
[111] Ehrlich PF, Friedman DL, Schwartz CL. Monitoring diagnostic accuracy and complications. A report from the Children's Oncology Group Hodgkin lym- phoma study. J Pediatr Surg.2007, 42:788–791.
[112] Moore SW, Schneider JW, Schaaf HS. Diagnostic aspects of cervical lymphadenopathy in children in the developing world:a study of 1877surgical specimens. Pediatr Surg Int.2003, 19:240–244.
[113] Azizkhan RG, Dudgeon DL, Buck JR, Colombani PM, Yaster M, Nichols D, et al. Life-threatening air- way obstruction as a complication to the manage- ment of mediastinal masses in children. J Pediatr Surg.1985, 20:816–822.
[114] Perger L, Lee EY, Shamberger RC. Management of children and adolescents with a critical airway due to compression by an anterior mediastinal mass. J Pediatr Surg.2008, 43:1990–1997.
[115] Bornstein SH, Gerstle T, Malkin D, Thorner P, Filler RM. The effects of prebiopsy corticosteroids on the diagnosis of mediastinal lymphoma. J Pediatr Surg. 2000, 35:973–976.
[116] FillerRM,JaffeN,CassadyJR,TraggisDG,Vawter GF. Experience with clinical and operative staging of Hodgkin's disease in children. J Pediatr Surg. 1975, 10:311–320.
[117] Breuer CK, Tarbell NJ, Mauch PM, Weinstein HJ, Morrissey M, Neuberg D, et al. The importance of staging laparotomy in pediatric Hodgkin's disease. J Pediatr Surg.1994, 29:1085–1089.
[118] Evans WC, Gilmore D, English J. The role of PET and PET/CT in managing the care of lymphoma patients. J Nucl Med Technol.2011, 39(3):190–194.
[119] Attarbaschi A, Mann G, Dworzak M, Trebo M, Muhlegger N, Reiter A, et al. The role of surgery in thetreatmentofpediatricB-cellnon-Hodgkin'slym- phoma. J Pediatr Surg.2002, 37:1470–1475.
[120] Smith MB, Xue H, Strong L, Takahashi H, Jaffe N, Ried H, et al. Forty-year experience with second malignancies after treatment of childhood cancer: analysis of outcome following the development of the second malignancy. J Pediatr Surg.1993, 28:1342–1348.
[121] Hays DM, Ternberg JL, Chen TT, Sullivan MP, Tefft M, Fung F, et al. Postsplenectomy sepsis and other complications following staging laparotomy for Hodgkin's disease in childhood. J Pediatr Surg. 1986, 21:628–632.
[122] Flamant F,Lubrinski B, Couanet D,McDowellH. Rhabdomyosarcoma in children: clini-cal symptoms, diagnosis, and staging. In:Maurer HM, Ruymann FB, Pochedly C, editors. Rhabdomyosarcoma and related tumors in children andadolescents.BocaRaton:CRC;1991, p.91–124.
[123] Stoner RB, Anderson J, Andrassy R, Arndt C, Brown K, Crist W, et al. Impact of tumor viability at second look procedures performed before complet- ing treatment on the intergroupRhabdomyosarcoma Study Group protocol IRS-IV, 1991–1997: a report from the children's oncology group. J Pediatr Surg. 2010, 45:2160–2168.
[124] Andrassy RJ. Rhabdomyosarcoma. In: Grosfeld JL, O'Neill JA, Coran AG, Fonkalsrud EW, editors. Pediatric surgery. 6th ed. St. Louis: Mosby; 2006, . p. 524–540.
[125] OgitaS,TokiwaK,TakahashiT,ImashukuS,Sawada T.Congenital cervical neuroblastoma associated with Horner syndrome. J Pediatr Surg.1988, 23:991–992.
[126] Fraga JC, Aydogdu B, Aufleri R, Silva GV, Schopf L,TakamatuE,etal.Surgical treatment for pediatric mediastinal neurogenic tumors. Ann Thorac Surg. 2010, 90:413–418.
[127] Grosfeld JL. Risk based management of childhood solid tumors. J Am Coll Surg.1999, 189:407–425.
[128] Haase GM. Head and neck neuroblastomas. Semin Pediatr Surg.1994, 3:194–202.
[129] GrosfeldJL.Neuroblastoma.In:GrosfeldJL,O'Neill JA,CoranAG,FonkalsrudEW,editors.Pediatricsur- gery. 6th ed. St. Louis: Mosby; 2006, p.467–494.
[130] Stevens S, Al-Mahmeed H, Blair G, Prasil P, Haider F, Sweeny B, et al. The Canadian Pediatric Thyroid Nodule Study: an evaluation of currentmanagement practices. J Pediatr Surg.2008, 43:826–830.
[131] Skinner MA, DeBenedetti MK, Moley JF, Norton JA, Wells SA. Medullary thyroid carcinoma in chil- drenwithmultipleen docrineneoplasiatypes2Aand 2B. J Pediatr Surg.1996, 31:177–182.
[132] VaneD,KingDR,BolesET.Secondarythyroidneo- plasmsinpe diatriccancerpatients:increasedriskwith improved survival. J Pediatr Surg.1984, 19:855–860.
[133] GowKW,LensingS,HillDA,KrasinMJ,McCarville MB, Rai SN, et al. Thyroid carcinoma presenting in childhood or after treatment of childhood malignan- cies: an institutional experience and review of the literature. J Pediatr Surg.2003, 38:1574–1580.
[134] Brown VJ. Thyroid cancer after Chornobyl: increased risk persists two decades after radioiodine exposure. Environ Health Perspect.2011, 119:a306.
[135] Lugo-VicenteH,OrtizVN,IrizarryH,CampsJI,PaganV. Pediatric thyroid nodules: management in the era of fine needle aspiration. J Pediatr Surg. 1998, 33:1302–1305.
[136] Raval MV, Browne M, Chin AC, Zimmerman D, Angelos P, Reynolds M. Total thyroidectomy for benign disease in the pediatric patient-feasible and safe. J Pediatr Surg.2009, 44:1529–1533.
[137] Skinner MA. Cancer of the thyroid gland in infants and children. Semin Pediatr Surg.2001, 10:119–126.
[138] Welch-Dinauer CA, Tuttle RM, Robie DK, McClellan DR, Francis GL. Extensive surgery improves recurrence-free survival for children and young patients with Class I papillary thyroid carci- noma. J Pediatr Surg.1999, 34:1799–1804.
[139] Zenalty D, Aigrain Y, Peuchmaur M, Phillippe- ChometteP,BaumannC,CornelisF,etal.Medullary thyroid carcinoma identified within the first year of life in children with hereditary multiple endo- crine neoplasia type 2A (codon 634) and 2B.

Eur J Endocrinol. 2009, 160:807–813.

[140] Shankar RK, Rutter MJ, Chernausek SD, Samuels PJ, Mo JQ, Rutter MM. Medullary thyroid cancer in a 9-week-old infant with familial MEN 2B: implica- tions for timing of prophylactic thyroidectomy. Int J Pediatr Endocrinol. 2012, 2012(1):25. https://doi.org/10.1186/1687-9856-2012-25.

[141] Kloos RT, Eng C, Evans DB, Francis GL, Gagel RF, Moley GH, et al. Medullary thyroid cancer: management guidelines of the American Thyroid Association. Thyroid. 2009, 19(6):565–612. https://doi.org/10.1089/thy.2008.0403.

[142] Grubbs EG, Waguespack SG, Rich TA, Xing Y, Ying AK, Evans DB, et al. Do the recent American Thyroid Association (ATA)guidelines accurately guide the timing of prophylactic thyroidectomy in MEN2A? Surgery.2010, 148:1302–1310.

[143] Lallier M, St-Vil D, Giroux M, Huot C, Gaboury L, OlignyL,etal.Prophylactic thyroidectomy for med- ullary thyroid carcinoma in gene carriers of MEN2 syndrome. J Pediatr Surg.1998, 33:846–848.

[144] La Quaglia MP, Black T, Holcomb GW, Sklar C, Azizkhan RG, Gaase GM, et al. Differentiated thyroid cancer: clinical characteristics, treatment, and outcome in patients under 21 years of age who present with distant metastases. A report from the Surgical Discipline Committee of the Children's Cancer Group. J Pediatr Surg.2000, 35:955–960.

[145] Raval MV, Sturgeon C, Bentrem DJ, Elaraj DM, StewartAK,WinchesterDJ,etal.Influenceoflymph node metastases on survival in pediatric medullary thyroid cancer. J Pediatr Surg.2010, 45:1947–1954.

儿童颈椎手术的并发症类型及发生率

22

Urvij M. Modhia，Paul D. Sponseller

介绍

儿童颈椎手术有多种类型[1，2]。最常见的是用于治疗颈椎不稳的节段性关节融合术，而颈椎不稳可能由外伤、先天性畸形、寰枢椎旋转半脱位、幼年类风湿性关节炎、肿瘤、医源性原因、骨骺发育不良和各种综合征引起[1-4]。这些异常通常涉及低龄儿童的上颈椎和青少年的下颈椎。除了骨骼本身的异常外，需行脊髓减压或去除脊髓内部或周围占位性病变的疾病也可能使脊柱稳定性下降，而不得不实施关节融合术。

虽然儿童颈椎手术有很高的成功率[1，5]，但同时也会出现很多并发症[1，3，5，6]，本章讨论相关并发症的类型、发生率及处理方式的选择。

并发症

决定并发症发生率的主要因素是手术类型、内固定方法和患者合并症。其并发症发生率受以下因素的影响：延伸至枕颈交界处（OCJ）的节段融合术、涉及3个以上颈椎节段的无内固定减压手术、采用非坚强固定的方式而不使用螺钉作为固定方法，还有当融合涉及上颈椎时，使用异体骨移植而不是自体骨移植。

儿童颈椎外科手术的并发症包括伤口感染、伤口裂开、脑脊液漏（CSF）、椎动脉损伤、神经功能减退、固定失败、假关节形成、融合节段的延长、椎板切除术后脊柱后凸和邻近节段退变[3，6]。最近由Elliot[6]、Hwang[3]、Anakwenze[7]和Liu[8]等发表的研究，已讨论了这些并发症的发生率（表22.1）。

U.M. Modhia
Department of Orthopedics Surgery, The Johns Hopkins University, Baltimore, MD, USA

P.D. Sponseller (*)
Division of Pediatric Orthopedics, Johns Hopkins Medical Institute, Bloomburg Children's Center, Baltimore, MD, USA
e-mail: psponse@jhmi.edu

J.H. Phillips et al. (eds.), *The Management of Disorders of the Child's Cervical Spine*,
https://doi.org/10.1007/978-1-4939-7491-7_22

表22.1 并发症的类型和发生率[3,6–8]

并发症	发生率，%
关节融合术延伸至枕颈交界处	3
关节融合术未延伸到枕颈交界处	1
伤口裂开	5
钉道感染	32
脑脊液漏	1~7
椎动脉损伤	0.6
神经功能减退	1~4
植入物相关并发症：内固定失败	
钉拔出	2
螺钉错位	0.5
假关节	6
椎板切除术后脊柱后凸畸形	20
邻近节段退变	5
非计划的融合节段延长（骨质增生）	1

手术部位感染

颈椎手术后伤口感染的原因是多方面的。除了改善营养状况外[9，10]，大多数与患者相关的因素(例如，年龄、性别、种族、家族史和自身病史)无法改变。在手术相关因素中，如果节段融合术延伸到OCJ，伤口感染率会从未延伸至OCJ时的1%增加至3%[3]，手术期间明显的脑脊液漏也会使伤口感染发生率从不伴脑脊液漏的2%上升到13%[8]。Halo-vest架是儿童常用的外固定器，其使用也与钉道部位的感染有关，据报道，其感染率约为32%[11，12]。

根据微生物的不同，外科手术浅表部位的感染可以通过换药和按疗程口服抗生素来处理。一些浅表伤口感染可能需要应用肠外抗生素和伤口清创。深部手术部位的感染常需要伤口清创和静脉滴注抗生素，每一种方法都试图保持内固定的稳定性[13，14]。是否需要局部使用抗生素粉剂仍不确定，取决于外科医生的个人选择。还需要进一步的研究来确定其疗效。

使用Halo头环牵引或Halo头环背心固定是常见的治疗方法；然而，在一些研究中，Halo头环的使用导致钉道感染发生率约为30%[11，12]。由于儿童颅骨厚度较小和分散负载的需要，最好使用足够数量的固定钉来防止这种情况的发生，通常在儿童中是8~10个。常规钉道护理应该每天进行。钉道感染的治疗包括钉道护理和口服抗生素治疗浅表感染。更深的感染可能导致松动，需要静脉注射抗生素治疗，如果松动，则移除该螺钉，并在不同位置重新置钉。

伤口裂开

伤口裂开更常见于延伸至OCJ的关节融合术，并伴有明显的脑脊液渗漏（约5%）[8]。

伤口裂开的处理包括清创、软组织松解和切口闭合，并行减张缝合。然而，如果皮肤边缘难以对合，那么有时建议先行关闭深筋膜以使皮肤获得二期愈合。负压引流技术的应用也有助于处理伤口裂开[14]。严重的伤口裂开可能需要软组织重建手术，整形外科的同事在这种情况下是非常有宝贵经验的，我们可以早期咨询。

脑脊液漏

儿童脊柱手术中脑脊液漏的发生率为1%~7%，并且与手术类型有关[8]。脑脊液漏最常发生于再次手术、结缔组织疾病或需要减压的手术中。脑脊液漏可因假性脑膜膨出形成而变得复杂，甚至表现为手术切口处明显的脑脊液渗出（称为显性脑脊液漏）[8]。患者可能会出现体位性头痛，伤口裂开，伤口感染，慢性硬膜下血肿，和/或脑膜炎。

当怀疑或存在脑脊液漏时，有非手术和手术治疗可供选择。非手术方式包括头低足高位的卧床休息和/或放置腰部引流管（通过蛛网膜下腔

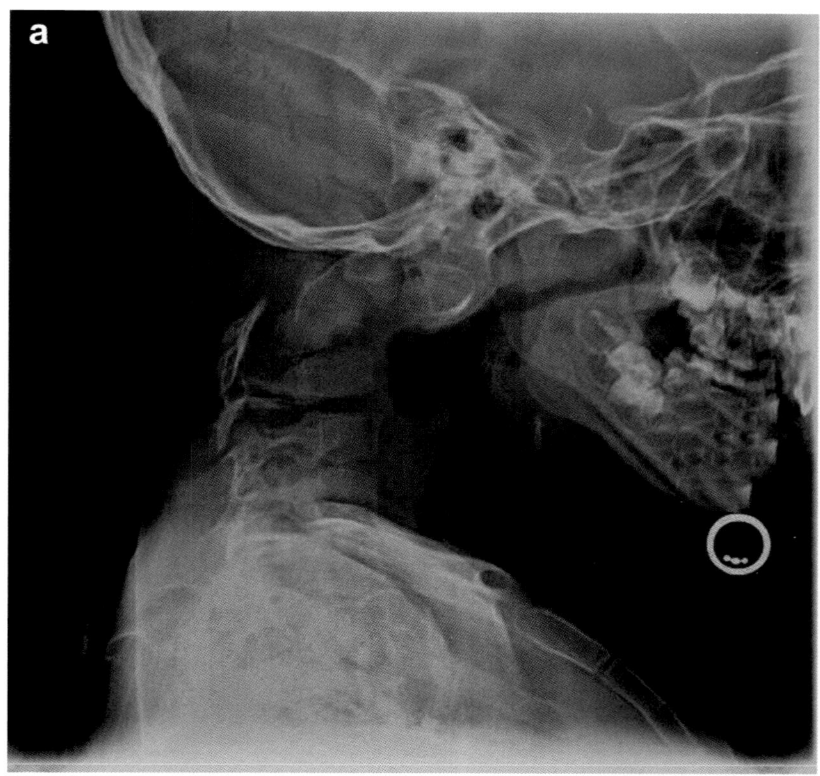

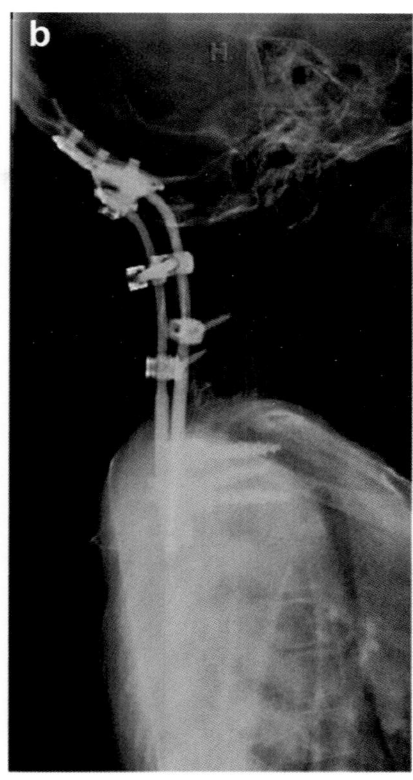

图22.1 （a）术前X线片：6岁男孩，重度先天性颈椎后凸。（b）术后X线片：后凸矫正固定融合术，术后左侧颈5神经根麻痹，6个月后恢复。

导管进行脑脊液分流）。手术干预包括硬脑膜修补与连续锁边缝合，使用肌肉/脂肪和硬脑膜补片来应对复杂的硬脑膜缺损[8]。

椎动脉损伤

椎动脉损伤的发生率约为0.6%，最常见于C1-C2关节融合术[6]。螺钉固定继发性椎动脉损伤的风险，在尝试放置C2螺钉的时候达到最大。双侧椎动脉损伤可导致椎-基底动脉脑卒中和脑干梗死[6, 15]。如果出现疑似椎动脉损伤，最好通过螺钉插入、使用纤维网和各种止血材料如吸收性明胶海绵或FloSeal（Baxter BioSurgery，Westlake Village，CA）来产生填塞效应。如果怀疑一侧的椎动脉受损，则需要在对侧固定时，采用例如C2椎板螺钉固定的方法，以排除对侧椎动脉损伤的可能性。并且建议术后行血管造影以评估动脉通畅程度，以指导预防损伤或血栓蔓延的治疗。

上颈椎的螺钉固定要求术前行CT扫描，以研究C1和/或C2内植螺钉的解剖学可行性。由于存在椎动脉走行的解剖学变异，在尝试植入经关节螺钉或C2峡部螺钉之前，了解椎动脉与C2峡部的关系至关重要。

医源性神经系统并发症

潜在的神经系统并发症，可以在任何脊柱手术中发生，包括感觉异常、神经根病、四肢瘫痪、脊髓综合征和死亡（图22.1a，b）[3, 6, 8, 15-17]。并发症发生率为1%～4%。由于钢丝进入椎管[3, 6]，其神经系统并发症比使用螺钉固定更为常见。

神经并发症的处理包括维持平均血压不低于85mmHg（1mmHg=133.322Pa），改善氧饱和，静脉补液，以及移除任何可能导致神经功能减退

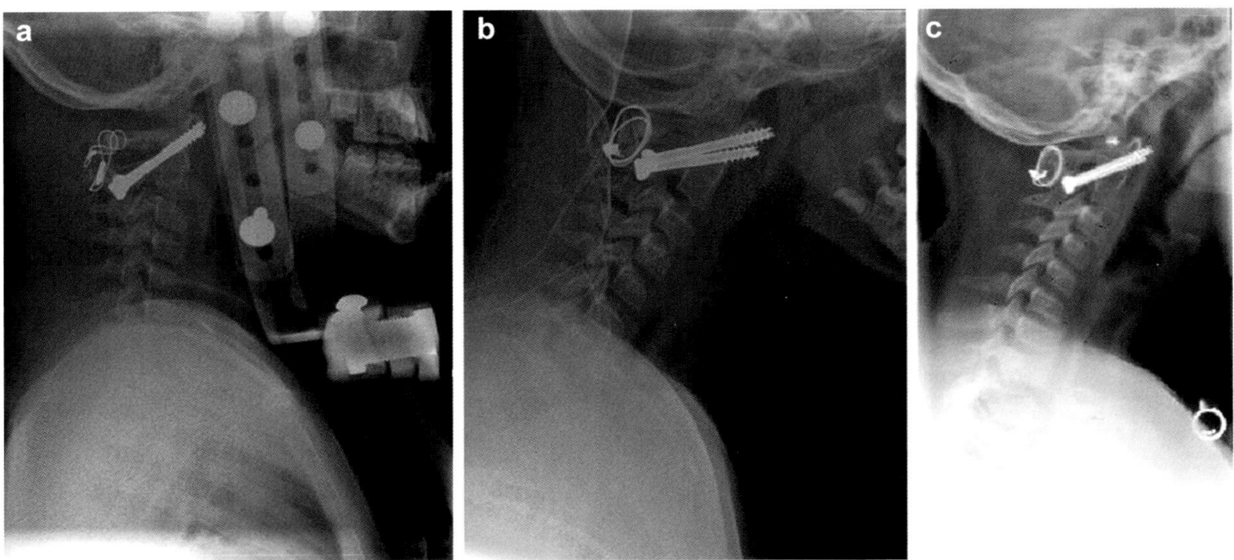

图22.2 颈椎侧位X线片：（a）一名C1-C2不稳定的5岁唐氏综合征患儿在脊柱内固定术后发生深部伤口感染，随后假关节形成，需要再次手术。（b）内植物取出、内固定翻修、再次植骨后。（c）随访显示C1-C2成功融合

的植入物[18]。通过CT和/或MRI的额外成像可能有助于识别任何可通过外科干预和减压治疗的压迫。

内植物相关并发症

脊柱内植物相关并发症包括螺钉拔出、内植物松动、钢丝断裂和钉-棒-钢丝固定失败。在儿童颈椎病中，这些并发症可归因于多种原因，例如解剖结构较小、节段运动增强和韧带松弛度增加[3]。现代螺钉固定技术与相关的潜在并发症将在本书的其他章节进行讨论。

假关节

假关节是儿童颈椎手术中常见的并发症。上述因素（手术部位感染、硬脑膜渗漏）常与此并发症相关。此外，颈椎关节融合术经常用于治疗各种与骨骼、血管和神经异常相关的先天性综合征[3]。钢丝固定技术导致假关节发生率(6%)明显高于刚性固定(1%)[3]。使用同种异体骨时假关节发生率比使用自体骨更高[19]。然而，这可以通过坚强固定降低假关节率，特别是在下颈椎融合中。颅颈交界处或C1-C2的融合最好用自体骨移植。

最近的技术进步使得在儿科颈椎中植入较小的螺钉和棒是可行的，从而能够以更好的固定方式安全地植入[3，6]。

假关节的治疗包括改良固定和骨移植的关节融合翻修手术（图22.2a~c）[3]。鉴于儿童的成骨潜能，诸如骨形态蛋白（BMP）等生物物质在儿童颈椎中的使用是有争议的，并且通常不需要。BMP可考虑在一些假关节发生率高的颈椎后路手术中使用，如21三体综合征、NF-1和翻修手术。

椎板切除后脊柱后凸畸形

椎板切除，通常用于儿童脊柱的椎管内畸形[7]，通常涉及椎板和韧带的切除，后方张力下降。在儿童颈椎病中，椎板切除术后脊柱后凸（脊柱文献中众所周知的并发症）的发生率可能高达20%。由于这种高发病率，如果减压包括3个及以上颈椎或穿过颈胸交界处，可能需要同时行关节融合术。如果在椎板切除术中不进行关节融合

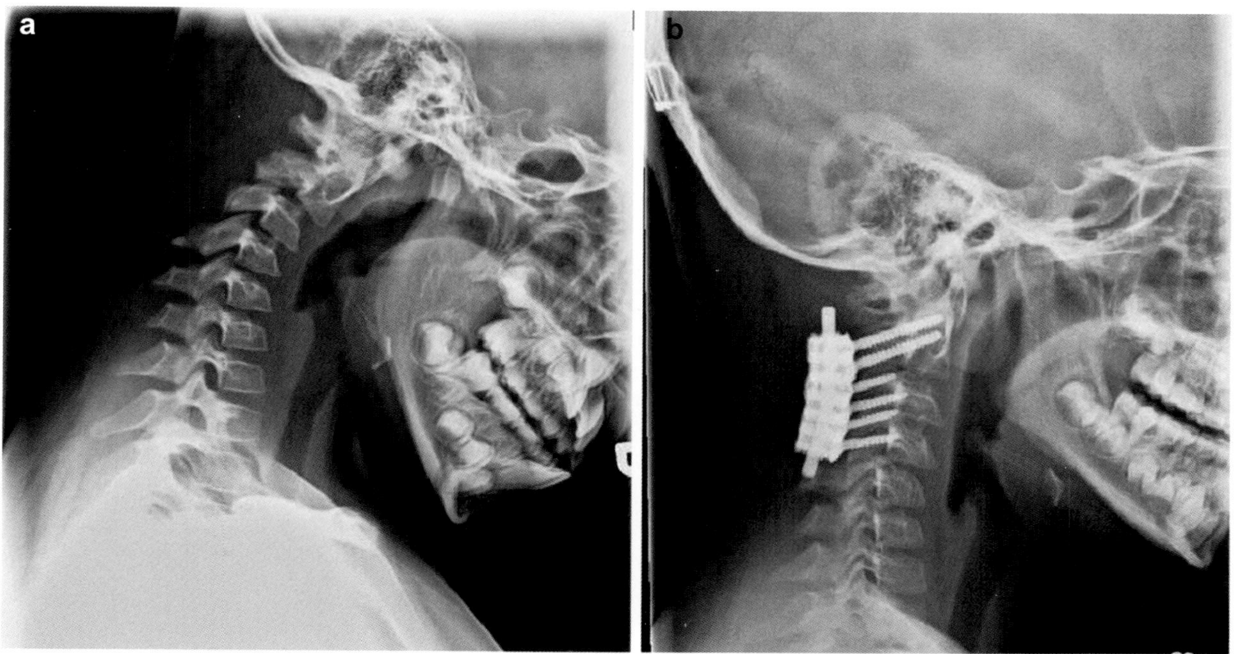

图22.3 （a）一名6岁Chiari畸形患儿，经减压治疗后发生脊柱后凸。（b）患者行后路内固定后凸矫正术后

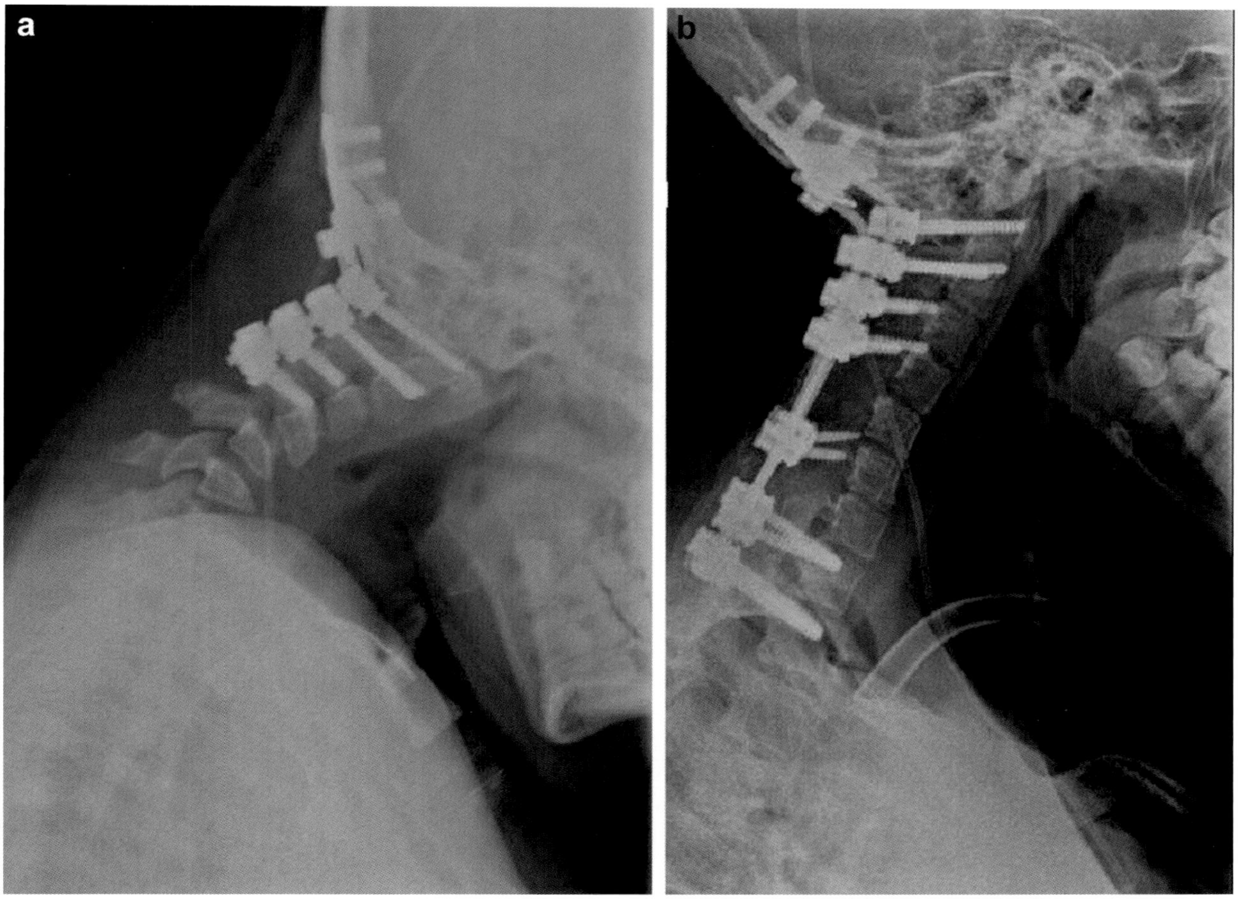

图22.4 （a）一名8岁儿童枕骨C4融合治疗外伤性枕颈分离及脊髓损伤后发生交界区后凸畸形。（b）延长融合术后颈椎序列得到改善

术，则可能需要考虑一段时间的支具治疗以防止畸形。椎板成形术也被用作避免关节融合术和预防脊柱后凸的方法，但疗效方面文献报道差别很大[7，20]。该并发症的推荐治疗方式是通过后路内固定脊柱关节融合术联合或不联合前路脊柱关节融合术来矫正脊柱后凸的（图22.3a，b）。

邻近节段病变、交界性后凸、相邻椎体骨折

这种疾病谱包括相邻的椎间盘退变、交界性脊柱后凸和相邻椎体骨折。文献报道了青少年特发性脊柱侧凸脊柱融合术后邻近节段影像退变的发生率为3%~46%，近端交界性后凸的发生率为21%–26%[21，22]。然而，文献中的数据不足以确定儿童颈椎手术后相邻节段病变、近端交界性后凸或相邻椎体骨折的发生率。还需要进一步的研究来量化儿童颈椎并发症的发生率。大多数这些并发症的患者无症状，不需要干预[3]。有症状的交界性问题可能受益于非手术治疗，包括伸肌强化等理疗方法和疼痛管理干预。手术治疗包括有或没有减压的向近端/远端融合节段延伸（图22.4a，b）[23]。

骨质增生

非计划的融合节段延长是儿童颈椎的手术另一常见并发症[3，6，24]。危险因素包括不必要的术区暴露和术后Halo头环固定。融合节段延长至C3的情况常见于C1–C2关节固定术，而不是发生于下颈椎手术中。这种并发症可能通过防止手术部位以外区域的过度暴露而避免。然而，儿童成骨活跃，可能发生下方邻近节段的自体融合，这通常是无症状的，并不需要干预。

总结

儿童颈椎手术所特有的并发症包括固定失败、融合的意外延长以及由于生长而导致的畸形。这些并发症许多不需要翻修手术。然而，讨论这些可能的结果可能有助于为患者及其家属提供切合实际的期望。

参考文献

[1] Koop SE, Winter RB, Lonstein JE. The surgicaltreat- ment of instability of the upper part of the cervical spine in children and adolescents. J Bone Joint Surg Am. 1984, 66(3):403–411.
[2] Southwick WO, Robinson RA. Recent advances in surgery of the cervical spine. Surg Clin North Am. 1961, 41:1661–1683.
[3] Hwang SW, Gressot LV, Rangel-Castilla L, Whitehead WE, Curry DJ, Bollo RJ, et al. Outcomes of instrumented fusion in the pediatric cervical spine. J Neurosurg Spine.2012, 17(5):397–409.
[4] Wills BPD, Dormans JP. Nontraumatic uppercervical spine instability in children. J Am Acad Orthop Surg. 2006, 14(4):233–245.
[5] Dormans JP, Drummond DS, Sutton LN, Ecker ML, Kopacz KJ. Occipitocervical arthrodesis in children. A new technique and analysis of results. J Bone Joint Surg Am.1995, 77(8):1234–1240.
[6] Elliott RE, Tanweer O, Boah A, Morsi A, Ma T, Smith ML, et al. Atlantoaxial fusion with screw-rod constructs: meta-analysis and review of literature. World Neurosurg. 2012. Epub ahead of print, Mar31.https://doi.org/10.1016/j.wneu.2012, 03.013.
[7] Anakwenze OA, Auerbach JD, Buck DW, Garg S, Simon SL, Sutton LN, et al. The role of concurrent fusion to prevent spinal deformity after intramedul- lary spinal cord tumor excision in children. J Pediatr Orthop. 2011, 31(5):475–479.
[8] Liu V, Gillis C, Cochrane D, Singhal A,SteinbokP. CSF complications following intradural spi- nal surgeries in children. Childs Nerv Syst.2013. Epub ahead of print, Sep 7. https://doi.org/10.1007/ s00381-013-2276-4.
[9] Dunbar MJ, Richardson G. Minimizing infection risk: fortune favors the prepared mind. Orthopedics. 2011, 34(9):e467–469.
[10] LaverniaCJ,SierraRJ,BaergaL.Nutritionalparameters and short term outcome in arthroplasty.JAmColl Nutr.1999, 18(3):274–278.
[11] Dormans JP, Criscitiello AA, Drummond DS, Davidson RS. Complications in children managed with immobilization in a halo vest. J Bone Joint Surg Am. 1995, 77(9):1370–1373.
[12] Limpaphayom N, Skaggs DL, McComb G, Krieger M, Tolo VT. Complications of halo use in children. Spine (Phila Pa 1976).2009, 34(8):779–784.
[13] CahillPJ,WarnickDE,LeeMJ,GaughanJ,VogelLE, Hammerberg KW, et al. Infection after spinal fusion for pediatric spinal deformity: thirty years of expe- rience at a single institution. Spine (Phila Pa 1976). 2010, 35(12):1211–1217.
[14] Vicario C, de Juan J, Esclarin A,AlcobendasM. Treatment of deep wound infections after spinal fusion with a vacuum-assisted device in patients with spinal cord injury. Acta Orthop Belg. 2007, 73(1):102–106.
[15] Hankinson TC, Avellino AM, Harter D, Jea A, Lew S, Pincus D, et al. Equivalence of fusion rates after rigid internal fixation of the occiput to C-2 with orwithout C-1 instrumentation. J Neurosurg Pediatr. 2010, 5(4):380–384.
[16] Segal LS, Drummond DS, Zanotti RM, Ecker ML, Mubarak SJ. Complications of posterior arthrodesis of the cervical spine

in patients who have down syndrome. J Bone Joint Surg Am. 1991, 73(10):1547–1554.

[17] Winegar CD, Lawrence JP, Friel BC, Fernandez C, Hong J, Maltenfort M, et al. A systematic review of occipital cervical fusion: techniques and outcomes. J Neurosurg Spine.2010, 13(1):5–16.

[18] ValeFL,BurnsJ,JacksonAB,HadleyMN.Combined medical and surgical treatment after acute spinal cord injury: results of a prospective pilot study to assess the merits of aggressive medical resuscita- tion and blood pressure management. J Neurosurg. 1997, 87(2):239–246.

[19] Stabler CL, Eismont FJ, Brown MD, Green BA, Malinin TI. Failure of posterior cervical fusions using cadaveric bone graft in children. J Bone Joint Surg Am. 1985, 67:371–375.

[20] McGirt MJ, Chaichana KL, Atiba A, Bydon A, Witham TF, Yao KC, et al. Incidence of spinal defor- mity after resection of intramedullary spinal cord tumors in children who underwent laminectomy compared with laminoplasty. J Neurosurg Pediatr. 2008, 1(1):57–62.

[21] Kim YJ, Bridwell KH, Lenke LG, Kim J, Cho SK. Proximal junctional kyphosis in adolescent idio- pathic scoliosis following segmental posterior spinal instrumentation and fusion: minimum 5-year follow- up. Spine (Phila Pa 1976).2005, 30(18):2045–2050.

[22] Lee MJ, Dettori JR, Standaert CJ, Ely CG, Chapman JR. Indication for spinal fusion and the risk of adja- cent segment pathology: does reason for fusion affect risk? A systematic review. Spine (Phila Pa 1976). 2012, 37(22 Suppl):S40–351.

[23] HelgesonMD,BevevinoAJ,HilibrandAS.Updateon the evidence for adjacent segment degeneration and disease. Spine J. 2013, 13(3):342–351.

[24] McGrory BJ, Klassen RA. Arthrodesis of the cervi- cal spine for fractures and dislocations in children and adolescents. A long-term follow-up study. JBone Joint Surg Am.1994, 76:1606–1616.